臨床に役立つ　　　　　　　　　改訂第2版

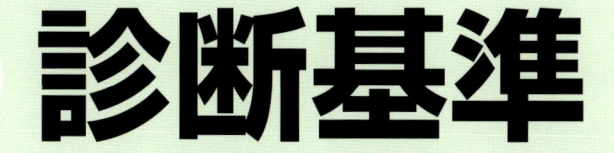

消化器疾患の
●診断基準
●病型分類
●重症度
の用い方

編集　田尻　久雄　五十嵐正広
　　　小池　和彦　杉山　政則

日本メディカルセンター

■ 編　集

田尻　久雄	東京慈恵会医科大学消化器・肝臓内科/内視鏡科　教授
五十嵐正広	がん研有明病院内視鏡診療部　部長
小池　和彦	東京大学消化器内科　教授
杉山　政則	杏林大学医学部消化器・一般外科　教授

■ 執　筆 (執筆順)

郷田　憲一	東京慈恵会医科大学内視鏡科　講師	清水　誠治	大阪鉄道病院消化器内科　部長
田尻　久雄	東京慈恵会医科大学消化器・肝臓内科/内視鏡科　教授	日山　亨	広島大学保健管理センター　准教授
南　ひとみ	長崎大学病院消化器内科　助教	八尾　隆史	順天堂大学大学院医学研究科人体病理病態学　教授
井上　晴洋	昭和大学横浜市北部病院消化器センター　教授	田村　和朗	近畿大学理工学部生命科学科　教授/兵庫医科大学外科学下部消化管外科
小原　勝敏	福島県立医科大学附属病院内視鏡診療部　教授	冨田　尚裕	兵庫医科大学外科学下部消化管外科　教授
島田　英雄	東海大学医学部付属大磯病院外科　教授	一色　裕之	札幌医科大学第一内科
幕内　博康	東海大学医学部付属八王子病院外科　総院長	小野寺　馨	札幌医科大学第一内科
小澤　壯治	東海大学医学部付属病院消化器外科　教授	有村　佳昭	札幌医科大学第一内科　講師
伊藤　公訓	広島大学病院消化器・代謝内科　診療准教授	鶴留　一誠	名古屋大学大学院医学系研究科消化器内科学
田中　信治	広島大学病院内視鏡診療科　教授	宮原　良二	名古屋大学大学院医学系研究科消化器内科学　病院助教
茶山　一彰	広島大学病院消化器・代謝内科　教授	後藤　秀実	名古屋大学大学院医学系研究科消化器内科学　教授
堀　和敏	兵庫医科大学腸管病態解析学　准教授	佐々木雅也	滋賀医科大学医学部附属病院栄養治療部　病院教授
三輪　洋人	兵庫医科大学内科学上部消化管科　教授	藤山　佳秀	滋賀医科大学消化器内科　教授
松枝　啓	医療法人社団さくらライフクリニック　院長	福田　眞作	弘前大学大学院医学研究科消化器血液内科学講座　教授
飯島　克則	東北大学病院消化器内科　講師	三上　達也	弘前大学医学部附属病院光学医療診療部　准教授
浅野　直喜	東北大学病院消化器内科　助教	下山　克	弘前大学大学院医学研究科消化器血液内科学講座　准教授
谷内田達夫	国立がん研究センター中央病院内視鏡科	佐々木大輔	弘前大学名誉教授
小田　一郎	国立がん研究センター中央病院内視鏡科　医長	室野　浩司	東京大学腫瘍外科
岩男　泰	慶應義塾大学病院予防医療センター　教授	川合　一茂	東京大学腫瘍外科　助教
吉村　直樹	社会保険中央総合病院内科・炎症性腸疾患センター　部長	渡邉　聡明	東京大学腫瘍外科　教授
高添　正和	社会保険中央総合病院炎症性腸疾患センター長/副院長	四柳　宏	東京大学感染症内科　准教授

小池　和彦	東京大学消化器内科　教授
滝川　　一	帝京大学医学部内科　教授
三方林太郎	千葉大学大学院医学研究院腫瘍内科学　助教
横須賀　收	千葉大学大学院医学研究院腫瘍内科学　教授
橋本　直明	東京逓信病院消化器科　部長/副院長
光井　　洋	東京逓信病院消化器科　主任医長
阿部　雅則	愛媛大学大学院医学系研究科地域医療学講座　准教授
恩地　森一	愛媛大学大学院医学系研究科先端病態制御内科学　教授
持田　　智	埼玉医科大学消化器内科・肝臓内科　教授
西原　利治	高知大学医学部消化器内科学　教授
小野　正文	高知大学医学部消化器内科学　講師
鈴木　一幸	岩手医科大学消化器・肝臓内科　教授
遠藤　龍人	岩手医科大学消化器・肝臓内科　准教授
白木　　亮	岐阜大学医学部附属病院消化器内科　臨床講師
森脇　久隆	岐阜大学大学院医学研究科消化器病態学分野　教授
工藤　正俊	近畿大学医学部消化器内科　教授
酒井　裕司	千葉大学大学院医学研究院腫瘍内科学　助教
露口　利夫	千葉大学大学院医学研究院腫瘍内科学　講師
長谷部　修	長野市民病院消化器内科　部長/副院長
藤井　秀樹	山梨大学医学部第一外科　教授
松本　由朗	山梨大学名誉教授
細村　直弘	山梨大学医学部第一外科　助教
山下　裕一	福岡大学医学部消化器外科　教授
尾上　俊介	名古屋大学大学院医学系研究科腫瘍外科学
江畑　智希	名古屋大学大学院医学系研究科腫瘍外科学　准教授
梛野　正人	名古屋大学大学院医学系研究科腫瘍外科学　教授
五十嵐良典	東邦大学医療センター大森病院消化器内科　教授
三好　広尚	藤田保健衛生大学坂文種報德會病院内科　講師
乾　　和郎	藤田保健衛生大学坂文種報德會病院内科　教授
山本　智支	藤田保健衛生大学坂文種報德會病院内科　助教
潟沼　朗生	手稲渓仁会病院消化器病センター　主任医長
真口　宏介	手稲渓仁会病院消化器病センター　センター長
高橋　邦幸	手稲渓仁会病院消化器病センター　主任医長
武田　和憲	国立病院機構仙台医療センター外科　臨床研究部長
西野　博一	東京慈恵会医科大学消化器・肝臓内科　教授
岡崎　和一	関西医科大学内科学第三講座　教授
内田　一茂	関西医科大学内科学第三講座　講師
山雄　健次	愛知県がんセンター中央病院消化器内科　部長
水野　伸匡	愛知県がんセンター中央病院消化器内科　医長
清水　泰博	愛知県がんセンター中央病院消化器外科　部長
岸和田昌之	三重大学大学院肝胆膵・移植外科　講師
伊佐地秀司	三重大学大学院肝胆膵・移植外科　教授

[本書をご利用頂くに当たりまして]

本書は学会・研究会・研究班・その他の各機関で提案された診断基準・病型分類・重症度について，臨床における用い方を解説することを主眼としており，原典を代用するものではありません．必ず原典を参照のうえご使用下さい．

改訂序文

　臨床に役立つ「消化器疾患の診断基準・病型分類・重症度の用い方」が出版されて，6年の歳月が流れた．多くの消化器病医に好評をもって迎えられ増刷を重ねてきたが，このたび大幅な改訂をして出版することになった．本書は，消化器病医が日常臨床での的確な診断とそれに基づく治療を行うために診断基準・病型分類・重症度の基本を把握することを目的に企画され出版された．しかしながら，初版から，今日までの6年間に，多くの学会，研究会でガイドラインの新たな策定や見直しがなされた．日本消化器病学会からは，6疾患のガイドラインがすでに出版され，日本消化器内視鏡学会からは，従来の『消化器内視鏡ガイドライン』とは別にこれまで培ってきた内視鏡医療の基礎的事項や実技を主体としてその解説を行う『消化器内視鏡ハンドブック』が新たに出版された．また，日本食道学会，日本胃癌学会，大腸癌研究会，日本肝癌研究会，日本膵臓学会などからも相次いで関連疾患のガイドラインが発刊されている．

　今回の本書の改訂では，執筆項目を厳選して新たに項目を設ける一方で，取り上げる内容を整理して，初版よりページ数を減らした形態とした．また上記に述べたような背景をもとに，その後，新しい診断基準（改訂），分類の変更がある場合，変更内容を十分検討して，最新の基準と分類をもとに解説していただいた．

　本書の企画編集は，上部消化管疾患を田尻が担当し，下部消化管疾患を五十嵐正広先生，肝疾患を小池和彦先生に，胆膵疾患は杉山政則先生にお願いし，各々の領域での第一人者の先生に執筆していただいた．本書は，現場の臨床に即した実践的，具体的な構成にしており，消化器病診療に携わる医師の日常診療に必ずやお役に立てるものと編者一同確信している．

　最後に，大変お忙しいなか快く執筆をお引き受け下さった諸先生方に厚く御礼申し上げるとともに，編集の労を惜しまずにご尽力いただきました日本メディカルセンター編集室の黒添勢津子氏に感謝申し上げます．

　2012年9月

編者を代表して　　田尻　久雄

初版序文

　消化器診療に限らず，医療が日々変遷しつつある中で，医学教育のシステムも根本から変化しつつある．従来での大学病院中心での教育が，臨床研修病院へとシフトしつつある．人口減少に向かう社会状況の変化に比例するかのごとく，従来の「成長・拡大型」から「飽和・凝縮型」に医学教育が変化しつつあるのに対し，社会の医療に求める要求は従来型であり，臨床の現場がそのギャップに悩まされている．一方では，専門医制度の普及と医療技術の革新により，臓器別への専門性の分化が進み，医師1人当たりの診療範囲が狭まる傾向にある．

　消化器領域の診療は，過去30年の間に大きな変遷があった．例えば，がん死亡のトップであった胃癌はその座を肺癌に渡している．その理由は肺癌の増加に起因しているが，他の大きな理由としては，胃癌の外科治療成績の明らかな向上によるものである．さらに内視鏡的治療の技術革新により良好なQOLを得られるようになっている．日々進歩する医療に対し，自己の診療レベルを維持するには，多忙な日常臨床の中であっても，新しい知見の吸収に多くの時間を割くことが求められている．

　EBM（evidence-based medicine）が言われ，最近は各疾患のガイドラインが各学会より示されているが，EBMを明らかとするには対象疾患は一般的な頻度の高いものであり，さらに高齢者などのデータが不十分であり，広く消化器領域をカバーしていない．そこで，本書は消化器病医が自分の専門でない消化器疾患の診断に寄与することを目的に企画した．昨今，医療訴訟などがマスコミの話題になることが多く，日常臨床での高いレベルの診療行為が求められ，その基本には的確な診断が求められる．それに伴う治療を的確に行うには，病型分類・重症度の基本の把握が必須である．本書の活用により，適切な診断を行い治療成績を上げて欲しいものである．

　本書の企画は，消化管を棟方が，肝疾患を小池和彦教授に，胆膵は田尻久雄教授にお願いし，各々の領域での第一人者に執筆していただいた．本書では，より実践的，臨床的に使いやすいものにする目的で，①分類等については，シェーマや写真・症例を用いて視覚的に解説いただく，②基準・分類ごとの"治療選択肢"を解説いただく，③最近改訂されたものについては，改訂のおもなポイントを解説していただくことにしたため，実用的・具体的な構成になったと思う．

　消化器病医にとって，本書が消化器疾患診断の現状を知るための便利で臨床に即した本であり，日常診療の現場で座右の書として活用されることを期待したい．

　2006年初秋

編者を代表して　　棟方　昭博

初版編集委員：棟方　昭博，小池　和彦，田尻　久雄
編集協力　臨牀消化器内科編集委員会

目　次

■ 消化管

項目	著者	頁
逆流性食道炎の診断基準・病型分類・重症度	郷田憲一，田尻久雄	13
食道アカラシアの診断基準・病型分類・重症度	南ひとみ，井上晴洋	17
食道・胃静脈瘤の診断と病型分類	小原勝敏	23
食道癌の診断・病型分類・進行度	島田英雄，幕内博康，小澤壯治	29
慢性胃炎の診断と分類	伊藤公訓，田中信治，茶山一彰	40
胃十二指腸潰瘍の診断と病型分類	堀　和敏，三輪洋人	44
Functional dyspepsia の診断基準と病型分類	松枝　啓	51
胃 MALT リンパ腫の診断基準と病型分類	飯島克則，浅野直喜	56
胃癌の診断・病型分類・進行度	谷内田達夫，小田一郎	60
潰瘍性大腸炎の診断基準・病型分類・重症度	岩男　泰	68
クローン病の診断基準と病型分類	吉村直樹，高添正和	77
虚血性大腸炎の診断基準と病型分類	清水誠治	88
大腸癌・大腸ポリープの診断・病型分類・進行度	日山　亨，田中信治	93
消化管上皮性腫瘍の組織分類	八尾隆史	100
消化管ポリポーシスの診断基準と病型分類	田村和朗，冨田尚裕	110

消化管悪性リンパ腫の診断・病型分類・Stage 分類 ……………………………一色裕之，小野寺馨，有村佳昭	119
消化管 GIST の診断 …………………………鶴留一誠，宮原良二，後藤秀実	129
蛋白漏出性胃腸症の診断基準と病型分類…………佐々木雅也，藤山佳秀	136
吸収不良症候群の診断と分類 ………………福田眞作，三上達也，下山　克	141
過敏性腸症候群の診断基準・病型分類・重症度 ……………佐々木大輔	146
イレウスの病態と鑑別 ………………………室野浩司，川合一茂，渡邉聡明	152

■ 肝

急性ウイルス肝炎の病型分類 ……………………四柳　宏，小池和彦	161
薬物性肝障害の診断基準 ……………………………………滝川　一	167
慢性肝炎の進展度分類（新犬山分類）の用い方 ……三方林太郎，横須賀收	172
自己免疫性肝炎の診断基準と病型分類 ………………橋本直明，光井　洋	179
原発性胆汁性肝硬変の診断基準と病期分類………阿部雅則，恩地森一	187
急性肝不全の診断基準と病型分類 ………………………………持田　智	193
非アルコール性脂肪性肝炎（NASH）の診断基準 ……西原利治，小野正文	199
肝硬変の病型分類（Child-Pugh スコア） ……………鈴木一幸，遠藤龍人	204

肝性脳症の診断基準と病型分類	白木　亮，森脇久隆	209
肝細胞癌の病型分類（肝癌取扱い規約）と予後予測（JIS スコア） 　　　　　　　　　　　　　　　　　　　　工藤正俊		215

■ 胆・膵

原発性硬化性胆管炎の診断基準・病型分類・重症度 　　　　　　　　　　　　酒井裕司，露口利夫，横須賀收		227
胆嚢ポリープ（腺筋腫症を含む）の病型分類	長谷部修	235
膵・胆管合流異常，先天性胆道拡張症の診断基準と病型分類 　　　　　　　　　　　　藤井秀樹，松本由朗，細村直弘		243
急性胆道炎の重症度分類	山下裕一	254
粘液産生胆道腫瘍の分類	尾上俊介，江畑智希，梛野正人	263
胆管癌の病型分類（胆道癌取扱い規約）	五十嵐良典	269
胆嚢癌の病型分類（胆道癌取扱い規約）	三好広尚，乾　和郎，山本智支	278
乳頭部癌の病型分類（胆道癌取扱い規約）	潟沼朗生，真口宏介，高橋邦幸	287
急性膵炎の診断基準・重症度判定基準・Atlanta 分類	武田和憲	294
慢性膵炎の診断基準	西野博一	305
自己免疫性膵炎の診断基準	岡崎和一，内田一茂	313
膵嚢胞性腫瘍の病型分類	山雄健次，水野伸匡，清水泰博	321

膵癌の分類………………………………………………岸和田昌之，伊佐地秀司　**327**

索　引　**335**

消化管

消化管

逆流性食道炎
の診断基準・病型分類・重症度

　2006年に国際的診断基準として定められたMontreal Consensus[1]によると，胃酸を中心とした胃内容物の食道への逆流による身体的合併症や逆流関連症状により，健康な生活が障害されているものを"胃食道逆流症（gastro-esophageal reflux disease；GERD）"と定義される．そのGERDのもっとも頻度の高い身体的合併症は逆流性食道炎であり，内視鏡的に下部食道粘膜にびらん・潰瘍など粘膜傷害が認められたものと定義されている．

　最近，報告されたメタアナリシスによると，上部消化管内視鏡検査における逆流性食道炎の頻度は，1970～80年代では5％未満であったが，1990年代以降，10～30％と増加の一途をたどっている[2]．欧米においては，その頻度はさらに高く，もっとも多い上部消化管疾患であり，Barrett食道・腺癌の急増とともに社会問題となっている．

　逆流性食道炎の病因は，攻撃因子と防御因子のバランスの破綻とされている．攻撃因子には，胃酸をはじめ胆汁・膵液などがある．近年，本邦において逆流性食道炎が急増した背景には，食生活の欧米化（高脂肪食など）とともに胃粘膜萎縮を引き起こす *Helicobacter pylori* 感染が激減，萎縮性胃炎の罹患率が低下し，日本人の胃の高酸化が指摘されている．主要な防御因子として，下部食道括約筋（lower esophageal sphincter；LES）の逆流防止機構がある．胃食道逆流のもっとも大きな原因は，嚥下によらないLESの弛緩である一過性LES弛緩と考えられている．また，LES圧が著明に低下する器質的疾患として，食道裂孔ヘルニアがある．

　一般に3種類（滑脱型・傍食道型・混合型）に分けられる食道裂孔ヘルニアのなかで，食道裂孔の開大などLES圧を低下させる滑脱型はもっとも頻度が高く，逆流性食道炎のリスクファクターとしてとくに重要である．大きな滑脱型の食道裂孔ヘルニアを有する症例では，LES圧が著明に低下するとともに，食道内の胃酸が胃内に排出されにくくなるため，食道粘膜が長時間にわたり胃酸に曝露される．食道裂孔ヘルニアとBarrett食道との併存率は，逆流性食道炎より高いとの報告もある[3]．よって，食道裂孔ヘルニアの内視鏡観察において，Barrett食道・腺癌の paracancerous lesion である可能性にも留意したうえで慎重に行うべきと考える．

■ 診断基準

　GERDの診断基準は，食道内胃酸逆流によって引き起こされる，①胸焼け・呑酸（口腔内への酸逆流）などの定型的逆流症状，②下部食道粘膜の酸消化性粘膜傷害のいずれかがあるものとされる．よって，GERDの診断には症状と内視鏡所見で規定されているものとが混在している（図1）．逆流性食道炎は，②に相当し，定型的逆流症状の有無にかかわらず，内視鏡的に形態診断される器質的疾患である．

　逆流性食道炎の診断には，上部消化管内視鏡検査が必須である．以前はSavary-Millerの分類が国際的に広く用いられてきたが，現在，もっとも普及している内視鏡的な診断基準はロサンゼルス（LA）分類である[4]．

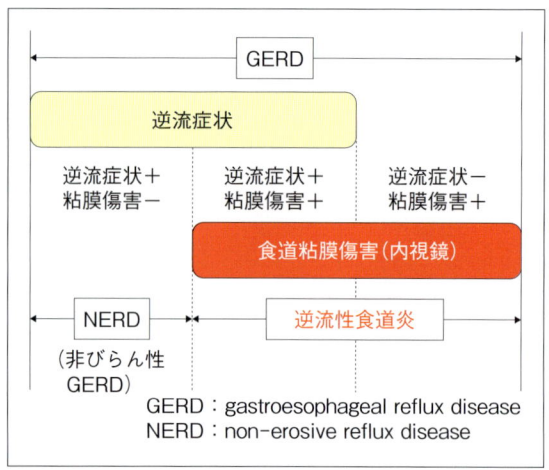

図 1　GERD，逆流性食道炎の定義

病型分類

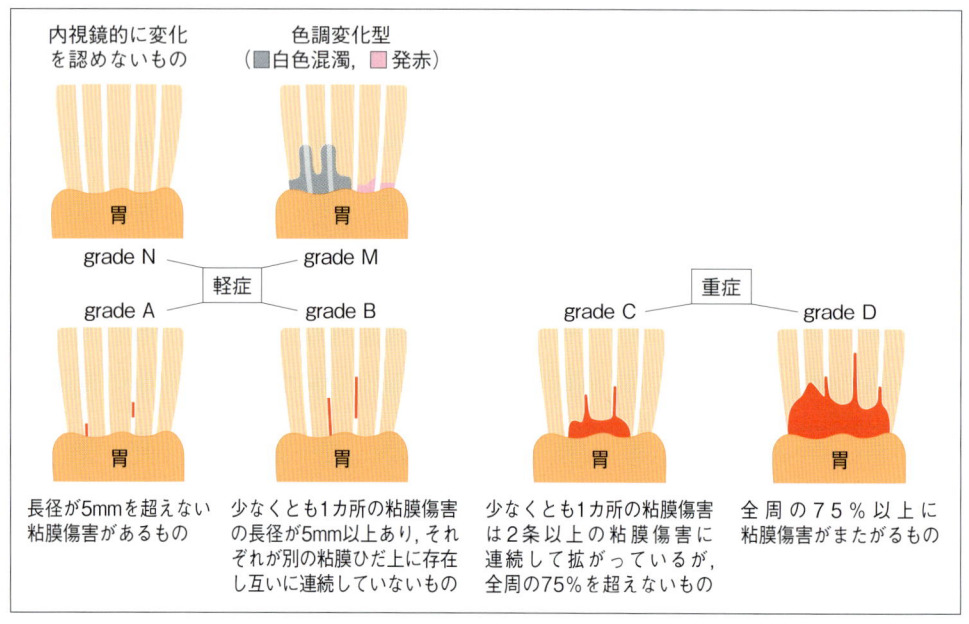

図 2　逆流性食道炎の重症度分類（改訂ロサンゼルス分類）
付記事項：食道狭窄，食道潰瘍，バレット食道の有無
〔文献 5）星原による分類をもとに作図〕

　LA 分類では，定義がより厳密にされ，"mucosal-break（粘膜傷害）" という概念が導入された．これは，「より正常にみえる周囲粘膜と明確に区分される白苔ないし発赤を有する領域」と定義されている．オリジナルの LA 分類では粘膜傷害がある場合のみを逆流性食道炎と判定し，その拡がりによって grade A から D までの 4 段階に分類する．一般的に grade A，B が軽症型，grade C，D が重症型とされている．
　オリジナルの LA 分類において，粘膜傷害の

ないものは grade O（オー）と定義されている．星原は，その grade O をさらに，びらん・潰瘍など粘膜傷害はないが，発赤や白色混濁などの色調変化（minimal change）を伴う grade M と色調変化を認めない grade N に細分類した改訂 LA 分類を提唱している[5]．

実際に軽症例の多い本邦において，定型的逆流症状がありながら，内視鏡的にはびらんや潰瘍など粘膜傷害を伴わず，発赤や白色混濁など色調の変化のみ認めることが多い．本邦における疫学調査・レビューによると，GERD 患者の約 60～75％は内視鏡的に粘膜傷害が認められないとされている[6,7]．このように欧米と異なり，本邦の GERD 患者では色調変化型が高頻度にみられることから，改訂 LA 分類が実臨床の場で，一般的に広く普及している（図2）．

日本では頻用される grade M であるが，国際的には逆流性食道炎として取り扱うか否かについて，いまだ議論が分かれる．その原因の一つとして，白色混濁の診断が術者により異なり，内視鏡医間での診断一致性が低いことが挙げられる．白色混濁を診断する際には，深吸気時に粘膜を十分伸展させてからの観察を心がけるべきとされる．また，今後はどの程度の白色混濁を有意な白色混濁とするかを規定する必要がある．さらに NBI や AFI など画像強調技術や拡大内視鏡などを駆使することによって，grade M の微細な内視鏡的特徴像が明らかとなり，診断一致性が向上することに期待したい．

重症度分類

上部消化管内視鏡検査を用いて肉眼的に重症度を判定する．前述したごとく，LA 分類が国際的にもっとも普及している．本稿では，grade O を grade N と grade M に分けた日本独自の

---

grade N：内視鏡的に変化を認めないもの（図3）
grade M：発赤や白色混濁からなる色調変化型（minimal change）（図4）
grade A：長径が 5 mm を超えない粘膜傷害（図5）
grade B：少なくとも 1 カ所の粘膜傷害の長径が 5 mm 以上あり，それぞれが別の粘膜ひだ上に存在し互いに連続していないもの（図6）
grade C：少なくとも 1 カ所の粘膜傷害は 2 条以上の粘膜傷害に連続して拡がっているが，全周の 75％を超えないもの（図7）
grade D：全周の 75％以上に粘膜傷害がまたがるもの（図8）

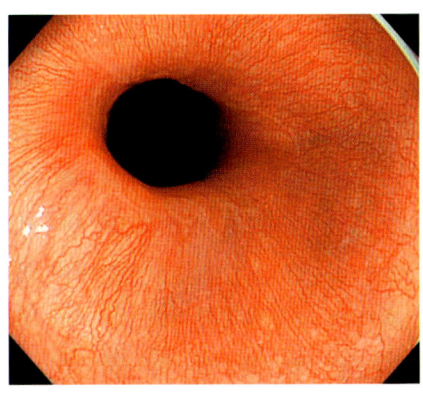

図3　grade N

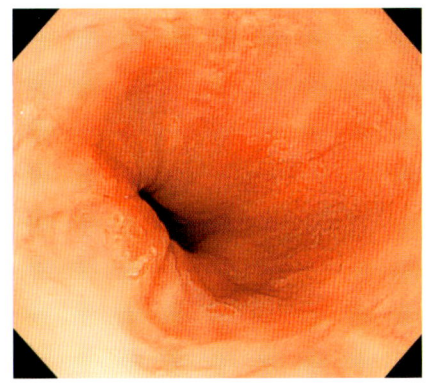

図4　grade M

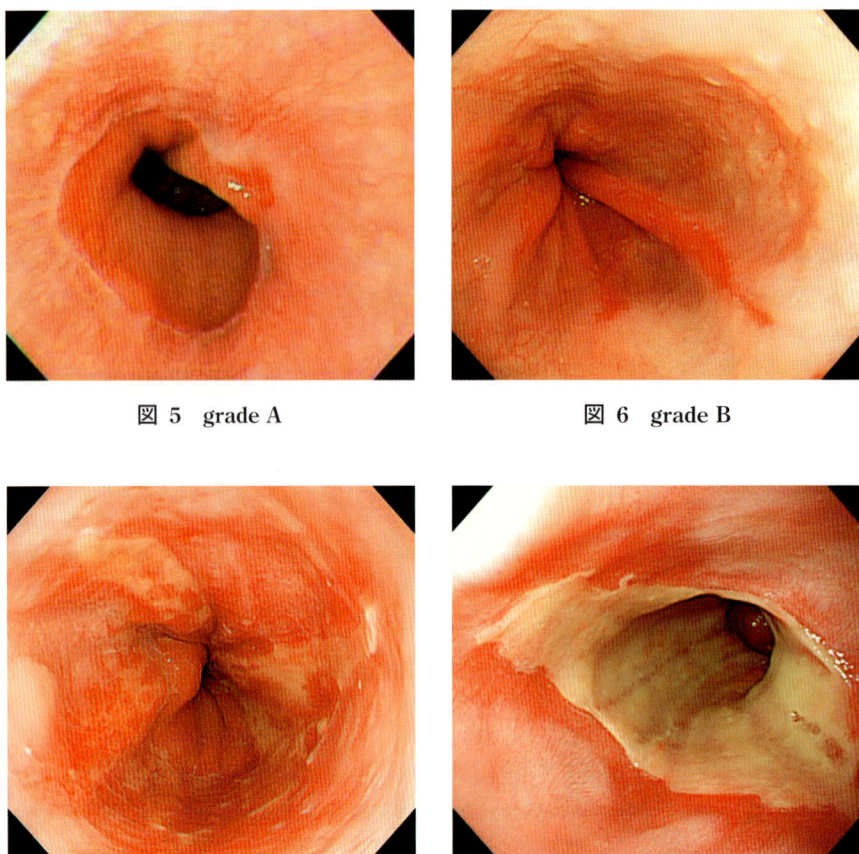

図5 grade A 図6 grade B

図7 grade C 図8 grade D

分類（改訂LA分類）[5]を示す．

文　献

1) Vakil N, van Zanten SV, Kahrilas P, et al：The Montreal definition and classification of gastroesophageal reflux disease：a goal evidence-based consensus. Am J Gastroenterol　2006；101：1900-1920
2) Fujiwara Y, Arakawa T：Epidemiology and clinical characteristics of GERD in the Japanese population. J Gastroenterol　2009；44：518-534
3) Matsuzaki J, Suzuki H, Asakura K, et al：Gallstones increase the prevalence of Barrett's esophagus. J Gastroenterol　2010；44：171-178
4) Armstrong D, Benett JR, Blum AL, et al：The endoscopic assessment of esophagitis, A progress report on observer agreement. Gastroenterology　1996；111：85-92
5) 星原芳雄：内視鏡診断と分類．常岡健二 監：GERDの診断と治療—GERDの臨床と今日的意義．1999, 62-68, メディカルレビュー社, 東京
6) 大原秀一, 神津照雄, 河野辰幸, 他：全国調査による日本人の胸焼け・逆流性食道炎に関する検討．日消誌　2005；102：1010-1024
7) Fujiwara Y, Adachi K, Arima N, et al：Prevalence of endoscopically negative and positive gastroesophageal reflux disease in the Japanese. Scand J Gastroenterol　2005；40：1005-1009

（郷田憲一，田尻久雄）

消化管

食道アカラシア
の診断基準・病型分類・重症度

■ 定　義

下部食道括約部の弛緩不全と食道体部の蠕動運動の障害を認める食道運動機能障害．

■ 食道アカラシアの症状

● 食道の通過障害
食物や唾液の貯留によるつかえ感，貯留した食物の口腔内逆流がみられる．重症例になると夜間就寝中の嘔吐がみられることもある．

● 胸　痛
自験例の約40%に，食道の異常収縮波によると考えられる胸痛がみられた．ストレス下で増強し冷水嚥下等で改善することがある．

● 体重減少
通過障害に伴い，比較的急激な体重減少を認めることもある．

● 口腔内逆流，咳嗽，誤嚥
食道内に貯留した食物の逆流が起こり，誤嚥を併発することがある．本疾患では多くが不顕性の誤嚥を伴っていると考えられ，とくに高齢者では誤嚥による窒息が問題となることもある．

■ 診断基準

● 食道 X 線造影による診断項目[1]
・食道の拡張・蛇行
・食物残渣やバリウムの食道内停滞
・食道胃接合部の平滑な狭小像（bird beak sign）（図1）
・胃泡の消失あるいは減少
・食道の異常運動の出現

● 上部消化管内視鏡による診断項目
・食道内腔の拡張
・食物残渣や液体の貯留
・食道粘膜の白色化・肥厚
・食道胃接合部の機能的狭窄（送気では開大しないが，内視鏡は通過）

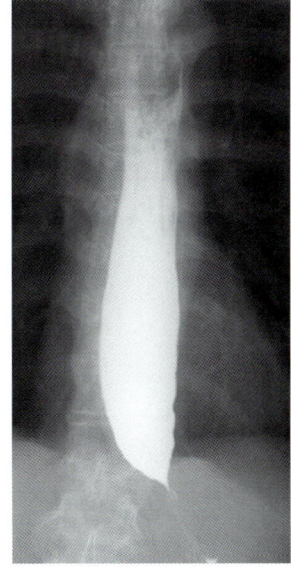

図1　Bird beak sign
　食道胃接合部がなだらかに狭小化しており，鳥の嘴様に観察される．

・食道の異常収縮波の出現

そのほか，胃内からの反転視時に観察されるまきつき，めくれこみや特徴的な泡沫が観察される．

食道内圧測定による診断項目

・下部食道括約部の嚥下性弛緩不全
・一時蠕動波の消失
・食道内静止圧の上昇（胃内圧より高い）
・下部食道括約部圧の上昇
・同期性収縮波の出現

■ 病型分類

拡張型

従来の「食道アカラシア取扱い規約」では，紡錘型（Spindle type），フラスコ型（Flask type），S字型（Sigmoid type）の三つに分類されていたが，新たな規約では，直線型とシグモイド型の2型に分類されている．
① 直線型（Straight type；St型）：従来の紡錘型とフラスコ型を含める．
② シグモイド型（Sigmoid type；Sg型）：食道の蛇行を示す．食道右側へ強く蛇行しL字型を呈する場合をとくに進行シグモイド型（Advanced Sigmoid type；aSg）と呼称する（図2）．

拡張度

① Ⅰ度（Grade Ⅰ）　　　　　d＜3.5 cm
② Ⅱ度（Grade Ⅱ）　　3.5≦d＜6.0 cm
③ Ⅲ度（Grade Ⅲ）　　6.0 cm≦d

食道内圧による分類

食道内圧所見から，下部食道括約部の弛緩不全と食道蠕動波の消失の2項目を満たすものを完全型（Complete type），満たさないものを不完全型（Incomplete type）とし，さらに下部食道の収縮波高から37（30〜40）mmHg以上であるものを vigorous achalasia，それ以下を classic achalasia と称することもある．

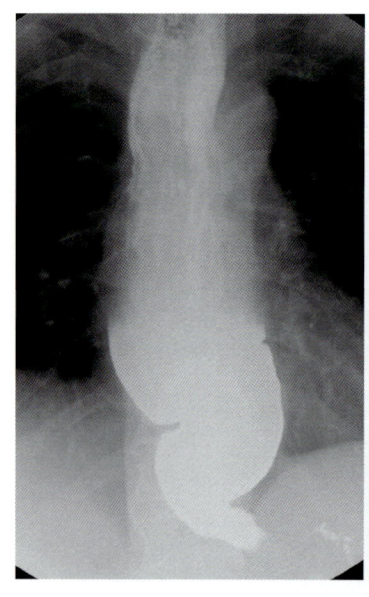 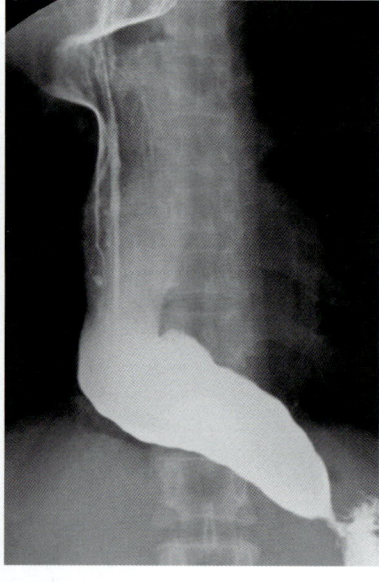

a | b

図2　シグモイド型食道アカラシア
a：Sg型．高度に拡張した食道．下部は蛇行している．
b：aSg型．大きく右方向に蛇行している．

表 1　食道運動のシカゴ分類

食道を三つのセグメントにわけ，蠕動性の文節ごとの違いやセグメントごとの連続・非連続性からの評価を加えた．

診断		診断基準
アカラシア	Type I アカラシア	古典的アカラシア：平均積算弛緩圧（IRP；integrated relaxation pressure）正常上限以上，100％無蠕動のもの．
	Type II アカラシア	食道圧迫を伴うアカラシア：IRP 正常上限以上，正常蠕動なし，嚥下波の 20％超に全食道圧上昇を伴うもの．
	Type III アカラシア	IRP 15 mmHg 以上，正常蠕動なし，嚥下波の 20％超に遠位食道の部分的蠕動あるいは未熟（痙攣性）収縮があるもの．
胃食道接合部通過障害		IRP 正常上限以上，アカラシアの診断基準に達しないような正常蠕動もしくは収縮波の減弱した蠕動で伝播に中断を伴うようなこともある．
食道運動障害	遠位食道痙攣	IRP 正常，20％以上が未熟収縮．
	過剰収縮食道（ジャックハンマー食道）	嚥下波の一つ以上で積算遠位収縮(DCI)が 8,000 mmHg/s/cm を超えるもので，波形は単峰性または多峰性．
	無蠕動	IRP 正常，嚥下波の 100％に蠕動性を認めない．
蠕動波異常	大きな蠕動欠損を伴う微弱蠕動	IRP 15 mmHg 未満で，嚥下波の 20％超で 20 mmHg 等圧線での蠕動欠損（5 cm 以上）があるもの．
	小さな蠕動欠損を伴う微弱蠕動	IRP 15 mmHg 未満で，嚥下波の 20％超で 20 mmHg 等圧線での小さな蠕動欠損（2〜5 cm）があるもの．
	高頻度蠕動不全	100％ではないものの，嚥下波の 30％超で蠕動不全があるもの．
	正常潜時の収縮伝播速度亢進	嚥下波の 20％以上に収縮伝播速度亢進があるが，遠位潜時（distal latency；DL）が 4.5 秒を超えるもの．
	高圧蠕動（ナットクラッカー食道）	DCI が 5,000 mmHg/s/cm 超であるが，高収縮食道の基準に達しないもの．

〔本郷道夫，他：日消誌　2012：109：703-709〕

2001 年，Spechler らによって[2]，従来の食道内圧測定法に基づく食道運動機能評価の分類が提言された．その後，High Resolution Manometry の導入により食道各部の詳細な評価が可能となり，Kahrilas, Bredenoord[3),4)] らによって，Chicago classification が提唱された．蠕動の有無や嚥下時の異常運動を詳細に検討している（**表1**）．

■ 治療法

■ 薬物療法

下部食道括約部を弛緩させる薬剤としてカルシウム拮抗薬や亜硝酸薬が使用されるが，薬物療法のみで症状の劇的な改善をみることは少ない．

■ 内視鏡的バルーン拡張術

透視下に経口内視鏡を用いて行われる拡張術である．ガイドワイヤーを用いて食道胃接合部にバルーンを留置し，notch が消失するまで緩徐に加圧する．通常 30〜40 mm の広径バルーンを使用する．比較的安全で簡便な処置であるが，約 40％に再発がみられるほか，まれに穿孔が認められる．

■ ボツリヌス毒素局注療法

節前性コリン作動性神経からの神経伝達物質の放出を抑制し，下部食道括約部圧を低下させるボツリヌス毒素の局注治療である．6〜12 カ月で再発することが多く，本邦では保険適応外である．

■ 内視鏡的食道筋層切開術（per-oral endoscopic myotomy；POEM）[5]

◆ POEM 開発の経緯

Pasricha[6] らの内視鏡的筋層切除や Sumiyama[7] らの mucosal flap safety valve のアイデアを受けて，2008 年に井上らによって開発された新たな食道アカラシア根治術である．

◆ POEM の実際

① 全身麻酔下に気管内挿管で行い，陽圧換気と二酸化炭素送気は必須である．先端フードを装着した GIF-H260（Olympus Medical Systems, Tokyo），切開デバイスとして三角ナイフを用いる．高周波発生装置には VIO300D（ERBE, Germany）を用いる．

② 粘膜切開：原則として食道前壁 0〜2 時方向に entry を作製する．局注を行い ESD と同様の手技で縦約 20 mm の切開をおく．

③ 粘膜下層トンネルの作製：粘膜切開部から粘膜下層へスコープを挿入し，食道胃接合部を約 3 cm 通り過ぎる粘膜下層トンネルを作成する．適宜局注を行い粘膜を損傷しないよう十分

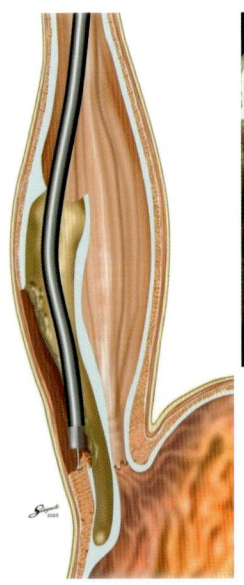
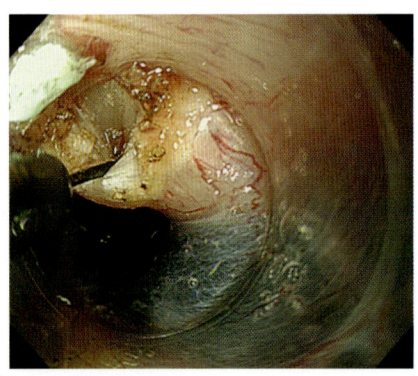

図 3 内輪筋切開
　三角ナイフで内輪筋のみを持ち上げ Spray coag モードで切開する．外縦筋は可能なかぎり温存する．図では内輪筋の背後に縦走筋が観察されている．

表2 手術結果のまとめ

平均LES圧は術前後で有意に低下し，自覚症状スコアも著明に低下した．

手術時間	113.4分（56〜240）
術後在院日数	5.9（3〜19）
平均筋層切開長	13.4 cm（±3.5 cm）
平均LES圧	前 27.8±12.2 mmHg ➡ 後 12.9±4.3 mmHg （p＜0.001，paired Student's test）
Ekcardt score	前 6.38 ➡ 後 1.19 （p＝0.003，Wilcoxon signed-rank test）

に注意しながら筋層直下を剝離する．食道胃接合部は，スコープ長，粘膜下層の血管パターンや食道内腔の狭小などから推測することができる．

④ **筋層切開**：entryから約2 cm遠位側を目安に筋層切開を開始し，胃側約2 cmまで確実に切開を行う．三角ナイフを用いて内輪筋のみを縦方向に切開し，外縦筋は可能なかぎり温存する（**図3**）．筋層切開終了後，食道真腔側から食道胃接合部の通過の改善を確認する．

⑤ **粘膜切開部の閉鎖**：entryを通常の止血クリップを用いて確実に閉鎖する．

POEMの臨床成績

2008年9月から2012年4月までにS字型37例を含む223症例（3〜87歳）に対して同術式を行ったが（昭和大学横浜市北部病院203例，長崎大学病院20例），現在までに縦隔炎を含む重篤な合併症は認めていない．術後出血3例（2，10，30日目），胃小網炎1例を認めたが，いずれも保存的に軽快した．平均LES圧や自覚症状スコア（**表2**），食道造影，上部消化管内視鏡像はいずれも劇的に改善した（**図4**）．約15%に有症状のGERDを認めたが，PPI内服にてコントロールは良好である．

筋層切開長や方向

POEMでは，症状や食道内圧，食道造影所見に応じて任意に切開長を設定でき，従来コント

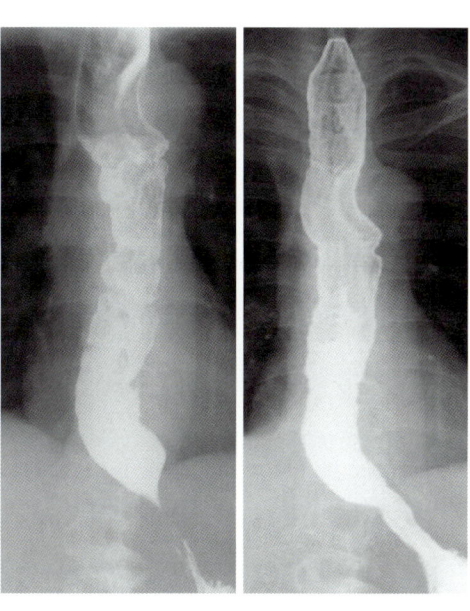

図4 POEM前後での食道造影
術前（a）は典型的な鳥の嘴サインを呈するが，術後（b）にはバリウムの通過は大幅に改善している．

ロール困難と考えられてきた胸痛に対しても有効であるほか，びまん性食道痙攣等に対しても有効な可能性が報告されている[8]．また，これまでに術後再発例5症例に対してPOEMを行い，良好な成績を得ている．

■ 外科治療（Heller-Dor 術）

アカラシアに対する外科の標準治療は，腹腔鏡下 Heller-Dor 手術である．およそ食道側 5 cm，胃側 2 cm が目安になろう．また最近では手術中に経口内視鏡により通過改善の確認をするのが良いといわれている．また S 字型では食道の直線化が通過障害の改善に重要であるといわれている．

■ そのほかの食道運動機能障害

びまん性食道痙攣（diffuse esophageal spasm；DES）

嚥下障害や胸痛を主症状とする運動機能障害で，反復する同期性収縮か水嚥下に伴う異常収縮が 20% 以上に認められることで診断される．食道造影では，非蠕動性の収縮像，コルクスクリュー（corkscrew）食道（**図 5**）がみられる．

Nutcracker esophagus

下部食道蠕動波高が 180 mmHg 以上と高値を示し，非心臓性の胸痛や嚥下障害をきたす食道運動異常である．

Hypertensive lower esophageal sphincter；Hypertensive LES

平均 LES 圧が 45 mmHg 以上，LES の正常弛緩，正常蠕動で診断となる．

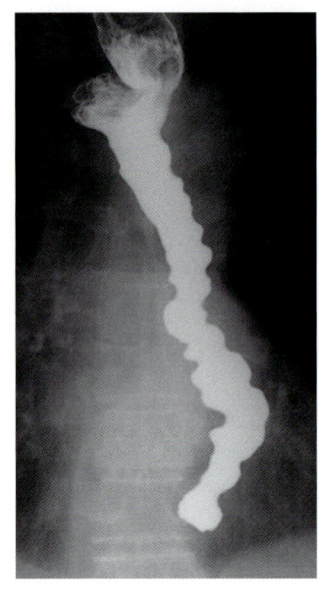

図 5 びまん性食道痙攣の食道透視像
典型的な corkscrew 型を呈している．本症例では，下部食道以下には造影剤はほとんど通過せず食道内圧の上昇が原因と思われる食道憩室の形成（ポケット）がみられる．

文 献

1) 日本食道学会 編：食道アカラシア取扱い規約（第 4 版）．2012，金原出版，東京
2) Spechler SJ, Castell DO：Classification of oesophageal motility abnormalities. Gut 2001；49：145-151
3) Kahrilas PJ, Ghosh SK, Pandolfino JE：Esophageal motility disorders in terms of pressure topography：the Chicago Classification. J Clin Gastroenterol 2008；42：627-635
4) Bredenoord AJ, Fox M, Kahrilas PJ, et al：Chicago classification criteria of esophageal motility disorders defined in high resolution esophageal pressure topography. Neurogastroenterol Motil 2012；24（Suppl 1）：57-65
5) Inoue H, Minami H, Kobayashi Y, et al：Peroral endoscopic myotomy (POEM) for esophageal achalasia. Endoscopy 2010；42：265-271
6) Pasricha PJ, Hawari R, Ahmed I, et al：Submucosal endoscopic esophageal myotomy：a novel experimental approach for the treatment of achalasia. Endoscopy 2007；39：761-764
7) Sumiyama K, Gostout CJ, Rajan E, et al：Transesophageal mediastinoscopy by submucosal endoscopy with mucosal flap safety valve technique. Gastrointest Endosc 2007；65：679-683
8) Shiwaku H, Inoue H, Beppu R, et al：Successful treatment of diffuse esophageal spasm by peroral endoscopic myotomy. Gastrointest Endosc 2012（Epub ahead of print）

〈南ひとみ，井上晴洋〉

消化管

食道・胃静脈瘤
の診断と病型分類

■ 静脈瘤の発生部位からみた病型分類

食道・胃静脈瘤は，① 食道静脈瘤（esophageal varices；EV），② 食道静脈瘤と連なる胃噴門部静脈瘤（EV＋Lg-c），③ 孤立性胃静脈瘤（Lg-c，Lg-f，Lg-cf）に分けられる．

■ 診断基準

■ 内視鏡所見記載基準

食道・胃静脈瘤の内視鏡所見は食道下部や胃噴門部ないし穹窿部を中心に静脈の拡張・蛇行，あるいは連珠状，結節状の瘤として認められる．これらの詳細な記載法については「門脈圧亢進症取扱い規約（改訂第 2 版）」[1]の「食道・胃静脈瘤内視鏡所見記載基準」（表）に基づいて，静脈瘤の占居部位，形態，色調，発赤所見，出血所見，粘膜所見の順に記載する．

1）占居部位（location；L）

静脈瘤の拡がりを表す因子で，上部食道まで存在するものを Ls，中部までを Lm，下部に限局したものを Li，胃噴門部に限局するものを Lg-c，胃噴門部から穹窿部に連なるものを Lg-cf，穹窿部に限局するものを Lg-f と記載する．

2）形態（form；F）

静脈瘤の形と大きさから分類したものである．F_1 は直線的な細い静脈瘤，F_2 は連珠状の中等度の静脈瘤，F_3 は結節状あるいは腫瘤状の太い静脈瘤を示す．F_0 は治療によって静脈瘤としての形態を失ったものを表現する．経過観察中に出現してくる細血管拡張（blue vein, red vein）は F_0 として記載する．

3）色調（color；C）

白色調（white varix；Cw）と青色調（blue varix；Cb）に分けて記載する．白色から青色までは連続した色調変化であり，判定が難しいものもあるが，青色調を呈する静脈瘤は粘膜面が緊満しているものに限ったほうがよく，蒼白色でも緊満したものは Cb と記載する．紫色・赤紫色に見える場合は violet（v）を付記して Cbv と記載してもよい．硬化療法後にみられる血栓化静脈瘤は，色調（Cw, Cb）の後に -Th（thrombosis）として記載する（Cw-Th，Cb-Th）．

4）発赤所見（red color sign；RC）

RC とは静脈瘤を覆う粘膜面の一部が菲薄化して限局的に隆起し，赤色調に変化した所見であり，ミミズ腫れ様所見（red wale marking；RWM），チェリーレッドスポット様所見（cherry red spot；CRS），血マメ様所見（hematocystic spot；HCS）の三つがある．RC の有無および程度は RC_0〜RC_3 まで 4 段階に分類されている．なお，telangiectasia があれば Te を付記する．

5）出血所見（bleeding sign）

出血中の所見として噴出性出血（spurting bleeding），湧出性出血（gushing bleeding），滲出性出血（oozing bleeding）があり，止血後の所見として，赤色栓（red plug）と白色栓（white plug）がある．赤色栓は赤色調のフィブリン栓

で止血直後から2日目に観察されることが多く，再出血の危険性がきわめて高い．白色栓は白色調のフィブリン栓で止血2～7日後に観察されることが多く，再出血の危険性が高い．

6）粘膜所見（mucosal finding）

治療後の変化を中心に，びらん（erosion；E），潰瘍（ulcer；Ul），瘢痕（scar；S）の所見があれば付記する．

表　食道・胃静脈瘤内視鏡所見記載基準

	食道静脈瘤（EV）	胃静脈瘤（GV）
占居部位 location（L）	Ls：上部食道にまで認められる Lm：中部食道にまで及ぶ Li：下部食道のみに限局	Lg-c：噴門部に限局 Lg-cf：噴門部から穹窿部に連なる Lg-f：穹窿部に限局 （注）胃体部に見られるものはLg-b，幽門部に見られるのはLg-aと記載する．
形態 form（F）	F_0：治療後に静脈瘤が認められないもの F_1：直線的な比較的細い静脈瘤 F_2：連珠状の中等度の静脈瘤 F_3：結節状または腫瘤状の太い静脈瘤	食道静脈瘤の記載法に準じる
色調 color（C）	Cw：白色静脈瘤 Cb：青色静脈瘤	食道静脈瘤の記載法に準じる
	（注）ⅰ）紫色・赤紫色に見える場合はviolet（v）を付記してCbvと記載してもよい． 　　　ⅱ）血栓化された静脈瘤はCw-Th，Cb-Thと付記する．	
発赤所見 red color sign （RC）	RCにはミミズ腫れred wale marking（RWM），チェリーレッドスポットcherry red spot（CRS），血マメhematocystic spot（HCS）の3つがある．	
	RC_0：発赤所見をまったく認めない RC_1：限局性に少数認めるもの RC_2：RC_1とRC_3の間 RC_3：全周性に多数認めるもの	RC_0：発赤所見をまったく認めない RC_1：RWM，CRS，HCSのいずれかを認める
	（注）ⅰ）telangiectasiaがある場合はTeを付記する．ⅱ）RCの内容RWM，CRS，HCSはRCの後に付記する．ⅲ）F_0でもRCが認められるものはRC_{1-3}で表現する．	
出血所見 bleeding sign	出血中所見： 　湧出性出血 gushing bleeding 　噴出性出血 spurting bleeding 　滲出性出血（にじみ出る）oozing bleeding 止血後間もない時期の所見： 　赤色栓 red plug，白色栓 white plug	食道静脈瘤の記載法に準じる
粘膜所見 mucosal finding	びらん erosion（E）：認めればEを付記する 潰瘍 ulcer（Ul）：認めればUlを付記する 瘢痕 scar（S）：認めればSを付記する	食道静脈瘤の記載法に準じる

〔門脈圧亢進症取扱い規約（改訂第2版），2004[1]により作成〕

内視鏡所見の記載法

図1は3条の食道静脈瘤（EV）と孤立性胃静脈瘤の併存例である．上部食道まで静脈瘤が発達し下部食道で結節状の形態を呈している．下部食道にミミズ腫れ様（RWM）のRC signを11時から12時方向に認める．胃噴門部から穹窿部にかけて連珠状の静脈瘤を認めるが静脈瘤上にはRC signやerosionは認められない．以上より，本症例の内視鏡所見はLs，F_3，Cb，RC_1（RWM），Lg-cf，F_2，RC_0と記載する．

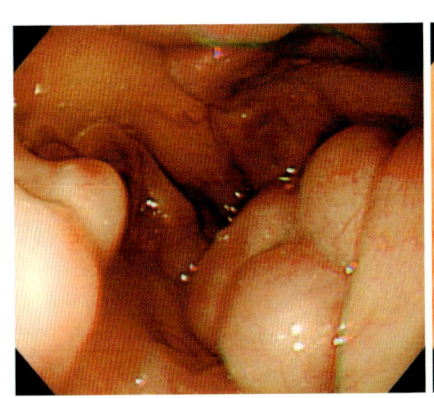 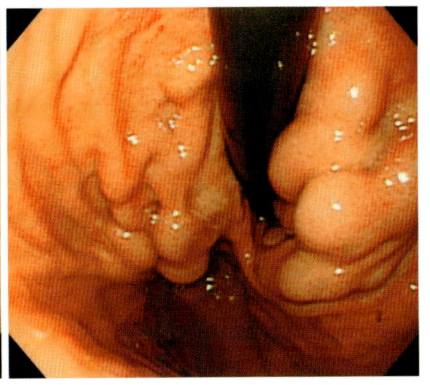

Ls, F_3, Cb, RC_1（RWM）　　　　Lg-cf, F_2, RC_0

図1　内視鏡所見の記載法

■ 超音波内視鏡（EUS）記載基準

食道静脈瘤のEUS所見

① EUSは食道・胃静脈瘤の血行動態を非観血的に把握する手段として有用であり，血行動態の把握は静脈瘤治療を安全かつ効果的に施行するうえで重要となる．

② 食道静脈瘤や壁外血行路の観察には20 MHz細径超音波プローブ（ultrasonic miniature probe；UMP）が有用である．

③ 静脈瘤は粘膜下層に無～低エコー管腔像として描出される．EVはしばしば貫通静脈（perforating vein；Pv）を介して食道外膜に接し，あるいは一部食道壁筋層にも入り込んでいる小さな血管群（壁在傍食道静脈 peri-esophageal vein；Peri-v）や食道外膜から離れて存在する大きな血管群（並走傍食道静脈 para-esophageal vein；Para-v）と交通している[2]（図2）．中部食道では奇静脈が観察される．胃静脈瘤（gastric varices；GV）も同様に，Pvを介して胃壁と接し，あるいは一部筋層にも入り込んでいる小さな血管群（壁在傍胃静脈 peri-gastric vein；Peri-v）や胃壁と離れて存在する大きな血管群（並走傍胃静脈 para-gastric vein；Para-v）と交通している．

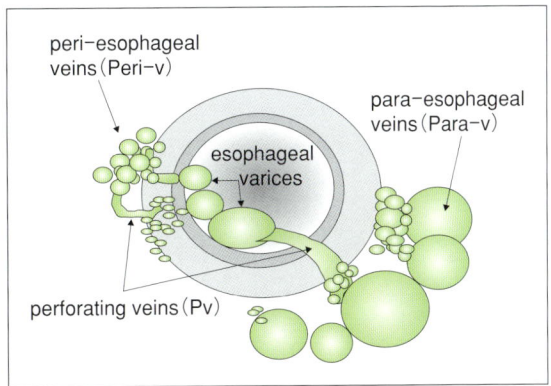

図2　食道・胃静脈瘤の超音波内視鏡所見
〔Irisawa A, et al：Gastrointest Endosc 1999；50：374-380[2]より引用，一部改変〕

EUS 所見の記載法

1）食道静脈瘤

図 3a に EV 症例の EUS 画像を呈示する．EV 径は最大で 5 mm であり，一つの静脈からなる孤在型を呈している．Peri-v と Para-v の発達を認め，径 2 mm の Pv を認める．以上より，本症例の EUS 所見は EV（EUS）：D(5)，Pv(＋)(2)，Peri-v(＋)，Para-v(＋) と記載する．

2）胃静脈瘤

図 3b に GV 症例（内視鏡所見：Lg-cf, F_2, RC_0）の EUS 画像を呈示する．GV 径は 9 mm で，Peri-v の発達はなく，Para-v へ連なる貫通血管（径 8 mm）を認める．以上より，本症例の EUS 所見〔GV（EUS）〕は D(9)，Pv(＋)(8)，Peri-v(－)，Para-v(＋) と記載する．

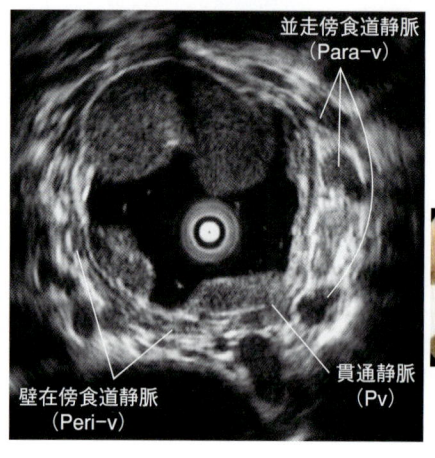

a：EV（EUS）：D(5)，Pv(＋)(2)，Peri-v(＋)，Para-v(＋)

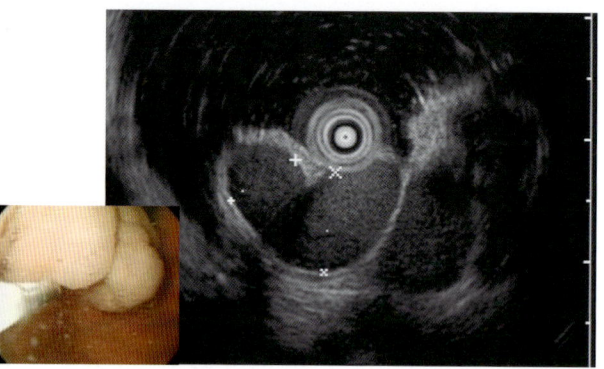

b：GV（EUS）：D(9)，Pv(＋)(8)，Peri-v(－)，Para-v(＋)

図 3　食道・胃静脈瘤の UMP 所見の記載法

MDCT による門脈血行動態の把握

食道・胃静脈瘤の供血路や排出路の把握には非侵襲的な検査法として MDCT（3D-CT）が有用である．3D-CT では供血路（短胃，後胃，左胃静脈）と排出路（腎静脈系短絡路，左下横隔静脈，心囊静脈）の把握ができる．図 4 は孤立性 GV 症例の 3D-CT 画像である．供血路が短胃静脈および左胃静脈で，排出路が腎静脈系短絡路であることが一目でわかる．

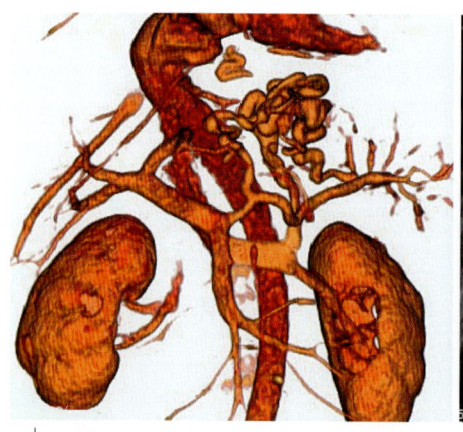
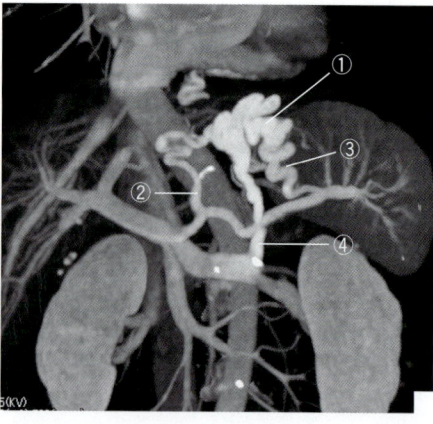

① 胃静脈瘤
② 左胃静脈
③ 短胃静脈
④ 胃腎静脈系短絡路

図 4　孤立性胃静脈瘤症例の 3D-CT 画像
a：ボリュームレンダリング法
b：マキシマムインテンシティプロジェクション法

■ 症例（画像）からみた治療方針の選択

【症　例】 39歳，男性．C型肝硬変．内視鏡検査で図1のような所見であった．臨床所見や血液検査から肝障害の程度はChild-Pugh分類Aである．

[内視鏡像の読み方]

前述したように本例の内視鏡所見はLs，F$_3$，Cb，RC$_1$（RWM），Lg-cf，F$_2$，RC$_0$である．内視鏡所見からはrisky varicesであり，EVおよび孤立性GVに対して予防的治療が推奨される．

[治療方針の決定]

1）食道静脈瘤に対する治療方針

食道静脈瘤治療には，硬化療法（EIS）と食道静脈瘤結紮術（EVL）がある．治療方針を決める方法としてEUS所見が有用である．すなわち治療終了時にPvとPeri-vを残存させると再発の危険性が高く[3),4)]，初回治療時にこれらの所見がある場合はEISによって消失させることが再発防止上重要である．そこで，本例のUMP所見を**図5**に示した．本例はPeri-vの高度発達とPvを認めている．このような症例にEVLを施行すると，Peri-vとPvが残存し，これらが供血路となって静脈瘤の再発をきたすことになる．したがって，Peri-vとPvを閉塞させることのできるEISを選択するのがベストである（図5）．

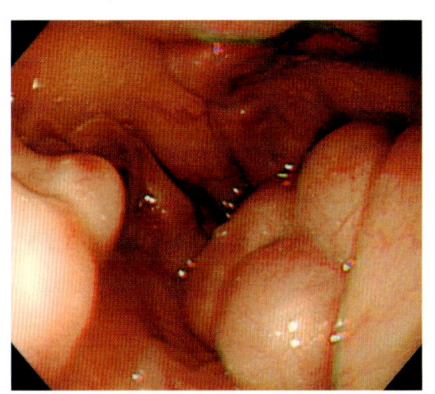

Ls，F$_3$，Cb，RC$_1$（RWM）

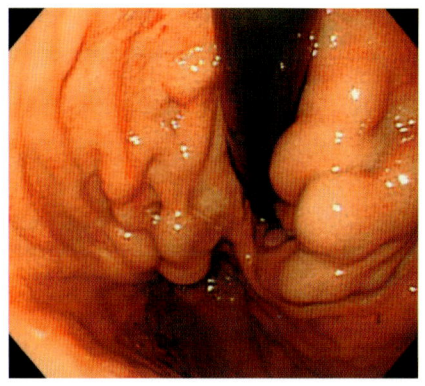

Lg-cf，F$_2$，RC$_0$

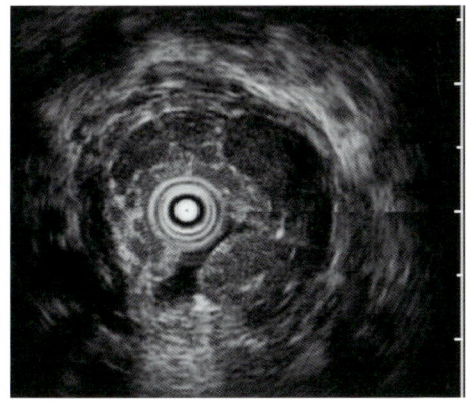

EV（EUS）：D(5)，Pv(＋)(2)，
Peri-v(＋)，Para-v(＋)

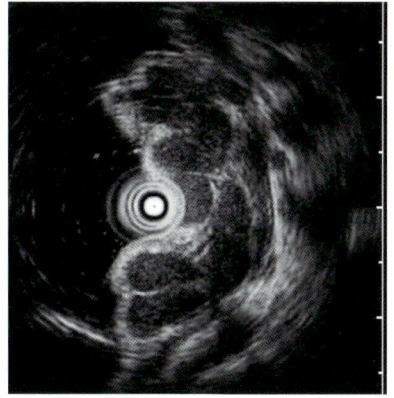

GV（EUS）：D(8)，Pv(＋)(3)，
Peri-v(−)，Para-v(＋)

図5　症例（39歳，男性，C型肝硬変例）

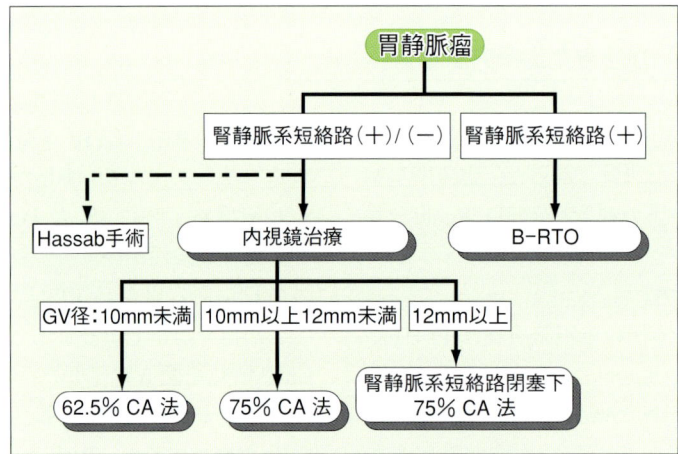

図6 孤立性胃静脈瘤の治療法の選択

2）孤立性 GV に対する治療方針

治療方針の決定には EUS や MDCT による 3D-CT が有用である．治療法は内視鏡治療，バルーン下逆行性経静脈的塞栓術（B-RTO），Hassab 手術があるが，本邦ではおもに B-RTO か内視鏡治療が行われている．腎静脈系短絡路を有する GV の場合は B-RTO か内視鏡治療が選択されるが，GV 径が 12 mm 以上と巨大な GV の場合は大容量の B-RTO 用バルーンカテーテルを用いて B-RTO を行うか，内視鏡的腎静脈系短絡路閉塞下組織接着剤（cyanoacrylate 系薬剤；CA）注入法を選択する．腎静脈系短絡路がない場合は内視鏡治療を選択するか，Hassab 手術を選択する（図6）．本例の場合は食道静脈瘤と孤立性 GV があるので，内視鏡治療を選択した．EUS では GV 径の測定が重要であり，GV 径の大きさから安全で効果的な内視鏡治療が可能となる．本症例の GV 径は 8 mm であり，3D-CT では供血路が短胃静脈と左胃静脈であり，排出路は腎静脈系短絡路であった．以上の所見から，GV に対しては 62.5％CA による内視鏡治療を選択した[5),6)]（図6）．

■ おわりに

食道・胃静脈瘤の病型分類から詳細な内視鏡所見を診断すること，そして患者の病態と門脈血行動態を十分に把握したうえで治療することが，安全でかつ効果的治療を施行するためにきわめて重要である．

文 献

1) 日本門脈圧亢進症学会 編：門脈圧亢進症取扱い規約（改訂第2版）．2004, 金原出版, 東京
2) Irisawa A, Obara K, Sato Y, et al：EUS analysis of collateral veins inside and outside the esophageal wall in portal hypertension. Gastrointest Endosc 1999；50：374-380
3) Irisawa A, Saito A, Obara K, et al：Endoscopic recurrence of esophageal verices is associated with the specific EUS abnormalities：severe peri-esophageal collateral veins and large perforating veins. Gastrointest Endosc 2001；53：77-84
4) Obara K, Irisawa A, Sato Y：Usefulness of EUS in portal hypertension with esophageal varices. Dig Endosc 2004；16（Suppl）：S168-S172
5) 小原勝敏：食道・胃静脈瘤．日本内科学会雑誌 2003；92(1)：58-65
6) 小原勝敏：胃・食道静脈瘤の治療法―硬化療法．Mebio 2002；19(6)：8-15

（小原勝敏）

食道癌 の診断・病型分類・進行度

消化管

食道癌の診断・病型分類・進行度に関して，本邦では「食道癌取扱い規約」[1]を基準に行われている．また，治療に関しては「食道癌診断・治療ガイドライン」[2]に標準治療の概要について示されている．2007年4月に規約第10版，また2012年4月にガイドラインの改訂版が刊行された．

食道癌の病型分類に関しては，第1部 規約の項で肉眼型分類の原則について，癌腫の壁深達度が粘膜下層までと推定される病変を「表在型」とし，固有筋層以深に及ぶと推定される病変を「進行型」としている．「表在型」は0型とし，0-Ⅰ，0-Ⅱ，0-Ⅲに亜分類され0-Ⅰ型は0-Ⅰp，0-Ⅰsに分類される．また0-Ⅱ型は0-Ⅱa，0-Ⅱb，0-Ⅱcに分類される．用語の定義として第10版から"早期食道癌"は，壁深達度が粘膜内にとどまる病巣であり，リンパ節転移の有無は問わないとしている．また混合型においては，面積が広い病巣を先に記載し，+でつなぎ深達度が最も深い肉眼型にダブルクォーテーション（" "）を付すとしている．「進行型」は1，2，3，4型に分類され，いずれの組み合わせでも表現できない病変を5型としている．進行度に関しては，術前の画像検査等よりT，N，Mの各因子が総合的に判定され，臨床Stage分類がなされている．

今日，食道癌に対する標準治療として普及している治療法には，①内視鏡的切除術（ER；EMR/ESD），②外科手術，③化学療法および④放射線療法，⑤化学放射線療法，⑥ステント挿入などがあげられる．本項では，臨床症例からの病型診断や深達度と進行度による治療法の選択について解説する．

■ 表在型（0型）

■ 0-Ⅰ型（表在隆起型）

0-Ⅰ型は，丈の高い隆起性病変で大きさ，高さ，基底部のくびれ具合から表在型と推定される病変である．0-Ⅰp型は有茎性あるいは亜有茎性で基底部より高さが目立つ病変である．0-Ⅰsは無茎性で高さよりも基底部の広さ（大きさ）が目立つ病変で，旧分類での0-plや0-Ⅰsepも含まれる．

● 治療選択

通常0-Ⅰ型では深達度が粘膜下層に達している．広範囲なリンパ節転移，遠隔臓器転移がなければ外科切除の良い適応となる．また，粘膜下発育を呈する症例では，特殊型を念頭に入れての病理組織診断が重要である．とくに，小細胞癌と診断されれば，外科切除の適応はなく化学療法や化学放射線療法が施行されている．

● 症例

● 0-Ⅰp（有茎性）

内視鏡所見で基部より高さが目立つ病巣である．隆起部が白苔に覆われており，基部に連続する浅い陥凹面を認める．ヨード染色で同部は不染を呈する．いわゆる癌肉腫の典型的所見である．治療は外科切除を選択した．切除標本の病理組織検索では，いわゆる癌肉腫でありSM3, ly1, v1でリンパ節転移はなかった（図1）．

● 0-Ⅰs（無茎性）

内視鏡所見では，隆起部の大半が非腫瘍性上皮で被覆され，上皮下発育の形態を示す病巣である．粘膜下腫瘍様の形態を呈し，鑑別診断が重要である．本例は生検で類基底細胞癌とされた．治療は外科切除を選択した．切除標本の病理組織検索でSM3, ly1, v1でありリンパ節転移はなかった（図2）．

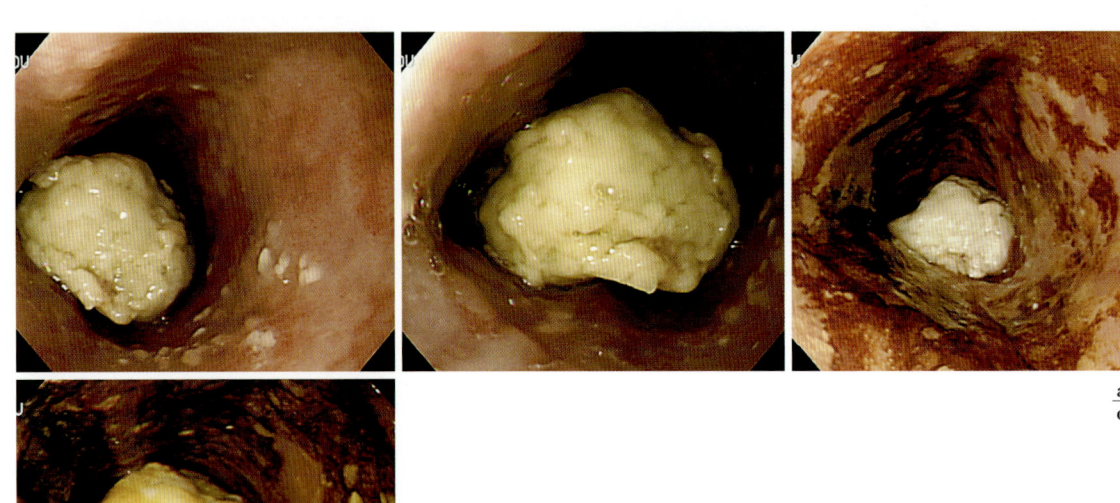

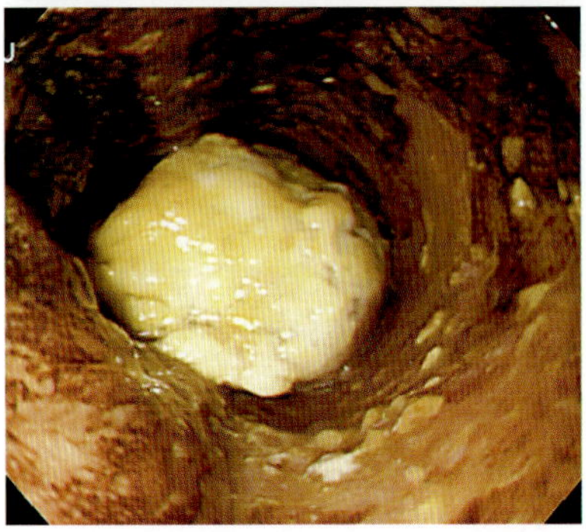

図1　0-Ⅰp
　表面性状は不整で基部のくびれたポリープ型の腫瘍で白苔で覆われている．ヨード染色で上皮内伸展の範囲が明らかになる．
　a，b：通常観察
　c，d：ヨード染色

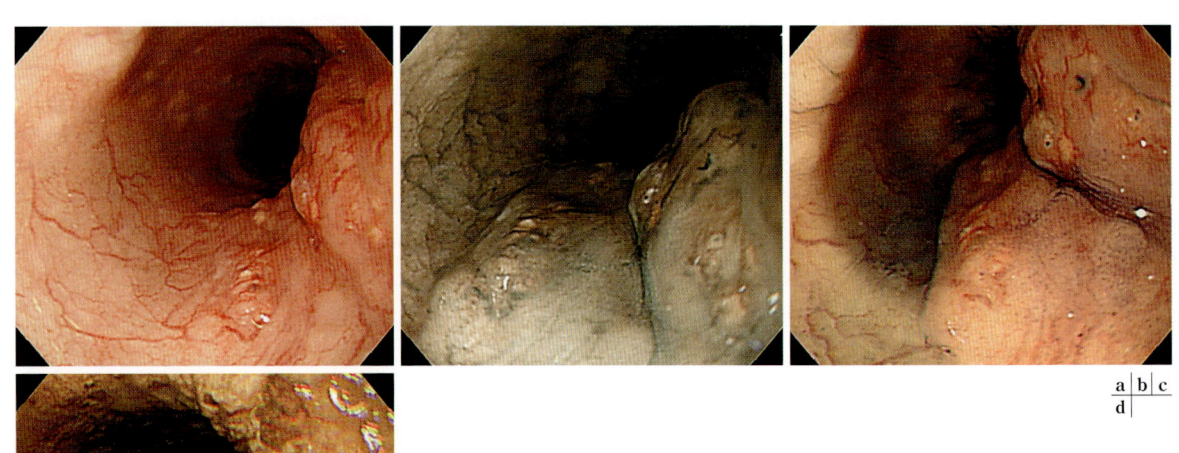

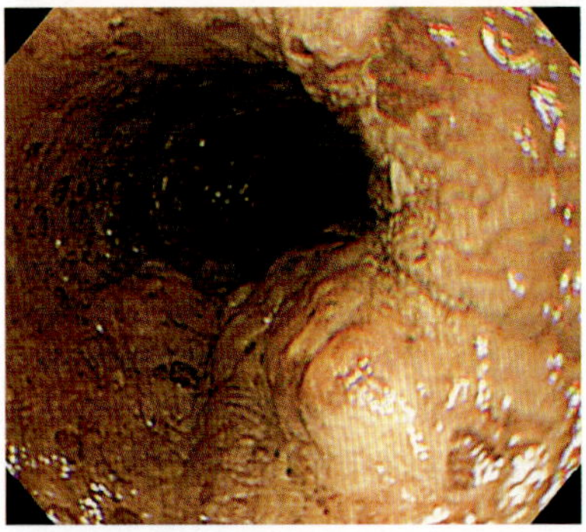

図2　0-Ⅰs
　正常粘膜で被覆された腫瘍はなだらかに立ち上がり，上部には溝状の陥凹を認める．NBI観察，トルイジンブルー染色，二重染色所見を示す．中央陥凹を除き，正常粘膜で覆われている．
　a：通常観察
　b：NBI観察
　c：トルイジンブルー染色
　d：二重染色（トルイジンブルー・ヨード）

食道癌の診断・病型分類・進行度   31

0-Ⅱ型（表面型）

0-Ⅱ型は，概ね平坦な病変であり，0-Ⅱaは，ごく軽度の隆起でその高さの目安として約1mmまでとされている．0-Ⅱbは，平坦で色調変化やヨード染色で初めて診断できる病変である．色調変化がなければ通常観察での診断は難しく，ヨード染色や特殊光内視鏡診断により初めて診断される．

0-Ⅱcは，ごく浅い陥凹性病変で，発赤を伴うことが多い．陥凹面の凹凸がⅡa程度にとどまり，病巣全体が0-Ⅱ型の印象を損なわないかぎりⅡcと表記している．0-Ⅱa，Ⅱbのほとんどが早期食道癌であるが，Ⅱcと分類されるなかには，粘膜下層へ浸潤する病巣が含まれる．

治療選択

0-Ⅱ型に対する第一選択の治療法として内視鏡的切除術（EMR/ESD）が積極的に施行されてきた．しかし，Ⅱcのなかには粘膜下層に浸潤する症例が含まれることや，表層拡大型症例で病巣内に隆起成分や陥凹が目立つ症例では粘膜下層浸潤やリンパ節転移の可能性もある．内視鏡治療も行われているが，全周性広範囲切除では治療後瘢痕狭窄が問題となる．

症　例

● 0-Ⅱa（表面隆起型）

内視鏡所見では，白色顆粒状の所見を呈し0-Ⅱaと診断される．角化を伴い上方に発育しており浸潤傾向を示すことは少ない．治療は早期食道癌であり内視鏡治療としてEMRが施行された．切除標本の病理組織検索でLPM，ly0，v0であった（図3）．

● 0-Ⅱb（表面平坦型）

内視鏡の通常観察による診断は難しく，NBIにより褐色領域として認識され，またヨード染色により腫瘍径は15mm大の不染帯として初めて診断される．治療はEMRが施行された．ヨード染色で病巣の範囲を確認し，粘膜下注入を行って病巣を膨隆させる．病巣上にスネアを広げてチューブ内に吸引し，絞扼切離した．切

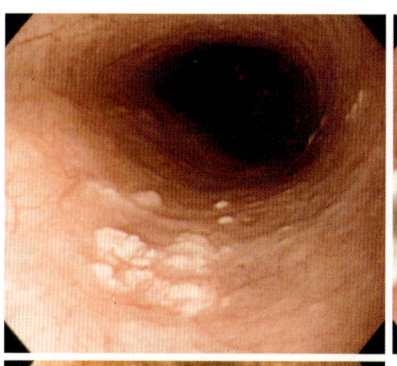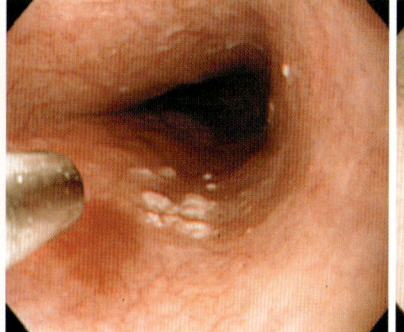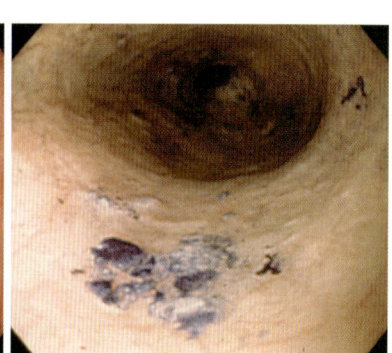
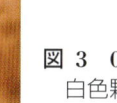

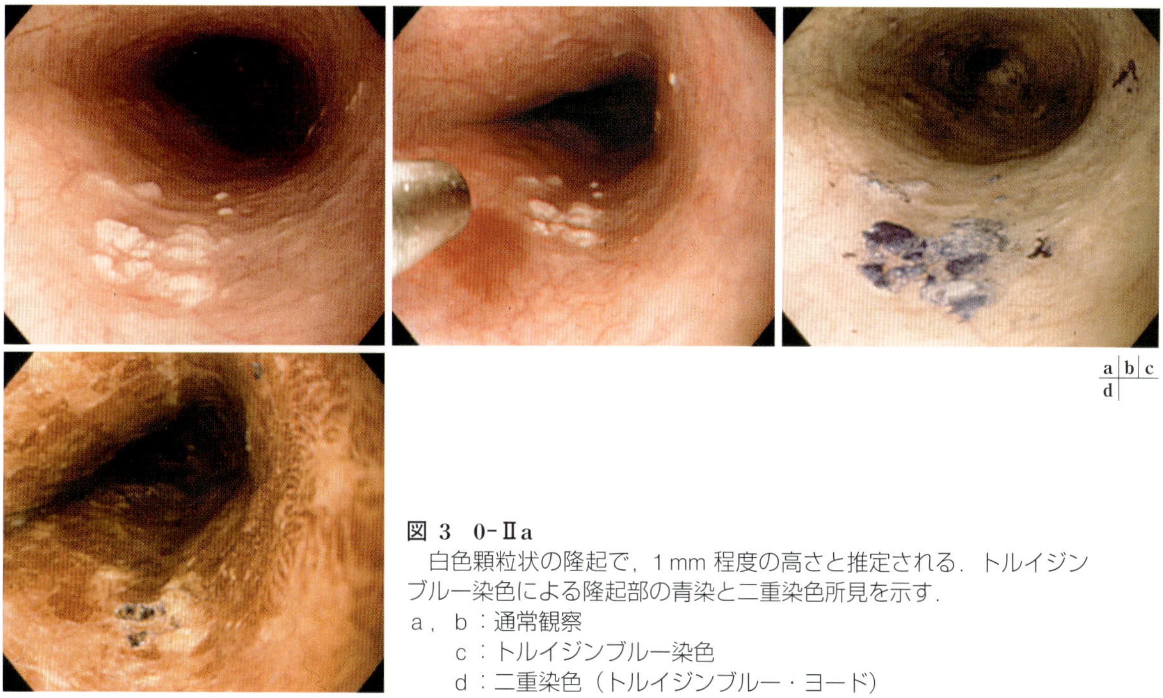

図3　0-Ⅱa
　白色顆粒状の隆起で，1mm程度の高さと推定される．トルイジンブルー染色による隆起部の青染と二重染色所見を示す．
　a，b：通常観察
　　　c：トルイジンブルー染色
　　　d：二重染色（トルイジンブルー・ヨード）

32　消化管

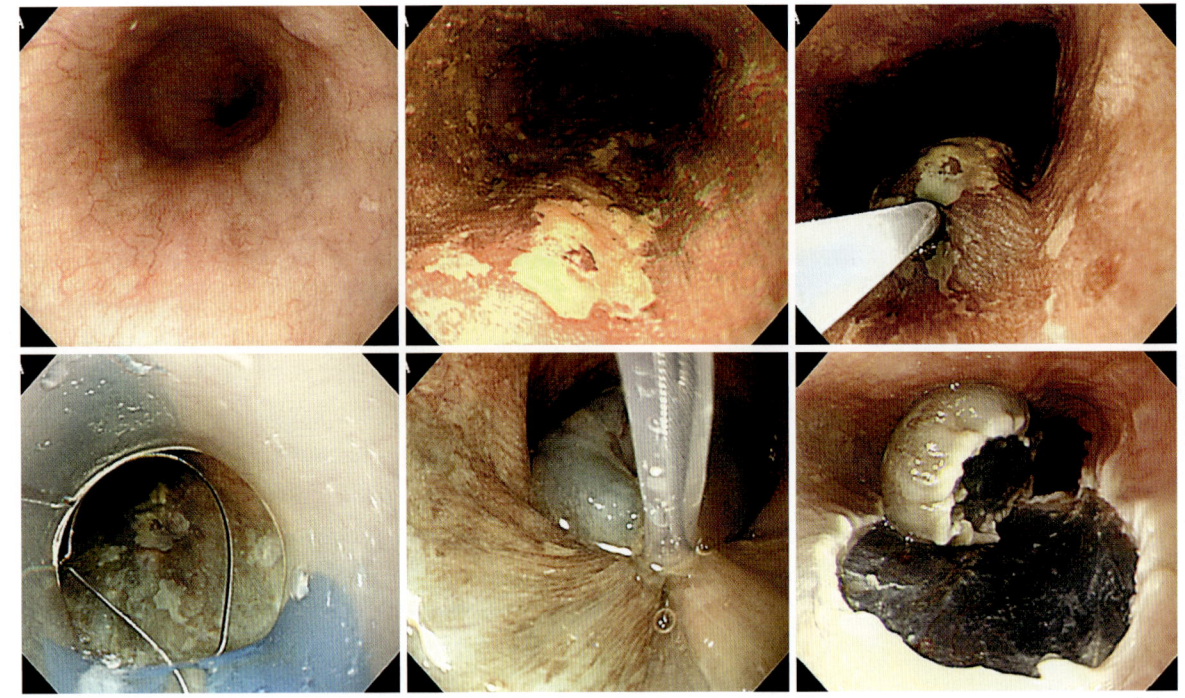

図 4　0-Ⅱb
　通常観察による診断では平坦な小病変である．ヨード染色により病巣の存在と範囲が明らかになる．EMR を施行した．
　　a：通常観察
　b，c：ヨード染色
　d〜f：EMR 施行

a	b	c
d	e	f

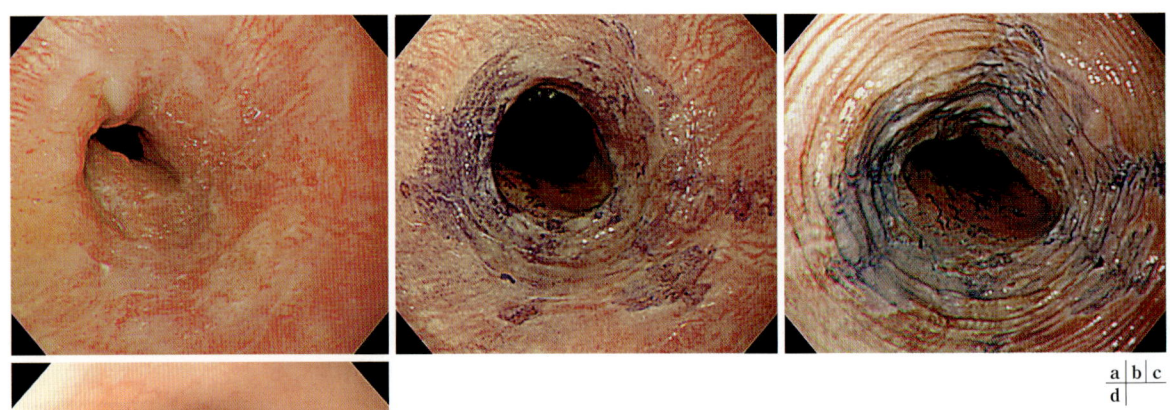

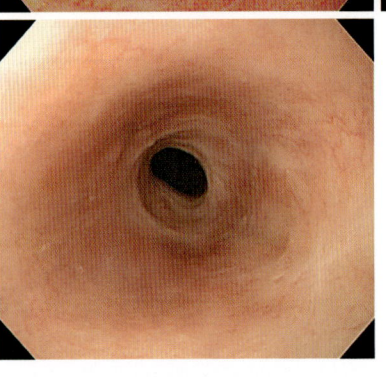

a	b	c
d		

図 5　0-Ⅱc
　わずかな発赤所見を呈する浅い陥凹性病変である．トルイジンブルー染色で陥凹面が染色され，二重染色により形態がより明らかになる．
　a：通常観察
　b：トルイジンブルー染色
　c：二重染色（トルイジンブルー・ヨード）
　d：ER 後瘢痕

除標本の病理組織検索で LPM，ly0，v0 であった（図 4）．

●0-Ⅱc（表面陥凹型）

内視鏡所見では発赤色調の浅い陥凹面として認められる．たたみの目模様も軽度の乱れはあるが比較的良く観察される．下部食道の全周性の病巣である．

治療は早期食道癌であり内視鏡的切除術としてEMRが施行された．食道胃接合部にも近く透明キャップを使用したEMRC法にて施行した．全周性のため狭窄の問題も考慮し2期に分けて切除し術後狭窄の症状は認めなかった．切除標本の病理組織検索で LPM，ly0，v0 であった（図 5）．

■ 0-Ⅲ型（表在陥凹型）

0-Ⅲ型は，Ⅱc より深い潰瘍形成性の陥凹病変で陥凹底が粘膜筋板を越えると推定される病変である．陥凹の辺縁部は低い周堤状の隆起を伴い粘膜で覆われることも多い．

● 治療選択

通常，深達度は粘膜下層以深であり，病巣が小さくてもリンパ節転移の頻度も高い傾向にあり外科切除が適応となる．

● 症　例

内視鏡所見では比較的急峻な辺縁隆起が目立ち，その中央に陥凹面を認める．腫瘍長径は約15 mm と小さいが粘膜下層浸潤を示唆する．治療は外科切除を施行した．切除標本の病理組織検索で SM3，ly1，v1 で No.106recR にリンパ節転移を認めた（図 6）．

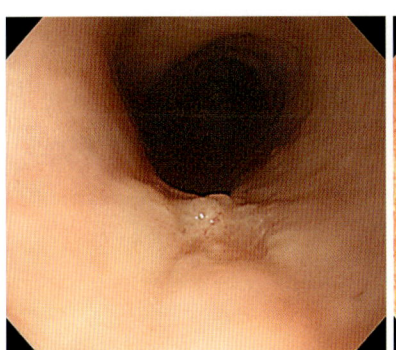

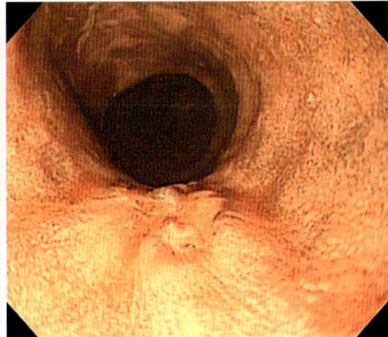

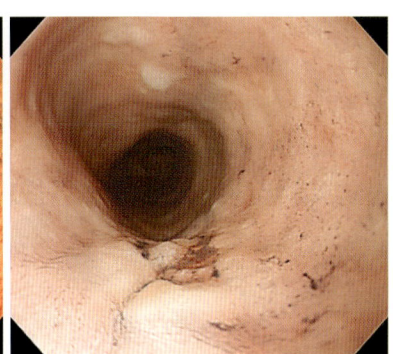

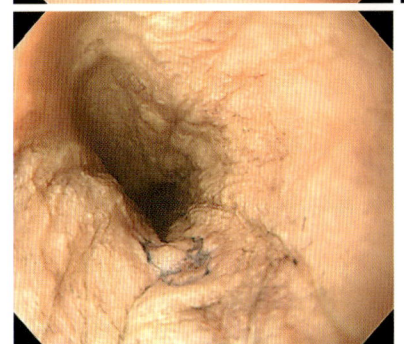

図 6　0-Ⅲ

限局した小型の潰瘍性病変であり，正常粘膜で縁取られる辺縁隆起の所見を呈する．トルイジンブルー染色では，腫瘍が露出する潰瘍部が染色され，二重染色により腫瘍の辺縁性状がより明らかとなる．
a：通常観察
b：ヨード染色
c：トルイジンブルー染色
d：二重染色（トルイジンブルー・ヨード）

34　消化管

■ 進 行 型

■ 1型（隆起型）

　隆起型は，明らかな陥凹を認めず，隆起を主体とする病変である．1型は分化型の扁平上皮癌でも認められるが，特殊型も念頭に入れておく必要がある．その代表として0-Ⅰ型と同様にいわゆる癌肉腫，悪性黒色腫などがあげられる．

治療選択

　内腔発育が主体の病巣であるため，他臓器浸潤を認めることは少ない．CT，超音波検査等にて臓器転移がなく，手術リスクのない症例では外科切除が適応となる．

症　例

　内視鏡所見では胸部中部食道に1型の病巣を認める．通常観察で周囲粘膜の発赤，不整所見を認め，ヨード染色では同領域は不染帯として観察される．治療は外科切除を施行した．切除標本の病理組織検索でpT2（MP），ly0，v0でリンパ転移はなかった（図7）．

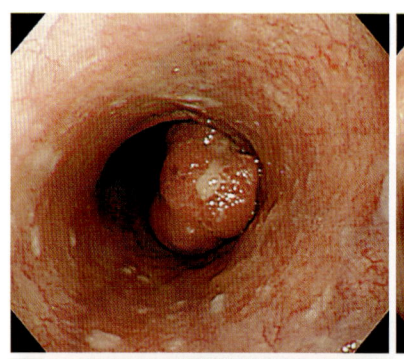

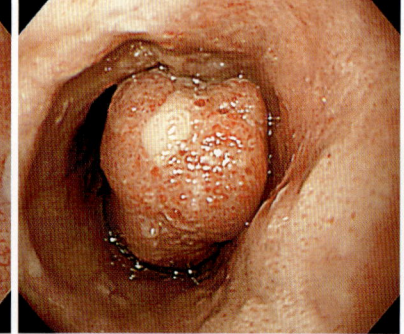

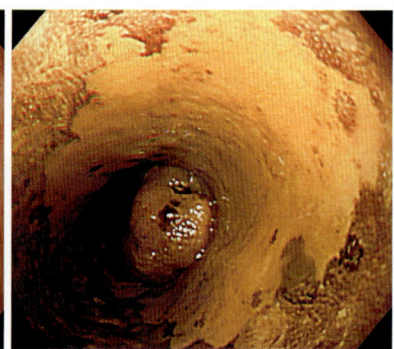

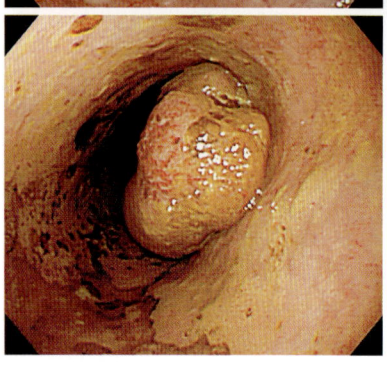

a	b	c
d		

図7　1型
食道内腔を占めるほどの隆起性病変で，広範囲に上皮内伸展を認める．
　a，b：通常観察
　c，d：ヨード染色

■ 2型（潰瘍限局型）

　潰瘍限局型は，潰瘍形成性病変で腫瘍先進部と正常部との境界が明瞭な病変である．食道癌では大腸癌と異なり頻度の少ない病型である．2型の形態を保つ病巣では辺縁が一部正常上皮で覆われて0-Ⅲ型様の病巣が大きくなった形態を呈する症例もある．

● 治療選択

　StageⅡ，Ⅲ症例で他臓器への浸潤例は少ないが周堤部で粘膜下への浸潤傾向が目立つ症例がある．CT，超音波検査等にて臓器転移がなく，手術リスクのない症例では外科切除が適応となる．

● 症　例

　内視鏡所見では下部食道に長径3 cm，約1/3周性の辺縁隆起と潰瘍面の目立つ2型病変と診断した．術前検査で転移所見はなく，外科切除を選択した．切除標本の病理組織検索で中分化型扁平上皮癌，pT2（MP），ly1，v1でリンパ節転移はなかった（図8）．

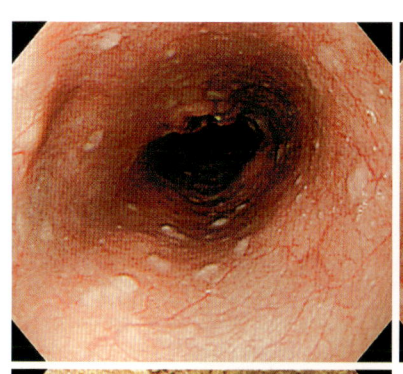

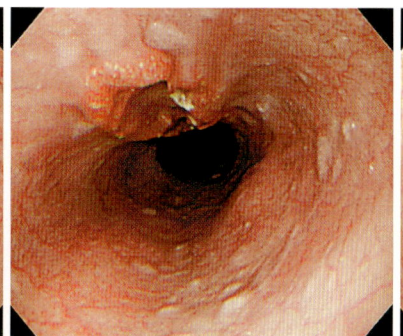

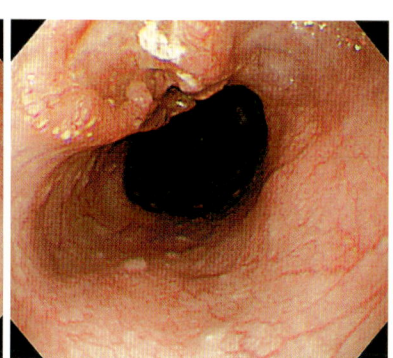

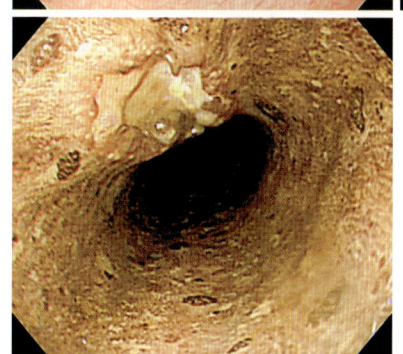

図8　2型
　深い潰瘍を取り囲む周堤は限局しており，正常部との境界は明瞭である．ヨード染色では癌露出部は不染となり，正常粘膜との境界はより明瞭となる．
　a〜c：通常観察
　　　d：ヨード染色

3型（潰瘍浸潤型）

潰瘍浸潤型は，潰瘍形成性病変で腫瘍先進部境界が一部あるいは全部で不明瞭であり壁内伸展があまり広範囲でない病変である．

治療選択

StageⅡ，Ⅲ症例から他臓器浸潤を認める症例まで進行度も多岐にわたる．総合的な画像診断とその評価で治療選択枝も大きく異なる．StageⅡ，Ⅲ症例には外科手術を中心に，術前あるいは術後の化学療法が行われている．局所進行食道癌に対してはdownstagingを目的とした化学放射線療法等が行われることが多い．このことは，4型，5型に関しても同様の治療選択となる．

症例

内視鏡所見で胸部上部食道に全周性の3型病変を認めた．右反回神経麻痺を認め気管支鏡検査では気管膜様部の圧迫所見を認めた．局所進行食道癌の診断で化学放射線療法（CRT）を施行した（図9）．高度の呼吸苦と嚥下障害があり血液生化学データは著明な炎症所見の上昇を認めた．内視鏡所見では胸部上部に長径6cmに及ぶ3型の病巣を認め，口側には壁内転移の所見を認めた．気管支ステントを挿入後，呼吸状態と肺炎の改善後に化学放射線療法を施行した（図10，11）．

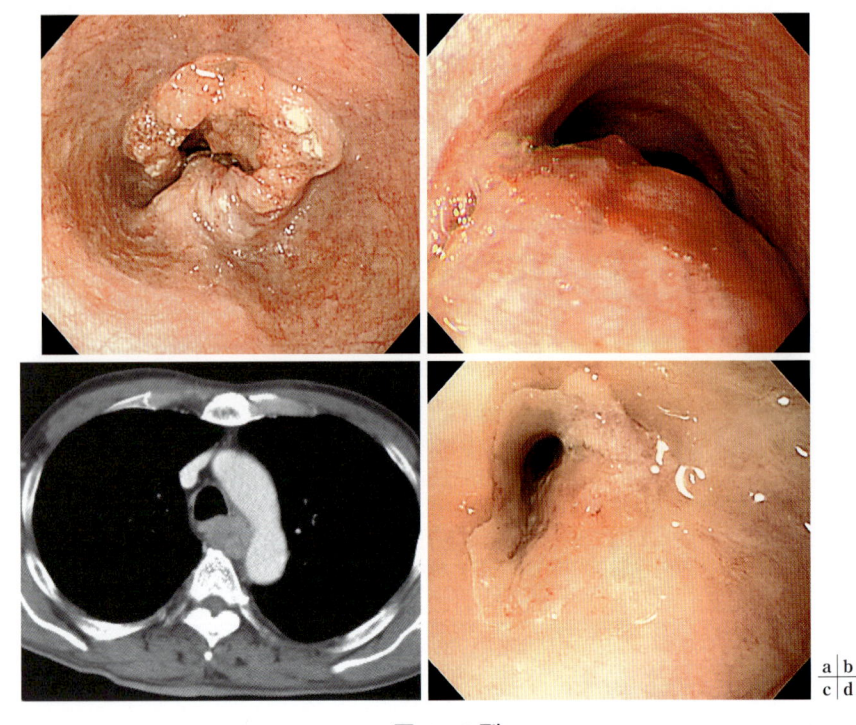

図9 3型
目立つ周堤と深い潰瘍および狭窄性変化を認める（a）．気管支鏡検査では腫瘍による圧迫所見を認める（b）．CT検査でも気管浸潤の所見を認める（c）．CRT後の評価では周堤と深い潰瘍は消失し狭窄が目立つ（d）．

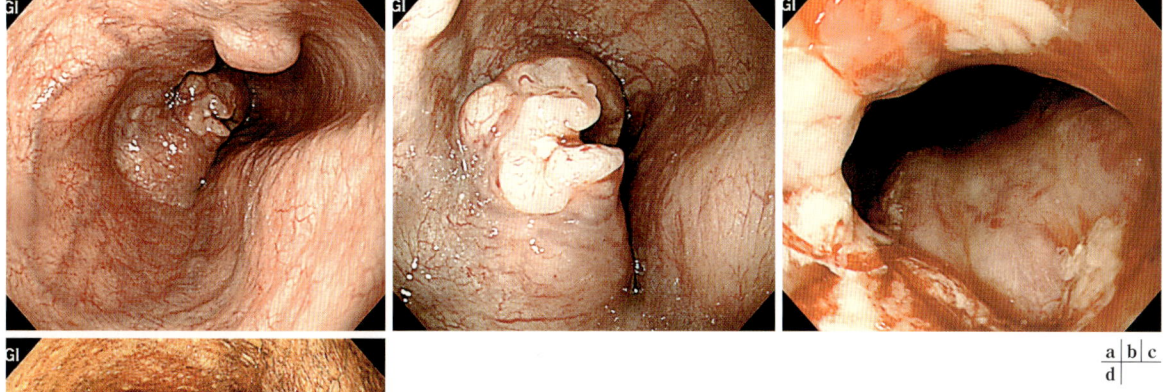

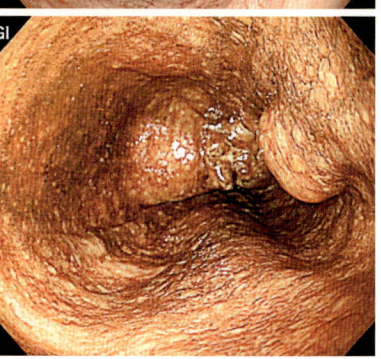

食道癌の診断・病型分類・進行度　37

図 10　3 型
　粘膜に被覆され目立つ隆起と肛側には 3 型の潰瘍性病変が連続する．口側には壁内転移を認める．
　a：通常観察（遠影）
　b：通常観察（近接）
　c：3 型潰瘍部
　d：ヨード染色

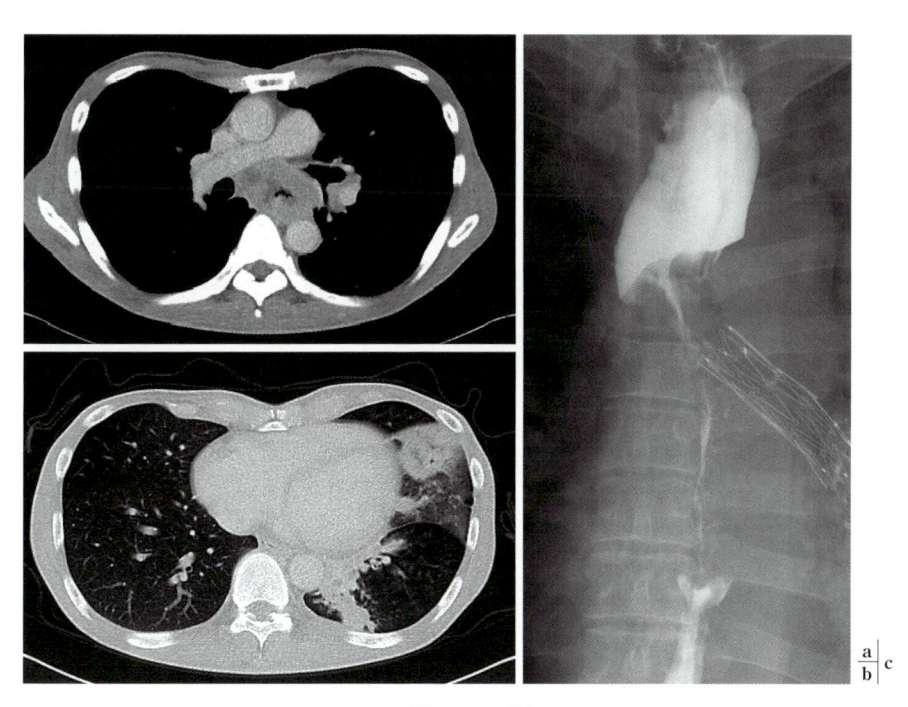

図 11　3 型
　CT 検査で左主気管支の閉塞を認め，閉塞性肺炎の所見を認めた（a，b）．気管ステント挿入後の食道造影では食道の拡張と著明な狭窄を認める（c）．

4型（びまん浸潤型）

　一般に潰瘍および隆起が目立たず壁内浸潤が広範な病変である．潰瘍や隆起性病変が存在しても，浸潤部が著しく広範であるものも含まれる．4型は頻度も少ない．

と狭小化の所見を認める．内視鏡検査では，口側に上皮内伸展を認めるが，狭小部近傍は粘膜下浸潤が目立ち正常粘膜で覆われている（図12）．

症　例

　食道造影で胸部中部に約6 cmに及ぶ壁硬化

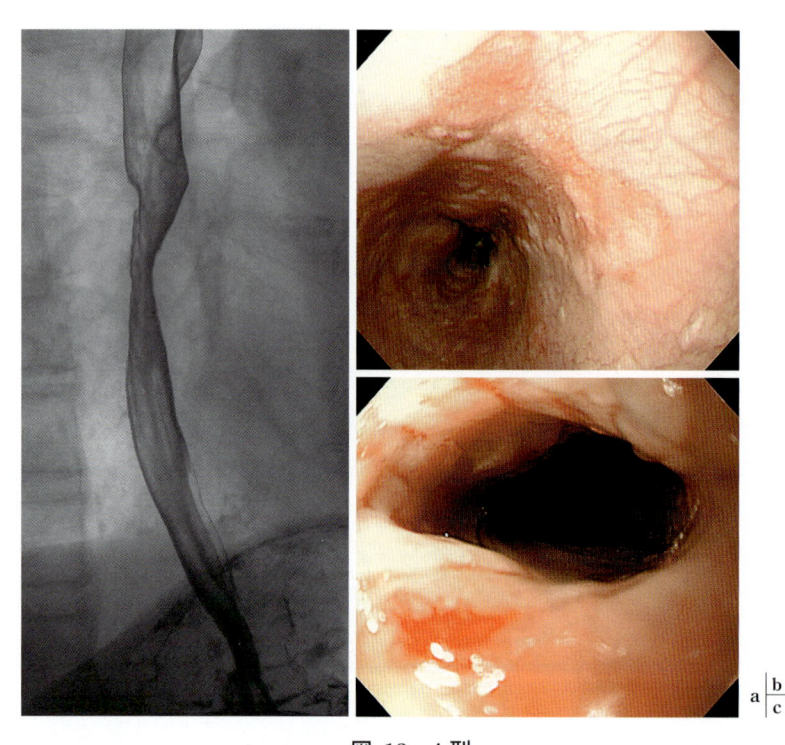

図12　4型
食道造影で明らかな隆起や潰瘍性の変化は認めないが狭小化を認める（a）．内視鏡検査でも同様の狭小化がもっとも目立つ所見である（b，c）．

■ 5型

5型は，0～4型の基本型では分類できない複雑な病変で，5aは前治療のない癌で基本的病型分類ができないもの，5bは前治療のため肉眼型が変化し，基本的病型分類ができないものである．

■ おわりに

食道表在癌および進行癌の内視鏡所見による各病型の特徴を明らかにし，その病型分類を呈示した．また臨床例での進行度による治療法の選択については，「食道癌診断・治療ガイドライン」をもとに標準治療のありかたについて述べた（図13）．

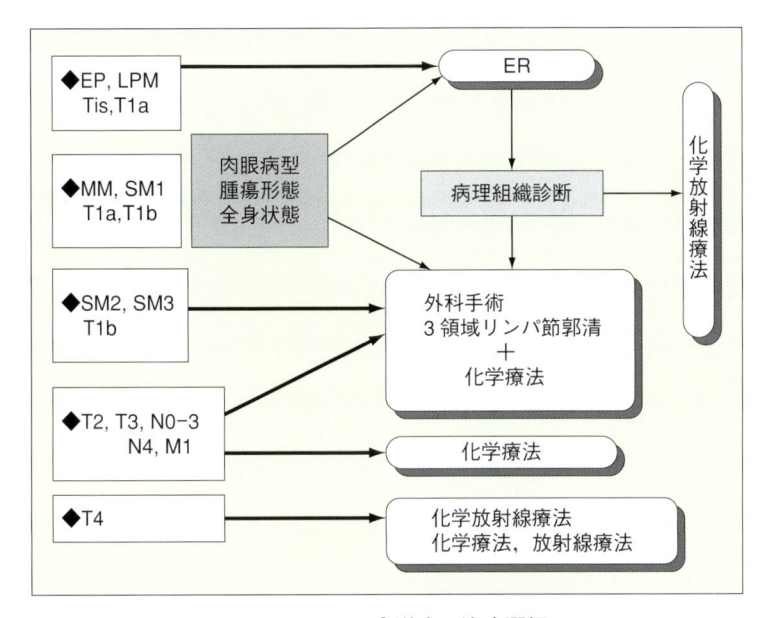

図13 食道癌の治療選択

文献

1) 日本食道学会 編：食道癌取扱い規約（第10版）．金原出版，東京，2007
2) 日本食道学会 編：食道癌診断・治療ガイドライン 2012年4月版．金原出版，東京，2012
3) Makuuchi H：Endoscopic mucosal resection for early esophageal cancer—indication and techniques. Dig Endosc 1996；8：175-179

（島田英雄，幕内博康，小澤壮治）

消化管

慢性胃炎の診断と分類

■ 診断基準

　慢性胃炎とは，本来，組織学的に診断された炎症所見に対して用いられる用語である．腹部不快感などの症候を説明する用語としては，functional dyspepsia（機能性胃腸症；FD）を用いるべきであり，慢性胃炎という診断をつけるのは不適切である．

　診断には，胃粘膜生検を用いた組織学的検査が標準的方法となる．しかしながら，生検は侵襲的な検査であるうえ，点診断である短所がある．慢性胃炎の診断目的での生検施行については，その臨床的意義についての十分な考慮が必要である．

　生検法における短所を補う方法として，①拡大内視鏡による胃炎診断[1]，②血清マーカーによる胃炎診断の試み[2]がある．

■ 病型分類

● Schindler 分類

　組織学的胃炎診断の基礎となった分類法である．1923 年，Schindler により提唱された[3]．1950 年に改訂発表された分類では慢性胃炎を，①胃内に胃炎のみを認める特発性，②胃病変が併存する随伴性に分け，さらに前者を表層性，萎縮性，肥厚性に分類している．この分類が常に特筆される理由は，内視鏡（当時の胃鏡）診断と，組織学的診断を初めて詳細に対応させた点にある．本邦における﨑田，丹羽らによる胃炎分類など[4]，後のさまざまな分類法の基礎となった．

● Strickland の分類

　1973 年に Strickland らにより提唱された分類である[5]．胃体部を炎症の主座とする A 型胃炎と，前庭部を主座とする B 型胃炎に分類する方法である．A 型胃炎は，おもに自己免疫性機序により生じる胃炎で，本邦ではまれである．B 型胃炎は Helicobacter pylori（H. plyori）感染により生じる胃炎が含まれる．B 型胃炎は時間経過とともに体部へと広がり，汎胃炎に進展すると考えられている．

● 木村・竹本分類

　1969 年，木村・竹本らにより，内視鏡的萎縮移行帯の概念が発表され，本邦における萎縮性胃炎に関する新たな分類法が確立した[6]．これは胃粘膜萎縮の広がりを平面的に内視鏡診断する方法である（**図 1**）．本邦における胃炎は上述の B 型胃炎に起因すると考えれば，胃炎の量的診断法としては誠に理に叶った分類法である．現在においても，胃炎診断に関する標準的表記法として広く用いられている．

● Sydney system

　1990 年，シドニーで開催された第 9 回世界消化器病会議で，新たな国際基準として提唱された表記法である[7]．これは，これまでの胃炎分類を基に，形態のみならず，成因や胃炎の広が

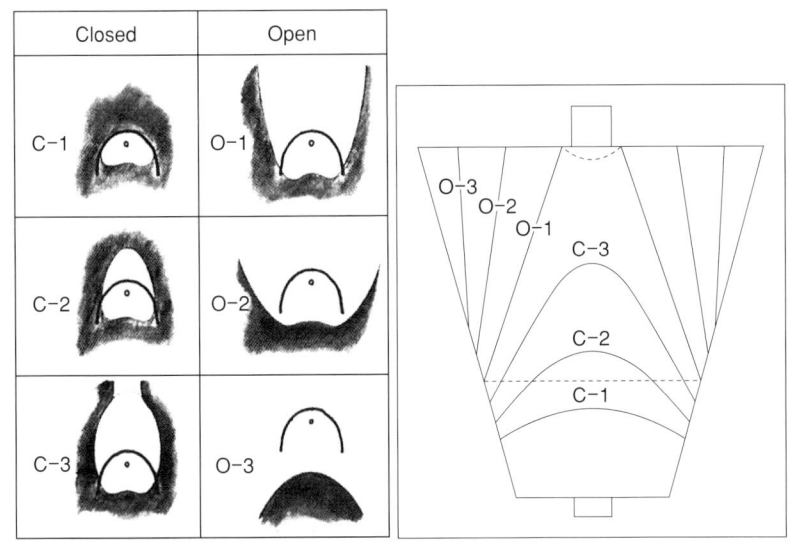

図1 内視鏡的萎縮境界（木村・竹本分類による）

内視鏡的萎縮境界は胃体部小弯側で噴門を越えない closed type（C-1〜3）と，それを越え，大弯側に進展する open type（O-1〜3）に分類される．
〔木村　健先生提供：
初出：Endoscopy 1969；1(3)：87-97
改変：Eur J Gastroenterol Hepatol 1995；7(Suppl 1)：S11-15〕

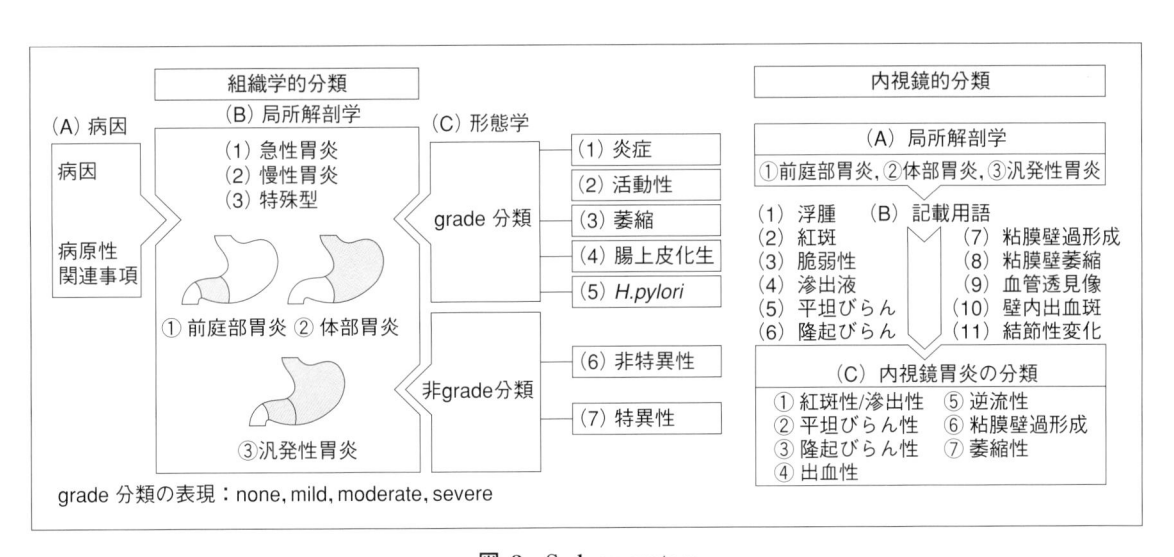

図2　Sydney system
〔春間　賢：日内会誌　1998；87 より抜粋〕

りを含む表記法となっている．さらに 1996 年，改訂版シドニーシステム（Updated Sydney system）が発表された[8]．

内視鏡部門では，腫瘍，潰瘍などの局在病変を除く，すべての内視鏡的異常所見を「胃炎所見」と定義している．内視鏡所見としては，**図2**に示すごとく 11 項目が記載されている．さらに胃炎分類として，紅斑性/滲出性，平坦びらん性，隆起びらん性，出血性，逆流性，過形成性，萎縮性の七つの胃炎と，一つの胃症（うっ血性）

が記載されている．胃炎を標記する際の国際的な統一基準として今後用いられることが期待されているが，実際には問題点も少なくない．たとえば，同時に複数の胃炎所見を認める場合などの表記法についてなど，解決すべき点が残されている．

重症度

内視鏡的診断法

木村・竹本分類を用いて診断することが可能である．本分類法で萎縮境界の平面的な広がりを評価することにより，慢性胃炎の程度（おもには萎縮の状態）を評価できる．しかし，内視鏡的萎縮境界が不明瞭な症例もまれではない．

組織学的診断法

Updated Sydney system における「5 点生検法」が基準となる．これは，胃内の定点生検部位（前庭部・体部の小弯・大弯および胃角部小弯）各々に対して，①萎縮，②活動性（好中球浸潤），③慢性炎症細胞浸潤（単核球浸潤），④腸上皮化生，⑤ H. pylori 菌体密度，を 0（none），1（mild），2（moderate），3（marked）の 4 段階に分類し，スコア化する方法である．

血清学的診断法

ペプシノゲンを用いて萎縮を判定する方法が一般的である．本邦においては，pepsinogen（PG）I＜70 ng/ml かつ PG I/II＜3 の場合に「ペプシノゲン法陽性」と判断し，萎縮性胃炎の指標として用いている．

臨床での用い方

慢性胃炎，とくに体部の萎縮性胃炎と診断することは，癌のハイリスク群と診断することを意味する．体部および前庭部に慢性胃炎（組織学的胃炎）をまったく認めない場合には，その胃は H. pylori 未感染の状態と考えてほぼ間違いはなく，癌のローリスク群と見なしうる．

一般には組織学的胃炎の程度と，症候学的胃炎の程度は一致しない．すなわち，高度の萎縮性胃炎を認めることは，必ずしも強い症状を伴っていることを意味しない．

組織学的胃炎の治療については，H. pylori 除菌治療が有効である．好中球浸潤は数カ月で，慢性炎症細胞浸潤も約 1 年前後で軽快する．しかしながら，慢性胃炎に対しての H. pylori 除菌治療は，現時点（平成 24 年 4 月）において保険適用ではないため，一般臨床で施行する場合は，その副作用などを十分考慮したうえで慎重に行わなければならない．なお，早期胃癌内視鏡治療後症例については，除菌治療による二次癌発見率減少効果が確認されたため[9] 2010 年 6 月に適応症に追加された．

文献

1) Kim S, Haruma K, Ito M, et al：Magnifying gastroendoscopy for diagnosis of histologic gastritis in the gastric antrum. Dig Liver Dis 2004；36：286-291
2) Naito Y, Ito M, Watanabe T, et al：Biomarkers in patients with gastric inflammation：a systematic review. Digestion 2005；72(2-3)：164-180. Epub 2005 Sep 20.
3) Schindler R：Lehrbuch und Atlas der Gastroscopie. 1923, Lehmanns Verlag, München
4) 丹羽寛文：慢性胃炎に関する研究—ガストロ・カメラを中心とした経過観察的研究. Gastroenterol Endosc 1959；1：3-23
5) Strickland RG, Mackay IR：A reappraisal of the nature and significance of chronic atrophic gastritis. Am J Dig Dis 1973；18：426-440

6) Kimura K, Takemoto T：An endoscopic recognition of the atrophic border and its significance in chronic gastritis. Endoscopy 1969；1(3)：87-97
7) Misiewicz JJ：The Sydney System：a new classification of gastritis. J Gastroenterol Hepatol 1991；6：207-208
8) Dixon MF, Genta RM, Yardley JH, et al：Classification and grading of gastritis. The updated Sydney System. International Workshop on the Histopathology of Gastritis, Houston 1994. Am J Surg Path 1996；20：1161-1181
9) Fukase K, Kato M, Kikuchi S, et al：Effect of eradication of *Helicobactor pylori* on incidence of metachronous gastric carcinoma after endoscopic resection of early gastric cancer：an open-label, randomised controlled trial. Lancet 2008；372：392-397

（伊藤公訓，田中信治，茶山一彰）

消化管　胃十二指腸潰瘍の診断と病型分類

　胃十二指腸潰瘍の診断は，内視鏡を用いれば容易で，時相分類以外定まった病型分類は知られていない．臨床現場で重要なのは胃癌との鑑別と潰瘍の原因を探ることであり，その原因に基づいて治療が行われるべきである．その主旨に沿って以下に解説する．

■ 定　義

　潰瘍は，内腔を含む臓器表面から連続する組織欠損と定義される．消化管においては一般に，粘膜下層以下の欠損を潰瘍と呼び，粘膜のみの欠損であるびらんも広義には潰瘍であるが，両者は区別され用いられている（図1）．胃癌のBorrmann分類における2型や3型も潰瘍を認めるが，潰瘍とは一般に良性病変を示し，胃に粘膜下層以下の欠損を認めれば胃潰瘍と呼び，十二指腸に同様の欠損を認めれば十二指腸潰瘍と呼ぶ．両者を合わせて消化性潰瘍という．

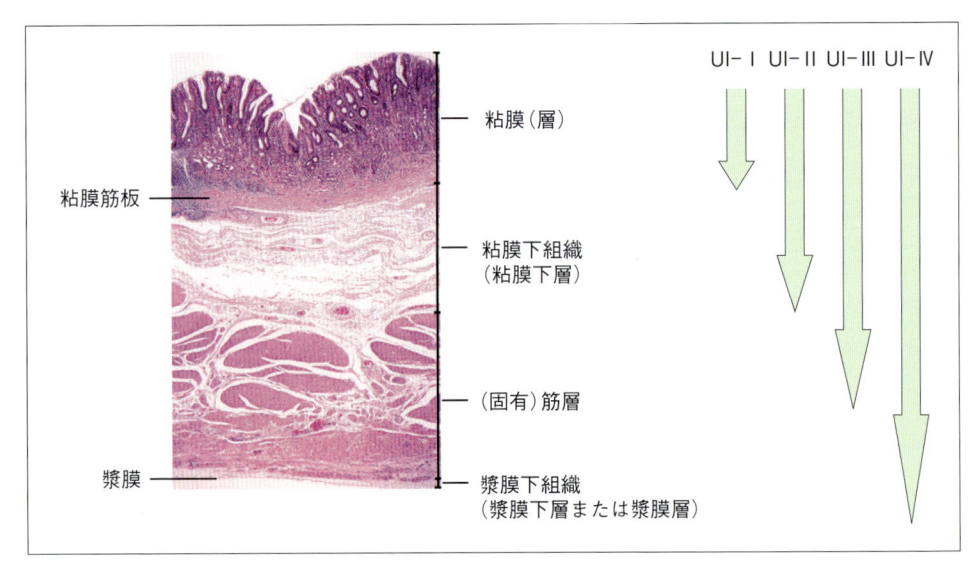

図1　胃壁断面組織像

　粘膜は粘膜筋板を含むが，粘膜筋板下端までにとどまる組織欠損をびらんという．村上らの潰瘍の深さによる分類では，びらんをUl-Ⅰ，組織欠損が粘膜下層までにとどまるものをUl-Ⅱ，筋層までをUl-Ⅲ，筋層を越えるものをUl-Ⅳとしている．Ul-Ⅱ以上をいわゆる潰瘍という．Ul-ⅠとUl-Ⅱとの鑑別は本来組織学的診断を要するが，内視鏡的に白苔の大きさが5mm以下で，粘膜の厚さが約1mmであることを考慮しながら，粘膜下層の炎症性変化や線維化を反映する粘膜集中像などがないことなどを背景に，Ul-Ⅰ（びらん）としていることが多い．なお，漿膜下層は漿膜を含まないが，漿膜層は漿膜を含む．

■ 臨床症状

　心窩部痛がおもな自覚症状であるが，高齢者や非ステロイド性消炎鎮痛薬（non-steroidal anti-inflammatory drugs；以下，NSAIDs）による潰瘍の場合，無症状で発見されることも多い．出血性の消化性潰瘍の場合，時に黒色便，吐血を伴う．胃潰瘍は食後痛，十二指腸潰瘍は空腹時痛といわれているが，必ずしもそうでないことも多い．疼痛ではなく，心窩部不快感や膨満感のみの場合もしばしば経験する．他覚症状として心窩部の軽度の圧痛をみることが多く，point tenderness を呈する．穿孔は十二指腸潰瘍に多いが，高度の圧痛の広がりとともに rebound tenderness，筋性防御を呈する．消化性潰瘍の確定診断は症状のみでは不可能で，画像診断を要する．

■ 診　断

　上部消化管内視鏡検査または上部消化管造影検査を用いて診断する．内視鏡検査では白苔を伴う陥凹として観察される（**図 2a～d**）．造影検査ではニッシェ（niche，陥凹部に造影剤が溜まる所見）として観察される．潰瘍瘢痕では，胃ではひだの集中像（**図 2e, f**），十二指腸ではそれに加えて球部の変形として観察されることが多い（**図 3**）．いずれの検査においても良悪性の鑑別が重要である（**図 4**）．胃癌の潰瘍性病変は良性潰瘍に比して潰瘍辺縁が不整で，ひだの先細り，肥大，断裂，融合などがみられる．

■ 胃潰瘍の内視鏡所見

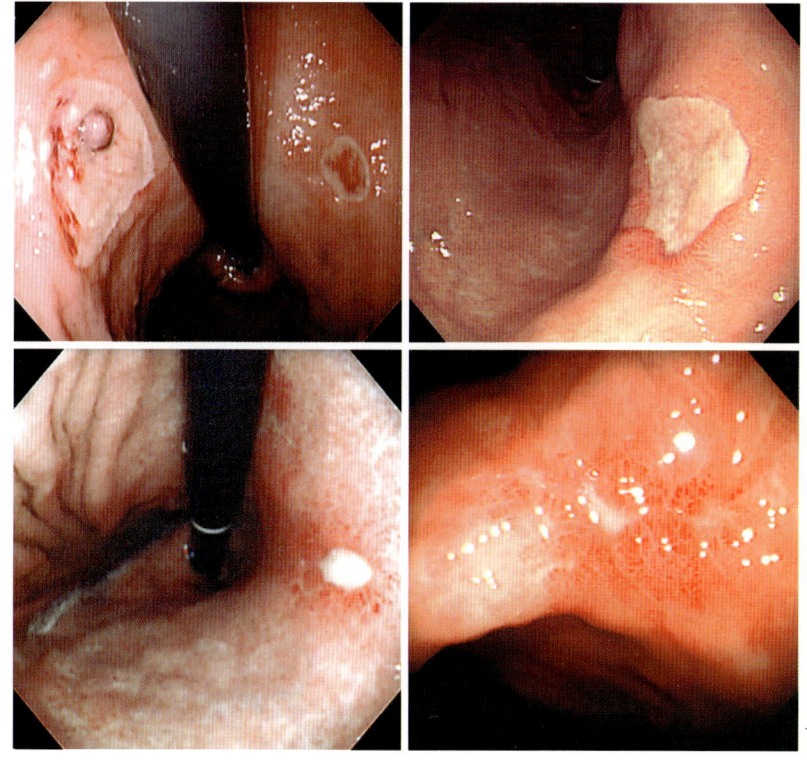

図 2
a：A₁ stage．大きな露出血管を伴う（Forrest type Ⅱa）．吐血で来院され，緊急内視鏡を施行，内視鏡的止血術（純エタノール局注法）を行った．
b：A₂ stage．潰瘍底はまだ若干不均一であるが，潰瘍辺縁には再生上皮（発赤を伴う粘膜上皮）が出現してきている．しかし浮腫は若干残っている．
c：H₁ stage．再生上皮が著明であるが，潰瘍底への再生上皮のせり出しに乏しく，潰瘍輪郭は類円形である．
d：H₂ stage．再生上皮が著明で，潰瘍形は三日月型で浅い．早期胃癌（0-Ⅱc＋Ⅲ）との鑑別が念のため必要である．

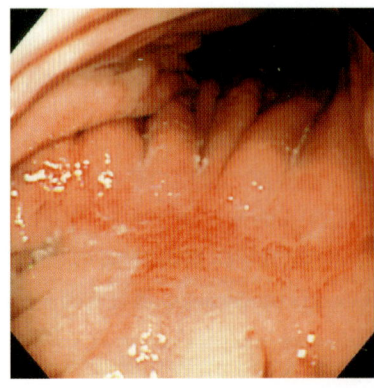

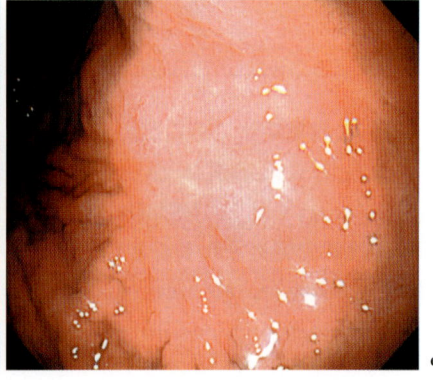

図 2（つづき）

e：S₁ stage．ひだの集中を伴う赤色瘢痕である．高位胃潰瘍の好発部位は後壁から小弯で，大弯側に潰瘍をみたとき，悪性の可能性を考慮しなくてはならない．

f：S₂ stage．ひだの集中を伴う白色瘢痕である．潰瘍瘢痕の中心が点ではなく面を形成しており，早期胃癌（0-Ⅱc）との鑑別は念のため必要である．

■ 胃十二指腸造影検査における十二指腸球部の変形

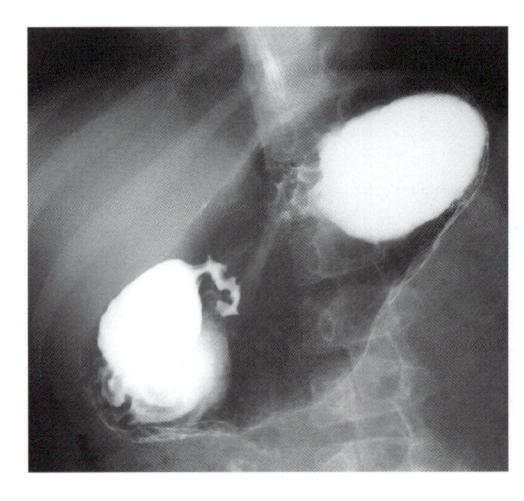

図 3

クローバー様変形が多いが，本症例のように1本の管のように変形することもある．これを球部瘻（phthisis bulbi）という．ちなみに瘢痕収縮による球部偽憩室をタッシェ（Tasche）といい，接吻潰瘍（kissing ulcer，位置的に対称性に生ずる潰瘍）に多い．

■ 胃造影検査で良悪性の鑑別を要した症例

40歳代，女性．10年来の難治性胃潰瘍で紹介．胃体下部前壁大弯寄りに粘膜集中像を伴う正面ニッシェ（en-face niche）がみられる（図4）．ひだの途絶と先細り，潰瘍周堤のくずれが一部にみられ，胃癌の可能性を否定できない．内視鏡検査を行ったところ生検で印環細胞癌が検出され，切除標本では漿膜下層までの腫瘍浸潤が確認された．本症例のように良悪性の鑑別が必要な症例には，内視鏡下生検が必要になる．治療により悪性サイクル（良性潰瘍と同様に治癒再発を繰り返すこと）に陥り，良性潰瘍と誤診することに注意を要する．ちなみに正面ニッシェに対し，側面からみた辺縁輪郭の突出像は側面ニッシェ（profile niche）と呼ばれる．

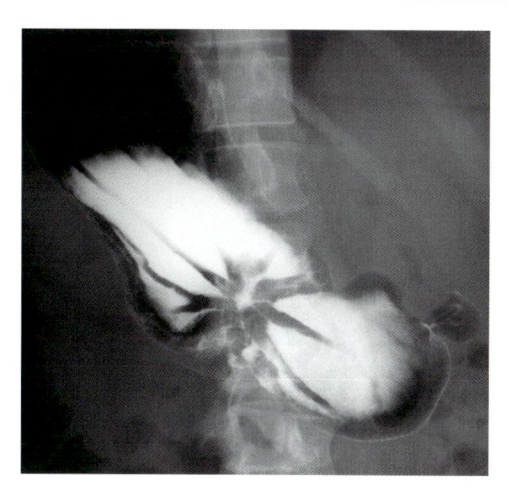

図4

■ 分 類

時に胃十二指腸潰瘍を急性と慢性とに分類することがあるが，治療学からみれば原因に基づいて分類されるべきである．しかし急性か慢性かを考えることは，原因を探るうえで有用である．急性の胃十二指腸潰瘍の多くは浅く多発性で，そのほとんどが急性胃粘膜病変（acute gastric mucosal lesion；以下，AGML）に分類される．AGMLは，突発的な腹部症状を伴い，内視鏡検査で胃粘膜に異常所見を認める病変と定義され，その原因の半数以上は薬剤性，とくにNSAIDsによるものが多い．典型的な内視鏡像は多発性で出血性のびらんであるが，潰瘍になることもある（図5）．胃十二指腸潰瘍の多くは慢性に分類され，その原因のほとんどはヘリコバクター・ピロリ（*Helicobacter pylori*；以下，*H. pylori*）の持続感染によるものである．

■ AGMLの内視鏡所見

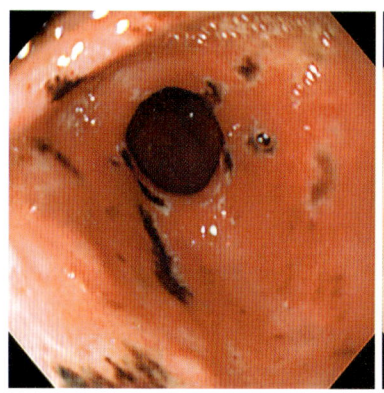

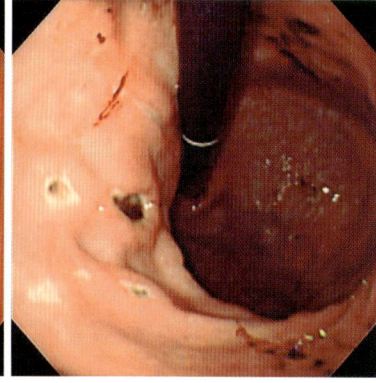

図5
a：典型例で，UI-Ⅰ相当の浅い多発性の出血びらんをみる．
b：AGMLでも潰瘍周囲の浮腫が目立つ，UI-Ⅱ相当の潰瘍形成をみることがある．

表1に胃潰瘍の時相分類を示す[1]．この分類は十二指腸潰瘍にも用いられている．

表 1　胃潰瘍の時相分類（崎田・三輪，1970）

時相		潰瘍底の出血，凝血塊	潰瘍周囲の浮腫	潰瘍周囲の再生上皮	ひだの集中
活動期 (active stage)	A_1	＋	＋＋	－	－
	A_2	－	＋	±	±
治癒期 (healing stage)	H_1	－	－	＋	＋
	H_2	－	－	＋＋	＋＋
瘢痕期 (scarring stage)	S_1	－	－	＋	＋＋
	S_2	－	－	－	＋＋

再発潰瘍では活動期でもひだの集中を伴う．S_1 は赤色瘢痕（red scar），S_2 は白色瘢痕（white scar）ともいう．内視鏡所見は図2を参照．

〔崎田隆夫，三輪　剛：日本消化器病学会雑誌　1970；67：984-989[1]より改変引用〕

■ 原　　因

消化性潰瘍の原因の約80％は H. pylori 感染によるものであり，残りの大部分は NSAIDs の投薬によるものである．他に Zollinger-Ellison 症候群などが挙げられる．飲酒やストレスは，AGML をきたしても単独要因としての潰瘍発生はまれである．しかしその誘因にはなる．H. pylori 感染＋NSAIDs 投薬のように，前述の因子が重なりあって発症することも多い．

NSAIDs 投薬の有無は問診すればよいが，H. pylori 感染の診断にはなんらかの検査を必要とする．表2に H. pylori 感染診断法を示す．その診断にあたっては，薬剤による偽陰性に注意を要する（表3）．

表 2　H. pylori 感染診断法

生検組織	検査法	薬剤の影響	除菌判定に適している
必　要	迅速ウレアーゼ試験	＋	△
	検鏡法	＋	△
	培養法	＋	△
不必要	尿素呼気試験	＋	○
	抗 H. pylori 抗体測定	－	×
	便中 H. pylori 抗原測定	＋	○

内視鏡による生検組織を必要とする検査法は，あくまで面診断ではなく点診断なので，生検部位に注意を要する．すなわち H. pylori の生息しにくい腸上皮化生を伴う胃粘膜（粘膜萎縮のみられる部位や凹凸の目立つ粘膜）からの生検は避けるべきである．H. pylori の生息分布はしばしば不均一であるため，胃前庭部大弯と胃体中上部大弯からの二点生検が望ましい．

表 3 *H. pylori* 感染診断に影響を及ぼす薬剤

抗潰瘍薬	薬剤名	商品名	抗菌活性	抗ウレアーゼ活性
H₂RA				－
PPI				＋
防御因子増強薬	プラウノトール	ケルナック	＋	＋
	ソファルコン	ソロン	＋	＋
	ベネキサート	ウルグート	＋	
	エカベトナトリウム	ガストローム	－	＋
	トロキシピド	アプレース	－	＋
	セトラキサート	ノイエル	－	＋
	スクラルファート	アルサルミン	－	＋
	ポラプレジンク	プロマック		＋

H₂RA：ヒスタミン H₂ 受容体拮抗薬，PPI：プロトンポンプ阻害薬

治療

まず出血性の消化性潰瘍に対しては，その原因治療よりも止血が優先される．Forrest 分類の Ⅰa，Ⅰb，Ⅱa が内視鏡的止血の適応である（**表 4，図 6a，b，図 2a**）[2]．吐下血やショックがみられる場合，緊急内視鏡検査に先立ち，① バイタルサインのチェック，② 血管確保・輸液，③ 緊急採血などを行う．Hb 値 6 g/d*l* 以下をめどに輸血を考慮する．輸血も内視鏡もインフォームド・コンセント（本人が困難な場合は家族から）を要する．止血に成功しても数日は，入院のうえ絶食で酸分泌抑制薬を投与する．その後，原因に基づく治療を行う．

H. pylori が潰瘍の原因なら，プロトンポンプ阻害薬（proton pump inhibitor；以下，PPI）＋アモキシシリン＋クラリスロマイシンによる除菌治療を行う．除菌判定は，PPI による静菌作用のため，PPI 投与終了後 4 週間以上経過した後に行う（**表 2**）．防御因子増強薬も同様に抗菌活性を有することがあるため，除菌判定までその投薬を避ける（**表 3**）．抗 *H. pylori* 抗体測定は，除菌に成功しても陰性化には一般的に半年以上を要するので，除菌判定には不向きである．除菌率は約 70％ である．除菌に失敗した場合，PPI＋アモキシシリン＋メトロニダゾールによる二次除菌治療を行う．なお，除菌に成功した場合，多くの患者で抗潰瘍薬の投薬が不要になる．逆に失敗した場合，再発予防のためにヒスタミン H₂ 受容体拮抗薬半量による維持療法が必要となることが多い．

NSAIDs 投薬が潰瘍の原因なら，その中止そのものが治療である．投薬継続が必要な場合，PPI やプロスタグランジン製剤（ミソプロストール）を投薬する．ヒスタミン H₂ 受容体拮抗薬は通常倍量投与を要し，保険診療上使いにくい．

表 4　出血活動性分類（Forrest 分類）(Heldwein, 1989)

型	出血	意味
Ⅰa Ⅰb	している	噴出性出血（図 6a） 湧出性出血（図 6b）
Ⅱa Ⅱb	していないが，形跡あり	露出血管あり（図 2a） 血餅付着，黒い潰瘍底（図 5a, b）
Ⅲ	なし	出血所見なし

〔Heldwein W, et al：Endoscopy　1989；21：258-262[2]より改変引用〕

■ 出血性十二指腸潰瘍の内視鏡所見

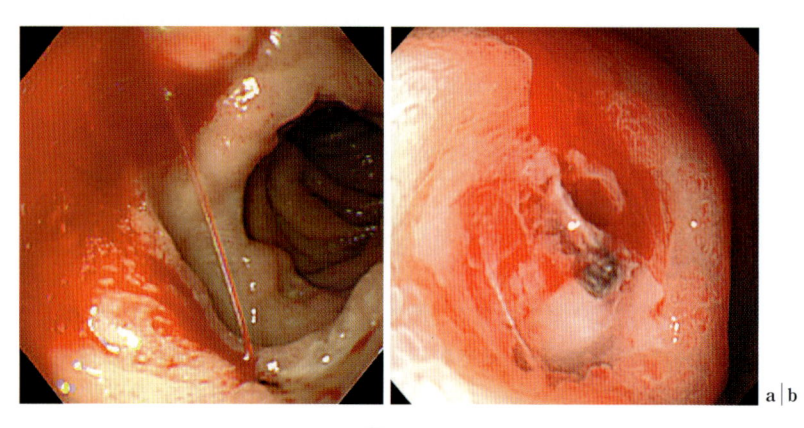

図 6
a：黒色便に対し緊急内視鏡を行ったところ，噴出性出血を認めた（Forrest typeⅠa）．純エタノール局注による内視鏡的止血を施した．
b：黒色便に対し緊急内視鏡を行ったところ，湧出性出血を認めた（Forrest typeⅠb）．クリップ法による内視鏡的止血を施した．

■ おわりに

　胃十二指腸潰瘍に使われている種々の分類を交えて，診断から治療までを解説した．胃十二指腸潰瘍の診断は基本的には容易だが，悪性疾患との鑑別を要することもあり，本書の胃癌やリンパ腫の項も参照されたい．

文　献

1) 﨑田隆夫, 三輪　剛：悪性潰瘍の内視鏡診断：早期診断のために．日本消化器病学会雑誌　1970；67：984-989
2) Heldwein W, Schreiner J, Pedrazzoli J, et al：Is the Forrest classification a useful tool for planning endoscopic therapy of bleeding peptic ulcers? Endoscopy　1989；21：258-262

（堀　和敏，三輪洋人）

消化管

Functional dyspepsia の診断基準と病型分類

　現在の functional dyspepsia（FD）の診断基準と病型分類は RomeⅢ基準に基づくものが全世界で使用されているがこれは RomeⅡ基準が改訂されたものである．

　RomeⅡにおける FD の診断基準と病型分類は後述するごとく多くの問題を有しており，それらの問題を解決するのが RomeⅢ会議の最大の課題であった．著者は RomeⅢの委員としてローマ会議に出席し，また事前協議を通して多くの委員と意見交換する機会があったが，FD のチャプターがもっとも問題であることは衆目の一致するところであった．Tally に至っては，FD の概念や病型分類が委員のコンセンサスを得られるか否か自信がないと述べたほどである．この FD のチャプターの牽引者は Tack であり，RomeⅢの変革は彼のデータを中心として行われたと考えている．著者は FD のチャプターには関与はしなかったが，Tally や Tack との personal communication を通じて早くから RomeⅢの診断基準が策定されるプロセスを把握していた．以下に，RomeⅡにおける FD の診断基準と病型分類のどこが問題で，それを解決するために RomeⅢでどこが変革されたかを解説したい．さらに，RomeⅢの改訂版である RomeⅣが 2016 年に発表される予定であるが Drossman との personal communication で得た RomeⅣにおける FD の動向にも言及したい．

■ RomeⅡの FD 定義，診断基準，病型分類および問題点

● RomeⅡの FD の定義

　RomeⅡの定義によると，FD の症状は上腹部正中線上に存在する痛み（pain）または不快感（discomfort）と定義されている．この不快感とは，上腹部膨満感，早期満腹感，吃逆，悪心・嘔吐などの上腹部症状である．RomeⅡにおける FD は，上述の痛みと不快感を説明しうる器質的疾患や生化学的異常が散在しないことと定義されており，機能的疾患に分類されている．この RomeⅡの定義で注目すべき点は，痛みと不快感が上腹部の正中線上に存在すると明記していることである．すなわち，管腔臓器における内圧の変化がもたらす「内臓痛」と同じ機序により FD の症状が発生している可能性を示唆するものであった．

● RomeⅡの FD 診断基準

　RomeⅡにおける FD の診断基準は，表 1 に示すごとくである[1]．

　すなわち，RomeⅡでは症状の持続時間が最近の 1 年間で 3 カ月間（持続的でなくてもよい）存在していることが条件付けられており，実際の臨床の場での実用性に問題があった．

● RomeⅡの FD の病型分類

　FD の RomeⅡにおける病型分類は，表 2 に示すごとく ① Ulcer-like Dyspepsia，② Dysmotility-like Dyspepsia そして ③ Unspecified Dyspepsia の 3 型に分類されている．以前は Reflux-like Dyspepsia も FD の一型と考えられていたが，現在では gastroesophageal reflux disease（GERD）として取り扱われており，FD より分離されている．また，Unspecified Dyspepsia

表 1　FD の診断基準（Rome Ⅱ）

最近の 12 カ月間において，少なくとも 12 週間にわたって（連続的でなくともよい），
1）持続するまたは反復するディスペプシア症状（上腹部に存在する腹痛または腹部不快感）が存在し
2）症状を説明し得る器質的疾患が存在せず（内視鏡検査でも），そして
3）排便により症状が消失しないか，または排便回数の変化や便性状の変化を伴わないこと

表 2　FD の病型分類（Rome Ⅱ）

① Ulcer-like Dyspepsia（潰瘍型）
② Dysmotility-like Dyspepsia（運動不全型）
③ Unspecified（Nonspecific）Dyspepsia（不特定型）

は曖昧模糊とした分類でどのような症状をもつ患者が属するのか明らかでなく，実用的でないばかりか混乱をもたらす分類として問題視されていた．

● Rome Ⅱ の問題点

1）FD 症状が非特異性であること

FD の Rome Ⅱ の定義における最大の問題点は，FD の症状そのものが過敏性腸症候群（irritable bowel syndrome；IBS）などの機能性消化管障害（functional gastrointestinal disorders；FGID）の症状とオーバーラップすることである．Corsetti らの報告によると，FD 患者の症状は IBS 患者の症状と 46％が重複することが示されており，非特異的であることが指摘されている[2]．すなわち，symptom-based criteria[3] の根幹を揺るがすデータが提示されたこともあり，より特異性を高めるための検討が始まり，その結果として以下の問題も明らかになってきた．

2）腹痛や腹部不快感が FD の主症状でないこと

FD の主症状と定義されている腹痛と腹部不快感が，FD の主症状でないことが最近明らかになっている．すなわち，Tack らの検討によると図 1 に示すごとく FD の患者において腹痛はもっとも頻度の高い症状ではなく，腹部膨満感（fullness）や膨張感（bloating）がもっとも

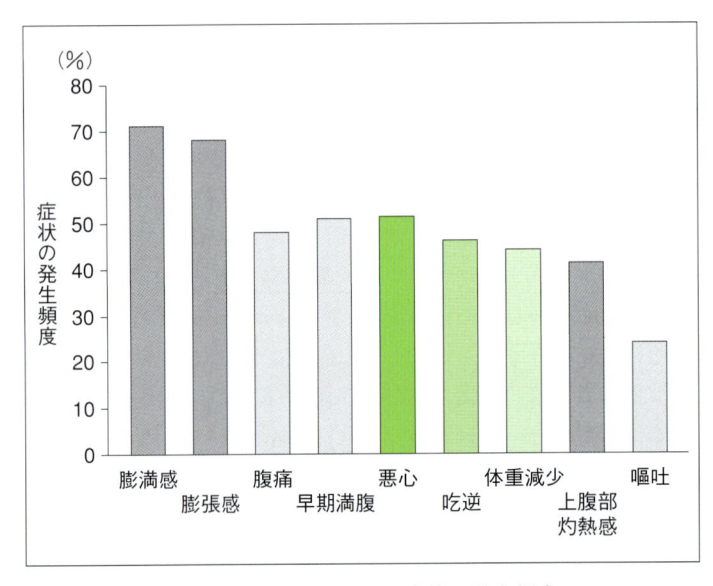

図 1　FD 患者における症状の発生頻度

優勢な症状であることが示唆されている[4]．この腹部膨満感や膨張感は，食後に発生する症状（postprandial symptoms）でもあるが，図1に示す頻度の高い症状の多くが食後に発生する症状であるため，Tackら は FDの症状として postprandial symptoms に注目すべきであると主張している．また，図1では症状の発生頻度の高い順序に左から右へと並べてあるが，その順番は食後からそれらの症状が発生する時間的経過とも一致することが報告されている．すなわち，FDで発生頻度がもっとも高い腹部膨満感や膨張感は食直後に発生し，次いで腹痛が発生するなど postprandial symptoms に焦点を合わせることがFD症状の特異性を高めるためにも重要と考えるに至ったと考えている．

■ RomeⅢにおける FD 概念の変化

FDの症状は胃・十二指腸領域から発生し，主症状は食後に発生する腹部膨満感や膨隆感であることがRomeⅢで承認された[5]．また，上述のごとく postprandial symptoms がFDの主症状として採用され，また病型分類にも反映される結果となった．

■ RomeⅢの FD 定義，診断基準および病型分類

RomeⅢにおけるFGIDの見直しの中で大幅に変革されたのがFDであり，その要点を以下に述べる．

● RomeⅢの FD の定義

FDは，胃十二指腸領域から発生する症状（心窩部痛，心窩部灼熱感，食後膨満感，早期満腹感）が存在するが，それらを説明しうる器質性疾患や代謝性疾患が存在しないことと定義されている．すなわち，症状の発生臓器が胃十二指腸であることを明確にすることにより，また食後膨満感，早期満腹感など postprandial symptoms に焦点を絞ることにより，診断の特異性を向上させようとした結果と考えている．

● RomeⅢの FD 診断基準

RomeⅢにおけるFD診断基準は**表3**に示すごとくであるが，症状の持続期間の規制が撤廃され，postprandial symptoms が重要視されているのがRomeⅡと大きく異なる点である．

すなわち，症状の持続期間が規制されていないことにより，臨床現場での診断・治療が容易

表3 FDの診断基準*（RomeⅢ）

FDは，
1．以下のaからeのうち1つ以上が存在し：
　　a．煩わしい食後の膨満感
　　b．早期満腹感
　　c．心窩部痛
　　e．心窩部灼熱感
そして
2．症状を説明しうる器質性疾患がないこと（内視鏡的検査を含む）

*：症状は診断時より少なくとも6カ月以前に発現し，少なくとも最近の3カ月において診断基準を満たすこと

になったことは評価に値する．しかし，この診断基準が拡大解釈されて運用されないように，症状は診断時より少なくとも6カ月以前に発現し，少なくとも最近の3カ月において診断基準を満たすことと付記されている．また，後述するごとく，病型分類別の診断基準（表5）が示されたのも RomeⅢ の特徴である．

RomeⅢ の FD の病型分類

RomeⅢ では，上述の RomeⅡ の問題点を解決し，また新しい FD 概念を反映する病型分類の構築が試みられ**表4**に示す二つの病型に分類された．

すなわち，RomeⅢ では postprandial symptoms に焦点を合わせ，また胃十二指腸の領域から発生する症状を FD の概念に沿った二つに分類され，RomeⅡ でみられた Unspecified type のような非実用的な分類が削除されたことは評価に値するものであろう．さらに，これらの分類に対する診断基準を**表5**のように明確に規定しており，サブタイプのより正確な診断が可能になってきた．以上のように RomeⅢ の診断基準は，器質的疾患を除外するために内視鏡検査を義務付けていることと，サブタイプ別の診断基準を明示したことでほかの FGID の症状とのオーバーラップがより排除できるものと考えら

表4 FD の病型分類（RomeⅢ）

1．Postprandial distress syndrome：食後困窮症候群
2．Epigastric pain syndrome：心窩部痛症候群

表5 FD のサブタイプの診断基準*

1．Postprandial distress syndrome（PDS）の診断基準
　以下の1項目または2項目を満たすことが必要である
　　1）通常量の食事の摂取後に煩わしい腹部膨満感が1週間に少なくとも数回発生する
　　2）通常の食事を終了することを妨げる早期満腹感が1週間に少なくとも数回発生する

*症状は診断時より少なくとも6カ月以前に発現し，少なくとも最近の3カ月において診断基準を満たすこと

診断を支持する基準
　　1）上腹部の膨張感または食後の悪心または過剰な吃逆（げっぷ）が存在する
　　2）EPS が共存するかもしれない

2．Epigastric pain syndrome（EPS）の診断基準*
　以下のすべての項目を満たすことが必要である
　　1）心窩部に限局する中等度以上の腹痛や灼熱感が1週間に少なくとも1回発生する
　　2）腹痛は間欠的であること
　　3）症状は他の腹部領域や胸部領域に波及または限局しないこと
　　4）症状が排便や放屁により軽快しないこと
　　5）胆嚢や Oddi 括約筋疾患の診断基準を満たさないこと

*症状は診断時より少なくとも6カ月以前に発現し，少なくとも最近の3カ月において診断基準を満たすこと

診断を支持する基準
　　1）腹痛は灼熱感を有するかもしれないが胸骨下に発生するものでないこと
　　2）腹痛は通常では食事の摂取により発生または軽快するが空腹時にも発生するかもしれない
　　3）PDS が共存するかもしれない

れる．とくに，患者の Dominant symptoms に注目して RomeⅢ診断基準を使用すれば他の FGID との鑑別精度が向上すると考えている．

重症度分類

　RomeⅢでは残念ながら重症度分類は規定されていない．しかし，Drossman が述べているように primary care で診療する軽症患者と tertiary care で診療する重症患者では症状はもとより治療方針も異なるはずである．したがって，RomeⅣではすべての FGID において重症度分類が加えられる予定でありデータの収集が行われている段階にある．この重症度分類が加味されることにより，より合理的治療が可能になると考える．

おわりに

　FD の RomeⅢ の診断基準は，RomeⅡ の問題点であった他の FGID との間で症状のオーバーラップを解消すべく，factor analysis や validation study などにより改訂されたがコンクリートなエビデンスがあるわけでなく "The Delphi method"，いわゆる賢人会議によって決定されたわけである．したがって，今後この診断基準が臨床の場で十分検証される必要があり，その結果を基盤に RomeⅣに向けての改訂案が検討されているが，とくに RomeⅣでは重症度分類が加味される予定である．本邦においても RomeⅢの診断基準に対する validation study が行われ，Rome 委員会における改訂案に関するデータの提示が可能になることを期待したい．

文　献

1) Talley NJ, Stanghellini V, Heading RC, et al：Functional gastroduodenal disorders. Gut 1999；45(Suppl 2)：II 37-42
2) Corsetti M, Caenepeel P, Fischler B, et al：Impact of coexisting irritable bowel syndrome on symptoms and pathophysiological mechanisms in functional dyspepsia. Am J Gastroenterol 2004；99：1152-1159
3) Corsetti M, Tack J：Are symptom-based diagnostic criteria for irritable bowel syndrome useful in clinical practice? Digestion 2004；70：207-209
4) Tack J, Caenepeel P, Arts J, et al：Prevalence of acid reflux in functional dyspepsia and its association with symptom profile. Gut 2005；54：1370-1376
5) Tack J, Tally NJ, Camikkeri M, et al：Functional Gastroduodenal Disorders. Gastroenterology 2006；130：1466-1479

（松枝　啓）

消化管

胃 MALT リンパ腫 の診断基準と病型分類

　胃 mucosa-associated lymphoid tissue(MALT) リンパ腫は，1983年に Issacson らが提唱した疾患概念である．その発生には Helicobacter pylori (H. pylori) 感染が深く関与していると考えられており，1993年に Wotherspoon らが H. pylori 除菌療法の効果を報告して以来，その有効性を示す報告が相次いでなされ，最近では，その長期経過での効果も証明されている[1]．本邦においても2003年2月には日本ヘリコバクター学会による「Helicobacter pylori 感染の診断と治療のガイドライン」により，除菌治療は MALT リンパ腫に対しての第一選択と定義され，MALT リンパ腫に対する H. pylori 除菌治療の寛解率は60〜90%と報告されている[2]．

　当初，MALT リンパ腫を低異型度リンパ腫(low-grade)と高異型度リンパ腫(high-grade)に分けて用いた．しかし，両者の間には除菌治療に対する反応性や生物学的態度が異なり，2000年の新 WHO 分類では，high-grade 成分である large cell lymphoma が5%未満の低悪性度のもののみを MALT リンパ腫とし，high-grade な部分を5%以上認めるものを，B 細胞性悪性リンパ腫を含む diffuse large B-cell lymphoma と記載することになった．この結果，低異型度の MALT リンパ腫を除菌治療のよい適応と位置づけ，高異型度のものに対して安易に除菌治療が選択されることがないよう区別された[3]．

　現在，胃 MALT リンパ腫に対して H. pylori 除菌治療が広く普及しているが，その治療方針の決定にあたっては，治療前の病理診断と病期診断が重要である．

■ 病理診断

　胃 MALT リンパ腫の内視鏡像は多彩であり，発赤・びらん，潰瘍，敷石状粘膜，IIc 様陥凹，褪色調粘膜，または腫瘤形成などの所見を呈し[4]，胃 MALT リンパ腫の診断は，基本的に組織学的所見によってなされている．その特徴的な所見として，centrocyte-like cell，形質細胞の浸潤，上皮内への腫瘍細胞の浸潤（lymphoepithelial lesion；LEL），リンパ濾胞の存在などがある．さらに，免疫染色では CD5, 10, 23 陰性，CD19, 20, 21, 35 陽性を示す．

　胃 MALT リンパ腫は，しばしば high-grade な large cell lymphoma の混在を認め，この有無は治療方針の決定に重要である．内視鏡的胃生検で採取される検体は微小であり，病変の一部のみを反映しているにすぎない．したがって，胃 MALT リンパ腫の治療を開始する前には，生検診断の sampling error を少なくするため，できるだけ多数の生検組織を採取し確認する必要がある．また，病理診断には，とくに diffuse large cell 成分が混在する場合，びまん性大細胞型リンパ腫との鑑別には十分留意する必要がある．純粋なびまん性大細胞型リンパ腫は除菌治療による効果は期待できず，aggressive であるため，化学療法，放射線治療を要する．

　胃 MALT リンパ腫は慢性胃炎と腫瘍との間が必ずしも明瞭ではないことがあり，治療前，および除菌治療後の経過観察での病理診断基準として，最近は，Wotherspoon の grade 分類がおもに用いられている．臨床的にはこの分類の Grade 4, 5 がリンパ腫として取り扱われている（表1）．

表1 MALTリンパ腫の診断のための組織学的スコアリング

Grade	Description	Histologic Features
0	Normal	Scattered plasma cells in lamina propria. No lymphoid follicles
1	Chronic active gastritis	Small clusters of lymphocytes in lamina propria. No lymphoid follicles. No LELs
2	Chronic active gastritis with florid lymphoid follicle formation	Prominent lymphoid follicles with surrounding mantle zone and plasma cells. No LELs
3	Suspicious lymphoid infiltrate in lamina propria, probably reactive	Lymphoid follicles surrounded by small lymphocytes that infiltrate diffusely in lamina propria and occasionally into epithelium
4	Suspicious lymphoid infiltrate in lamina propria, probably lymphoma	Lymphoid follicles surrounded by CCL cells that infiltrate diffusely in lamina propria and into epithelium in small groups
5	Low-grade B-cell lymphoma of MALT	Presence of dense diffuse infiltrate of CCL cells in lamina propria with prominent LELs

CCL：centrocyte-like，LEL：lymphoepithelial lesion
〔Wotherspoon AC, et al：Regression of primary low-grade B-cell gastric lymphoma of mucosa-associated lymphoid tissue type after eradication of *Helicobacter pylori*. Lancet 1993；342(8871)：575-577〕

■ 病期診断

治療前病期診断として，上・下部内視鏡検査や超音波内視鏡，全身CT，PET（positron emission tomography），骨髄穿刺などの全身検査を行い，病変の広がりを正確に把握することが治療方針決定には重要である．これは，生検材料で胃MALTリンパ腫と診断されても，リンパ節由来の悪性リンパ腫からの転移の可能性も残されており，病変の全身への広がりの把握が重要である．胃原発悪性リンパ腫の病期分類としてModified Ann-Arbor分類が用いられる（表2）．このうち，胃壁および，局所リンパ節に限局するStage I，またはStage II₁の胃MALTリンパ腫に対して除菌治療の効果が期待できる．

表2 胃原発悪性リンパ腫の病期分類（Modified Ann-Arbor 分類）

Stage I ＝Tumor confined to gastrointestinal（G I）tract. Single primary site or multiple, non contiguous lesions
Stage II ＝Tumor extending into abdomen from primary G I site. Nodal involvement
　II₁：local（paragastric in cases of gastric lymphoma and para-intestinal for intestinal lymphoma）
　II₂：distant（mesenteric in the case of an intestinal primary, otherwise；para-aortic, para-caval, pelvic, inguinal）
Stage IIE ＝Penetration of serosa to involve adjacent organs or tissues（enumerate actual site of involvement, e.g. II E［pancreas］II E［large intestine］II E［post abdominal wall］）
　　　Where there is both nodal involvement and penetration to involve adjacent organs, stage should be denoted using both a subscript（1 or 2）and E eg II₁E［pancreas］
Stage IV ＝Disseminated extranodal involvement, or a G I tract lesion with supra-diaphragmatic nodal involvement

〔Musshoff K：Clinical staging classification of non-Hodgkin's lymphoma. Strahlentherapie 1997；53：218-221〕

■ 症例からみた診断・治療

【症例1】62歳，女性．除菌前，胃底部大弯に隆起型のMALTリンパ腫を認めた．除菌7カ月後，腫瘍は消失した（図1）．

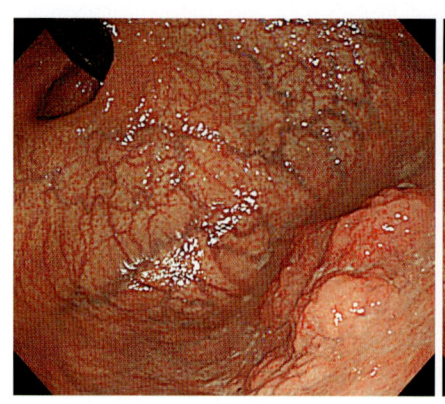

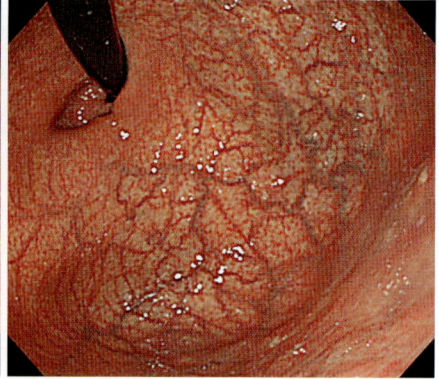

図1 症例1
a：除菌前
b：除菌後

【症例2】64歳，女性．除菌前，胃体中部大弯にⅡc様陥凹型を呈するMALTリンパ腫を認めた．除菌4カ月後，瘢痕が形成されている（図2）．

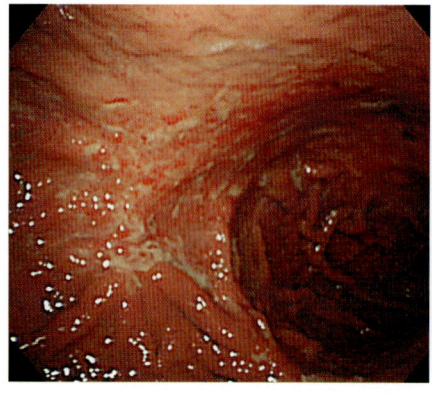

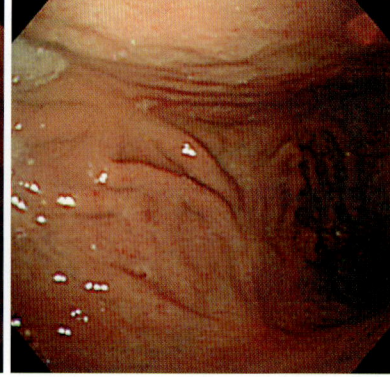

図2 症例2
a：除菌前
b：除菌後

最近，high-grade成分を含むMALTリンパ腫に対しても除菌治療が有効であり，その長期経過も良好との報告がある．よって，純粋なびまん性大細胞型リンパ腫でなければ，一度は除菌治療が試みられてもよいかもしれない[5]．その場合は，除菌後の厳重な経過観察をすることが前提条件となるだろう．また，H. pylori陰性例は一般に除菌治療は無効とされているが，一部に除菌により寛解する症例が認められ，low-gradeのみであれば一度は除菌治療を試みるべきであろう．

■ 腸管 MALT リンパ腫

　胃以外の腸管リンパ腫は比較的まれであるが，そのなかでも腸管 MALT リンパ腫の症例報告も散見される．腸管 MALT リンパ腫でも，胃の場合と同様の生検による組織学的スコアリング，および，他の検査と組み合わせた病期分類が必要となる．ここで，生検による腸管 MALT リンパ腫診断において注意すべきことは，胃 MALT リンパ腫でみられる特徴的病理所見である上皮内への腫瘍細胞の浸潤（LEL）が，腸管 MALT リンパ腫ではまれである点である[6]．よって，多くの場合，免疫グロブリン重鎖遺伝子再構成などの分子生物学的検査で腫瘍の monoclonality の有無を確認する必要がある．

　腸管 MALT リンパ腫として，手術，放射線療法のほかに，近年，胃 MALT リンパ腫と同様に H. pylori 除菌治療の有効性が相次いで報告されている．腸管 MALT リンパ腫に対する除菌治療は，胃の H. pylori 感染の有無にかかわらず半数以上の症例で有効とされており[6]，抗生剤治療が，H. pylori 以外のなんらかの microorganism が腸管 MALT リンパ腫の発生に関与していると考えられている．除菌治療のレジメも必ずしも H. pylori 除菌治療に準じたものである必要はなく，プロトンポンプ阻害薬（PPI）を除いたレジメや amoxicillin, clarithromycin 以外にも levofloxacin, gatifloxacin などのニューキノロン系抗生剤も試みられている．除菌治療の安全性，および比較的高い有効性を考えると，手術，放射線治療などの侵襲性のある治療を行う前に，腸管 MALT リンパ腫に対しても一度は除菌治療を試みるべきであろう．

文 献

1) Wundisch T, Thiede C, Morgner A, et al：Long-term follow-up of gastric MALT lymphoma after Helicobacter pylori eradication. J Clin Oncol 2005；23：8018-8024
2) 大楽尚弘，加藤勝章，大原秀一，他：胃 MALT リンパ腫除菌後の長期経過と予後．胃と腸 2004；39：277-283
3) Harris NL, Jaffe ES, Diebold J, et al：The World Health Organization classification of neoplastic diseases of the haematopoietic and lymphoid tissues：Report of the Clinical Advisory Committee Meeting, Airlie House, Virginia, November 1997. Histopathology 2000；36：69-86
4) 鈴木達彦，加藤勝章，一迫 玲，他：胃 MALT リンパ腫の Helicobacter pylori 除菌後の経過．胃と腸 1999；34：1367-1379
5) Chen LT, Lin JT, Tai JJ, et al：Long-term results of anti-Helicobacter pylori therapy in early-stage gastric high-grade transformed MALT lymphoma. J Natl Cancer Inst 2005；97：1345-1353
6) 野村栄樹，内海 潔，虻江 誠，他：除菌治療が奏功した Helicobacter pylori 陰性直腸 MALT リンパ腫の1例．日消誌 2010；107：1466-1473

〔飯島克則，浅野直喜〕

胃癌 の診断・病型分類・進行度

消化管

■ 診　断

　胃癌は胃に発生する上皮性悪性腫瘍である．
　その深達度により早期胃癌と進行胃癌に分けられ，癌の浸潤が粘膜下層までにとどまる病変が早期胃癌，固有筋層以深に浸潤した病変を進行胃癌としている．
　胃癌の死亡率は日本人における癌死亡原因の第1位を占めていたが，近年胃癌死亡率は年々低下しており，「がんの統計」(2011年度版)[1]によると現在胃癌の死亡率は男性，女性ともに肺癌に次いで第2位となっている．
　胃癌の診断は画像診断すなわちX線検査，内視鏡検査，そして生検組織検査によってなされる．内視鏡検査および生検組織検査は，胃癌の診断に必須である．胃癌の内視鏡診断は，存在診断，質的診断（良悪性の診断），さらに深達度診断，範囲診断の順になされる．存在診断，質的診断では，色調変化，表面・辺縁の性状，血管透見像の乱れ・消失，易出血性などの変化を捉えることが重要である．また，内視鏡治療，腹腔鏡下手術など，縮小手術の普及による胃癌治療の多様化に伴い，とくに早期胃癌の深達度診断，範囲診断は重要性が増している．病変範囲が明瞭でない場合は，色素内視鏡，NBI拡大観察，周囲生検などで総合的に判断することが重要である．
　「胃癌取扱い規約」は2010年3月に改訂され（第14版），胃生検組織診断分類も変更された．
　改訂のポイント[2]は「正常あるいは非腫瘍性の良性病変（Group 1）」，「腺腫（Group 3）」と「癌（Group 5）」に分類し，さらに「非腫瘍か腫瘍かの判定が困難な病変」をGroup 2，「腫瘍と判定された病変のうち，癌が疑われる病変」をGroup 4に分類した点である．また診断不適材料をGroup Xとされている．新しいGroup分類を適用するにあたってもっとも注意したいのはGroup 2である．今回の改訂で，腫瘍の可能性を疑うが腫瘍性病変（腺腫または癌）と断定できない，あるいは腫瘍性か非腫瘍性かの判定が困難な場合にGroup 2が適用される．つまり，Group 2という枠内に癌を有する可能性のある症例が含まれる．新分類Group 2の範疇と診断された場合は，再生検による診断確定を行うべきである[2]．

■ 病型分類

■ 肉眼型分類[3]

「胃癌取扱い規約」による分類が用いられる．

基本分類（表1）

　癌腫の壁深達度が粘膜下層までにとどまる場合に多くみられる肉眼形態を「表在型」とし，固有筋層以深に及んでいる場合に多くが示す肉眼形態を「進行型」とする．胃癌を粘膜面からみて，その形態を0～5型に分類する．術前治

表1 肉眼型分類（基本分類）

0型	表在型：	癌が粘膜下層までにとどまる場合に多くみられる肉眼形態
1型	腫瘤型：	明らかに隆起した形態を示し，周囲粘膜との境界が明瞭なもの
2型	潰瘍限局型：	潰瘍を形成し，潰瘍をとりまく胃壁が肥厚し周囲粘膜との境界が比較的明瞭な周堤を形成する
3型	潰瘍浸潤型：	潰瘍を形成し，潰瘍をとりまく胃壁が肥厚し周囲粘膜との境界が不明瞭な周堤を形成する
4型	びまん浸潤型：	著明な潰瘍形成も周堤もなく，胃壁の肥厚・硬化を特徴とし，病巣と周囲粘膜との境界が不明瞭なもの
5型	分類不能：	上記の0〜4型のいずれにも分類し難いもの

〔胃癌取扱い規約（第14版）[3]より引用〕

表2 肉眼型分類〔0型（表在型）の亜分類〕

0-Ⅰ型	隆起型：	明らかな腫瘤状の隆起が認められるもの
0-Ⅱ型	表面型：	隆起や陥凹が軽微なもの，あるいはほとんど認められないもの
0-Ⅱa	表面隆起型：	表面型であるが，低い隆起が認められるもの
0-Ⅱb	表面平坦型：	正常粘膜にみられる凹凸を超えるほどの隆起・陥凹が認められないもの
0-Ⅱc	表面陥凹型：	わずかなびらん，または粘膜の浅い陥凹が認められるもの
0-Ⅲ型	陥凹型：	明らかに深い陥凹が認められるもの

〔胃癌取扱い規約（第14版）[3]より引用〕

療を受けた症例では，接頭辞yをつける．1〜4型はBorrmann分類，5型は分類不能の進行癌としている．Borrmann分類は形態別に分類することで予後を予想可能とした大変重要なものである[4]．

◎ 0型（表在型）の亜分類（表2）

0型については，早期胃癌の肉眼型分類を準用して亜分類する．

■ 組織型分類[3]

胃癌の組織型分類は一般型と，その他の特殊型に大別され，胃癌の大部分は一般型である．胃癌を亜分類するときは，量的に優勢（predominant）な組織像に従う．異なる組織型を含む場合は優勢像から列記することが望まれる．なお，TNM分類では，量的に劣勢であってもより低い分化度を組織型として分類している．特殊型は，必ずしも優勢な組織型に従わない．

またわが国では，分化型（乳頭腺癌，管状腺癌），未分化型（低分化腺癌，印環細胞癌）に分類されることが多いが，欧米ではintestinal typeとdiffuse typeに分類される．分化型癌は膨張性の発育を示し，肉眼形態は境界明瞭な限局型が多い．進行すると血行性の肝転移が多く，また比較的高齢者が多い．一方，未分化型癌は肉眼的に境界不明瞭な浸潤型が多く，リンパ行性転移や腹膜播種が多くみられる．分化型症例に比し若年者の割合が高い．

■ 進行度

胃癌の進行度は胃壁深達度，リンパ節転移とその他の転移により決定され Stage 分類される．「がんの統計」[1]によると，5 年生存率は Stage Ⅰ が 87.8％，Stage Ⅱ が 62.0％，Stage Ⅲ が 40.5％，Stage Ⅳ が 7.2％である．

■ 壁深達度[3]

深達度は T 分類で記載し，かつ胃壁各層や他臓器浸潤を表す M，SM，MP，SS，SE，SI を記載する．M は粘膜筋板を含み，多発病巣の場合は最深の腫瘍の T で代表する．リンパ節転移の有無にかかわらず，T1 腫瘍を「早期胃癌」とする[3]．

■ リンパ節転移およびその他の転移[3]

リンパ節転移の程度は「N」で表され，転移個数によって，N0（転移を認めない）〜N3（7個以上の転移を認める）と示される．

その他の転移については，転移の有無と部位（M），腹膜転移（P），腹腔洗浄細胞診（CY），肝転移（H）が，転移の有無によって記載される．

■ 進行度別にみた治療法

「胃癌治療ガイドライン」第 3 版では，日常診療で推奨される胃癌治療法を進行度に応じて決定している[5]（表 3）．日常診療で推奨される進行度別治療法の適応を示す（表 4）．

一般的に，胃癌に対しては，①内視鏡治療，②外科手術，③化学療法が行われている．

● 内視鏡治療[5]

内視鏡治療にはおもに EMR（endoscopic mucosal resection）と ESD（endoscopic submucosal dissection）などがある．適応の原則は，リンパ節転移の可能性がきわめて低く，腫瘍が一括切除できる大きさ，部位にあること，である．

表 3　進行度分類（Stage）

	N0	N1	N2	N3	T/N にかかわらず M1
T1a（M），T1b（SM）	ⅠA	ⅠB	ⅡA	ⅡB	Ⅳ
T2（MP）	ⅠB	ⅡA	ⅡB	ⅢA	
T3（SS）	ⅡA	ⅡB	ⅢA	ⅢB	
T4a（SE）	ⅡB	ⅢA	ⅢB	ⅢC	
T4b（SI）	ⅢB	ⅢB	ⅢC	ⅢC	
T/N にかかわらず M1					

〔胃癌取扱い規約（第 14 版）[3] より引用〕

表 4　日常診療で推奨される進行度別治療法の適応

	N0	N1	N2	N3
T1a (M)	ⅠA ESD/EMR（一括切除） ［分化型，2 cm 以下，UL(−)］ 胃切除 D1（上記以外）	ⅠB 定型手術	ⅡA 定型手術	ⅡB 定型手術
T1b (SM)	ⅠA 胃切除 D1 ［分化型 1.5 cm 以下］ 胃切除 D1＋ （上記以外）			
T2 (MP)	ⅠB 定型手術	ⅡA 定型手術 補助化療（pStage ⅡA）	ⅡB 定型手術 補助化療（pStage ⅡA）	ⅢA 定型手術 補助化療（pStage ⅢA）
T3 (SS)	ⅡA 定型手術	ⅡB 定型手術 補助化療（pStage ⅡB）	ⅢA 定型手術 補助化療（pStage ⅢA）	ⅢB 定型手術 補助化療（pStage ⅢB）
T4a (SE)	ⅡB 定型手術 補助化療（pStage ⅡB）	ⅢA 定型手術 補助化療（pStage ⅢA）	ⅢB 定型手術 補助化療（pStage ⅢB）	ⅢC 定型手術 補助化療（pStage ⅢC）
T4b (SI)	ⅢB 定型手術＋合併切除 補助化療（pStage ⅢB）	ⅢB 定型手術＋合併切除 補助化療（pStage ⅢB）	ⅢC 定型手術＋合併切除 補助化療（pStage ⅢC）	ⅢC 定型手術＋合併切除 補助化療（pStage ⅢC）
Any T/N, M1		Ⅳ 化学療法，放射線治療，緩和手術，対症療法		

〔胃癌治療ガイドライン（第 3 版）[5]より引用〕

1）絶対適応病変

2 cm 以下の肉眼的粘膜内癌（cT1a）と診断される分化型癌．肉眼型は問わないが，UL(−) に限る[5]．

2）適応拡大病変

①2 cm を超える UL(−) の分化型 cT1a，②3 cm 以下の UL(＋) の分化型 cT1a，③2 cm 以下の UL(−) の未分化型 cT1a，については脈管侵襲（ly, v）がない場合にはリンパ節転移の危険性がきわめて低く，適応を拡大してよい可能性がある．これらの病変は EMR では不完全切除となる可能性が高いため，ESD を行うべきである[5]．

外科手術[5]

1）定型手術

主として治癒を目的とし標準的に施行されてきた胃切除術法．胃の 2/3 以上切除と D2 リンパ節郭清を行う．

2）非定型手術

縮小手術：切除範囲やリンパ節郭清程度が定型手術に満たないもの．局所切除，分節切除，幽門保存胃切除，迷走神経温存などがある．

拡大手術：① 他臓器合併切除を加える拡大合併切除手術，② D2 以上のリンパ節郭清を行う拡大郭清手術．

胃手術の種類を以下にあげる．

①胃全摘術，②幽門側胃切除術，③幽門保存胃切除術（pylorus-preserving gastrectomy；PPG）：胃上部 1/3 と幽門前庭部 3,4 cm 程度を温存する，④噴門側胃切除術，⑤胃分節切除術，⑥胃局所切除術，⑦非切除手術（吻合術，胃瘻・腸瘻造設術）

化学療法[5]

　全身状態が比較的良好で主要臓器の機能（骨髄機能，肝機能，腎機能など）が保たれている切除不能進行・再発症例や非治癒切除（R2）症例が化学療法の適応となるが，具体的には PS 0〜2 の局所進行 T4b(SI) あるいは高度リンパ節転移症例および遠隔転移を有する症例などが対象となる．

　推奨される治療レジメンについては，初回治療として，国内の第 3 相試験の結果から S-1＋シスプラチンが現時点では推奨される．一方，second-line としての化学療法においては，原則的には first-line で使用していない薬剤の単独あるいは併用療法となるが，現時点ではエビデンスのあるレジメンは存在しない．治療薬剤としては，5-FU，シスプラチン，イリノテカン，ドセタキセル，パクリタキセル，UFT，5′-ドキシフルリジン，S-1 などや，5-FU＋シスプラチン（FP），メソトレキセート＋5-FU＋ロイコボリン，5-FU＋l-ロイコボリン，イリノテカン＋シスプラチン，S-1＋ドセタキセル，S-1＋シスプラチンなどが臨床応用されている．最近ではカペシタビンや，分子標的薬のトラスツズマブが，HER2 過剰発現が確認された治癒切除不能な進行・再発の胃癌に適応となっており，併用による治療効果などが期待されている．

■ 臨床での用い方

【症例 1】64 歳，女性（図 1）
［内視鏡診断］
　胃体中部小彎に発赤調の平坦隆起が認められる．隆起の肛門側に血管透見の消失した領域の広がりがみられ，色素内視鏡（インジゴカルミン撒布）でわずかに隆起する平坦隆起として認識された．また口側の比較的丈のある隆起の中心には陥凹を認めるが，前医での生検瘢痕と思われた．辺縁は境界明瞭である．
　内視鏡診断：0-IIa，UL(−)，T1a(M)，size 15 mm
　生検組織診断：Group 5：well differentiated adenocarcinoma
［治　療］
　内視鏡切除の絶対適応病変と診断し ESD 施行．偶発症などは認めなかった．切除標本の病理組織診断は 0-IIa，12×9 mm，well differentiated adenocarcinoma，pT1a(M)，ly0，v0，pHM0，pVM0 で，治癒切除だった．

【症例 2】45 歳，男性（図 2）
［内視鏡診断］
　前庭部後壁に褪色調の粘膜がみられる．明らかな厚みやびらん，凹凸などは認めない．色素内視鏡（インジゴカルミン撒布）では，浅い陥凹性病変として認識され，辺縁は明瞭である．
　内視鏡診断：0-IIc，UL(−)，T1a(M)，size 15 mm
　生検組織診断：Group 5：Signet-ring cell carcinoma
［治　療］
　その他の諸検査で，転移は認められず，2 cm 以下，UL(−)，未分化型，T1a(M)，N0M0 Stage IA と診断．標準治療は手術療法だが，内視鏡切除の適応拡大病変と診断し，臨床研究として治療法として十分な説明のうえ ESD 施行．偶発症などは認めなかった．切除標本の病理組織診断は 0-IIc，13×9 mm，Signet-ring cell carcinoma，pT1a(M)，ly0，v0，pHM0，pVM0 で，適応拡大治癒切除だった．今後，6 カ月ごとに経過観察予定である．

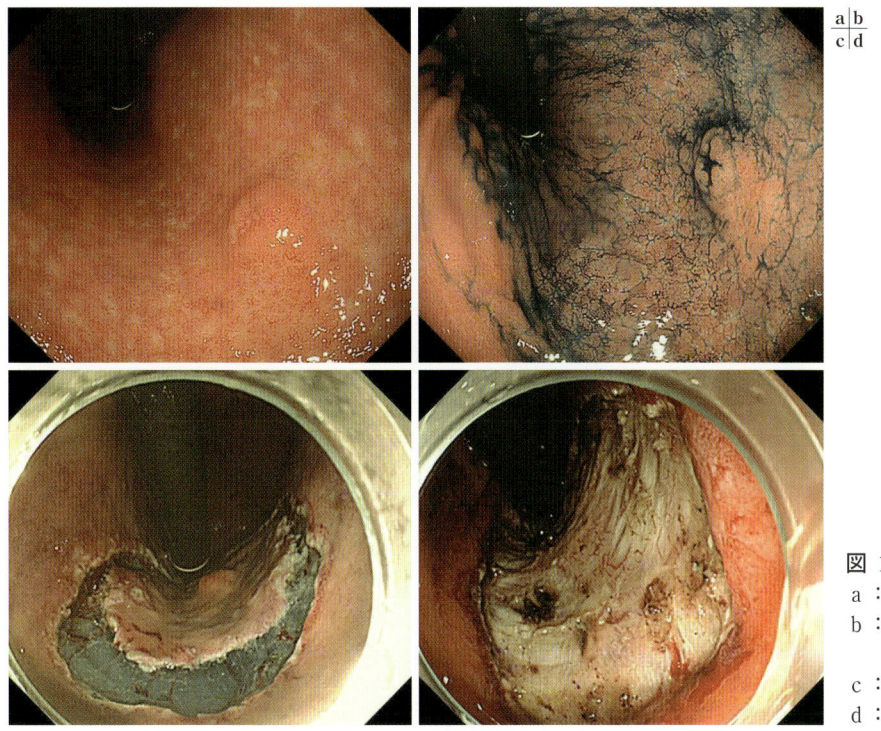

胃癌の診断・病型分類・進行度　65

図1　症例1
a：通常光観察
b：インジゴカルミン撒布像
c：全周切開後
d：切除後

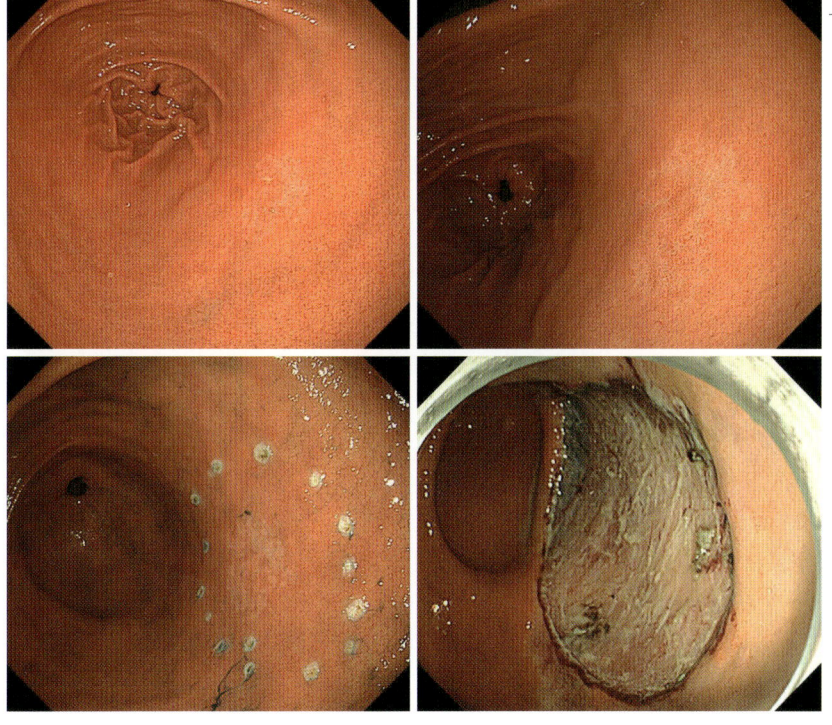

図2　症例2
a：遠景像
b：近接像
c：周囲マーキング後
d：切除後

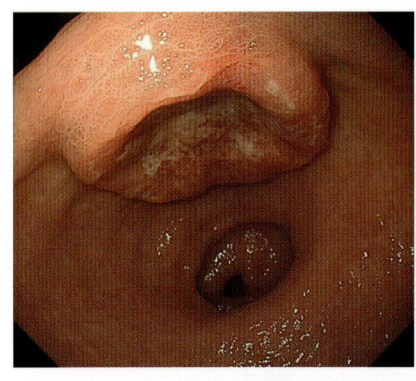

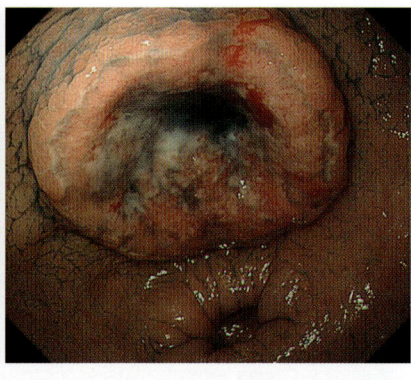

図3 症例3
a：通常光観察
b：インジゴカルミン撒布像

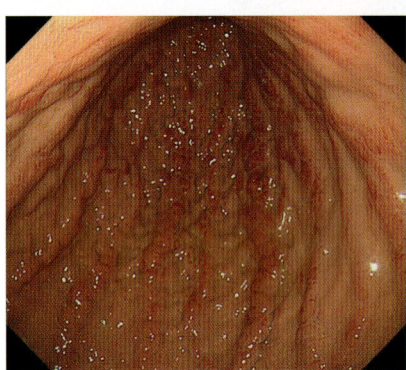

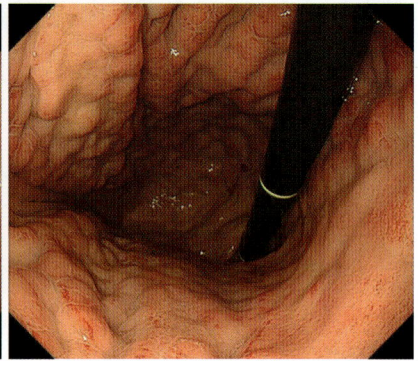

図4 症例4
a：見おろし像
b：反転像

【症例3】83歳，男性（図3）
　［内視鏡診断］
　前庭部小彎に境界明瞭な周堤隆起を伴う不整潰瘍性病変を認める．周囲への進展などは認めない．
　内視鏡診断：Type 2，T2(MP)，size 30 mm
　生検組織診断：Group 5：moderately differentiated adenocarcinoma
　［治　療］
　CT検査等で有意なリンパ節転移や他臓器転移認めず，T2(MP)，N0H0P0CY0M0，cStage IBと診断し，幽門側胃切除術＋D1郭清が施行された．切除標本の病理組織診断はType 2，41×26 mm，well and moderately differentiated adenocarcinoma，pT3(SS)，ly0，v1，pN0(0/17)，pPM0，pDM0，CY0であった．

【症例4】62歳，女性（図4）
　［内視鏡診断］
　胃体部に全周性の壁肥厚を認め，前後壁含め発赤調の腫大したひだをびまん性に認める．反転像で全周性に胃壁の伸展不良がみられた．色素内視鏡（インジゴカルミン撒布）でも同様な所見であった．
　内視鏡診断：Type 4，T4a(SE)，size 120 mm
　生検組織診断：Group 5：Signet-ring cell carcinoma and poorly differentiated adenocarcinoma
　［治　療］
　術前CT検査で有意なリンパ節転移や他臓器転移は認められなかったが，審査腹腔鏡を施行．腹水細胞診陽性であったためT3(SS) N0M1(CY1)，StageⅣと診断．術前化学療法として，DCS（ドセタキセル＋シスプラチン＋S-1）療法を3コース施行．CT上は安定（SD），内視鏡所見では部分奏効（PR）が得られた．また審査腹腔鏡でCY0P0と確認されたため，胃全摘

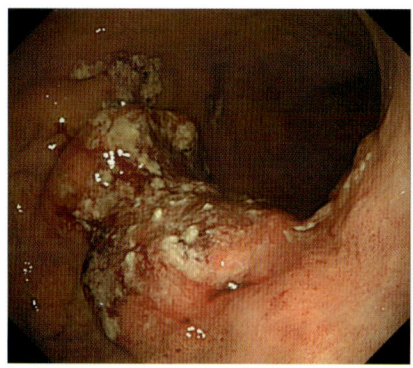

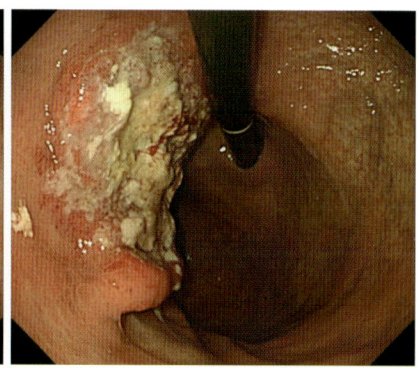

図 5 症例 5
 a：見おろし像
 b：反転像

術＋脾臓摘出術＋D2 郭清が施行された．

【症例 5】63 歳，男性（図 5）
　[内視鏡診断]
　胃体上部後壁に周堤を伴う不整潰瘍性病変を認める．口側で周堤隆起はくずれ境界不明瞭になっている．その他の辺縁は比較的明瞭である．
　内視鏡診断：Type 3，T4a(SE)，size 50 mm
　生検組織診断：Group 5：Poorly differentiated adenocarcinoma and Signet-ring cell carcinoma
　[治療]
　CT 検査で胃周囲のリンパ節腫大を認め，cT4a(SE)，N1M0，cStage ⅢA と診断．2009 年 11 月胃全摘術＋脾臓摘出術＋D2 郭清術施行．切除標本の病理組織診断は Type 3，100×90 mm．Mucinous adenocarcinoma，pT4a (SE)，ly3，v1，pN3b (35/58)，pPM0，pDM0，pStage ⅢC と診断．術後，12 月より術後補助療法で S-1 (100 mg) の内服を開始した．2010 年 6 月になり腹膜播種にて再発がみられ，7 月よりイリノテカン＋シスプラチンによる化学療法を開始した．

文　献
1) がんの統計編集委員会 編：がんの統計 2011 年度版．2011
2) 九嶋亮治：「胃癌取扱い規約 改訂第 14 版」のポイント．病理と臨床　2010；28(4)：452-455
3) 日本胃癌学会 編：胃癌取扱い規約（第 14 版）．2010，金原出版，東京
4) 佐野量造：胃疾患の臨床病理．1974，医学書院，東京
5) 日本胃癌学会 編：胃癌治療ガイドライン（医師用 2010 年 10 月改訂），第 3 版．2010，金原出版，東京

（谷内田達夫，小田一郎）

消化管

潰瘍性大腸炎 の診断基準・病型分類・重症度

　大腸の炎症性疾患のなかで潰瘍性大腸炎（UC）はもっとも頻度が高く，かつ重要な疾患である．大腸には感染症をはじめとして，数多くの炎症性疾患が存在しているが，UCの特徴的な所見を理解していれば診断は困難ではない．しかし，病期や経過年数，治療による影響が加わり，多彩な所見をとりうることも知っておく必要がある．また，原因が不明なため根本治療は未だなく，かつ多彩な病像を示すため，個々の症例に応じた治療が必要である．本稿ではUCの診断基準・分類について，診断や治療選択に必要な画像を提示して解説する．

■ 診断基準

　本邦においてはUCの診断には厚生省（現 厚生労働省）特定疾患難治性炎症性腸管障害調査研究班で作成された診断基準（案）が主として用いられている（**表**）．

　UCに特徴的な所見としては，粘膜内へのびまん性の炎症細胞浸潤のため粘膜が混濁して浮腫状となり，血管透見像が消失すること（**図1a**），微小びらん形成，膿性粘液分泌によって粘膜粗糙・細顆粒状粘膜を呈することがあげられる（**図1b**）．このような所見が肛門輪直上から上行性に口側へ向かって，びまん性・連続性にみられれば診断は確定的である．ただし，感染性腸炎などとの鑑別が必要である．

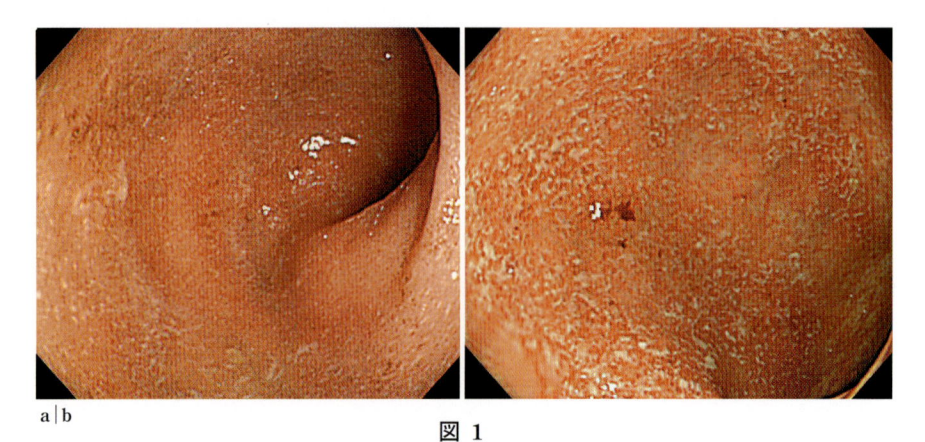

図1
a：粘膜は混濁して血管透見が消失し，細顆粒状を呈している．
b：小びらんが多発し発赤・小出血点を認める．

表 潰瘍性大腸炎診断基準（案）(2010 年 2 月 13 日改訂)

1．定　義
主として粘膜を侵し，しばしばびらんや潰瘍を形成する大腸の原因不明のびまん性非特異性炎症である．WHO の Council for International Organization of Medical Science（CIOMS）医科学国際組織委員会で定められた名称と概念は，つぎの通りである．(1973)

特発性大腸炎 idiopathic proctocolitis

An idiopathic, non-specific inflammatory disorder involving primarily the mucosa and submucosa of the colon, especially the rectum. It appears mainly in adults under the age of 30, but may affect children and adults over the age of 50. Its aetiology remains unknown, but immunopathological mechanisms and predisposing psychological factors are believed to be involved. It usually produces a bloody diarrhoea and various degrees of systemic involvement, liability to malignant degeneration, if of long duration and affecting the entire colon.

（訳）主として粘膜と粘膜下層をおかす，大腸とくに直腸の特発性，非特異性の炎症性疾患．30 歳以下の成人に多いが，小児や 50 歳以上の年齢層にもみられる．原因は不明で，免疫病理学的機序や心理学的要因の関与が考えられている．通常血性下痢と種々の程度の全身症状を示す．長期にわたり，かつ大腸全体をおかす場合には悪性化の傾向がある．

2．診断の手順
慢性の粘血・血便などがあり本症が疑われるときには，放射線照射歴，抗生剤服用歴，海外渡航歴などを聴取するとともに，細菌学的・寄生虫学的検査を行って感染性腸炎を除外する．次に直腸あるいは S 状結腸内視鏡検査を行って本症に特徴的な腸病変を確認する．このさい，生検を併用する．これだけの検査で多くは診断が可能であるが，必要に応じて注腸 X 線検査や全大腸内視鏡検査などを行って，腸病変の性状や程度，罹患範囲などを検査し，同時に他の疾患を除外する．

3．診断基準
次の a)のほか，b)のうちの 1 項目，および c)を満たし，下記の疾患が除外できれば，確診となる．

a) 臨床症状：持続性または反復性の粘血・血便，あるいはその既往がある．

b) ①内視鏡検査：ⅰ) 粘膜はびまん性におかされ，血管透見像は消失し，粗ぞうまたは細顆粒状を呈する．さらに，もろくて易出血性（接触出血）を伴い，粘血膿性の分泌物が付着しているか，ⅱ) 多発性のびらん，潰瘍あるいは偽ポリポーシスを認める．
②注腸 X 線検査：ⅰ) 粗ぞうまたは細顆粒状の粘膜表面のびまん性変化，ⅱ) 多発性のびらん，潰瘍，ⅲ) 偽ポリポーシスを認める．その他，ハウストラの消失（鉛管像）や腸管の狭小・短縮が認められる．

c) 生検組織学的検査：活動期では粘膜全層にびまん性炎症性細胞浸潤，陰窩膿瘍，高度な杯細胞減少が認められる．いずれも非特異的所見であるので，総合的に判断する．寛解期では腺の配列異常（蛇行・分岐），萎縮が残存する．上記変化は通常直腸から連続性に口側にみられる．

b) c) の検査が不十分，あるいは施行できなくとも切除手術または剖検により，肉眼的および組織学的に本症に特徴的な所見を認める場合は，下記の疾患が除外できれば，確診とする．

除外すべき疾患は，細菌性赤痢，アメーバ性大腸炎，サルモネラ腸炎，キャンピロバクタ腸炎，大腸結核，クラミジア腸炎などの感染性腸炎が主体で，その他にクローン病，放射線照射性大腸炎，薬剤性大腸炎，リンパ濾胞増殖症，虚血性大腸炎，腸型ベーチェットなどがある．

注 1) まれに血便に気付いていない場合や，血便に気付いてすぐに来院する（病悩期間が短い）場合もあるので注意を要する．

注 2) 所見が軽度で診断が確実でないものは「疑診」として取り扱い，後日再燃時などに明確な所見が得られた時に本症と「確診」する．

注 3) Indeterminate colitis
クローン病と潰瘍性大腸炎の両疾患の臨床的，病理学的特徴を合わせ持つ，鑑別困難例．経過観察により，いずれかの疾患のより特徴的な所見が出現する場合がある．

4．病態（病型・病期・重症度）
A．病変の拡がりによる病型分類

　　全大腸炎　　total colitis
　　左側大腸炎　left-sided colitis
　　直腸炎　　　proctitis
　　右側あるいは区域性大腸炎
　　　　　　　　right-sided or segmental colitis

注 4) 左側大腸炎は，病変の範囲が脾彎曲部を越えていないもの．

注 5) 直腸炎は，前述の診断基準を満たしているが，内視鏡検査により直腸 S 状部（RS）の口側に正常粘膜を認めるもの．

注 6) 右側あるいは区域性大腸炎は，クローン病や大腸結核との鑑別が困難で，診断は経過観察や切除手術または剖検の結果を待たねばならないこともある．

注 7) 胃十二指腸にびまん性炎症が出現することがある．

B．病期の分類

　　活動期　active stage
　　寛解期　remission stage

注 8) 活動期は血便を訴え，内視鏡的に血管透見像の消失，易出血性，びらん，または潰瘍などを認める状態．

注 9) 寛解期は血便が消失し，内視鏡的には活動期の所見が消失し，血管透見像が出現した状態．

C．臨床的重症度による分類

　　軽症　mild
　　中等症　moderate
　　重症　severe

表 （つづき）

診断基準は下記の如くである．

	重症	中等症	軽症
1）排便回数	6回以上	重症と軽症との中間	4回以下
2）顕血便	（＋＋＋）		（＋）〜（－）
3）発熱	37.5℃以上		（－）
4）頻脈	90/分以上		（－）
5）貧血	Hb 10 g/dl 以下		（－）
6）赤沈	30 mm/h 以上		正常

注10) 軽症の 3), 4), 5) の（－）とは 37.5℃以上の発熱がない．90/分以上の頻脈がない．Hb 10 g/dl 以下の貧血がない，ことを示す．

注11) 重症とは 1) および 2) の他に全身症状である 3) または 4) のいずれかを満たし，かつ 6 項目のうち 4 項目以上を満たすものとする．軽症は 6 項目すべて満たすものとする．

注12) 上記の重症と軽症との中間にあたるものを中等症とする．

注13) 重症の中でも特に症状が激しく重篤なものを劇症とし，発症の経過により，急性劇症型と再燃劇症型に分ける．劇症の診断基準は以下の 5 項目をすべて満たすものとする．
　①重症基準を満たしている．
　②15 回/日以上の血性下痢が続いている．
　③38℃以上の持続する高熱がある．
　④10,000/mm³以上の白血球増多がある．
　⑤強い腹痛がある．

D．活動期内視鏡所見による分類
　　　軽度　　mild
　　　中等度　moderate
　　　強度　　severe

診断基準は下表の如くである．

炎症	内視鏡所見
軽度	血管透見像消失 粘膜細顆粒状 発赤，アフタ，小黄色点
中等度	粘膜粗ぞう，びらん，小潰瘍 易出血性（接触出血） 粘血膿性分泌物付着 その他の活動性炎症所見
強度	広汎な潰瘍 著明な自然出血

注14) 内視鏡的に観察した範囲で最も所見の強いところで診断する．内視鏡検査は前処置なしで短時間に施行し，必ずしも全大腸を観察する必要はない．

E．臨床経過による分類
　　再燃寛解型　relapse-remitting type
　　慢性持続型　chronic continuous type
　　急性劇症型（急性電撃型）
　　　　　　　acute fulminating type
　　初回発作型　first attack type

注15) 慢性持続型は初回発作より 6 ケ月以上活動期にあるもの．

注16) 急性劇症型（急性電撃型）はきわめて激烈な症状で発症し，中毒性巨大結腸症，穿孔，敗血症などの合併症を伴うことが多い．

注17) 初回発作型は発作が 1 回だけのもの，しかし将来再燃をきたし，再燃寛解型となる可能性が大きい．

F．病変の肉眼所見による特殊型分類
　　偽ポリポーシス型
　　萎縮性大腸炎型

G．治療反応性に基づく難治性潰瘍性大腸炎の定義
　1．厳密なステロイド治療にありながら，次のいずれかの条件を満たすもの．
　　①ステロイド抵抗例（プレドニゾロン 1-1.5 mg/kg/日の 1-2 週間投与で効果がない）
　　②ステロイド依存例（ステロイド漸減中の再燃）
　2．ステロイド以外の厳密な内科的治療下にありながら，頻回に再燃をくりかえすあるいは慢性持続型を呈するもの．

H．回腸嚢炎の診断基準
　I．概念
　　回腸嚢炎（pouchitis）は，自然肛門を温存する大腸（亜）全摘術を受けた患者の回腸嚢に発生する非特異的炎症である．原因は不明であるが，多くは潰瘍性大腸炎術後に発生し，家族性大腸腺腫症術後の発生は少ないことより，潰瘍性大腸炎の発症機序との関連が推定されている．

　II．回腸嚢炎の診断
　　1．項目
　　　a）臨床症状
　　　　1) 排便回数の増加　2) 血便　3) 便意切迫または腹痛　4) 発熱（37.8度以上）
　　　b）内視鏡検査所見
　　　　軽度：浮腫，顆粒状粘膜，血管透見像消失，軽度の発赤
　　　　中等度：アフタ，びらん，小潰瘍*，易出血性，膿性粘液
　　　　重度：広範な潰瘍，多発性潰瘍*，びまん性発赤，自然出血
　　　　＊：staple line ulcer のみの場合は，回腸嚢炎の内視鏡所見とは区別して所見を記載する．

　　2．診断基準
　　　少なくとも 1 つの臨床症状を伴い中等度以上の内視鏡所見を認める場合．また，臨床症状に関わらず内視鏡的に重症の所見を認める場合は回腸嚢炎と診断する．除外すべき疾患は，感染性腸炎（サルモネラ腸炎，キャンピロバクタ腸炎，腸結核などの細菌性腸炎，サイトメガロウイルス腸炎などのウイルス腸炎，寄生虫疾患），縫合不全，骨盤内感染症，術後肛門機能不全，クローン病などがある．

〔難治性炎症性腸管障害に関する調査研究班 平成 22 年度総括・分担研究報告書[1])より引用〕

■ 病態（病型・病期・重症度）の分類

上記の診断基準（案）には，A．病変の拡がりによる病型分類，B．病期の分類，C．臨床的重症度による分類，D．活動期内視鏡的所見による分類，E．臨床経過による分類，F．病変の肉眼所見による特殊型分類，が取り上げられている（表）．

■ 病変の拡がりによる病型分類

病変の拡がり（罹患範囲）によって，全大腸炎（total colitis），左側大腸炎（left-sided colitis），直腸炎（proctitis），右側あるいは区域性大腸炎（right-sided colitis or segmental colitis）に分類されている．左側大腸炎の定義は，新しい改訂案の注釈で病変の範囲が脾彎曲を越えていないものと変更された．欧米でも左結腸曲（脾彎曲）までと定義されていることがほとんどで，左結腸曲より口側に炎症が及ぶ場合は extensive colitis とされている．

臨床症状とあわせ罹患範囲によって治療法の選択が変化するため，罹患範囲の決定は重要である．罹患範囲が深部結腸に及ぶ症例は，ステロイド投与を必要とする重症例が多い．直腸S状結腸に炎症が限局する場合では，5-アミノサリチル酸（5-ASA）製剤やステロイド製剤の経肛門的投与（注腸療法）が有効になる．直腸炎では注腸製剤単独による治療も可能である．

なお，UC は基本的には直腸からの連続性病変を特徴とするが，経過中直腸やS状結腸がスペアされる深部大腸優位もしくは右側大腸炎の症例や，区域性炎症を呈する症例がある．健常に見える粘膜の生検で腺管数の減少や腺管のねじれなど，過去の炎症の名残りが確認できることが多い．また，近年虫垂開口部付近に病変がスキップしてみられる症例が報告されている．**図 2** は直腸S状結腸炎の症例であるが，肉眼的にも病理組織学的にも正常な粘膜を介して虫垂開口部周囲に炎症がみられた．なお，臨床的には虫垂開口部病変をもつものとそうでないもので，臨床経過や治療反応性に明らかな違いはなく，治療法選択にはあまり影響を及ぼさない．

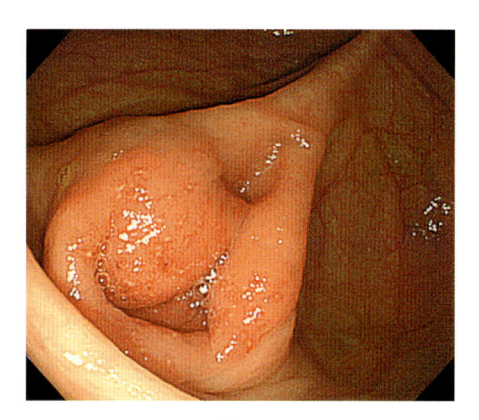

図 2
虫垂開口部を中心に細顆粒状の炎症粘膜を認める．

病期の分類

活動期（active stage），寛解期（remission stage）に分類される（表）．活動期の所見は別項に示す(p.73-74)．寛解期には軽症例では肉眼的には正常粘膜に回復するが，炎症が強いと回復しても枯れ枝状の血管網と萎縮性粘膜を呈し白色の瘢痕像が残る（**図 3a**）．下掘れ傾向潰瘍があると，炎症が消褪した後に mucosal tag や mucosal bridge（粘膜橋）が残り，多発ポリープときにはポリポーシス様所見を呈したり（**図 3b**），多発潰瘍瘢痕による偽憩室形成を見ることもある．内視鏡的寛解を確認した後も，5-ASA 製剤による寛解維持療法を 1～2 年は継続する．

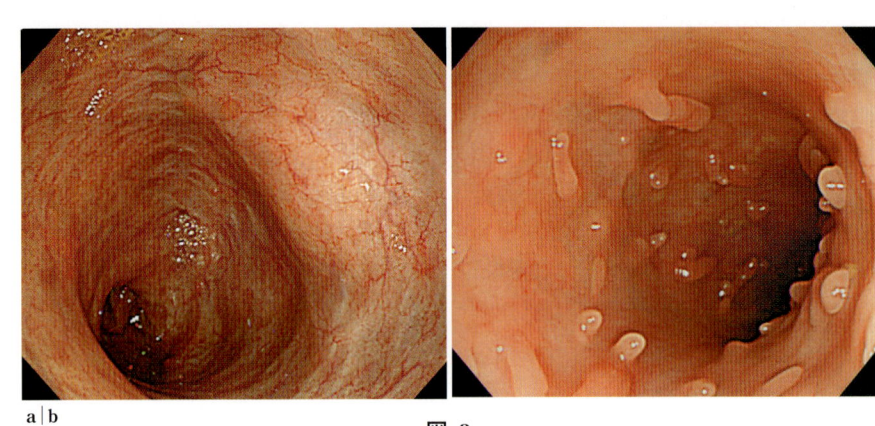

図 3
a：走行が不規則で疎な枯れ枝状の血管網と瘢痕像．
b：偽ポリポーシスを呈している．

臨床的重症度による分類

軽症(mild)，中等症(moderate)，重症(severe)に分類される（表）．軽症では基本薬である 5-ASA 製剤投与で経過を観察し，不応例では内視鏡的重症度，罹患範囲を加味して経口のステロイド剤を追加する．

重症例では入院治療を原則とし，脱水・電解質異常，貧血，低タンパク血症などへの対処，全身管理を行いながらステロイド強力静注療法を選択する．また，薬物療法に加えて血球成分除去療法の併用も有効である．ステロイド抵抗性の場合でも白血球除去療法が有効なことがあり，頻回の治療（週 2～3 回）はより有効である．これらの治療に反応しない重症例では手術療法を考慮しつつ，シクロスポリン持続静注療法が適応になる．シクロスポリンは血中濃度のモニタリングが必要であるが，短期間に治療効果判定ができることが利点である．したがって保険適応ではないが治療指針には取り上げられている．重症のなかでもとくに症状が重篤なものは劇症型と呼ばれ（表），内科的治療を行うとともに緊急手術のタイミングを常に考えなくてはならない．

中等症はステロイドの経口投与，血球成分除去療法の必要性を考慮しつつ，5-ASA 製剤を投与して経過をみる．中等症でも重症に近い症例では，最初からステロイドの経口投与，血球成分除去療法を併用したほうがよい．現在の分類では中等症の幅が広く，ステロイドを使用すべきかなど迷う点が多く，罹患範囲と内視鏡的重症度を加味して治療法を選択する必要がある．

なお，ステロイド投与などによる免疫抑制が続くと，cytomegalovirus（CMV）感染（多くが

再活性化)が合併し，難治や再増悪の原因になっていることがある．ステロイド抵抗例や投与中の再増悪例では血中の CMV 抗原血症のモニターを行う．

■ 活動期内視鏡所見による分類

臨床的重症度，罹患範囲とあわせて治療選択に直結する分類である．軽度（mild），中等度（moderate），強度（severe）に分類されている（表）．

軽度の所見として血管透見像消失，細顆粒状粘膜，発赤，小黄色点などがある（図 4a, b）．基本的には臨床的重症度は軽症で 5-ASA 製剤の経口投与を行うが，罹患範囲が広く臨床症状が強い場合には経口ステロイドが必要なことがある．遠位大腸に炎症が限局している場合には，経肛門的投与（注腸療法）も有効であるが，逆に刺激になる場合もある．

さらに炎症が強くなり中等度になると粘膜浮腫は増強し，びらん・小潰瘍を形成して粘膜粗糙となり（図 5a），潰瘍は融合して地図状を呈する（図 5b）．膿性粘液の亢進・付着に加え，粘膜は脆弱で易出血性となり，接触出血，さらに自然出血を起こすようになる（図 5c, d）．こういった中等度以上の所見があれば，副腎皮質ステロイドの全身投与が必要なことが多い．

強度になると著明な自然出血がみられ（図 6a），潰瘍も深く大きくなり広範囲な粘膜脱落がみられる（図 6b）．広範囲な下掘れ傾向をもつ潰瘍を認める場合には，ステロイド強力静注療法，シクロスポリン持続静注療法を施行し，反応が不良であれば外科手術を考慮する．また，上述したように CMV 再活性化にも注意が必要である．

UC の重症度は粘膜炎症の強さと面積に依存し，内視鏡的重症度判定は治療選択に不可欠であるが，重症例では深部大腸の内視鏡所見が必ずしも得られるわけではない．大腸内視鏡検査自体に侵襲性があり，急性期には十分な検査ができないことが少なくない．体外超音波検査や CT 検査が参考になる．

なお，回復期には強度の内視鏡像が中等度，軽度へと順に変化するわけではない．急性活動期の内視鏡重症度分類は治療法の選択に際して有用であるが，治癒過程にある内視鏡所見を表現するには適していない欠点がある．治療効果判定には自然出血の消失，周囲粘膜の浮腫の軽減，再生上皮の出現の有無などの経時的変化から総合的な判断を行う．

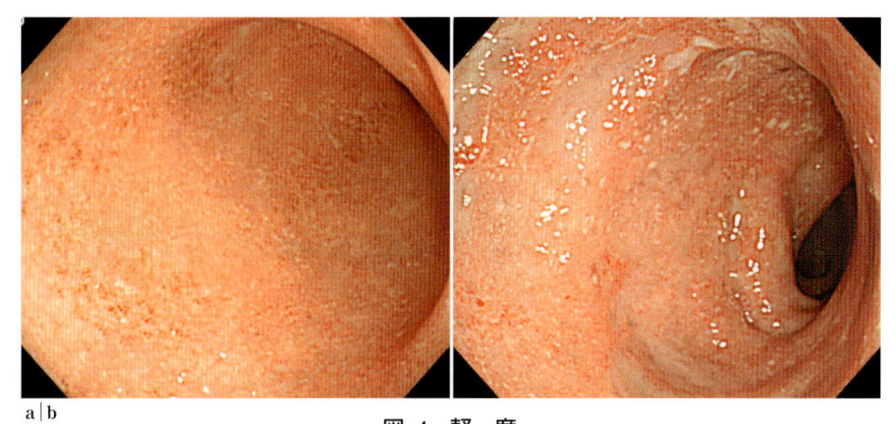

図 4 軽 度
a：粘膜は発赤し浮腫状で，血管透見が消失している．
b：小びらんが多発し，細顆粒状を呈している．

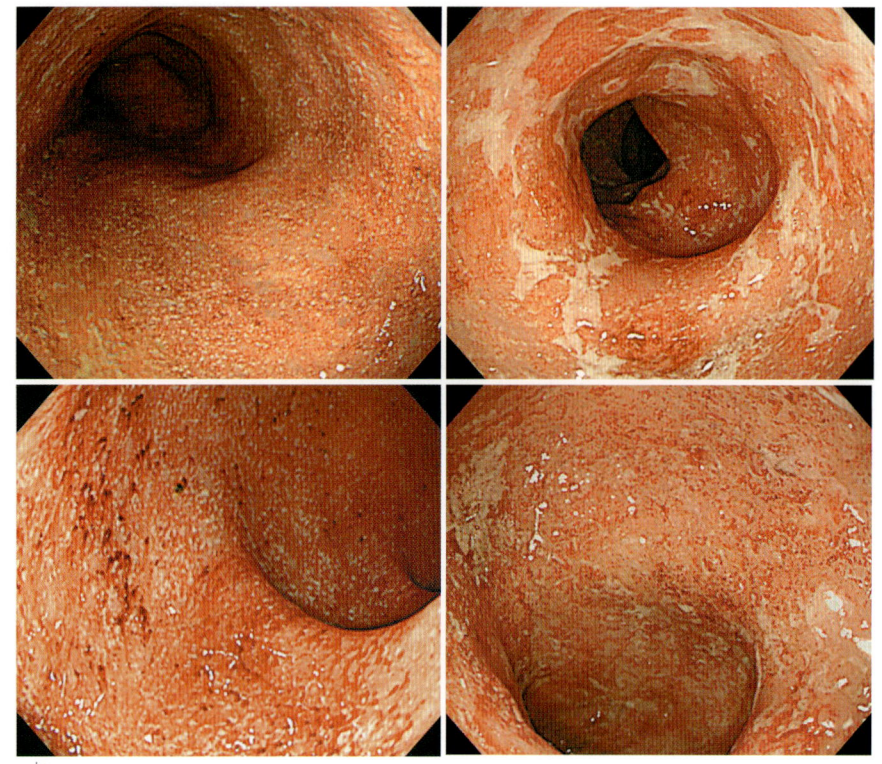

a	b
c	d

図 5 中等度

a：小びらん多発，膿性粘液の分泌を認め，粘膜は粗糙である．
b：浅い潰瘍が融合し地図状潰瘍を形成している．
c, d：粘膜は脆弱で易出血性を示す．

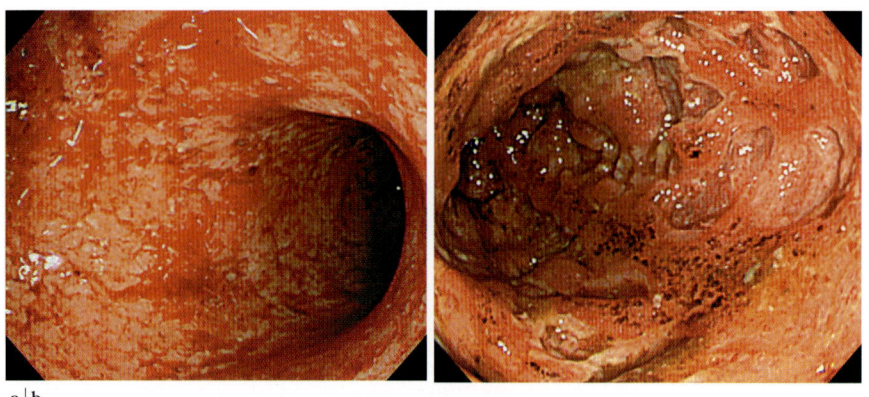

| a | b |

図 6 強 度

a：著明な自然出血を認める．
b：粘膜の強い浮腫と発赤，下掘れ傾向の強い広範な潰瘍を認める．

臨床経過による分類

再燃寛解型（relapse-remitting type），慢性持続型（chronic continuous type），急性劇症型（急性電撃型；acute fulminating type），初回発作型（first attack type）に分類されている．UC は再燃寛解を繰り返すことが特徴であり，寛解導入後も 1〜2 年間は 5-ASA 製剤による寛解維持療法を行う．ステロイド減量，中止に伴って再燃を起こす易再燃例・頻回再燃例では免疫調節薬（アザチオプリン 50〜100 mg/日）を使用して再燃を防止する．免疫調節薬の効果発現は緩徐であり，平均 3〜4 カ月程度を必要とし，臨床反応と薬剤の総投与量には正の相関性がある．したがって，再燃を繰り返している症例に投与する場合には，ステロイド減量開始とともに投与を開始するのが望ましい．投与初期（3〜4 カ月間）には 1〜2 週間に 1 度，その後も投与中は最低 3 カ月ごとに白血球数を測定する．

活動性が遷延した慢性持続型の難治例では，粘膜発赤が強くテラテラとし，敷石様の所見を呈することも少なくない（図 7）．こういった症例ではステロイド長期投与により潰瘍辺縁に再生性変化があまりみられない．免疫調節薬の投与，5-ASA 注腸製剤を使用しつつ，ステロイドの減量を試みるべきである．ステロイドを離脱できない依存例，ステロイド副作用例では外科手術を考慮する．

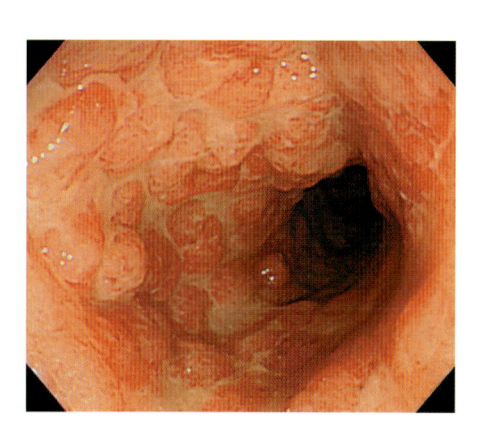

図 7 ステロイド依存例
残存粘膜は発赤が強く再生変化がみられない．

病変の肉眼所見による特殊型分類

病変の肉眼所見によって，偽ポリポーシス型，萎縮性大腸炎型といった名称で呼ばれることがある（表）．偽ポリポーシス型（図 8a）は難治例に多く，萎縮性大腸炎型（図 8b）はある程度強い炎症が存在・持続した後の回復期・寛解期の所見である．

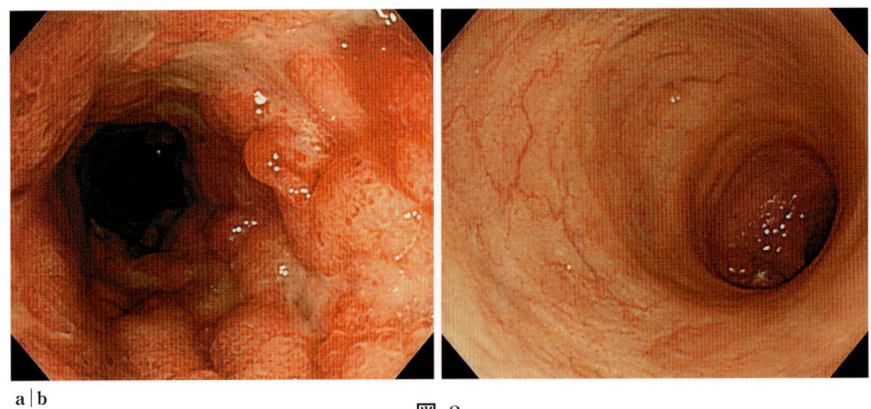

図 8
a：潰瘍間の残存粘膜がポリープ状に見える．
b：萎縮性粘膜．

おわりに

　UCの確定診断にはほかの類似疾患の除外診断が必要であり，UCに特徴的な所見を熟知したうえで病変の分布や形態などを総合して診断を下す必要がある．治療に際しては，臨床症状だけでなく，罹患範囲や内視鏡的な重症度などを加味したきめ細かな対応が必要になる．診断基準にまとめられた分類のポイントを理解したうえで，総合的な病勢の把握，治療選択，治療効果判定がなされる必要がある．

参考文献

1) 松井敏幸：潰瘍性大腸炎診断基準（案）．厚生労働科学研究費補助金難治性疾患克服研究事業 難治性炎症性腸管障害に関する調査研究班 平成22年度総括・分担研究報告書．2010, 479-483
2) Waye JD：Endoscopy in Inflammatory Bowel Disease. Kirsner JB, Shorter RG (eds)：Inflammatory Bowel Disease (4th ed). 1995, 555－582, William & Wilkins, Baltimore
3) 岩男　泰：内視鏡検査の基本と実際．日比紀文編：炎症性腸疾患診療ハンドブック．1999, 38-45, 真興交易医書出版部，東京
4) 岩男　泰，他：活動期潰瘍性大腸炎の内視鏡検査のポイント．消化器内視鏡　1999；11：989-995
5) 松本誉之：潰瘍性大腸炎治療指針．厚生労働科学研究費補助金難治性疾患克服研究事業 難治性炎症性腸管障害に関する調査研究班 平成22年度総括・分担研究報告書．2010, 375-378

（岩男　泰）

クローン病の診断基準と病型分類

■ 病　態

　クローン病はいまだ原因不明であり，再燃と寛解を繰り返す慢性の難治性炎症性腸疾患である．1932年にCrohnらにより限局性回腸炎（regional ileitis）として初めて報告された[1]が，その後，回腸末端だけでなく口腔から肛門までの全消化管に病変が起こりうることがわかり，限局性回腸炎という名称がクローン病に改められた．1970年以前は本邦ではまれな疾患であり，その診断や治療も未熟であったが，1973年に厚生省（現厚生労働省）の調査研究班が発足して以来，患者数の増加に伴い診断技術，治療法は著しく進歩した．

　本疾患の原因は解明されていないが，遺伝的素因などを背景に食事抗原や腸内細菌などの腸管腔内の抗原に対する免疫異常が近年注目されており，これに感染や他の環境因子が複雑に絡み合って病変が形成されると考えられている．本邦においても食生活の欧米化に伴い年々患者数は増加しており，2009年度の本邦の患者数は特定疾患受給者証の交付件数から3万人を超えている（図1）．男女とも20歳前後の若年者に好発するが，欧米と異なり男女比は2：1で男性に多い．

　本稿では厚生労働省難治性炎症性腸管障害調査研究班による最新の診断基準および治療指針に沿って具体的症例を提示して，クローン病の診断と治療法につき概説する．

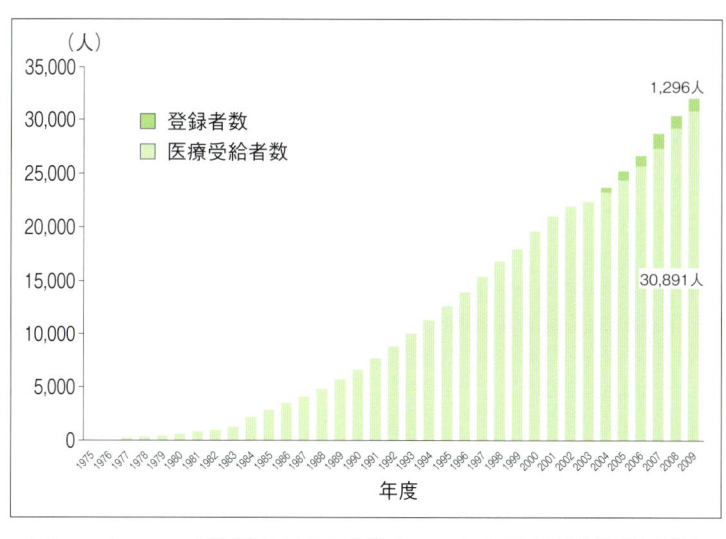

図1　クローン病登録患者数の推移（2009年度医療受給者証交付件数より）

診　断

　クローン病の診断基準は1976年に日本消化器病学会クローン病検討委員会により初めて作成されたが，その後改訂が加わり，最新の診断基準は1995年に作成され[2]，現在この改訂案が臨床で広く使われている（**表1**）[3]．厚生労働省研究班による診断基準は，内視鏡，消化管造影検査などの画像所見と病理所見を組み合わせた診断基準案である．改訂案では，敷石像や縦走潰瘍を有する完成されたクローン病では非乾酪性類上皮細胞肉芽腫（以下，肉芽腫）の証明は必ずしも必要ではなく，主病変を欠く早期の症例においてのみ肉芽腫の証明を必要としており，これによりクローン病の早期診断が可能になった（**図2**）．

　現行の診断基準には重症度分類は含まれていない．本邦にはクローン病におけるスタンダードな重症度分類はなく，一般に活動性指数の高いものを重症としている．現在，本邦で用いられている活動性指数としてはIOIBDアセスメントスコアがある（**表2**）．これは10項目中の陽性所見項目を合計してスコアにより活動性を評価するもので，0あるいは1点であれば臨床的寛解と評価している．世界的にはCDAI（Crohn's Disease Activity Index）が用いられて

表1　クローン病の診断基準

(1) 主要所見
　A．縦走潰瘍＜注7＞
　B．敷石像
　C．非乾酪性類上皮細胞肉芽腫＜注8＞
(2) 副所見
　a．消化管の広範囲に認める不整形〜類円形潰瘍またはアフタ＜注9＞
　b．特徴的な肛門病変＜注10＞
　c．特徴的な胃・十二指腸病変＜注11＞

確診例：
　［1］主要所見のAまたはBを有するもの．＜注12＞
　［2］主要所見のCと副所見のaまたはbを有するもの．
　［3］副所見のa，b，cすべてを有するもの．

疑診例：
　［1］主要所見のCと副所見のcを有するもの．
　［2］主要所見のAまたはBを有するが虚血性腸病変や潰瘍性大腸炎と鑑別ができないもの．
　［3］主要所見のCのみを有するもの．＜注13＞
　［4］副所見のいずれか2つまたは1つのみを有するもの．

＜注7＞小腸の場合は，腸間膜付着側に好発する．
＜注8＞連続切片作成により診断率が向上する．消化管に精通した病理医の判定が望ましい．
＜注9＞典型的には縦列するが，縦列しない場合もある．また，3ヶ月以上恒存することが必要である．また，腸結核，腸型ベーチェット病，単純性潰瘍，NSAIDs潰瘍，感染性腸炎の除外が必要である．
＜注10＞裂肛，cavitating ulcer，痔瘻，肛門周囲膿瘍，浮腫状皮垂など．Crohn病肛門病変肉眼所見アトラスを参照し，クローン病に精通した肛門病専門医による診断が望ましい．
＜注11＞竹の節状外観，ノッチ様陥凹など．クローン病に精通した専門医の診断が望ましい．
＜注12＞縦走潰瘍のみの場合，虚血性腸病変や潰瘍性大腸炎を除外することが必要である．敷石像のみの場合，虚血性腸病変を除外することが必要である．
＜注13＞腸結核などの肉芽腫を有する炎症性疾患を除外することが必要である．

〔難治性炎症性腸管障害に関する調査研究班　平成23年度研究報告書[3]より引用〕

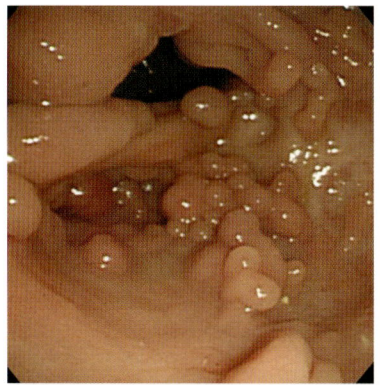

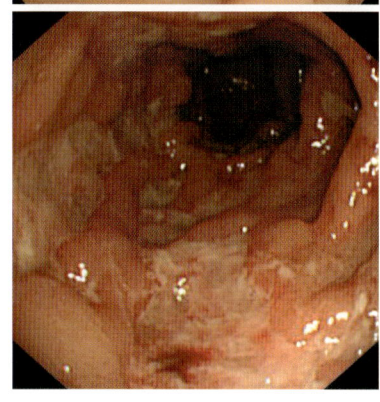

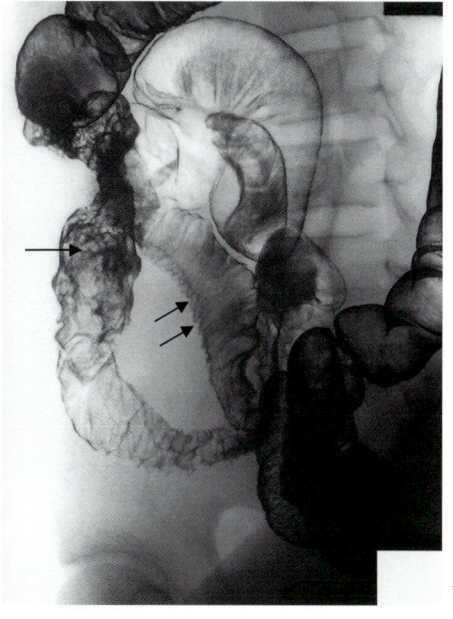

図 2　Crohn 病の画像所見
a：大腸内視鏡．盲腸の敷石像
b：大腸内視鏡．下行結腸の縦走潰瘍
c：注腸造影．上行結腸の敷石像（↓），回腸の縦走潰瘍（↓↓）．

表 2　IOIBD アセスメントスコア

1. 腹痛	6. 腹部腫瘤
2. 1日6回以上の下痢または粘血便	7. 体重減少
3. 肛門部病変	8. 38℃以上の発熱
4. 瘻孔	9. 腹部圧痛
5. その他の合併症	10. 10 g/dl 以下の血色素

1項目1点とし，合計点数をスコア化
寛解：スコアが1または0で，血液検査で，赤沈値，CRP が正常化した状態

いる（**表 3**）．150 未満を非活動期，450 以上を重症として評価するが，臨床症状と簡単な血液検査を用いて算出されている．1週間の臨床経過が必要なことや主観的要素が強いことなどから，病勢を厳密に反映しているかどうか問題点もある．本疾患は口腔から肛門までの全消化管に病変が起こりうるが，好発部位は回盲部で，主病変の存在部位により通常，小腸型，小腸大腸型，大腸型の3型に分類している（**図 3**）．

臨床の場でのクローン病の診断は詳細な問診から始まり，臨床症状や便培養検査，血液検査から感染性腸炎，過敏性腸症候群などの他の腸疾患を除外したうえで画像所見，病理学的所見から総合的に行う．クローン病の初発症状には潰瘍性大腸炎の粘血便ほど特徴的なものはなく発熱，腹痛，下痢，体重減少，肛門病変などの非特異的症状を呈することが多い（**表 4**）[4]．

持続する発熱，腹痛，下痢などを主訴に患者が来院した場合，海外渡航歴などを詳細に聴取し，便培養検査によりまず感染性腸炎を鑑別することが必要である．次に，血液検査により過敏性腸症候群などの機能的疾患を除外する．血液検査は他の疾患の除外とクローン病の病勢の評価，栄養状態の把握に有用である．白血球数，

表 3 CDAI（Crohn's Disease Activity Index）

(1) 過去1週間の軟便または下痢の総回数×2

(2) 過去1週間の腹痛（下記スコアで腹痛の状態を毎日評価し7日間を合計する）×5
　　　0＝なし，1＝軽度，2＝中等度，3＝高度

(3) 過去1週間の主観的な一般状態（下記スコアで一般状態を毎日評価し7日間を合計）×7
　　　0＝良好，1＝軽度不良，2＝不良，3＝重症，4＝劇症

(4) 患者が現在もっている下記項目の数×20
　　1）関節炎/関節痛
　　2）虹彩炎/ブドウ膜炎
　　3）結節性紅斑/壊疽性膿皮症/アフタ性口内炎
　　4）裂肛，痔瘻または肛門周囲膿瘍
　　5）その他の瘻孔
　　6）過去1週間の37.8℃以上の発熱

(5) 下痢に対してロペミン®またはオピアト®の服薬×30
　　　0＝なし，1＝あり

(6) 腹部腫瘤×10
　　　0＝なし，2＝疑い，5＝確実にあり

(7) ヘマトクリット（Ht）値
　　　男（47－Ht）　女（42－Ht）×6

(8) 体重：標準体重
　　　100×{1－（体重/標準体重）}×1

CDAI：(1)〜(8) の合計　150〜220：軽症，220〜450：中等症，450以上：重症

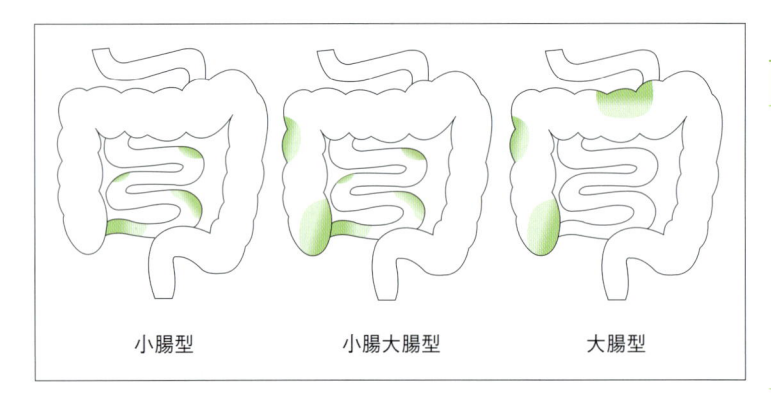

図 3　クローン病の病型分類

小腸型　　小腸大腸型　　大腸型

表 4　クローン病の初発症状

初発症状	頻度（%）
(1) 腹痛	96/137（70.1）
(2) 下痢	93/137（67.9）
(3) 肛門病変	75/137（54.7）
(4) 体重減少	73/137（53.3）
(5) 発熱	61/137（44.5）
(6) 倦怠感	45/137（32.8）
(7) 食欲低下	43/137（31.4）
(8) 下血	37/137（27.0）

〔一森俊樹：2002[4]より引用改変〕

血小板数，血沈，CRPなどの炎症反応は通常上昇している．また出血と吸収障害などから鉄欠乏性貧血をしばしばきたす．総蛋白，アルブミン，総コレステロール値は栄養状態を反映しており通常低下している．

臨床症状，血液検査によりクローン病が疑われた場合，消化管検査を行う．特徴的な所見があれば内視鏡検査のみで診断が可能であるが，最終的には病理所見を参考に診断を確定する．肉芽腫はクローン病に特徴的な病理所見であり確定診断の決め手となるが，検出率は高くはなく，検出は必ずしも容易ではないので，検出されなくても本疾患が否定されるわけではない．クローン病は口腔から肛門までの全消化管に病

変を形成するため上部消化管を含めた画像診断が必要となる．潰瘍性大腸炎は大腸内視鏡検査のみでほぼ診断できるが，クローン病では腸管の全体像，狭窄，瘻孔などの評価のために消化管造影検査が必要となる．クローン病の小腸病変の診断には小腸造影検査が有用であるが，近年バルーン小腸内視鏡が開発され小腸型クローン病の潰瘍病変の検索に利用されている．また，腹部超音波検査，CT，MRI 検査はいずれも非侵襲的な検査であり腸管壁肥厚，膿瘍，痔瘻の評価などに有用である．

■ 治　療

クローン病を完治させる治療法はまだなく，病勢をコントロールし患者の QOL を向上させることが治療の目標となる．したがって，活動期には早期に炎症を鎮静化させ，寛解期には再燃を予防し寛解を長期に維持する対症療法が中心となる．厚生労働省難治性炎症性腸管障害調査研究班によるクローン病治療指針改訂案では栄養療法，薬物療法，外科療法の三つが位置づけられている（**図 4**）[5]．

活動期の治療

1）栄養療法

本邦では欧米と異なり栄養療法が Crohn 病の治療における primary therapy に位置づけら

活動期の治療（病状や受容性により，栄養療法・薬物療法・あるいは両者の組み合わせを行う）		
軽度～中等症	中等症～重症	重症 （病勢が重篤，高度な合併症を有する場合）
薬物療法 ・5-ASA製剤　ペンタサ錠® サラゾピリン錠®（大腸病変） 栄養療法（経腸栄養療法） 受容性があれば栄養療法 ・成分栄養剤（エレンタール®） ・消化態栄養剤（ツインライン®など） ※効果不十分の場合は中等症～重症に準じる	薬物療法 ・経口ステロイド（プレドニゾロン） ・抗菌薬（メトロニダゾール*，シプロフロキサシンなど*） ※ステロイド減量・離脱が困難な場合： アザチオプリン，6-MP* ※ステロイド・栄養療法が無効な場合： インフリキシマブ・アダリムマブ 栄養療法（経腸栄養療法） ・成分栄養剤（エレンタール®） ・消化態栄養剤（ツインライン®など） 血球成分除去療法の併用 ・顆粒球吸着（アダカラム®） ※通常療法で効果不十分・不耐で大腸病変に起因する症状が残る症例に適応	外科治療の適応を検討した上で以下の内科治療を行う 薬物療法 ・ステロイド経口または静注 ・インフリキシマブ・アダリムマブ（通常治療抵抗例） 栄養療法 ・絶食の上，完全静脈栄養療法 ※合併症が改善すれば経腸栄養療法へ ※通過障害や膿瘍がない場合はインフリキシマブ・アダリムマブを併用してもよい

寛解維持療法	肛門病変の治療	狭窄の治療	術後の再発予防
薬物療法 ・5-ASA製剤 ペンタサ錠® サラゾピリン錠®（大腸病変） ・アザチオプリン ・6-MP* ・インフリキシマブ・アダリムマブ （インフリキシマブ・アダリムマブにより寛解導入例では選択可） 在宅経腸栄養療法 ・エレンタール®，ツインライン®等 ※短腸症候群など，栄養管理困難例では在宅中心静脈栄養法を考慮する	まず外科治療の適応を検討する． ドレナージやシートン法など 内科的治療を行う場合 ・痔瘻・肛門周囲膿瘍： メトロニダゾール*，抗菌剤・抗生物質 アザチオプリン，6-MP* インフリキシマブ ・裂肛，肛門潰瘍： 腸管病変に準じた内科的治療 ・肛門狭窄：経肛門的拡張術	まず外科治療の適応を検討する． ・内科的治療により炎症を沈静化し，潰瘍が消失・縮小した時点で，内視鏡的バルーン拡張術	寛解維持療法に準ずる 薬物療法 ・5-ASA製剤 ペンタサ錠® サラゾピリン錠®（大腸病変） ・アザチオプリン ・6-MP* 栄養療法 ・経腸栄養療法 ※　薬物療法との併用も可

＊：保険適応外

図 4　平成 23 年度クローン病の内科治療指針（渡辺班）
〔難治性炎症性腸管障害に関する調査研究班 平成 23 年度研究報告書[5]より引用〕

れている．栄養療法には成分栄養剤（elemental diet；ED：エレンタール®）を用いた経腸栄養療法（elemental nutrition；EN）と完全静脈栄養療法（total parenteral nutrition；TPN）がある．小腸型ではとくに栄養療法が有効であり，多くの症例がEN，TPNなどの栄養療法にて症状の改善が期待できる．TPNは病勢が重篤で著明な栄養低下が認められる場合または腸閉塞，膿瘍，瘻孔，出血，頻回の下痢などの腸管合併症でENが不可能な場合に，腸管の安静をはかる目的で施行される．腸切除により短腸症候群をきたし高度な栄養障害が予想される場合は，在宅でのTPNを施行する．栄養療法を施行しても腸閉塞症状や瘻孔による症状の改善が認められない場合は，外科療法を考慮する．

2）薬物療法

軽症および中等症の活動期治療ではアミノサリチル酸製剤（5-ASA製剤）が基本薬であり，サラゾスルファピリジン（SASP：サラゾピリン®）あるいはメサラジン（ペンタサ®）の内服を行う．SASPは大腸で作用するため，大腸型クローン病に有効であるが，発熱，発疹，頭痛，男性不妊などの副作用を生じる可能性があり，注意が必要である．ペンタサは，SASPの副作用の原因とされる部分を取り除き小腸から大腸までくまなく作用するように工夫された徐放製剤であり，活動期クローン病患者における第一選択薬になっている．ペンタサは最大3,000 mg，サラゾピリンは4,000 mgまで増量できるが5-ASA製剤のみでコントロール不良な場合はステロイド剤であるプレドニゾロン（PSL：プレドニン®）の内服を併用する．通常PSL 20～30 mg/dayから開始して炎症所見（CRP），臨床症状の改善を認めれば5～10 mgの減量を2～4週間かけて行う．外来にて40 mg/dayのPSLを2週間ほど内服しても効果がない場合は，他の治療に変更する．栄養療法の効果が期待しにくいとされる大腸型の重症例では，ステロイドやインフリキシマブなどの抗体製剤の導入が有効である．

著明な腹痛，発熱，頻回の下痢を伴い腹部症状が強く，CRPが高値で全身の消耗が著明な症例については，入院のうえTPN管理とする．小腸型ではとくにTPNによる腸管安静だけで症状の改善，CRPの低下が速やかに認められる場合があるが，TPN・抗生剤投与にてもコントロール不良な重症例においてはPSLの点滴静注を併用する．通常40～60 mg/dayの投与を行い，症状の軽快，CRPの陰性化に伴い2週間ごとに10 mgずつ減量し，成分栄養剤による経腸栄養の開始とともにステロイドも内服に変更する．ステロイドの投与にて多くの症例は症状の改善を認めるが，瘻孔や痔瘻の閉鎖までは期待できない．また，ステロイドの長期継続投与は，骨粗鬆症，糖尿病などの副作用を助長させるだけであり寛解維持効果については否定されているので，速やかに減量，中止を目指すことが重要である．難治性痔瘻などの肛門部病変にはメトロニダゾール（フラジール®），シプロフロキサシン（シプロキサン®）などの抗生剤が有効な場合がある．

ステロイド抵抗性症例，ステロイドの減量により再燃を繰り返すステロイド依存（離脱困難）症例，難治性瘻孔に対してはアザチオプリン（AZP：イムラン®），メルカプトプリン（6-MP：ロイケリン®）などの免疫調節剤が有効である．投与は経口で，通常はAZP 50 mg，6-MP 30 mgを初期投与量として白血球減少などの副作用に注意しながら最終的にはAZPは1.0～3.0 mg/kg，6-MPは1.0～1.5 mg/kgを目標に増量維持継続するが，効果発現までに2～3カ月かかる．副作用としては，骨髄抑制に伴う白血球減少症があり，注意が必要である．また，動物実験により多量投与で催奇形性が確認されていることから，若年者の使用にあたっては患者が納得したうえで慎重に投与する必要があり，妊娠適齢期の女性患者には他の治療を選択するのが望ましい．

さらに，2002年より炎症性サイトカインTNFαに対する中和抗体であるインフリキシマブ（レミケード®）が保険適用になり，栄養療法や，5-ASA製剤，ステロイドなど従来の薬物

療法を施行しても十分な効果の得られない中等症以上の活動期クローン病患者に対して有効性が報告されている．通常，5 mg/kgを約2時間かけて点滴静注するが，効果発現は迅速で60〜80％の高い有効率が報告されている．本邦での当初の保険適用は活動期クローン病症例の単回投与，外瘻（痔瘻や皮膚瘻）症例の0, 2, 6週の3回投与および再燃時の再投与であった．しかし，欧米での臨床試験で0, 2, 6週の3回投与後にも再燃の有無に関わらず8週間ごとに計画（スケジュール）投与する維持療法が有効であることが明らかになり[6]，本邦でも2007年11月に寛解導入時の3回投与，および8週ごとの維持投与が認可され寛解導入，維持率は向上した．また，2011年8月には従来法（5 mg/kg）にて効果減弱を認める症例における増量（10 mg/kg）投与が保険認可された．さらに，2010年10月に完全ヒト型のTNFα抗体であるアダリムマブ（ヒュミラ®）が新たに承認され治療オプションが広がった．アダリムマブは完全ヒト型であるためキメラ抗体であるインフリキシマブで認められる投与時のinfusion reactionはない．抗TNFα抗体製剤の登場はこれまでの内科治療の限界を打破し，インフリキシマブにより臨床的寛解導入率の向上だけでなく内視鏡的粘膜治癒と長期の寛解維持も可能となり現在ではステロイドなどの既存の治療法に代わる活動期クローン病患者の標準的治療法に位置づけられている．

3）外科療法

クローン病における手術は潰瘍性大腸炎と異なり根治を保証するものではないので，適応については慎重に検討すべきである．狭窄，瘻孔，穿孔，膿瘍，難治性痔瘻などの合併症は内科的治療の限界であり手術の適応となる．腸管切除後，吻合部や他の部位に再燃を認めることが多いので短腸症候群になるのを避けるためにも腸管切除は最小限にとどめ狭窄形成術を併用する．最近では，傷口が小さく美容的にも優れて，術後回復も早いとされる腹腔鏡下の手術も行われるようになっている．

4）血球成分除去療法

薬物療法，外科的療法に次ぐ第三の治療法として最近注目されている治療法である．本療法は患者の血液を体外循環させることで炎症形成の原因となっている白血球を吸着除去し腸管局所の炎症を沈静化させ病態の改善をはかる治療法である．これまで活動期潰瘍性大腸炎の寛解導入に対して保険適用が認められていたが，酢酸セルロースビーズで充填されたカラム（アダカラム®）を血液が灌流することで顆粒球と単球を選択的に除去する顆粒球吸着療法（GMA）が新たに大腸に主病変を有する活動期クローン病に適用拡大された．潰瘍性大腸炎と異なり集中治療はまだ認められておらず，保険上は週1回のみの施行である．副作用としては施行後の発熱，頭痛，嘔気などをわずかに認めるのみでステロイド，抗体製剤などと比べきわめて少ないので，ステロイドの副作用の回避を望むとくに小児領域においてはステロイドに代わる標準的初期治療法として今後導入率の増大が予想される．

寛解期の治療

寛解期における治療の目標は再燃の予防である．栄養療法や薬物療法による寛解導入後も再燃予防のためにEDを用いた在宅経腸栄養療法を継続する必要がある．短腸症候群で高度な栄養障害が予想される場合は，在宅でのTPNを考慮する．活動期の薬物療法のうち5-ASA製剤は栄養療法併用の有無にかかわらず継続投与する．通常ペンタサ1.5〜3.0 g/dayを副作用のないかぎり長期に継続する．大腸型ではサラゾピリン2.0〜3.0 g/dayを投与してもよい．ステロイドの継続投与による寛解維持効果は否定されているので寛解期には減量，中止を目指す．ステロイド依存症例に対してはAZP，6-MPなどの免疫調節剤の併用が有効である．また，抗TNFα抗体製剤のインフリキシマブ，アダリムマブの維持投与にて再手術の回避と長期の寛解維持が期待できる．

■ 症例からみた診断・治療

【症例1】23歳，男性（図5）

1カ月前より，発熱，下痢，腹痛持続．内視鏡にて回腸末端，盲腸から上行結腸にかけ縦走傾向の浅い潰瘍，不整形潰瘍を認めた．

　CRP 2.8，CDAI 185

→初発・軽症・小腸大腸型クローン病
→成分栄養剤による栄養療法とペンタサ3.0g内服による薬物療法を選択．
　→寛解

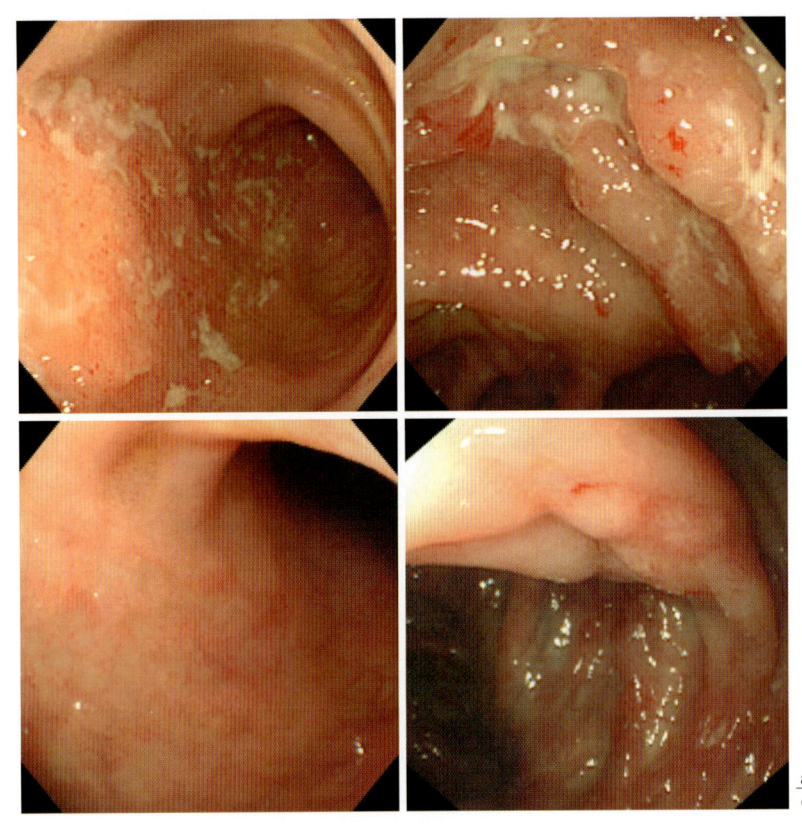

図5
a, b：治療前の内視鏡像．回腸末端に縦走傾向の浅い潰瘍，盲腸に不整形潰瘍，びらんを認める．a：回腸末端　b：盲腸
c, d：治療後の内視鏡像．潰瘍，びらんは消失．c：回腸末端　d：盲腸

【症例2】26歳，女性（図6）

発熱，腹痛，血便が続くため入院．注腸造影検査にて下行結腸から上行結腸にかけ深掘れの縦走潰瘍，敷石像を認めた．小腸は所見なし．

CRP 4.3，CDAI 230

→初発・中等症・大腸型クローン病

→絶食・TPN 管理として2週間経過をみるが，血便は軽快せず．大腸型を考慮してステロイド（PSL）40 mg を投与．

→寛解

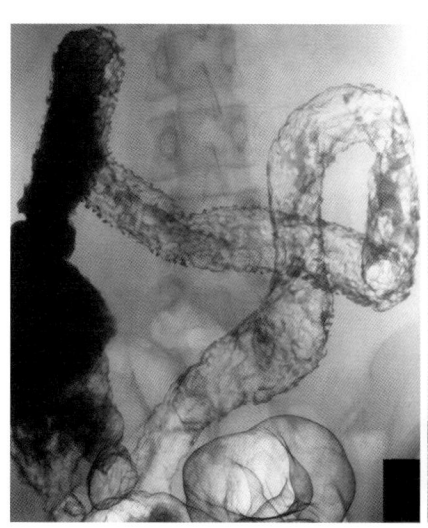

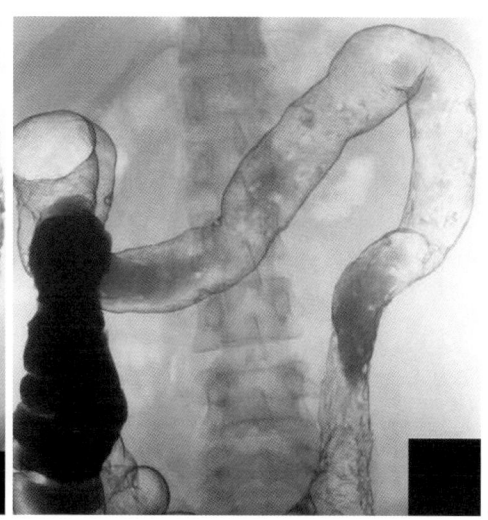

図 6
a：PSL 投与前の注腸造影像．下行結腸から上行結腸にかけ縦走潰瘍，敷石像を認める．
b：PSL 投与4週後の注腸造影像．縦走潰瘍の瘢痕化．

【症例3】29歳，男性（**図7**）

3カ月前より肛門痛あるも放置．1カ月前より発熱，下痢，腹痛，肛門部痛が増強し入院．CRP 7.3，CDAI 430

内視鏡にて盲腸から下行結腸にかけて深掘れの縦走潰瘍，不整形潰瘍を認めた．小腸は所見なし．腹部MRIにて痔瘻の診断．CRP 8.3，CDAI 370

→初発・重症・肛門部病変を合併した大腸型クローン病

→絶食・TPN管理とし，まずシートン法により痔瘻のドレナージを施行．ステロイド投与も治療選択肢となるが，CDAI高値より活動性はきわめて高い．ドレナージされている痔瘻を有していることからレミケード投与を選択（0, 2, 6週の3回投与）．

→寛解

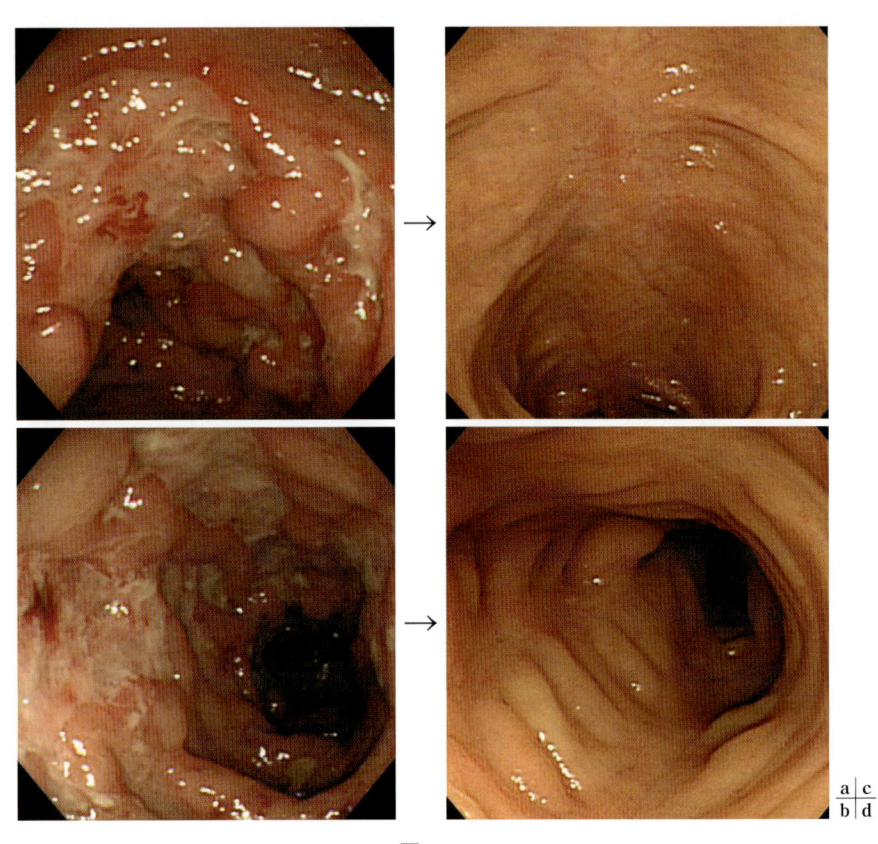

図7
a, b：レミケード投与前の内視鏡像．深掘れの不整形潰瘍，縦走傾向の潰瘍が散在．a：横行結腸　b：下行結腸
c, d：レミケード投与4週後の内視鏡像．潰瘍の瘢痕化．c：横行結腸　d：下行結腸

【症例4】21歳，女性（図8）

1年前に小腸型クローン病と診断されるが，治療を自己中断，放置．食事摂取後に腹痛増強，イレウスの診断にて入院．大腸は所見なし．

　CRP 5.8，CDAI 285

　→再燃・中等症・小腸型クローン病

　→絶食・TPN管理にて腹痛軽快，CRPも正常化するが，小腸造影にて下部回腸に著明な口側拡張を伴う狭窄病変を認めた．TPNにても狭窄の改善は不可能．狭窄部位が小腸で全周性であることから外科療法（回腸部分切除術）を選択．

　→手術

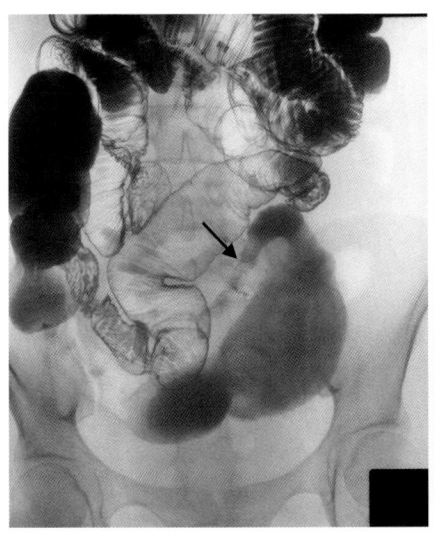

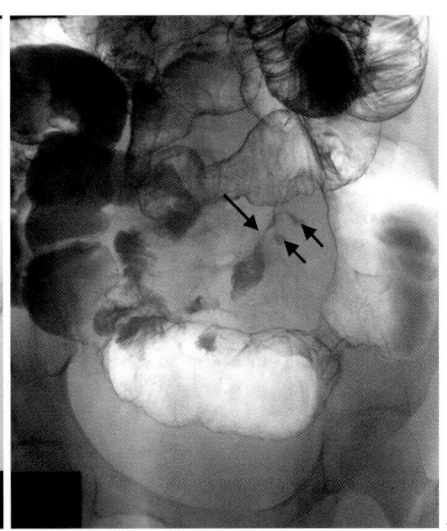

図8
小腸造影像：下部回腸に著明な口側拡張を伴う全周性の狭窄（↓），狭窄部から伸びる瘻孔（↓↓）を認める．
a：充盈像　b：二重造影像

文献

1) Crohn BB, Ginzburg L, Oppenheimer GD：Regional ileitis：a pathologic and clinical entity. JAMA　1932；99：1323-1329
2) 八尾恒良：クローン病診断基準（改訂案）．厚生省特定疾患難治性炎症性腸管障害調査研究班　平成6年度研究報告書．1995, 63-66
3) 厚生労働科学研究費補助金特定疾患対策研究事業「難治性炎症性腸管障害に関する調査研究」班（渡辺班）平成23年度研究報告書．2012, 15-16
4) 一森俊樹：初発症状．高添正和編：臨床医のための炎症性腸疾患のすべて．2002, 30-32, メジカルビュー社，東京
5) 松本誉之：クローン病治療指針改訂．難治性炎症性腸管障害に関する調査研究班　平成23年度研究報告書．2012
6) Hanauer SB, Feagan BG, Lichtenstein GR, et al：Maintenance infliximab for Crohn's disease：the ACCENT I randomised trial. Lancet　2002；359：1541-1549

（吉村直樹，高添正和）

消化管

虚血性大腸炎の診断基準と病型分類

■ 概　念

　虚血性大腸炎は，急激な血流低下に起因する病変であり，主幹動脈に明らかな閉塞所見がみられないものとされている[1]．虚血が関与するさまざまな病変を総称した虚血性腸病変という名称も提唱され[2]，虚血性大腸炎は特発性のものと位置付けられる．

　病因として血管側因子（動脈硬化，凝固能亢進など）と腸管側因子（腸内圧上昇，腸管攣縮など）が挙げられるが，実際には腸管側因子がより重要と考えられており，便秘で下剤服用を契機に発症することが多い．さらに血管側因子が加わった場合に重症化し狭窄型になると考えられている[3]．

■ 診断基準

　腸管の虚血を直接捉えることができないため，さまざまな状況から虚血の可能性を推定し，類型化する必要がある．これまでに Williams ら[4]（1975），長廻ら[5]（1981），飯田ら[6]（1993），勝又ら[7]（1997）が本症の診断基準を提唱しているが，それらの要点を**表**に示す．

　診断においては，大腸の急性区域性炎症で，基礎疾患，症状，画像所見，経過が重要であり，感染や薬剤による腸炎を除外する必要がある．

　発症年齢は 60～70 代にピークがあるが，若年者でもまれではなく，男女比は 3：7 で女性に多い[8]．通常，時刻が特定できるような急激な発症様式をとり，強い腹痛に続く下痢，鮮血便が定型的である．血管側因子優位の場合には腹痛が軽い傾向がみられる．病変はほとんどが左側結腸に発生するが，まれに右側結腸や直腸にみられることがある[8]．

表　虚血性大腸炎診断基準の対比

報告者	Williams ら[4]	長廻ら[5]	飯田ら[6]	勝又ら[7]
年齢	50歳以上	高齢者	―	―
背景	―	血流減少が起こりうる患者（高齢，基礎疾患など）；なければ疑診	―	―
発症様式	―	急激	急激	急激
症状	―	腹痛，血便；なければ疑診	腹痛，下血	腹痛，下痢または下血
再発	なし	―	―	あり
部位	―	直腸のみ，skip lesionがあるものは疑診	直腸を除く左側結腸	左半結腸中心
病原菌検出	なし	なし；二次感染と考えられる場合は疑診	なし	なし
先行する抗菌薬使用	なし	なし；偶然の一致と考えられる場合は疑診	なし	なし
内視鏡所見	急性粘膜炎症	急性区域性出血性腸炎	急性期：発赤，浮腫，出血，縦走潰瘍 慢性期：正常～縦走潰瘍瘢痕（一過性型），管腔狭小化，縦走潰瘍瘢痕（狭窄型）	a1. 急性滲出性，壊死性粘膜病変 a2. 縦走性びらん，または潰瘍 c1. 治癒（一過性型） c2. 縦走潰瘍（瘢痕），管腔の変形または狭小化
X線所見	急性潰瘍性，滲出性変化	同上	急性期：拇指圧痕像，縦走潰瘍 慢性期：管腔狭小化，縦走潰瘍瘢痕，嚢形成（狭窄型）	同上
組織学的所見	粘膜/粘膜下層の破壊，浮腫，出血	―	急性期：粘膜上皮の変性・脱落・壊死・再生，出血，水腫，タンパク成分に富む滲出物 慢性期：担鉄細胞	急性期：粘膜または粘膜下層の壊死，浮腫，出血 慢性期：粘膜下層の線維化と血管拡張，担鉄細胞

■ 内視鏡および生検組織所見

　血便のため緊急大腸内視鏡が行われることが多いが，経時的変化が著しく軽症例では数日で病変が不明になる．病変分布は基本的に区域性，非対称性であるが，病変が強い部位では全周性変化がみられる．病変の辺縁部では軽度の病変が非連続性にみられることも多い．急性期の内視鏡所見は，出血，浮腫，発赤，びらん，潰瘍である（図1）．縦走性の病変は約半数でみられ

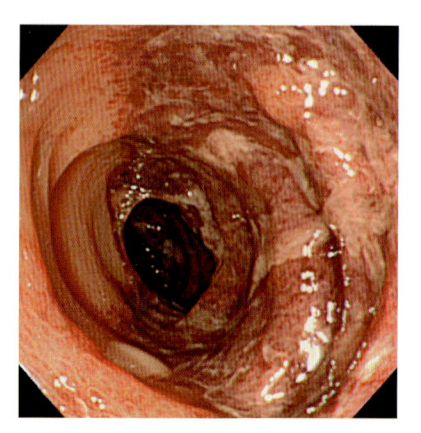

図1 虚血性大腸炎（一過性型）の内視鏡像
S状結腸の半周を越える赤色調のびらん，浮腫がみられる．

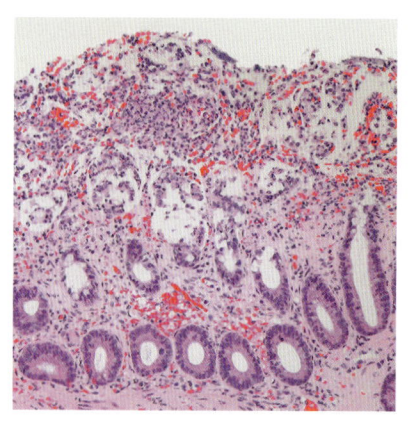

図2 虚血性大腸炎（一過性型）の生検組織像
腺管上皮の変性，脱落と薄い偽膜を認める．

る．多くの場合，びらん面は浮腫のため膨隆する．段差のある明瞭な潰瘍（縦走または帯状）がみられる場合，狭窄型に移行する．

生検組織で急性期では粘膜・粘膜下層の出血と浮腫，毛細血管のうっ血，上皮の変性・脱落（図2），粘膜下層小血管の血栓などがみられる．慢性期（回復期）では粘膜下層の線維化，担鉄細胞が特徴的である．

■ 注腸 X 線所見など

急性期には浮腫と出血を反映した伸展不良，拇指圧痕像（図3），横走ひだの腫大，縦走潰瘍などがみられる．回復期には縦走潰瘍（ないし瘢痕），管腔狭小化，偽憩室形成がみられる．狭

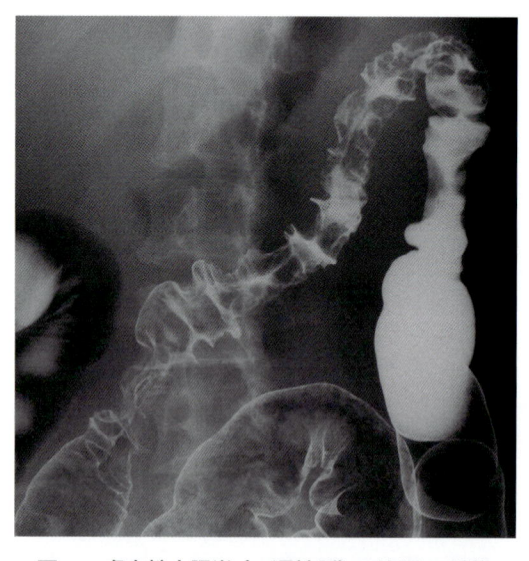

図3 虚血性大腸炎（一過性型）の注腸 X 線像
脾彎曲部を中心に拇指圧痕像を認める．

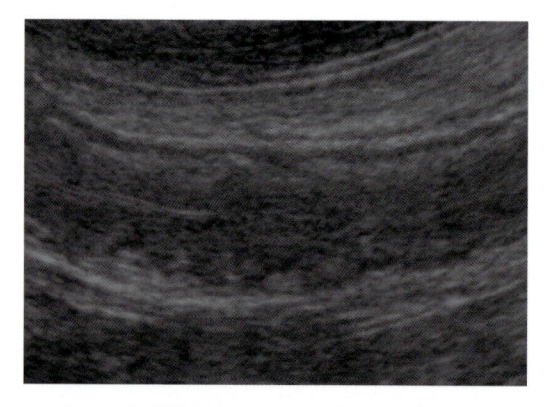

図4 虚血性大腸炎（一過性型）の超音波像
下行結腸に壁肥厚と粘膜下層の浮腫による壁層構造の不明瞭化がみられる．

窄の程度の判定には内視鏡よりも注腸X線が有用である．

CTや超音波検査では腸壁の浮腫性肥厚を非侵襲的に描出できる．粘膜下層の壁肥厚と浮腫によりエコーレベル低下をきたし，壁層構造が不明瞭化する（図4）．

■ 病型分類

Marstonらはischemic colitisの名称を提唱し，壊疽型，狭窄型，一過性型に分類した[1]．しかしその後，壊疽型を除いた一過性型と狭窄型が狭義の虚血性大腸炎と呼ばれていた．現在では壊疽型を非閉塞性腸間膜梗塞（non-occlusive mesenteric infarction；NOMI）と区別して虚血性大腸炎の範疇に含めるという考え方もある．

一過性型が圧倒的に多く，狭窄型はその1割程度である．壊疽型はきわめてまれである．各病型は組織損傷の程度を反映すると考えられる．一過性型と狭窄型は経過を追跡しなければ分類できない．狭窄型の定義は，注腸X線では腸管径が70％以下の場合とされているが，内視鏡では明確な判定基準がない．

■ 症例からみた診断・治療

【症例】76歳男性，狭窄型虚血性大腸炎
主　訴：腹痛
既往歴：冠動脈バイパス手術（68歳）

現病歴：夕食後に急に腹痛が出現し嘔吐もみられた．翌日も腹痛が持続するため外来を受診した．腹部全体に圧痛が強く入院となった．

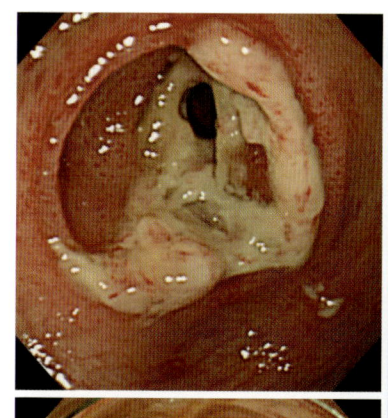

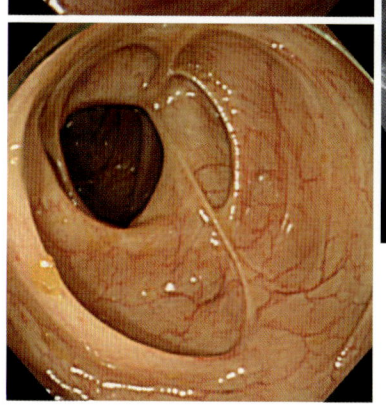

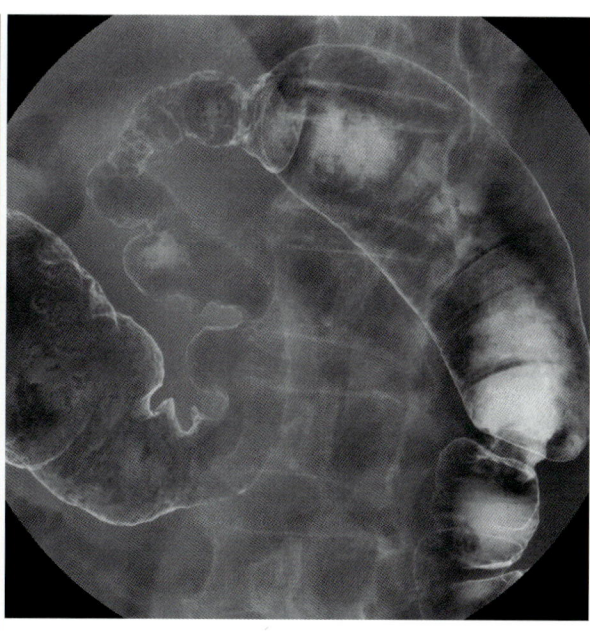

図5　虚血性大腸炎（狭窄型）
a：内視鏡像（初回）
b：注腸X線像
c：内視鏡像（3年9カ月後）

検査成績：WBC 15,700/μl, Hb 15.6 g/dl, Ht 46.1%, PLT 16.4 万/μl, LDH 249 IU/l, T-Bil 1.7 mg/dl, CRP 0.38 mg/dl であり，便培養で病原菌は証明されなかった．

経過：絶食，補液，抗菌薬投与で保存的に治療を行った．CRP は入院 3 日後に 26.3 mg/dl まで上昇したが，その後徐々に低下した．症状の改善を待って入院 10 日目に大腸内視鏡を行った．脾彎曲部に厚い白苔を伴った全周性潰瘍がみられ，内視鏡は通過しなかった（図 5a）．同日行った注腸 X 線で脾彎曲部から口側約 12 cm にわたる伸展不良がみられた（図 5b）．経口摂取開始後も症状の増悪はなく順調に経過した．3 年 9 カ月後の大腸内視鏡では脾彎曲部に狭小化とひだ集中，瘢痕がみられ狭窄型と判定したが，内視鏡は通過した（図 5c）．

基礎疾患，発症様式，病変部位から虚血性大腸炎を考えることは容易であるが，発症後 10 日目に行った内視鏡では全周性潰瘍のみであった．血管側因子の強い狭窄型では本例のように腹痛が主体で血性下痢がみられないことがある．本例では当初，腹痛が強く血液検査で高度の炎症反応がみられたが，腹膜刺激症状や発熱はなく，保存的治療を行った．壊疽型では緊急手術の判断を迅速に行う必要があるが，虚血性大腸炎における治療法の選択はあくまで症状と診察所見に基づいて判断する必要がある．

文 献

1) Marston A, Pheils M, Thomas ML, et al：Ischemic colitis. Gut　1966；7：1-15
2) 多田正大, 北村千都, 平田 学, 他：虚血性腸病変の疾患概念の変遷とその取り扱いに関する問題点. 胃と腸　1993；28：899-912
3) 大川清孝, 北野厚生, 中村志郎, 他：虚血性大腸炎の臨床的検討—背景因子と内視鏡像を中心として. Gastroenterol Endosc　1990；32：365-376
4) Williams LF, Wittenberg J：Ischemic colitis：an useful clinical diagnosis, but is it ischemic? Ann Surg　1975；182：439-448
5) 長廻 紘, 長谷川かをり, 谷口友章, 他：虚血性大腸炎の診断と内視鏡. 日本大腸肛門病会誌　1981；34：631-639
6) 飯田三雄, 松本主之, 廣田千治, 他：虚血性腸病変の臨床像—虚血性大腸炎の再評価と問題点を中心に. 胃と腸　1993；28：899-912
7) 勝又伴栄, 五十嵐正広, 佐田美和, 他：虚血性大腸炎の内視鏡診断と最新の知見. 消化器内視鏡　1997；9：1689-1697
8) 清水誠治, 川浦由起子, 廣瀬亮平, 他：虚血性大腸炎の内視鏡診断. Modern Physician　2010；30：922-925

（清水誠治）

消化管

大腸癌・大腸ポリープの診断・病型分類・進行度

■ 存在診断

わが国の大腸癌検診として免疫学的便潜血検査（2日法）が広く実施されている．個別検診では，大腸内視鏡検査のほか，PET や CT colonography なども普及しつつあるが，便潜血検査や PET，CT colonography などで異常所見を認めた場合には，精査として大腸内視鏡検査を行うこととなるため，大腸内視鏡検査は大腸癌・大腸ポリープの診断にとても重要な位置を占める．

大腸内視鏡検査では，病変を見逃さないために，平坦あるいは陥凹性の表面型病変を意識した観察が重要である．また，屈曲部やひだ裏などの死角をできるだけ減らすようにすべきである．そのためには，屈曲部やひだ裏をなめるように観察するとともに，適宜空気量を変化させたり，体位変換を行ったりする必要がある．

■ 病型分類

図1に表在型（0型）大腸腫瘍の肉眼形態分類と進行癌（1～4型）の割面のシェーマを示す．

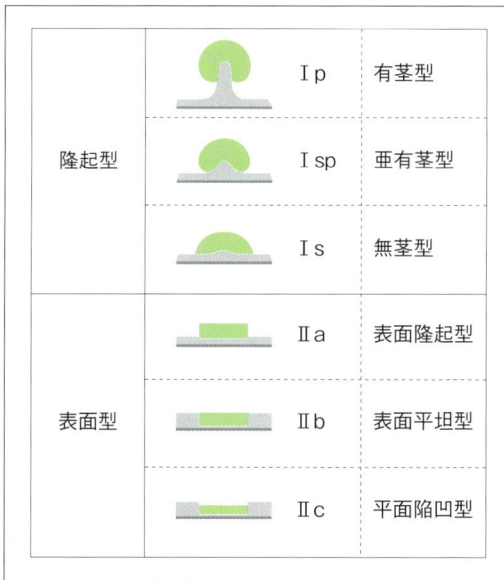

隆起型		Ip	有茎型
		Isp	亜有茎型
		Is	無茎型
表面型		IIa	表面隆起型
		IIb	表面平坦型
		IIc	平面陥凹型

大腸癌研究会プロジェクト研究委員会による表在型（0型）大腸腫瘍の肉眼形態分類（案）

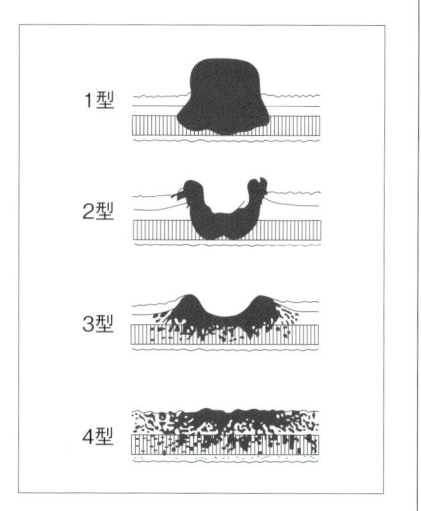

1型	
2型	
3型	
4型	

進行癌（1～4型）の割面シェーマ
〔胃癌取扱い規約（第14版）より引用〕

図1　表在型（0型）大腸腫瘍の肉眼形態分類と進行癌（1～4型）の割面のシェーマ

通常内視鏡所見

ここでは，おもに表在型腫瘍について，隆起型病変と平坦陥凹型病変とに分け，述べる．

隆起型病変

癌が粘膜下層（SM）深部浸潤すると，緊満感や表面粗糙，びらん形成，潰瘍形成の所見を呈する．とくに，胃とは異なって酸のない大腸において潰瘍を形成することは，SM 深部浸潤を強く示唆する所見である．ただし，大きな腺腫でも，蠕動などによる機械的な刺激によりびらんや潰瘍を形成することもある点には注意が必要である．また，立ち上がりが粘膜下腫瘍様に正常粘膜で覆われていれば（non-polypoid growth），SM 深部浸潤癌と診断できる．また，進行癌の診断を含め，壁の変形や硬化所見は重要な所見である．

平坦陥凹型病変

SM 深部浸潤の所見としては，不整なびらん，ひだ集中や台状挙上などの伸展不良所見，空気を少量にすることに伴う mass effect の出現などがある．また，陥凹局面を有することは，SM 浸潤を示唆する所見である．陥凹の形態や深さは，腺腫と癌の鑑別や癌の深達度診断に有用な所見である．陥凹面が棘状で浅い場合には腺腫，辺縁が明瞭で深い陥凹局面をもつ場合には SM 浸潤癌であることが多い[1]．

LST（laterally spreading tumor）

LST の定義は，「最大径 10 mm 以上の側方（表層）拡大型腫瘍性病変」とされている．LST は，食道や胃で使用されている「表層拡大型腫瘍」というニックネーミングと同義であり，決して肉眼型を示す用語ではない．

LST は，まず，顆粒結節状を呈する granular

Subtypes of LST	Classification in type 0
LST granular（LST-G）	
Homogeneous type	0-IIa
Nodular mixed type	0-IIa, 0-Is+IIa, 0-IIa+Is
LST non-granular（LST-NG）	
Flat elevated	0-IIa
Pseudo-depressed type	0-IIa+IIc, 0-IIc+IIa

*The term "LST (laterally spreading tumour)" refers to the lateral growth of lesions at least 10 mm in diameter; this is in opposition to traditional polypoid (upward growth) or flat and depressed lesions (downward growth).

LST-G Homogeneous　LST-G Nodular mixed　LST-NG Flat elevated　LST-NG Pseudo-depressed type

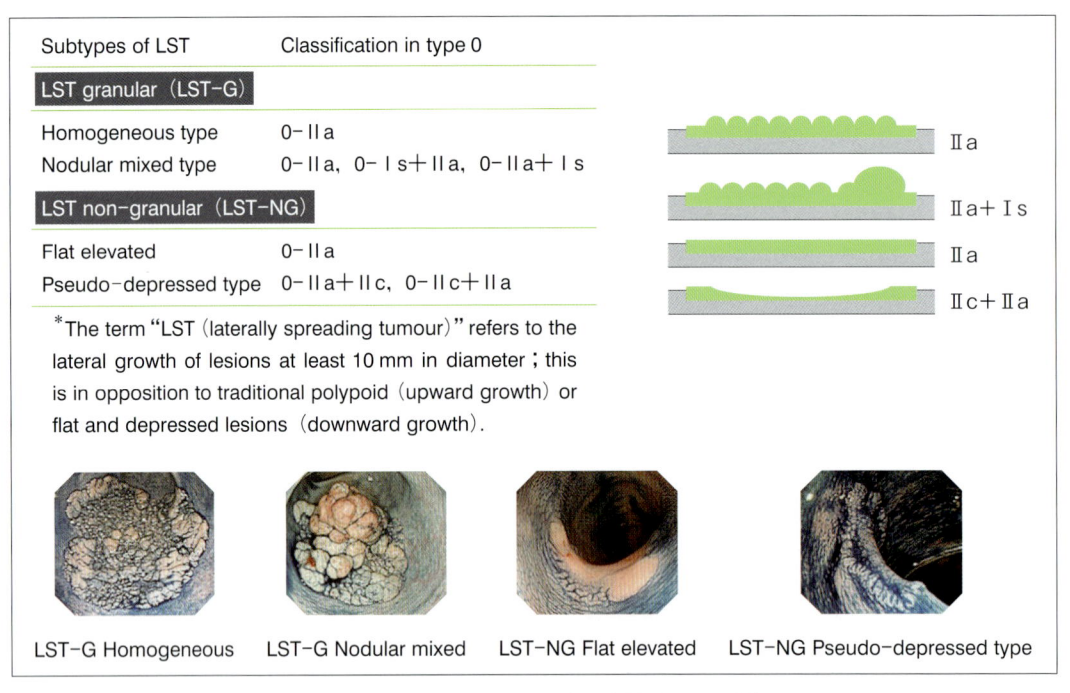

図 2　LST の細分類と腫瘍の肉眼型との関係
〔Shin-ei Kudo, René Lambert, et al：Nonpolypoid neoplastic lesions of the colorectal mucosa. Gastrointest Endosc. 2008 Oct；68（4 Suppl）：S3-47 より引用〕

type（LST-G）と表面が非顆粒結節状の non-granular type（LST-NG）に大別される．そして，LST-G は顆粒均一型（homogeneous type）と結節混在型（nodular mixed type）に，LST-NG は扁平隆起型（flat elevated type）と偽陥凹型（pseudodepressed type）に分けられる．**図 2** に LST とパリ分類や大腸癌取扱い規約の肉眼形態分類との関係を示す．この内容は 2008 年の Kyoto International Workshop で世界的なコンセンサスが得られ，現在，わが国はもとより世界的に認知され日常診療で使用されている[1]．

拡大内視鏡検査

大腸癌に対する内視鏡治療の適応は，術前深達度が粘膜内（M）から SM 軽度浸潤（1,000 μm 未満）の癌である．そのため，内視鏡診断において，SM 軽度浸潤の癌かどうかを見極めることは重要なポイントである．この深達度診断に関しては，通常内視鏡観察でもある程度可能であるが，主観的な要素も多い．より客観性の高い診断法として色素拡大内視鏡による pit pattern 診断，Narrow Band Imaging（NBI）診断や Flexible spectral Imaging Color Enhancement（FICE）拡大観察，超音波内視鏡検査などが挙げられる[2]．

色素拡大内視鏡診断

大腸腫瘍の pit pattern 分類には工藤・鶴田分類が使用されている（**図 3**）．Ⅰ〜Ⅴ型に分類

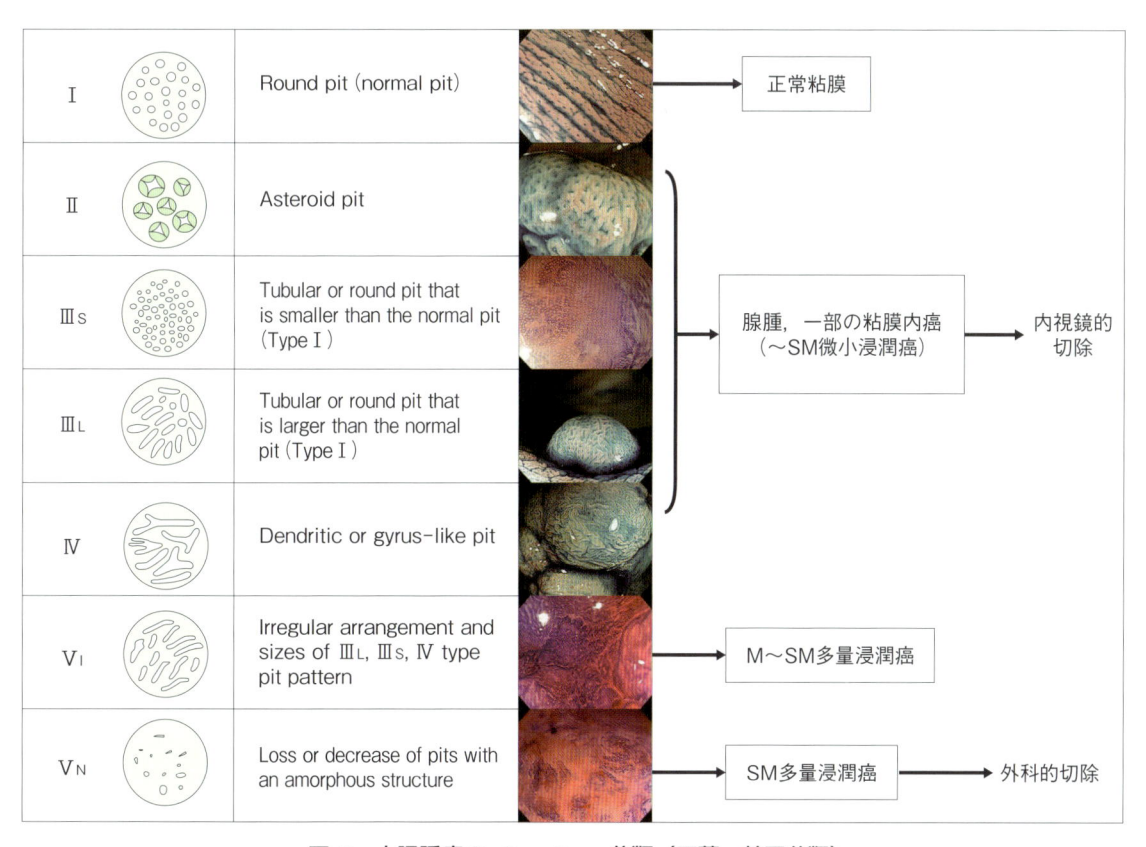

型	所見	
Ⅰ	Round pit (normal pit)	正常粘膜
Ⅱ	Asteroid pit	腺腫，一部の粘膜内癌（〜SM微小浸潤癌） → 内視鏡的切除
Ⅲs	Tubular or round pit that is smaller than the normal pit (TypeⅠ)	
ⅢL	Tubular or round pit that is larger than the normal pit (TypeⅠ)	
Ⅳ	Dendritic or gyrus-like pit	
ⅤI	Irregular arrangement and sizes of ⅢL, Ⅲs, Ⅳ type pit pattern	M〜SM多量浸潤癌
ⅤN	Loss or decrease of pits with an amorphous structure	SM多量浸潤癌 → 外科的切除

図 3 大腸腫瘍の pit pattern 分類（工藤・鶴田分類）

〔Tanaka S, et al：Gastrointest Endosc 2006；604-613 より引用・改変〕

され，Ⅰ型は非腫瘍性病変または粘膜下腫瘍，Ⅱ型は過形成性病変，ⅢL型はおもに隆起型，ⅢS型は陥凹型病変に特徴的な腺腫主体の病変である．Ⅳ型は管状絨毛腺腫〜M癌が多い．Ⅴ型は癌の指標であり，不整腺管構造を呈するⅤI型と明らかな無構造領域を有するⅤN型に亜分類される．

NBI 拡大観察診断

NBIは光の波長依存性を利用して粘膜表層の微細構造の観察を可能にしたシステムであり，腫瘍性病変ではその表層部の微小血管を高いコントラストで捉えることができる．とくに癌では血管径の不均一性や走行の異常，分布の乱れが出現するため，腫瘍/非腫瘍の鑑別や腺腫/癌の鑑別，深達度診断が可能である．図4にわれわれが提唱している広島分類を示す[2]．

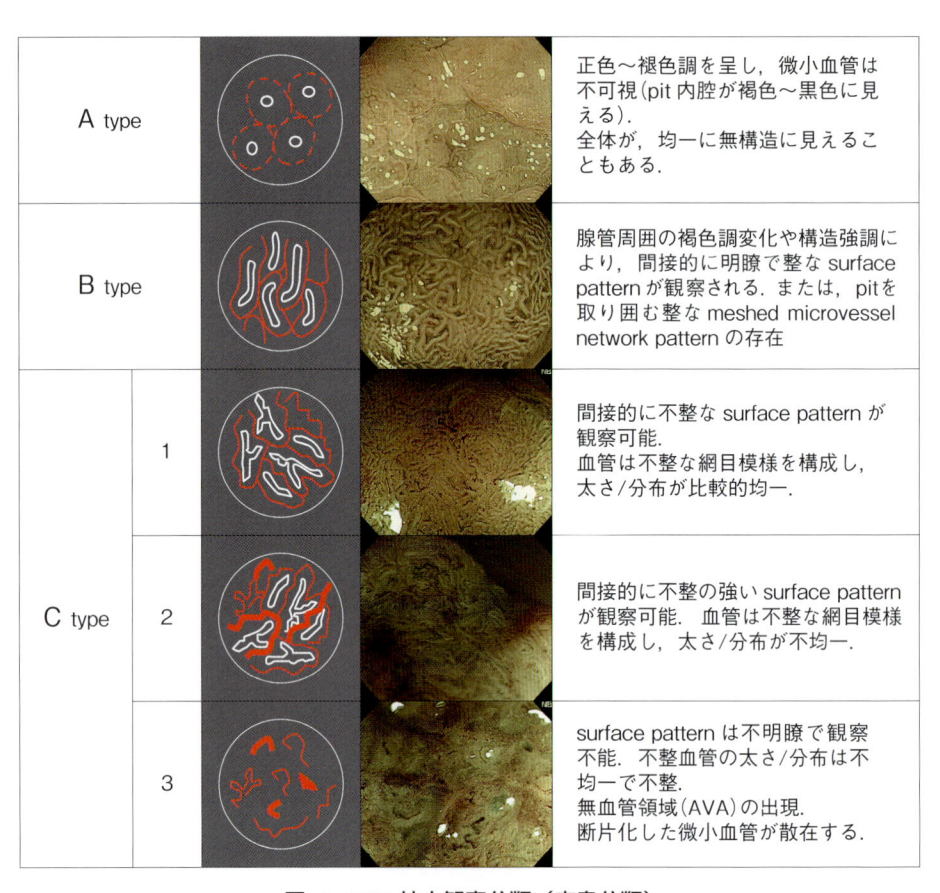

A type				正色〜褪色調を呈し，微小血管は不可視（pit内腔が褐色〜黒色に見える）．全体が，均一に無構造に見えることもある．
B type				腺管周囲の褐色調変化や構造強調により，間接的に明瞭で整なsurface patternが観察される．または，pitを取り囲む整なmeshed microvessel network patternの存在
C type	1			間接的に不整なsurface patternが観察可能．血管は不整な網目模様を構成し，太さ/分布が比較的均一．
	2			間接的に不整の強いsurface patternが観察可能．血管は不整な網目模様を構成し，太さ/分布が不均一．
	3			surface patternは不明瞭で観察不能．不整血管の太さ/分布は不均一で不整．無血管領域（AVA）の出現．断片化した微小血管が散在する．

図4 NBI 拡大観察分類（広島分類）

NBI 国際分類（NICE 分類）

欧米では一般臨床でまだ拡大内視鏡を使用していない施設が多く，わが国においても，大腸の拡大内視鏡が十分に普及しているとは言い難い．現在，日米欧の国際共同研究の結果として，拡大内視鏡を用いなくても利用可能なNBI所見分類であるNBI International Colorectal Endoscopic（NICE）分類が提唱されている（表）[3,4]．この分類は，主としてvesselsとsur-

表 NBI所見分類（NICE分類）*

	Type 1	Type 2	Type 3
Color	Same or lighter than background	Browner relative to background（verify color arises from vessels）	Brown to dark brown relative to background ; sometimes patchy whiter areas
Vessels	None, or isolated lacy vessels may be present coursing across the lesion	Brown vessels surrounding white structures**	Has area(s) with disrupted or missing vessels
Surface pattern	Dark or white spots of uniform size, or homogeneous absence of pattern	Oval, tubular or branched white structures** surrounded by brown vessels	Amorphous or absence of pattern
Most likely pathology	Hyperplastic	Adenoma***	Deep submucosal invasive cancer

* : Can be applied using colonoscopes both with or without optical（zoom）magnification
** : These structures（regular or irregular）may represent the pits and the epithelium of the crypt opening
*** : Type 2 consists of Vienna classification types 3, 4, and superficial 5（all adenomas with either low or high grade dysplasia, or with superficial submucosal carcinoma）. The presence of high grade dysplasia or superficial submucosal carcinoma may be suggested by an irregular vessel or surface pattern, and is often associated with atypical morphology（e. g., depressed area）.

face patternを中心に評価するもので，非腫瘍と外科手術の必要なSM深部浸潤を判別できる簡便な分類で世界に普及しつつある．一方，本邦では，NICE分類のType 2を拡大内視鏡所見でさらに細分類する必要性があり，本邦での実地診療に役立つ詳細な分類の作成作業が厚生労働省の班会議で進行中である．

■ 治　療

早期大腸癌・大腸ポリープ

内視鏡的摘除が可能と思われるものに関しては，原則，内視鏡的摘除を行う．その適応の原則は，リンパ節転移の可能性がほとんどなく，一括摘除できる大きさと部位にある病変である．「大腸癌治療ガイドライン医師用 2010 年版」によると，具体的な内視鏡的摘除の適応条件として，①腺腫，cM癌，cSM軽度浸潤癌，②最大径 2 cm 未満，③肉眼型は問わない，の 3 点が挙げられている（図 5）．

最大径が 2 cm 未満とされている理由は，内視鏡的粘膜摘除術（endoscopic mucosal resection；EMR）で一括摘除できる大きさが径 2 cm 程度であることに基づいている．現在，大腸病変に対する内視鏡的粘膜下層剥離術（endoscopic submucosal dissection；ESD）も施行されるようになってきており，2012 年 4 月に保険適応になった．この技術が一般化すれば，大きさに関する基準は今後不要になるものと思われる．なお，SM軽度以上の浸潤が疑われる場合でも，完全摘除生検（total excisional biopsy）として内視鏡的摘除を行う場面もある．

追加外科手術の必要性の判断は，内視鏡的摘除を行った病変の病理診断によってなされる．「大腸癌治療ガイドライン医師用 2010 年版」[5]による追加外科手術の適応基準と考慮基準は，以下のように規定されている（図 6）．

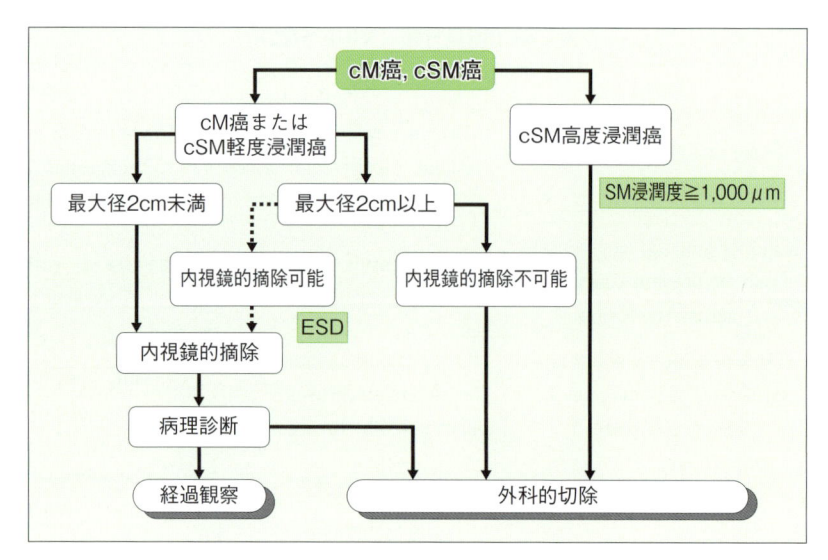

図5 cM癌またはcSM癌の治療方針
〔大腸癌治療ガイドライン医師用2010年版より〕

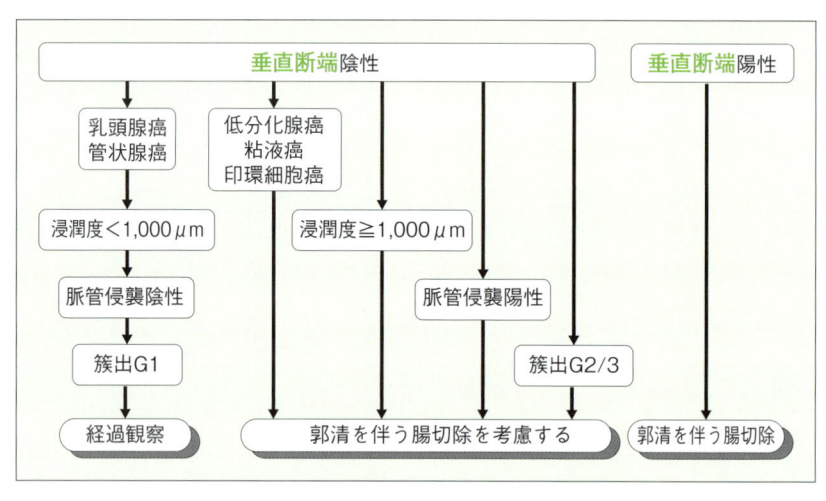

図6 内視鏡的摘除後のpSM癌の治療方針
〔大腸癌治療ガイドライン医師用2010年版〕

A．垂直断端陽性の場合は外科的切除が望ましい．
B．摘除標本の組織学的検索で以下の一因子でも認めれば，追加治療としてリンパ節郭清を伴う腸切除を考慮する．
　(1) SM浸潤度1,000μm以上
　(2) 脈管侵襲陽性
　(3) 低分化腺癌，印環細胞癌，粘液癌
　(4) 浸潤先進部の簇出（budding）Grade 2/3

Bにおいて，具体的にどのように考慮するための詳細なデータ提供を目指して大腸癌研究会のプロジェクト研究が現在進行中である．

● **進行大腸癌**

大腸癌の占居部位により，回盲部切除術，結腸右半切除術，横行結腸切除術，結腸左半切除術，S状結腸切除術，低位前方切除術などが施行される．リンパ節郭清度は，術前画像診断や術中所見により決定される（D1～D3）．病変が

盲腸や回盲弁に近い上行結腸あるいはS状結腸に存在する場合には，腹腔鏡補助下にD3郭清を伴う結腸右半切除術やS状結腸切除術が行われる場合もある．下部直腸進行癌の場合は，術後の局所再発の頻度が低くないことから，術前放射線治療を行うことも多い．

● 薬物療法

大腸癌の治療の原則は病変の内視鏡的もしくは外科的摘除である．ただし，進行大腸癌では，再発を抑制し予後を改善する目的で，術後補助化学療法が行われる．推奨される療法（日本における保険適応収載順）は，① 5-FU＋l-leucovorin（LV）療法，② UFT＋LV療法，③ capecitabine療法，④ FOLFOX4療法またはmFOLFOX6療法であり，推奨される投与期間は6カ月である．肝転移や腹膜転移などを認める場合，performance status（PS）が0〜2であれば，化学療法の適応がある．詳細は「大腸癌治療ガイドライン医師用2010年版」[5]を参照されたい．

文　献

1) 岡　志郎, 田中信治：上皮性腫瘍. 斉藤裕輔, 田中信治, 渡邉聡明 編：大腸疾患診療のStrategy. 2010, 48-59, 日本メディカルセンター, 東京
2) 田中信治, 林　奈那：画像強調観察. 田中信治 監：見逃しのない大腸内視鏡の挿入・観察法. 2012, 195-200, 日本メディカルセンター, 東京
3) Hewett DG, Kaltenbach T, Sano Y, et al：Validation of a simple classification system for endoscopic diagnosis of small colorectal polyps using narrow-band imaging. Gastroenterology 2012 May 15.［Epub ahead of print］
4) Tanaka S, Sano Y：Aim to unify the narrow band imaging（NBI）magnifying classification for colorectal tumors：current status in Japan from a summary of the consensus symposium in the 79th Annual Meeting of the Japan Gastroenterological Endoscopy Society. Dig Endosc 2011；23（Suppl 1）：131-139
5) 大腸癌研究会 編：大腸癌治療ガイドライン医師用2010年版. 2010, 金原出版, 東京

（日山　亨, 田中信治）

| 消化管 | # 消化管上皮性腫瘍の組織分類

　消化管の上皮性腫瘍の組織分類は本邦では「癌取扱い規約」[1)~3)]を基準に行われているが，国際的にはWHO分類が用いられている．本邦の分類はWHO分類[4)]との整合性も考慮して作成されているが，編集時期のずれや診断基準に対する考えの違いなどから，必ずしも同一とはいえない．本項では，組織分類を「癌取扱い規約」の分類とその意義を中心にWHO分類との違いについても解説する．

　なお，表在癌/早期癌のリンパ節転移の危険性や内視鏡治療適応に関しては，各癌の治療ガイドラインに詳細が記載されているので，本項では省略する．

■ 食道上皮性腫瘍の組織分類

良性
- 良性腫瘍の多くは扁平上皮乳頭腫．
- 腺腫はまれ．

上皮内腫瘍（Premalignant lesions）
- 扁平上皮の構造ならびに細胞の異常から腫瘍と判定される病変のうち，上皮内に限局するもの．従来の異形成（dysplasia）に相当する．
- 腫瘍細胞が上皮内深層1/2までにとどまるものを low-grade intraepithelial neoplasia（LG-IN），それ以上を占めるものを high-grade intraepithelial neoplasia（HG-IN）とする（図1a，b）．
- 日本では非浸潤癌の概念が確立されているので，上皮内腫瘍であっても異型度が癌に相当する場合は carcinoma in situ あるいは non-invasive carcinoma と診断される（図1c）．腫瘍細胞が上皮内深層1/2までにとどまるが高度異型を示す扁平上皮癌も存在するが，WHO分類に従うと LG-IN となるので注意が必要（図1d）．
- 「食道癌取扱い規約」委員会では，異型細胞が占める層の程度と病変の性質とは必ずしも相関しないことから，異型層の程度とは無関係な組織分類が現在議論中である．

悪性
- 悪性上皮性腫瘍の「食道癌取扱い規約」と「WHO分類」との対比を表1に示すが，内分泌腫瘍の項目を除きほとんど同様である．
- 日本では悪性上皮性腫瘍は扁平上皮癌がもっとも多い．
- 扁平上皮癌は，角化と層状分化を指標として高・中・低分化型に亜分類される．
- 疣状癌（verrucous carcinoma）は，細胞異型の程度では悪性とは判定できないきわめて高分化な乳頭状増殖と浸潤を示す扁平上皮癌である．
- 類基底細胞癌は，N/C比の高い基底細胞類似の癌細胞が充実胞巣状に増殖する像を基本として，小嚢胞状，腺管構造，篩状構造が種々の割合で混在し，多彩な組織像を呈する．扁平上皮癌より悪性度が高いと考えられている．
- 腺様嚢胞癌はきわめてまれであり，その組織像の類似性より類基底細胞癌と誤診される場合があるので，その診断には免疫染色を含めた十分な検討が必要である．

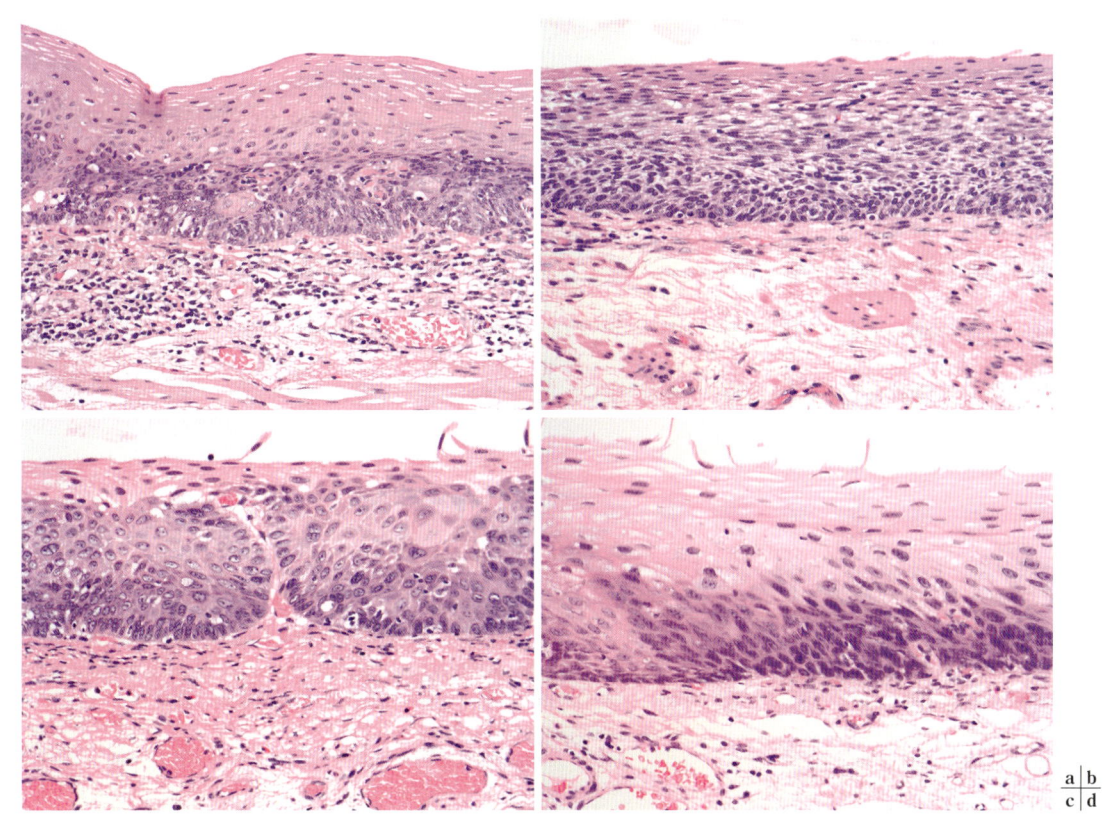

図 1　食道上皮内腫瘍
a：LG-IN. 上皮下層 1/2 までに異型がとどまる．
b：HG-IN. 上皮下層 1/2 を越えてほぼ全層に異型を認めるが，細胞異型は軽度で細胞配列に乱れも少ない．
c：CIS. 高度の異型を示す細胞がほぼ全層性に増殖．
d：CIS. 上皮下層 1/2 までに異型がとどまるが，高度の異型性より癌と判定される（WHO 分類では LG-IN）．

- 腺扁平上皮癌・粘表皮癌は，扁平上皮癌成分と腺癌成分への分化を示すものであり，それぞれの成分が純粋型として混在する場合を腺扁平上皮癌，扁平上皮癌胞巣に粘液産生細胞（腺癌細胞）が混在する場合を粘表皮癌と呼び，両者とも悪性度は高いと考えられている．
- 内分泌細胞癌は，内分泌細胞への分化を示す癌で，その細胞の大きさにより小細胞型と大細胞型に分類され，きわめて予後不良な悪性度の高い癌である．
- カルチノイドは食道ではきわめてまれである．
- 癌肉腫は，隆起性発育を呈するものが多く，肉腫成分は特定の分化を認めないもの（spindle cell carcinoma あるいは sarcomatous carcinoma に相当）から筋，骨，軟骨などへの分化を示すものまで多彩である．扁平上皮癌より悪性度は高いと考えられている．

表 1 食道悪性上皮性腫瘍の組織分類

食道癌取扱い規約（第 10 版補訂版）[1]	WHO 分類 2010[4]
扁平上皮癌	Squamous cell carcinoma
高分化型	well differentiated
中分化型	moderately differentiated
低分化型	poorly differentiated
（記載なし）	Verrucous（squamous）carcinoma
類基底細胞癌	Basaloid squamous cell carcinoma
癌肉腫	Spindle cell（squamous）carcinoma
腺癌	Adenocarcinoma
高分化型	well differentiated
中分化型	moderately differentiated
低分化型	poorly differentiated
腺扁平上皮癌	Adenosquamous carcinoma
粘表皮癌	Mucoepidermoid carcinoma
腺様嚢胞癌	Adenoid cystic carcinoma
内分泌細胞腫瘍	Neuroendocrine neoplasms
カルチノイド	Neuroendocrine tumor（NET），G1 & G2
内分泌細胞癌	Neuroendocrine carcinoma
（記載なし）	Mixed adenoneuroendocrine carcinoma
未分化癌	Undifferentiated carcinoma
その他	

胃上皮性腫瘍の組織分類

良性

- 良性上皮性腫瘍は腺腫であり，日本では粘膜内上皮性腫瘍を肉眼型にかかわらず異型性の程度により腺腫と腺癌に分類する．
- 欧米では粘膜内上皮性腫瘍のうち肉眼的に隆起したものが腺腫で，平坦あるいは陥凹したものが dysplasia とされ，その異型度により低異型度（low-grade）と高異型度（high-grade）に分類される．
- 腺腫には，杯細胞（MUC2 陽性）や小腸吸収上皮（刷子縁が CD10 陽性），Paneth 細胞への分化を示す腸型のものと（図 2a），幽門腺への分化を示す胃型が存在する．胃腺窩上皮への分化を示すものは低異型度であってもほとんどが癌と考えられている（図 2b）．

悪性

- 「胃癌取扱い規約」と「WHO 分類」の悪性上皮性腫瘍の対比を表 2 に示す．特殊な組織型の記載の有無と内分泌腫瘍の項目を除きほとんど同様である．
- 腺癌（図 3）はその管腔構造の有無により分化型と未分化型に大別され，両者は臨床病理学的特徴に差異がある（表 3）[5]．ただし，実際の症例では両者が混在するものが多い．
- 組織型別の予後は，分化が低いほど不良である傾向があるが，分化型のうち乳頭腺癌は悪性度が高く，未分化型のうち印環細胞癌は比較的予後良好である（表 4）[6]．
- 低分化腺癌充実型（por1）は腺管形成を認めないことから低分化型に分類されているが，分化型成分の併存率が高いことや静脈侵襲を高頻度に認めることから，その多くは分化型

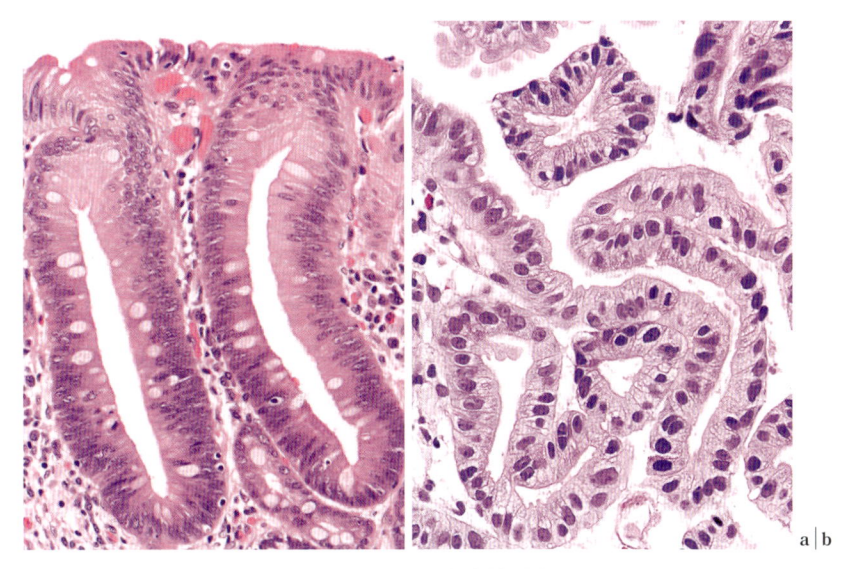

図 2 胃低異型度上皮性腫瘍
a：腺腫．浸潤性や構造異型のない上皮性腫瘍で，N/C 比は 50%以下で紡錘形の異型核は基底膜側に整然と配列し，杯細胞も散見される．
b：癌．乳頭状構造を有する上皮性腫瘍で，N/C 比は 50%以下であるが，異型核は類円形で基底膜側に配列せず（極性の乱れ），細胞質は胃腺窩上皮に類似している．

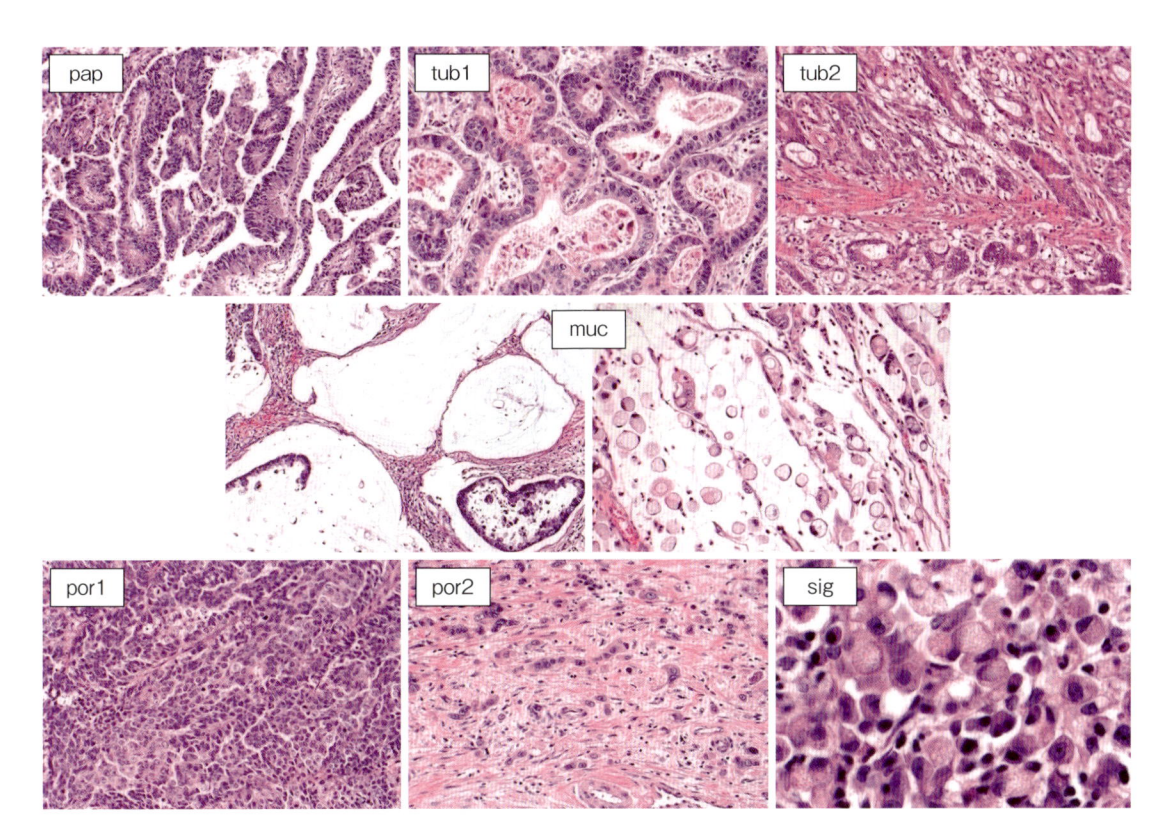

図 3 胃癌組織分類（通常型胃癌の組織像）
粘液癌はその構成成分により 2 型に分類可能．

表 2 胃悪性上皮性腫瘍の組織分類

胃癌取扱い規約（第 14 版）[2]	WHO 分類 2010[4]
一般型	
乳頭腺癌（pap）	Papillary carcinoma
管状腺癌	Tubular carcinoma
高分化（tub1）	
中分化（tub2）	
低分化腺癌	Poorly cohesive carcinoma
充実型（por1）	
非充実型（por2）	
印環細胞癌（sig）	（Poorly cohesive carcinoma）
粘液癌（muc）	Mucinous carcinoma
特殊型	Neuroendocrine neoplasms
カルチノイド腫瘍	Neuroendocrine tumor（NET），G1 & G2
内分泌細胞癌	Neuroendocrine carcinoma
腺扁平上皮癌	Adenosquamous carcinoma
扁平上皮癌	Squamous cell carcinoma
肝様腺癌	Hepatoid adenocarcinoma
リンパ球浸潤癌	Carcinoma with lymphoid stroma
未分化癌	Undifferentiated carcinoma
（その他）	
絨毛癌	Choriocarcinoma
癌肉腫	Carcinosarcoma
浸潤性微小乳頭癌	（記載なし）
胎児消化管上皮類似癌	Embryonal carcinoma
卵黄嚢腫瘍類似癌	Pure gastric yolk-sac tumor
（未分化癌の一亜型）	Malignant rhabdoid tumor
（記載なし）	Parietal cell carcinoma
（記載なし）	Mucoepidermoid carcinoma
（記載なし）	Paneth cell carcinoma
（記載なし）	Mixed adeno-endocrine carcinoma
（記載なし）	Endodermal sinus tumor
（記載なし）	Oncocytic adenocarcinoma

表 3 胃癌分化型と未分化型の臨床病理学的特徴の違い

	分化型 (intestinal-type)	未分化型 (diffuse-type)
年齢	高齢者	比較的若年者
背景粘膜	腸上皮化生	正常胃（萎縮）
発育様式	限局性，圧排性	びまん性，浸潤性
肉眼型		
早期	Type 0-Ⅰ，Ⅱa，Ⅱc	Type 0-Ⅱc
進行癌	Type 1，2，3	Type 3，4
転移	血行性，肝転移	リンパ行性，腹膜播種

〔中村恭一：胃癌の構造（第 3 版）[5] より抜粋引用〕

表 4 胃癌の組織型と頻度・予後

		頻度	5年生存率
分化型腺癌		(54%)	
乳頭腺癌	pap	5.7%	63.4%
高分化管状腺癌	tub1	24.5%	81.1%
中分化管状腺癌	tub2	23.8%	67.8%
低分化腺癌		(43%)	
充実型	por1	16.3%	59.0%
非充実型	por2	16.3%	55.5%
印環細胞癌	sig	10.4%	81.2%
粘液癌	muc	2.4%	49.7%

〔日本胃癌学会全国集計. Gastric Cancer 2006；9：51-66[6]〕

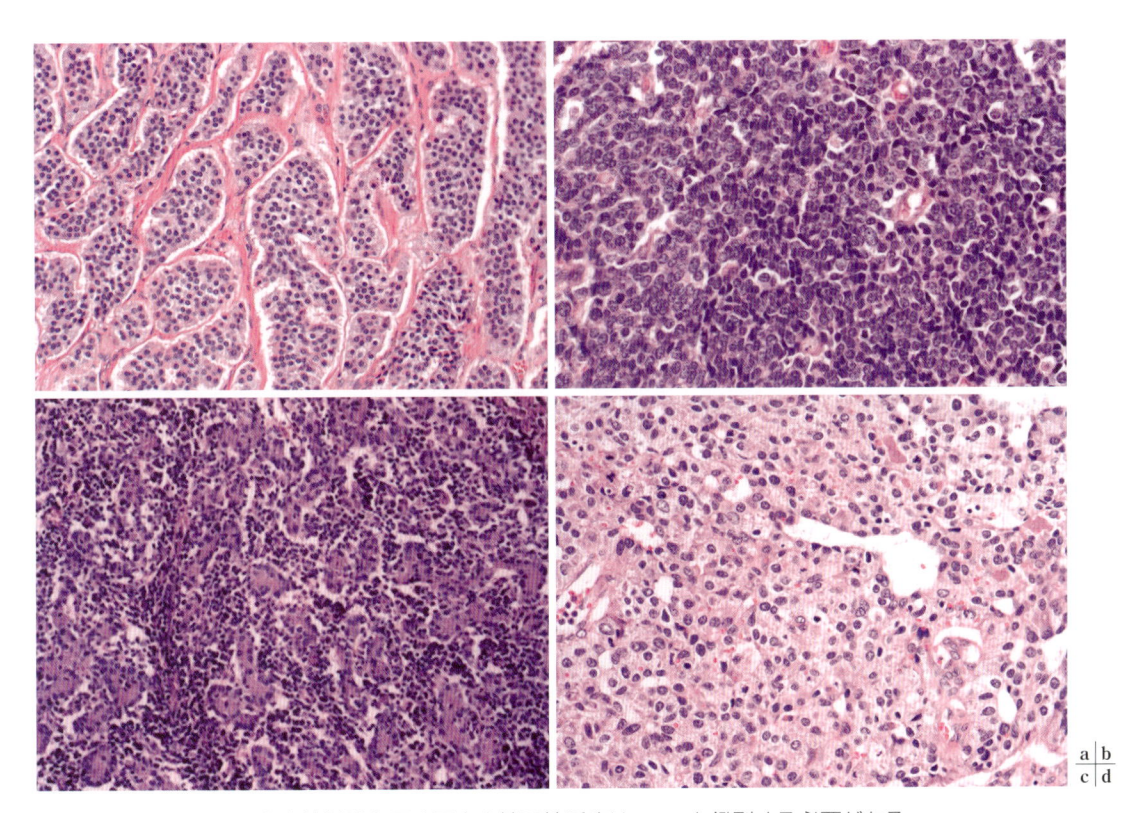

図 4 充実性増殖を示す胃上皮性悪性腫瘍は por1 と鑑別する必要がある．
　　a：カルチノイド
　　b：内分泌細胞癌（小細胞癌）
　　c：carcinoma with lymphoid stroma, EB-virus associated
　　d：hepatoid adenocarcinoma, AFP（＋）

由来と考えられている．そして，その発育様式から内分泌細胞癌や hepatoid adenocarcinoma などの特殊型との鑑別が必要である．

● カルチノイドは，低悪性度の内分泌細胞腫瘍であり，WHO 分類では neuroendocrine tumor（NET）の Grade 1 & 2 に相当する（図 4a）．

胃のカルチノイドは Rindi らの分類に基づき，Type I：A 型胃炎に伴い発生するもの，Type II：多発性内分泌腺腫症（multiple endocrine neoplasia；MEN）の 1 型および Zollinger-Ellison 症候群に合併するもの，Type III：散発性に発生するもの，の 3 群に分類されている．
- 内分泌細胞癌は，高悪性度の内分泌細胞腫瘍で，その多くは腺癌からの進展と考えられている（図 4b）．
- carcinoma with lymphoid stroma は密なリンパ球浸潤を伴い癌細胞とともに充実性増殖を示すことから por1 に分類されていたが，予後良好で，EB ウイルス感染との関連がある特殊な胃癌として，現在は por1 とは区別されている（図 4c）．
- AFP 産生癌の代表は hepatoid adenocarcinoma であり，高頻度に肝転移をきたし予後不良な組織型である（図 4d）．また，AFP 産生癌には胎児腸管型腺癌や yolk-sac tumor も含まれる．
- 胃底腺への分化を示す adenocacinoma of fundic gland type は最近新しく提唱された腺癌の組織亜型である．初期より粘膜下層へ浸潤するが，低異型度で脈管侵襲を認めず，低悪性度の癌と考えられている[7]．H. plyori 感染との関連に乏しいことも注目すべき点である．

■ 大腸上皮性腫瘍の組織分類

良　性

- 良性上皮性腫瘍の腺腫は，その構造により管状（tubular），管状絨毛（tubulovillous），絨毛（villous），鋸歯状（serrated）に分類される（表 5，図 5）．
- 癌併存が高い腺腫は，サイズが大きいもの，高異型度のもの，絨毛腺腫である．
- 鋸歯状腺腫は，腫瘍性と判定できる腺腫相当の異型性と鋸歯状構を有する陰窩上皮の増生からなる腫瘍で，癌化率は管状腺腫と同等と考えられている．
- sessile serrated adenoma/polyp（SSA/P）は，組織像からは明らかな腫瘍性とは判定できない鋸歯状病変で，過形成ポリープでは見られない構造の不整（陰窩の拡張，陰窩の不規則分岐，陰窩深部での変形など）を有する（図 6）．BRAF 変異を高頻度に認めることより，WHO では腫瘍性病変に分類され，マイクロサテライト不安定性を示す癌の前駆病変として注目されている．ただし，SSA/P の癌化率

表 5　大腸良性上皮性腫瘍の組織分類

大腸癌取扱い規約（第 7 版補訂版）[3]	WHO 分類 2010[4]
腺腫	Adenoma
管状腺腫	tubular
管状絨毛腺腫	tubulovillous
絨毛腺腫	villous
鋸歯状腺腫	（serrated lesion の項）
（記載なし）	Dysplasia（intraepithelial neoplasia）
	low-grade
	high-grade
	Serrated lesions
	（Hyperplastic polyp）
（記載なし）	Sessile serrated adenoma/polyp
（鋸歯状腺腫）	Traditional serrated adenoma

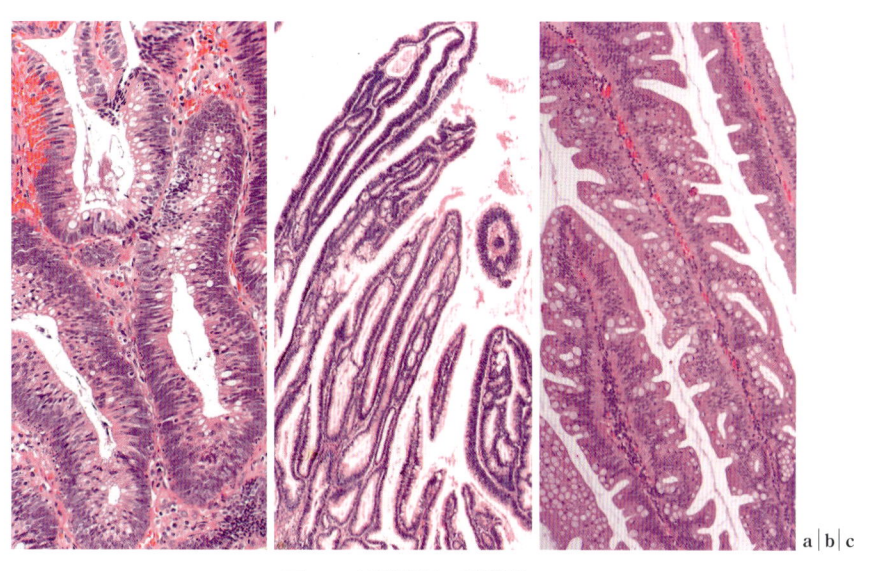

図 5　大腸腺腫の組織型
a：管状腺腫　b：絨毛腺腫　c：鋸歯状腺腫

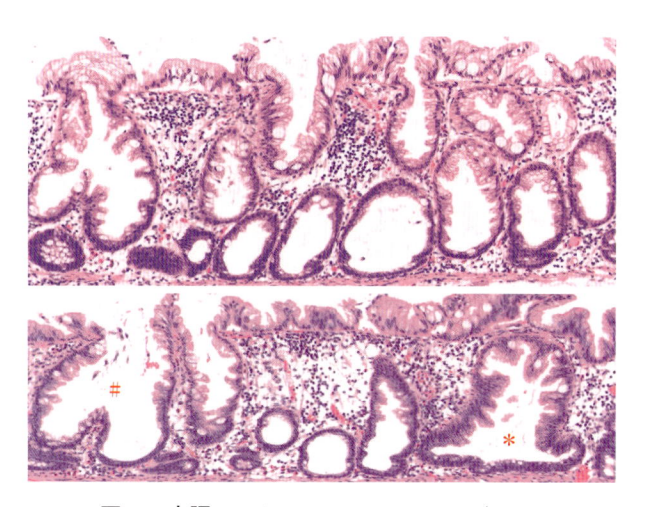

図 6　大腸 sessile serrated adenoma/polyp
腫瘍性と判定できる異型性のない鋸歯状構造を示す陰窩上皮が増生し，陰窩深部での拡張も認める．陰窩深部の変形（＊）や分岐（#）も特徴的所見．

は不明である．

悪　性

- 「大腸癌取扱い規約」と「WHO 分類」の悪性上皮性腫瘍の対比を**表 6** に示す．WHO 分類には日本の規約にないものとして，medullary carcinoma, cribriform comedo-type carcinoma, micropapillary carcinoma, serrated carcinoma という組織型が記載されている．特殊な組織型の記載と内分泌腫瘍の項目も両者で多少異なる．
- 粘液癌はその癌の構成成分から，分化型と未分化型に分類される．
- 大腸癌の 90％が高・中分化腺癌である．
- 低分化腺癌は悪性度が高く，予後不良である．また，簇出を含む低分化腺癌成分の出現も，

表 6 大腸悪性上皮性腫瘍の組織分類

大腸癌取扱い規約（第 7 版補訂版）[3]	WHO 分類 2010[4]
腺癌	
乳頭腺癌（pap）	（記載なし）
管状腺癌	
高分化（tub1）	Adenocarcinoma, well differentiated
中分化（tub2）	Adenocarcinoma, moderately differentiated
低分化腺癌	
充実型（por1）	Adenocarcinoma, poorly differentiated 　＋Medullary carcinoma
非充実型（por2）	Adenocarcinoma, poorly differentiated
粘液癌（muc）	Mucinous carcinoma
印環細胞癌（sig）	Signet ring cell carcinoma
（記載なし）	Cribriform comedo-type carcinoma
（記載なし）	Micropapillary carcinoma
（記載なし）	Serrated adenocarcinoma
内分泌細胞癌	Neuroendocrine carcinoma
（記載なし）	Mixed adenoneuroendocrine carcinoma
腺扁平上皮癌	Adenosquamous carcinoma
扁平上皮癌	Squamous cell carcinoma
（記載なし）	Spindle cell carcinoma
その他の癌	
未分化癌	Undifferentiated carcinoma
α-fetoprotein 産生腺癌	（記載なし）
絨毛癌	（記載なし）
（記載なし）	Clear cell carcinoma
（記載なし）	Paneth cell-rich papillary adenocarcinoma
カルチノイド腫瘍	Neuroendocrine tumor（NET），G1 & G2

悪性度・予後との相関があると報告されている．
- カルチノイドは，胃と同様 WHO 分類では NET Grade 1 & 2 に相当する．
- 内分泌細胞癌は，高悪性度の内分泌細胞腫瘍で，その多くは腺腫あるいは腺癌からの進展と考えられている．
- medullary carcinoma は大腸癌取扱い規約では por1 に含まれている．リンパ球浸潤が著明で，マイクロサテライト不安定性と関連し，予後は良好である．
- 潰瘍性大腸炎に関連して発生した腫瘍（dysplasia）は，局所のみが治療対象になるのではなく，大腸全摘が原則である．

■ 日欧米間における癌の診断基準の違い

- 欧米では腺管形成の良好な非浸潤性上皮（粘膜）内腫瘍は，転移をきたすことがほとんどないことから dysplasia とされ，異型度の違いで low-grade と high-grade に分類される．ただし，粘膜内腫瘍でも低分化のものや著明な構造の不整を示すものは間質浸潤相当の所見とみなされ，癌と判定される．
- 日本では，浸潤の有無に関わらず細胞異型と

構造異型の評価により癌の判定がなされる．すなわち，粘膜内の腫瘍成分であっても，粘膜下層へ明らかに浸潤した腫瘍と同等の異型度を示す場合に癌と判定される．
● 日欧米間における癌の診断基準の違いを是正するため，ウィーン分類が確立された[8]．この分類は病変の臨床的取り扱いにも対応している（**表7**）．欧米の high-grade dysplasia のほとんどは日本の基準では癌（非浸潤性）であり，両者はウィーン分類では同一の Category 4 に分類される．高異型度の腫瘍の場合には単に用語の違いであることを理解しておくと臨床的には問題にならないが，欧米の low-grade dysplasia（ウィーン分類 Category 3）には低異型度の高分化腺癌が含まれることがあるので注意を要する．なお，低異型度癌の病理組織診断は困難なことがあり，日本でも再生上皮や腺腫と誤診される場合がある．

表7 Vienna 分類と具体的病変・臨床的取り扱いの関係

Category	定義	具体的病変（診断名）	臨床的取り扱い
1	非腫瘍性病変	正常粘膜 再生上皮（異型なし/あり）	放置
2	腫瘍と非腫瘍と鑑別困難	再生異型と腫瘍性異型の判定困難 *腺腫や異型の乏しい癌が含まれる	再検あるいは経過観察
3	低異型度腫瘍（非浸潤性）	腺腫（低異型度） *低異型度癌が含まれる可能性あり	経過観察 局所切除 （EMR・ESD など）
4	高異型度腫瘍（非浸潤性）	腺腫（高異型度） 非浸潤癌（carcinoma in situ） 癌（浸潤癌疑い）	局所切除 （EMR・ESD など）
5	浸潤癌	粘膜内癌 粘膜下層以深への浸潤癌	外科的手術

文献

1) 日本食道学会 編：食道癌取扱い規約（第10版）．2007, 金原出版, 東京
2) 日本胃癌学会 編：胃癌取扱い規約（第14版）．2010, 金原出版, 東京
3) 大腸癌研究会 編：大腸癌取扱い規約（第7版補訂版）．2009, 金原出版, 東京
4) Bosman FT, Carneiro F, Hruban RH, Theise ND (eds.)：WHO Classification of Tumours of the Digestive System. 2010, IARC Press, Lyon
5) 中村恭一：胃癌の構造（第3版），2005, 医学書院, 東京
6) Japanese Gastric Cancer Association Registration Committee：Maruyama K, Kaminishi M, Hayashi K, et al：Gastric cancer treated in 1991 in Japan：data analysis of nationwide registry. Gastric Cancer 2006；9：51-66
7) Ueyama H, Yao T, Nakashima Y, et al：Gastric adenocarcinoma of fundic gland type (chief cell predominant type)：proposal for a new entity of gastric adenocarcinoma. Am J Surg Pathol 2010；34：609-619
8) Schlemper RJ, Riddel RH, Kato Y, et al：The Vienna classification of gastrointestinal epithelial neoplasia. Gut 2000；47：251-255

（八尾隆史）

消化管ポリポーシスの診断基準と病型分類

消化管にポリープが多数認められる病態を総称して消化管ポリポーシスと呼び，家族性大腸腺腫症，Peutz-Jeghers 症候群，若年性ポリポーシス，Cowden 病，炎症性ポリポーシス，良性リンパ濾胞性ポリポーシス，Cronkhite-Canada 症候群などが含まれる（表1）[1]．遺伝性消化管ポリポーシスは消化管以外の臓器にも腫瘍（良性，悪性）や奇形などを伴う全身性の疾患である．

通常，遺伝性であるか否かによる分類と組織学的分類を組み合わせることで病態を理解することができる．ちなみに遺伝性消化管ポリポーシスは大腸癌など消化管癌のハイリスクと考えられているが，その頻度は1%以下とまれである．

1．家族性大腸腺腫症（familial adenomatous polyposis；FAP）

■ 概念，成因

消化管，とくに大腸の全域に 100 個以上の腺腫性ポリープがびまん性に発生する遺伝性の高発癌性疾患で，大腸の発癌リスクはほぼ100%に達する．わが国での発生頻度はほぼ 1/17,400 と推定されている[1]．

APC（Adenomatous Polyposis Coli）遺伝子の変異が原因であり，古くから知られている家族性腺腫性ポリポーシス（classical Familial Adenomatous Polyposis）と MUTYH〔mutY homologue（E. coli）〕遺伝子変異由来の MAP（MUTYH-associated polyposis）とに区別されている（表2）[2〜7]．前者は常染色体性優性遺伝形式，後者は常染色体性劣性遺伝形式で形質が子孫に伝達される．

■ Classical FAP

▸ 単純型家族性腺腫性ポリポーシス

消化管ポリポーシス以外に明らかな病変を認めない例を指している．大腸全体に存在する腺腫性ポリープ数により密生型と非密生型に大別される．

▸ Gardner 症候群

消化管腺腫性ポリポーシスに骨腫と軟部組織腫瘍（上皮様囊腫，線維腫，デスモイド腫瘍など）を合併する病態で，家族性大腸腺腫症例の約10%を占める．

▸ Turcot 症候群

消化管腺腫性ポリポーシスに中枢神経系腫瘍（神経膠腫，神経芽細胞腫など）を合併する病態で，glioma-polyposis syndrome とも呼ばれる．

表 1 消化管ポリポーシスの概要

疾　患	ポリープの部位	大腸ポリープ 密度	大腸ポリープ 大きさ	大腸ポリープ 組織像	癌危険度 (%)	症　状	随伴病変	初発年齢	遺　伝	原因遺伝子
I．遺伝性										
1．家族性大腸腺腫症										
1）家族性腺腫性ポリポーシス：classical FAP										
a）単純型（密生型，非密生型）	胃–大腸	びまん性	100〜15,000個 / 20〜100個	小型均一 / やや大型	腺腫	≦100	下血・血便，下痢，腹痛		15〜40歳	常優	APC
b）Gardner症候群								下顎骨腫，骨腫，線維腫，上皮様囊腫，中枢神経系腫瘍	15〜40歳	常優	APC
c）Turcot症候群									20歳以下	常優	APC, MLH1, PMS2
2）MAP：MUTYH-associated polyposis	胃–大腸	15〜1,000個	小型均一	腺腫	≦100	下血・血便，下痢，腹痛	上部消化管腫瘍，CHRPE	40歳以降	常劣	MUTYH
2．Peutz-Jeghers症候群	胃–大腸	散在性	大小不整	過誤腫	50	血便，腹痛，腸重積	色素沈着（口唇・指趾）	25歳以下	常優	STK11
3．若年性ポリポーシス	胃–大腸	散在性–密生型	大小不整	過誤腫	30	血便，腹痛，腸重積	中枢神経系奇形，心血管系奇形，等	20歳以下	常優	DPC4, BMPR1A
4．Cowden病	食道–大腸	散在性–密生型	大小不整	過誤腫	消化管：5〜6 大腸外 女：37 男：22	血便，下痢	顔面小丘疹，口腔内粘膜乳頭腫，四肢末端角化性丘疹	13〜65歳	常優	PTEN
II．非遺伝性										
5．炎症性ポリポーシス	大腸	びまん性	小型	再生上皮	高率（長期治療例）	下血・血便	潰瘍性大腸炎	不定	なし	
6．良性リンパ濾胞性ポリポーシス	小腸–大腸	びまん性	小型	リンパ濾胞	通常		なし	小児期	なし	
7．Cronkhite-Canada症候群	胃–大腸	びまん性	粘膜全体の肥厚	過形成(?)	通常〜やや高率(?)	下痢，体重減少，味覚異常	脱毛，皮膚の色素沈着，爪萎縮	40歳以上	なし	

常優：常染色体優性遺伝，常劣：常染色体劣性遺伝，CHRPE：先天性網膜色素上皮肥大

表 2　classical FAP と MAP

	classical FAP	MAP（*MUTYH*-associated polyposis）	原因遺伝子不明ポリポーシス
原因遺伝子	*APC*（5q21）	*MUTYH*（1p34.3-p32.1）	－
遺伝子産物の機能	βカテニンを介して細胞増殖を制御	塩基除去修復によるDNA保守管理	－
遺伝子変異検出率	80%	数%	－
遺伝子変異の種類　報告数（%） 　一塩基変異型 　　ミスセンス変異 　　ナンセンス変異 　　スプライシング異状 　欠失（小） 　挿入（小） 　その他（広範囲の異状など）	673 種類 230（34.2） 　21（3.1） 173（25.7） 　36（5.4） 289（42.9） 110（16.3） 　44（6.5）	76 種類 59（77.6） 32（42.1） 14（18.4） 13（17.1） 11（14.5） 　4（5.3） 　2（2.6）	－ － － － － － － －
遺伝子型	ヘテロ接合（野生型アレルと変異アレル）	ホモ接合（同一変異アレル）か複合型ヘテロ接合（変異アレルが2種類存在）	－
遺伝形式	常染色体性優性遺伝 ・各世代に罹患者 ・罹患者から子へ伝達 ・性差なし	常染色体性劣性遺伝 ・世代の連続性を欠く ・複数の兄弟に発症する場合がある ・性差なし	常染色体性優性遺伝（?）孤発例の比率が高い
罹患者の子どもの発症リスク	50%（性差なし）	発症しないが保因者となる	50%（性差なし）
大腸腺腫数	100～15,000 個	15～1,000 個	15～1,000 個
大腸癌発症年齢	20 歳頃から増加, 50%リスクは 40 歳代	classical FAP より高齢発症（50～60 歳代）	若年で進行した大腸癌が多い
大腸外病変	骨腫, 軟部組織腫瘍, 上部消化管腫瘍, 膵腫瘍, 甲状腺腫瘍, 等	上部消化管腫瘍, 等	軟部組織腫瘍合併率は classical FAP と同程度. 骨腫, 上部消化管腫瘍の合併は低率

■ 病理・病態生理

大腸病変

　大腸の全領域に，比較的大きさの均一な小型の腺腫性ポリープが多発することを特徴とする．ポリープ数は 100 個程度から 1 万 5,000 個に達する例までさまざまである（表1）．5,000 個以上の腺腫性ポリープが存在すると粘膜面をポリープがカーペット状に覆いつくした状態になり，密生型と呼んでいる．それ以下を非密生型として区別している（図1）．概して密生型患者は非密生型患者に比較し，約 5 年程度若く大腸癌を発生する傾向があるとされるが，年齢を調整した場合の大腸癌深達度はより進行していることが知られ，密生型患者家系のマネージメントは注意が必要である．

　大腸ポリープ数と APC 遺伝子変異の間に相関が報告されている（genotype-phenotype correlation）．密生型症例の多くに，APC 遺伝子のコドン 1250〜1460 に生殖細胞系列遺伝子変異が観察されることがわかった[8]．一方，ポリープ数が極端に少ない attenuated APC（AAPC）例の変異はエキソン 3 からエキソン 4，あるいは密生型領域より 3′ 側に存在する（図2）[9]．このことは遺伝子検査による自然史の予測可能性を示唆する知見である．家族性大腸腺腫症例の網膜に色素斑〔先天性網膜色素上皮肥大（congenital hypertrophy of the retinal pigment epithelium；CHRPE）〕が観察される場合がある．これらの患者はエキソン 9 より 3′ 側に変異が認められることがわかっている[10]．家族性大腸腺腫症の約 10％を占める Gardner 症候群例はデスモイド腫瘍が増大し，しばしば死に至らしめることもあり，その対処法は大きな課題の一つである[11]．APC 遺伝子のコドン 1403〜1578 に変異が認められる家族性大腸腺腫症に，高率にデスモイド腫瘍が発生することが指摘されている．また，コドン 1924 に 2 塩基対（AA）の挿入がみられた家系では，デスモイド腫瘍が 3 世代にわたり集積している[12]．

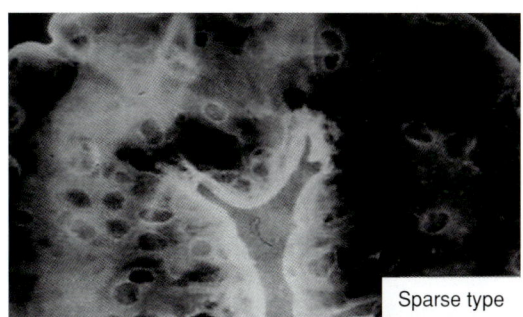

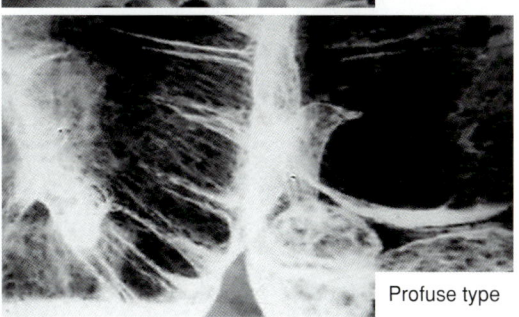

図1　家族性腺腫性ポリポーシス患者の大腸病変
非密生型（上）と密生型（下）．

上部消化管病変

　胃には 70％の頻度で多発性のポリープがみられる．胃底腺領域には胃底腺性ポリポーシスと呼ばれる多発性の半球状ポリープが認められる（図3a，b）．組織像は過形成性ポリープで，胃癌への進展の可能性は低い．幽門腺領域には中心陥凹を伴う腺腫が単発ないしは多発することがある（図4a，b）．この場合は胃癌発生に注意が必要で，胃腺腫合併例の約 10％で胃癌を認める．

　十二指腸には 90％の頻度で多発性ポリープがみられ，組織像は腺腫ないしはカルチノイドである．十二指腸の悪性腫瘍の合併率は約 2.5％である．

消化管外病変

　骨腫を頭蓋骨，下顎骨に認めることがある．また，甲状腺腫瘍，デスモイド腫瘍，皮様囊腫，CHRPE などをしばしば認める．

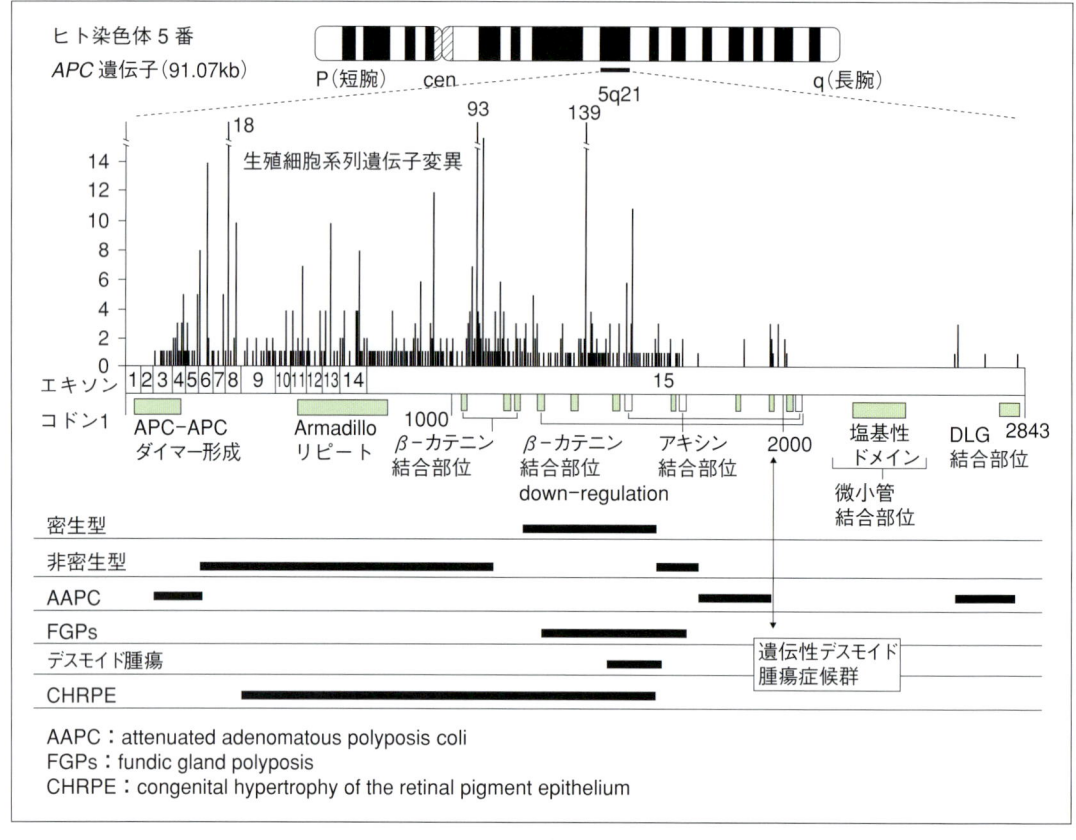

図 2 *APC* 遺伝子構造と生殖細胞系列遺伝子変異
〔Tamura K, et al : Int J Clin Oncol 2004 ; 9 : 232-245[9]) より改変引用〕

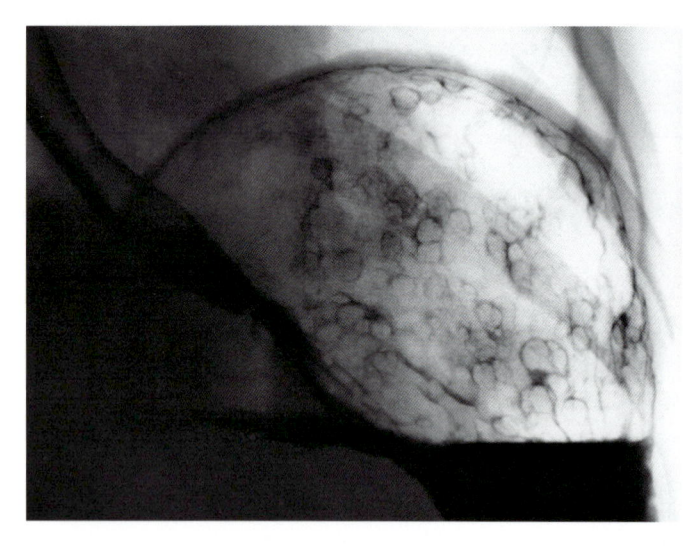

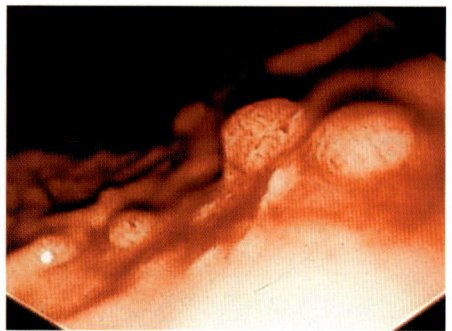

図 3 家族性大腸腺腫症患者の胃底腺ポリポーシス像
 a : 上部消化管造影
 b : 内視鏡像

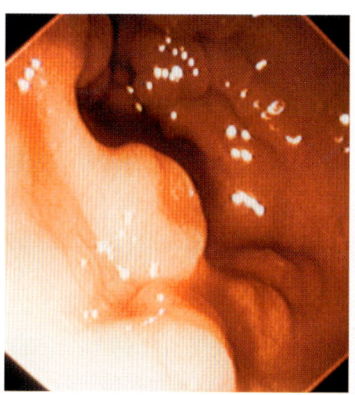

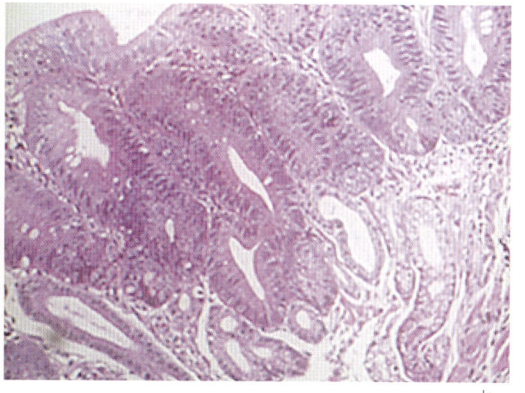

図4　家族性大腸腺腫症患者の胃腺腫
a：内視鏡像
b：組織像

■ MAP（*MUTYH*-associated polyposis）

　大腸腺腫症患者のなかに，両親に大腸疾患の既往がないにもかかわらず，兄弟姉妹が同じ大腸腺腫症に罹患する常染色体性劣性遺伝疾患と考えざるをえない家系が約5％存在する．この場合，腺腫ポリープ数は概して少なく，100個前後，少ない例では15個，多くても1,000個以下である．発癌年齢も classical FAP に比較し，50～60歳と高い傾向にある．この病態は塩基除去修復に関わる *MUTYH* 遺伝子の両対立遺伝子異常（biallelic mutations）によって生じることが明らかになった[7]．*MUTYH* 失活により大腸上皮細胞の adenine glycosylase 活性が低下するため，DNA の酸化で生じた 8-oxo-G を除去修復することができず，癌関連遺伝子等で G：C→T：A 体細胞変異を引き起こし，癌化の一途をたどると考えられている[6]．

■ 原因遺伝子と病態

　APC 遺伝子変異由来の classical FAP 例は野生型アレルと変異アレルのヘテロ接合体であり，常染色体性優性遺伝形式で変異アレルが次世代に伝達され，形質発現がみられる．したがって，罹患者の子どもは50％のリスクを負うことになる（表2）．

　一方，*MUTYH* 生殖細胞系列遺伝子変異による MAP 罹患者は両アレルともに変異が存在する．その際の遺伝子は両アレルともに同一変異アレルからなるホモ接合（homozygous）か，異なる変異アレルの構成からなる複合型ヘテロ接合（compound heterozygous）である．また，両親は罹患していないにもかかわらず，ある世代の兄弟姉妹に突然患者が複数集積するという特徴があり，常染色体性劣性遺伝形式に一致する．両親，子どもは罹患しないが，変異アレルを有するため保因者であり，罹患していない兄弟姉妹の保因者リスクも2/3と算出される．他の家族構成員のリスク評価が可能である．常染色体性劣性遺伝疾患は罹患者数が少なく，家族構成員の発病リスクを得るためには遺伝子検査に頼らざるをえない．大腸ポリープ数が少なく，親の罹患が認められず，複数の兄弟姉妹が罹患する場合は，まず MAP を疑うべきである．また，その際の癌罹患年齢が50～60歳代と classical FAP に比べて高い例が多いことも参考になる

（表2）．注意が必要なのは，大腸ポリープ数が比較的少なく，*APC* も *MUTYH* も生殖細胞系列遺伝子変異が同定できない大腸腺腫症例は若年で大腸癌罹患し，しかもその進行速度が速く，結果的に若年死する危険性が高いことを念頭におく必要がある．ポリープ数が少ないという条件のみで外科的処置を遅らせることは危険である[13]．

■ 治療と予防

classical FAP 患者は若年期に大腸癌に罹患する癌高危険度群である．基本的治療方針は癌発生危険度のきわめて高い大腸粘膜を完全にあるいは大部分を切除（予防的大腸切除）することに主眼を置くべきである．大腸切除後に引き続いて起こりうる大腸外臓器病変は着実に定期的なサーベイランスを行い，早期治療に努めることにつきる．

一般的に予防的大腸切除術は癌発生のまれな 20 歳前後に行うことが理想とされる．大腸癌予防の観点からは大腸全摘術が理想であるが，通常この術式は回腸人工肛門造設を必要とする．しかし近年，下部直腸粘膜を抜去し，肛門括約筋を温存する全結腸切除・直腸粘膜切除・回腸肛門吻合術（IAA）が普及し，自然肛門機能を温存することが可能となった．直腸病変が非常に少なく，術後サーベイランスが容易に行うことができると判断される症例では全結腸切除・回腸直腸吻合術（IRA）も選択肢の一つである．

MAP 患者に関してはまだ症例の蓄積が少なく治療選択の根拠を示す知見に乏しいが，classical FAP に比較して高齢発症とはいえ，累積大腸癌リスクは同等と考えられており，治療方針は同様に行うべきであると考えられる．

2．Peutz-Jeghers 症候群

口唇，口囲，口腔内，指趾の色素斑と消化管の過誤腫性ポリポーシスを合併する優性遺伝性の好発癌性疾患である（図 5a）．原因遺伝子は *STK11* である．

ポリープは食道を除くすべての消化管に散在性に発生し，分葉状で脳回転様形態を示すものもある．しばしば腸重積の原因となる．組織学的には過誤腫で，腺窩上皮の過形成と粘膜筋板の樹枝状増生が特徴である（図 5b, c）．消化器癌の合併は 20% 前後で，大腸癌がもっとも多い．次いで膵癌，卵巣癌，子宮癌，乳癌などの合併がみられる．

消化管ポリープの治療原則はポリープ切除に徹し，可及的に消化管の温存に努めることである．

3．若年性ポリポーシス

消化管に若年性ポリープが多発するまれな常染色体性優性遺伝性疾患である．脆弱なポリープからの出血による貧血や蛋白漏出による低蛋白血症が特徴である．大腸癌の高危険度群であるとともに，胃癌発生の報告もある．原因遺伝子として *SMAD4*，*BMPR1A* が知られている．

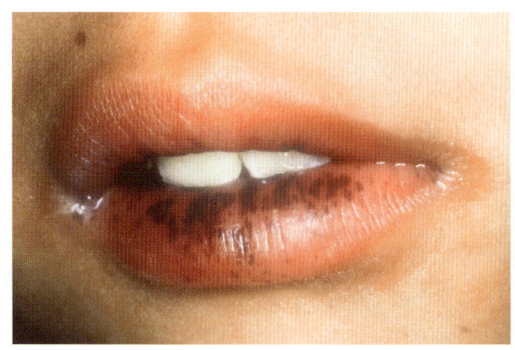

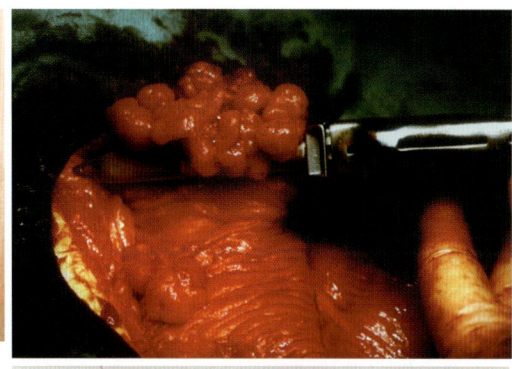

図5 Peutz-Jeghers症候群
　a：口唇の褐色斑
　b：十二指腸ポリポーシス
　c：組織像

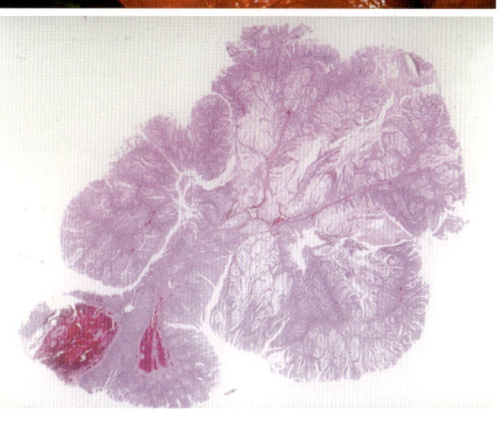

　ポリープの分布により全消化管型と結腸・直腸型に分かれる．粘膜固有層の増殖と腺管の囊状変化が特徴で，上皮細胞に異型を認めない過誤腫である．

　20歳以下で発症し，大腸癌の合併は10％程度みられる．大腸癌の家系内集積性も認められる．また，中枢神経系の奇形（25％），心血管系奇形（20％），腸管奇形，双角子宮などの合併が報告されている．また，遺伝性出血性毛細血管拡張症（HHT，Osler-Weber-Rendu病）との合併も知られている．

　治療はポリープ切除やポリープ多発腸管の部分切除が行われている．90％以上の例でポリープの新生が認められ，追加切除や当該消化管（胃，大腸）の広範囲切除を余儀なくされる場合がある．

4．Cowden病

　顔面の小丘疹，四肢末端の角化性丘疹などの皮膚病変に口腔粘膜の乳頭腫，さらに消化管過誤腫性ポリポーシスを伴う常染色体性優性遺伝疾患である．全身に過誤腫性病変が多発し，multiple hamartoma syndromeと呼ばれる．

　消化管ポリープは全消化管に観察され，とくに食道のびまん性ポリポーシスは他のポリポーシス症候群との鑑別に重要な所見である．腺組織や粘膜筋板の増生や腺窩上皮の過形成がみられる．

　治療は，悪性腫瘍を合併しないかぎりできるだけ消化管温存に努める．しかし，数％の例で消化管癌が認められるため，その際は適切な範囲の消化管切除を要する．他臓器の悪性腫瘍合

併率が高いことが特徴で，女性においては 37% に達し，乳癌，甲状腺癌，女性生殖器の腫瘍のサーベイランスが必要である．男性の腫瘍合併は 22% で皮膚・粘膜などの扁平上皮癌や非上皮性腫瘍への注意が必要である．

文献

1) Utsunomiya J : The concept of hereditary colorectal cancer and implication of its study. Utsunomiya J, Lynch HT (eds) : Hereditary Colorectal Cancer. 1990, p.3-16, Springer-Verlag, Tokyo
2) Kinzler KW, Nilbert MC, Su L-K, et al : Identification FAP locus genes from chromosome 5q21. Science 1991 ; 253 : 661-665
3) Nishisho I, Nakamura Y, Miyoshi Y, et al : Mutations of chromosome 5q21 genes in FAP and colorectal cancer patients. Science 1991 ; 253 : 665-669
4) Groden J, Thliveris A, Samowitz W, et al : Identification and characterization of the familial adenomatous polyposis coli gene. Cell 1991 ; 66 : 589-600
5) Joslyn G, Carlson M, Thliveris A, et al : Identification of deletion mutations and three new genes at the familial polyposis coli. Cell 1991 ; 66 : 601-613
6) Al-Tassan N, Chmiel NH, Maynard J, et al : Inherited variants of MYH associated with somatic G : C→T : A mutations in colorectal tumors. Nat Genet 2002 ; 30 : 227-232
7) Jones S, Emmerson P, Maynard J, et al : Biallelic germline mutations in MYH predispose to multiple colorectal adenoma and somatic G : C→T : A mutations. Hum Mol Genet 2002 ; 11 : 2961-2967
8) Nagase H, Miyoshi Y, Horii A, et al : Correlation between the location of germ-line mutations in the APC gene and the number of colorectal polyps in familial adenomatous polyposis patients. Cancer Res 1992 ; 52 : 4055-4057
9) Tamura K, Utsunomiya J, Iwama T, et al : Mechanism of carcinogenesis in familial tumors. Int J Clin Oncol 2004 ; 9 : 232-245
10) Olschwang S, Tiret A, Laurent-Puig P : Restriction of ocular fundus lesions to a specific subgroup of *APC* mutations in adenomatous polyposis coli patients. Cell 1993 ; 75 : 959-968
11) Gega M, Yanagi H, Yoshikawa R, et al : Successful chemotherapeutic modality of doxorubicin plus dacarbazine for the treatment of desmoid tumors in association with familial adenomatous polyposis. J Clin Oncol 2006 ; 24 : 102-105
12) Eccles DM, van der Luijt R, Breukel C : Hereditary desmoid disease due to a frameshift mutation at codon 1924 of the APC gene. Am J Hum Genet 1996 ; 59 : 1193-1201
13) Bisgaard ML, Risa R, Knudson AL, et al : Familial adenomatous polyposis patients without an identified APC germline mutation have a severe phenotype. Gut 2004 ; 53 : 266-270

（田村和朗，冨田尚裕）

消化管悪性リンパ腫の診断・病型分類・Stage 分類

診断基準

　消化管にのみならず悪性リンパ腫の診断の基本は組織診断と臨床病期診断であり，治療法を決定するうえできわめて重要である．消化管悪性リンパ腫の診断基準を一括して述べることは困難であるため，ここでは，MALT（mucosa-associated lymhoid tissue）リンパ腫の診断基準案と臨床的に役に立つ鑑別診断のパネルを示す．

表 1　MALT リンパ腫の診断基準案

Clinical Criteria
1. An extranodal lymphoma（usually but not necessarily in a mucosal site）
2. Localized at presentation
3. Indolent
4. Potentially curable with local therapy
5. Evidence of proceeding chronic inflammation/autoimmune disease
   Helicobacter pylori gastritis
   Hashimoto thyroiditis
   Sjögren's syndrome/lymphoepithelial sialadenitis

Pathological Criteria
Morphology：recapitulates Peyer's patch
1. Epithelial infiltration（lymphoepithelial lesions）
2. Reactive follicles
3. Marginal zone and/or monocytoid B cells
4. Small lymphocytes
5. Plasma cells
6. Scattered transformed blasts（centroblast, immunoblasts）

Immunophenotype：CD5（−）, CD10（−）, CD23（−）, cyclin D1-negative, CD19（＋）, CD20（＋）, CD21（＋）, CD35（＋）

Genetic features：absence of bcl-1, bcl-2 rearrangements, with or without Trisomy 3, t(11；18)

Biologic Criteria
A neoplasm of B cell that：
1. Proliferate preferentially in mucosal and other extranodal sites
2. Seem to have a specific interaction with epithelium and reactive germinal centers

〔Harris NL, et al：Am J Clin Pathol　1999；111（Suppl 1）：S126-S132[1]〕

表2 消化管悪性リンパ腫鑑別診断パネル

	CD5	CD10	CD20	Marker	染色体異常
DLBCL	+	±	3+	BCL6, BCL2, C-MYC	t(14;18), t(8;14)
MALT	−	−	3+	API2-MALT	t(11;18)
MCL	2+	+	3+	Cyclin D1	t(11;14)
FL	−	2+	3+	BCL2	t(14;18)

−：原則的に陰性（5％以下），＋：まれに陽性（5～20％），2＋：しばしば陽性（50～80％），3＋：原則的に陽性（＞80％）

びまん性大細胞型B細胞性リンパ腫（DLBCL；diffuse large B cell lymphoma）
MALTリンパ腫（MALT；marginal zone B cell lymphoma of MALT type）
マントル細胞リンパ腫（MCL；mantle cell lymphoma）
濾胞性リンパ腫（FL；follicular lymphoma）

病型分類

表3 原発部位による消化管悪性リンパ腫の分類

gastric lymphomas
  B cell
    marginal zone B cell lymphoma of MALT type
    diffuse large B cell lymphoma
  uncommon types
small intestinal lymphomas
  B cell
    non-IPSID
      marginal zone B cell lymphoma of MALT type
      diffuse large B cell lymphoma
      mantle cell lymphoma（multiple lymphomatous polyposis）
      Burkitt's lymphoma
  T cell
    enteropathy-associated intestinal T cell lymphoma（EATL）
    other types not associated with enteropathy
other sites（Waldeyer's ring, esophagus, colorectal）
immunodeficiency-related lymphoma
  post-transplantation
  HIV associated

〔Collins R：2002[2]より〕

■ 病期分類

表 4　Lugano（Blackledge staging system）国際分類

Stage Ⅰ	tumor confined to gastrointestinal tract without serosal penetration
Stage Ⅱ	tumor extending into abdomen from primary site 　Ⅱ₁　local（gastric/mesenteric）nodal involvement 　Ⅱ₂　distant（para-aortic/para-cava）nodal involvement
Stage ⅡE	penetration of serosa to involve adjacent structure pancreas, large intestine, postabdominal wall
Stage Ⅳ	disseminated extranodal involvement or supradiaphragmatic nodal involvement

〔Rohatiner A, et al：Ann Oncol　1994；5：397-400[3]より〕

■ 重症度

表 5　消化管リンパ腫の悪性度と組織学的サブタイプ

低悪性度	survival of the untreated disease measured in years（35～40％） 　follicular lymphoma（Grade 1/2**） 　mantle cell lymphoma* 　marginal zone B cell lymphoma
中悪性度	survival of the untreated disease measured in months（50％） 　diffuse large B cell lymphoma 　follicular lymphoma（Grade 3**）
高悪性度	survival of the untreated disease measured in weeks（5％） 　Burkitt's lymphoma

　*：臨床的に中悪性度となりうる点注意が必要である．
　**：高倍率視野当たりの胚中心細胞数による分類．

〔Jaffe ES, et al：2001[4]より〕

表 6　濾胞性リンパ腫の Grade 分類

Grade 1	0～5
Grade 2	6～15
Grade 3	＞15
3a	胚中心細胞（＋）
3b	胚中心細胞（－） 胚中心芽細胞 シート状増殖

〔Jaffe ES, et al：2001[4]より〕

■ 臨床での用い方

　消化管原発悪性リンパ腫は，節外性リンパ腫のなかではもっとも頻度が高い．ドイツの多施設研究（GIT NHL 01/92）の371症例の検討[5]では，消化管リンパ腫の原発巣の頻度は，胃75％，小腸（十二指腸含む）9％，回盲部7％，直腸2％，結腸1％，2カ所以上の消化管に及ぶものが6％と報告されている（表3）．悪性リンパ腫の診断は，他の癌種と同様に，組織診断によってなされる．病変部の生検や手術による切除標本を用いて，HE染色での病理学的形態を基に，必要に応じて免疫染色やフローサイトメトリーによる表面マーカーの解析，染色体解析，遺伝子解析などを行い，診断を確定する（表2）．現在，悪性リンパ腫の組織分類はWHO分類が広く用いられており，2008年に改訂された第4版では悪性リンパ腫は，①B細胞性リンパ腫，②TおよびNK細胞性リンパ腫，③ホジキンリンパ腫に大きく3分され，それぞれがさらに細分類されている．これらのうち消化管原発悪性リンパ腫では，びまん性大細胞性リンパ腫（DLBCL）およびMALTリンパ腫（MALT）が多く認められ，その他マントル細胞リンパ腫（MCL）や濾胞性リンパ腫（FL）が認められるが，それ以外の組織型はまれである．病期分類は，通常の悪性リンパ腫で用いられるAnn Arbor分類では，腹腔内リンパ節浸潤や深達度などが考慮されていないなど，不都合な点があることから，Lugano分類が用いられる（表4）．病期診断に際しては，上下部消化管内視鏡検査（最近では，小腸内視鏡やカプセル内視鏡も行われる場合がある），超音波内視鏡検査，CT検査，Gaシンチグラフィー，PET検査，骨髄穿刺生検などが必要となる．

　本稿では，胃びまん性大細胞型B細胞性リンパ腫，胃MALTリンパ腫，大腸マントル細胞リンパ腫，および十二指腸濾胞性リンパ腫の実際の症例を呈示して，とくに治療方針の選択について解説する．

■ びまん性大細胞型B細胞性リンパ腫（DLBCL）（図1）

　DLBCLは，成人非Hodgkinリンパ腫の30〜40％を占めるもっとも頻度の高い病型である．約40％の症例でリンパ節以外の臓器から発症し，消化管，とくに胃が好発部位であり，胃悪性リンパ腫の40〜70％を占める．限局期（Lugano分類でII₁期まで）ではR-CHOP療法3コース後放射線療法，あるいはR-CHOP療法6コースが一般的に行われている．CHOP療法3コース後放射線療法においては5年の無増悪生存期間が77％，全生存率が82％と報告されている[6]．以前は外科的切除後に化学療法あるいは放射線療法の併用が行われていたが，現在は化学放射線療法の有用性が報告され，手術の適応は穿孔や止血困難な出血がある場合などに限られている[7]．進行期（Lugano分類でII₂期以上）に対してはR-CHOP療法6コースが標準的治療とされており，R-CHOP療法による高齢者DLBCLの治療成績では2年生存率が70％と報告されている[8]．また，臨床試験として自家造血幹細胞移植併用大量化学療法（HD-SCT）が行われる．

【症例1】60歳，男性．

　主訴は心窩部痛である．胃X線検査（図1a）および胃内視鏡検査（図1b）で腫瘍形成性胃悪性リンパ腫が疑われた．胃内視鏡生検でLCA，CD79a，bcl-2は陽性．Keratin，CEA，EMA，CD5，CD10，CD3，UCHL-1，S-100はすべて陰性で，DLBCLと確診された（図1d）．Gaシンチ（図1e）および腹部CT検査（図1f）では，明らかな転移は認められなかった．本症例は胃全摘術（図1c）が施行され，病理学的Stage

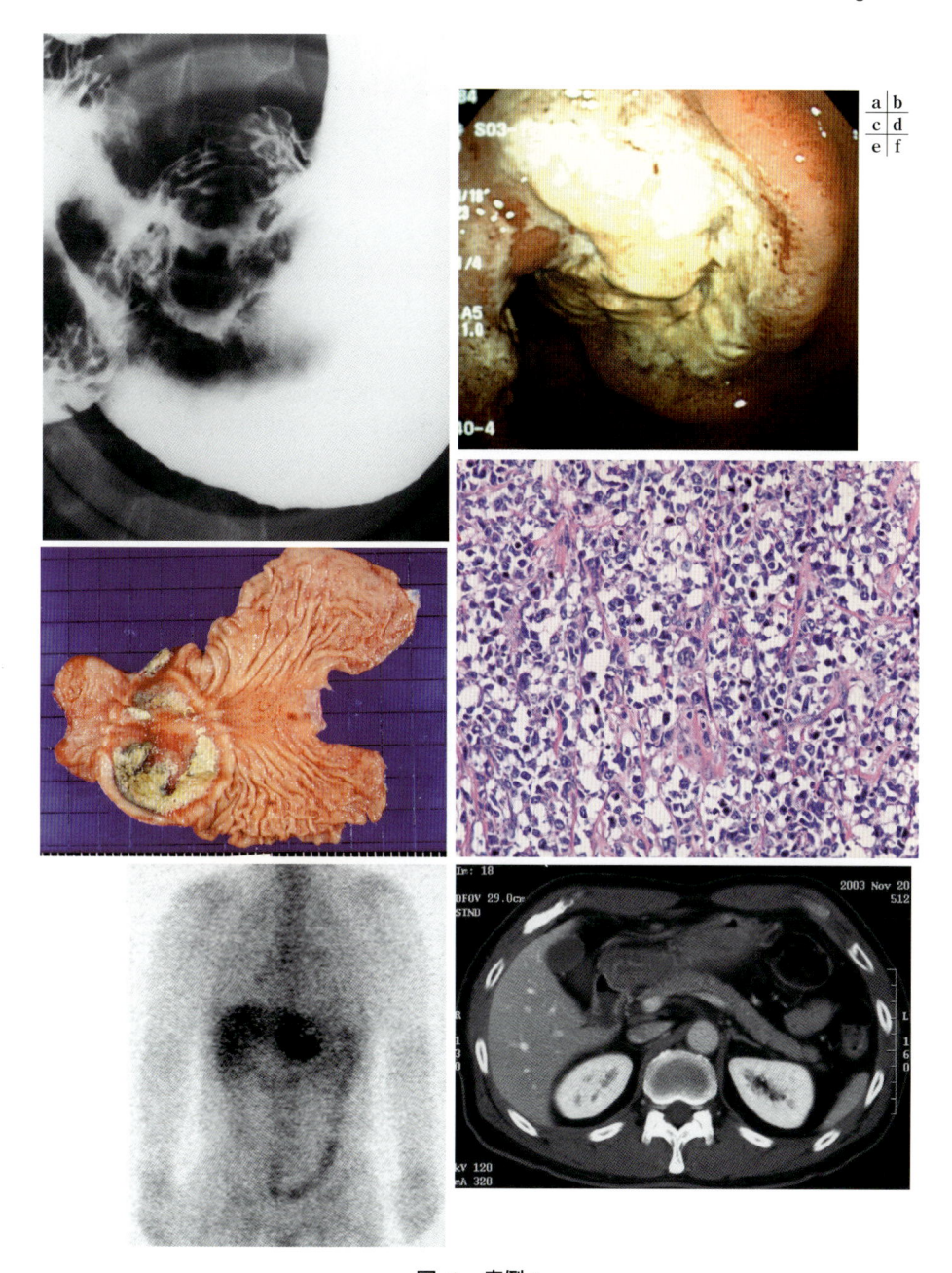

図 1 症例 1

a：胃 X 線造影検査（圧迫像）．胃前庭部小弯側に周堤隆起を伴った巨大な潰瘍を伴う腫瘤を認める．陥凹辺縁は整であり，病変の伸展性は比較的保たれている．腫瘤形成性胃悪性リンパ腫と診断された．
b：胃内視鏡検査．前庭部小弯側に周堤を伴った巨大潰瘍を認める．陥凹面は白苔様の壊死組織に覆われている．
c：切除標本肉眼所見（新鮮標本）．陥凹辺縁は整であり，幅の狭い平滑な耳介様隆起が明らかである．
d：病理組織像（HE ×20）．大型の異型細胞の密な浸潤・増殖を認める．L26 染色では腫瘍細胞のほとんどが陽性であった．
e：Ga シンチグラフィー．胃原発巣への取り込みを認める．
f：腹部 CT 検査．胃前庭部粘膜の肥厚を認める．

Iと診断されたが，現在では R-CHOP 療法 3 コース後に放射線療法を行うべきところである．

■ MALT リンパ腫（図2）

MALT リンパ腫は，わが国の全リンパ腫の約 8.5%，胃悪性リンパ腫の約 40% を占め DLBCL に次いで多い．MALT リンパ腫は 1983 年，Isaacson と Weight が提唱した比較的新しい疾患概念で（表1），粘膜付属リンパ組織（mucosa-associated lymphoid tissue；MALT）と呼ばれる，通常のリンパ節とは異なる固有の B 細胞亜群が存在する節外リンパ組織から発生する．MALT リンパ腫は MALT を有する消化管・甲状腺・耳下腺・肺・膀胱など多くの臓器に発生するが，そのうち 80% が胃に発生するとされる．胃 MALT リンパ腫は *H. pylori* 感染により生じたリンパ濾胞を基盤とし，腫瘍細胞は濾胞辺縁層由来でその形質は CD5 陰性，CD10 陰性，CD19 陽性，CD20 陽性，bcl-2 陽性，表面免疫グロブリン（sIgM）陽性である．近年 MALT リンパ腫の分子機構の解明がすすみ，疾患特異的なゲノム異常として t（11；18）(q21；q21)/API2-MALT1，t（14；18）(q32；q21)/IGH-MALT1，t（1；14）(P22；q32)/IGH-BCL10，t（3；14）(p14；q32)/FOXP1-IGH が知られるようになり，とくに胃 MALT リンパ腫では t（11；18）(q21；q21)/API2-MALT1 が 15〜24% に認められるとされる．

胃 MALT リンパ腫の治療の第一選択は *H. pylori* 除菌療法であり，60〜80% が退縮するとされる．除菌治療が無効である可能性が高い因子としては，① 肉眼型が腫瘍形成型，② 深達度が筋層以深，③ DLBCL 成分を有する，④ 所属リンパ節以上の転移を有する（Stage 進行症例），⑤ API2-MALT1 キメラ遺伝子を有する，⑥ その他の染色体転座を有する，が挙げられる．除菌により退縮を認めない場合，限局期のものに対しては放射線治療，進行期のものに対しては rituximab 併用化学療法（R-CHOP 療法）が選択される．胃以外の MALT リンパ腫の治療方針については確立されたものはないが，十二指腸および直腸 MALT リンパ腫において抗菌薬治療で寛解となる例が報告されており，胃と同様に除菌治療を行う場合が多い．十二指腸 MALT リンパ腫には *H. pylori* が関連していると考えられているが，直腸 MALT リンパ腫では *H. pylori* 陰性例でも抗菌薬により退縮する例があることから，*H. pylori* 以外の病原微生物の関与が示唆されている．

【症例2】56 歳，女性．
スクリーニングの胃内視鏡検査で，胃に不整形の潰瘍を発見された．図 2a，b に示すように胃体部を中心に比較的広範な病変を認め，生検にて表層拡大型 MALT リンパ腫と診断された．胃超音波内視鏡検査では腫瘍は 4 層までの進展であったが（図 2c），腹部 CT 検査では胃周囲のリンパ節の転移が認められた（図 2d）．以上より Stage II$_1$ と診断された．

本症例は API2-MALT1 キメラ遺伝子を認め（図 2e），除菌療法は無効である可能性が高く，実際に無効であった．二次治療として 30Gy の放射線照射が行われ経過観察中である．

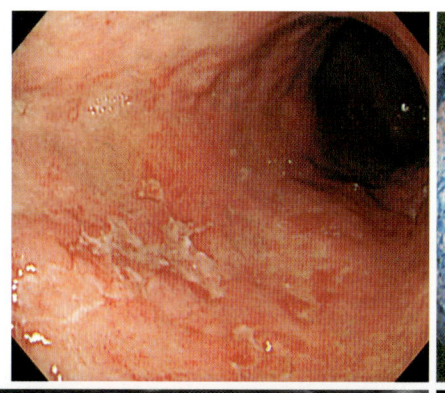

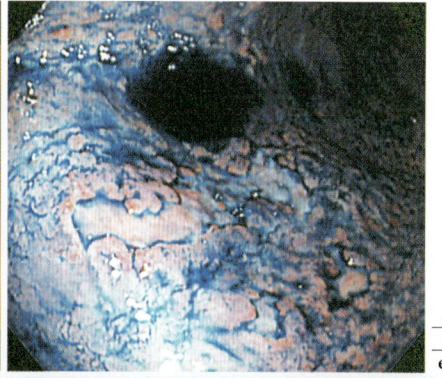

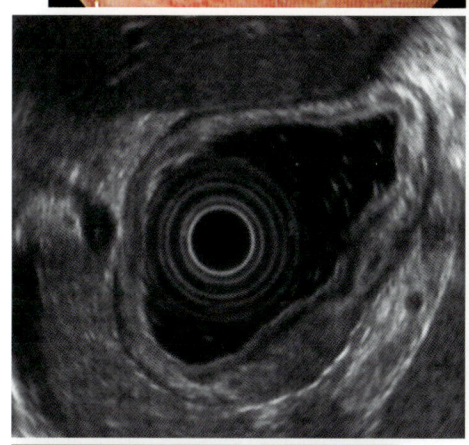

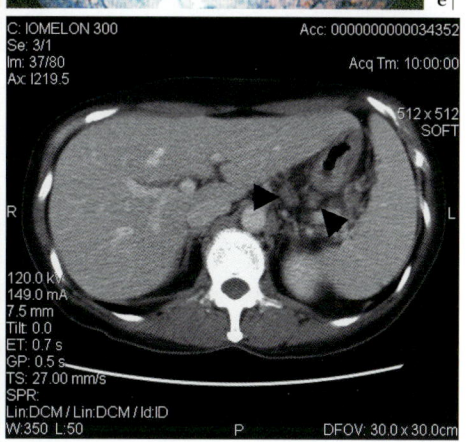

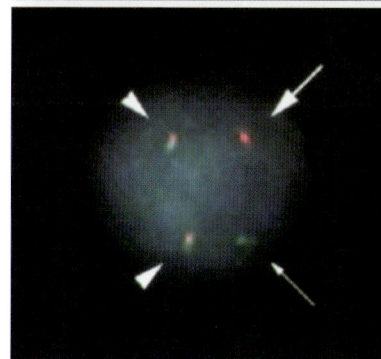

消化管悪性リンパ腫の診断・病型分類・Stage 分類　125

図 2　症例 2
a：胃内視鏡通常観察像．びらん，不整形の浅い潰瘍，発赤を認める．
b：インジゴカルミン色素内視鏡像．陥凹の境界はきわめて鮮明で介在粘膜の顆粒状変化が明らかである．
c：超音波内視鏡所見．低エコー性腫瘤により 3 層の途絶，4 層への浸潤は明らかであるが 5 層は保たれている．
d：腹部造影 CT 検査所見．胃周囲のリンパ節の転移を認める．
e：FISH 法による t（11；18）（API2-MALT1）の解析．
　大矢印；MALT1 probe のシグナル（赤色）．
　矢印；API2 probe のシグナル（緑色）．
　矢頭；API2-MALT1 probe のシグナル（黄色）．

マントル細胞リンパ腫（MCL）（図3）

　MCLは欧米では非Hodgkinリンパ腫の5〜10％，本邦では2〜3％を占める．比較的高齢の男性に多くみられ，消化管では食道〜大腸のいずれにも病変がみられるが，とくに小腸〜大腸に好発する．消化管病変は典型例ではmultiple lymphomatous polyposis所見を呈する．MCLは診断時には70％以上が進行期であり，脾臓，骨髄やWaldeyer's ringなどへ浸潤がみられる．標準的治療は確立されていないが，進行期に対してはR-CHOP療法が一般的に行われている．全奏功割合は90％以上であるものの，治療奏効例においても大半が2年以内に再発・再燃し，治癒は困難である．生存期間中央値は3〜4年とされており，予後不良である[9]．

【症例3】83歳，男性
　主訴は血便であるが，3年前に嚥下困難をきたしWaldeyer's ringからの生検でMCLと診断された．化学療法にて一時改善したが，再発をきたした．近年，R-hyper-CVAD/MA療法が有望な初回治療法として期待されており，再発・難治例に対してはpurine analogueであるfludarabine，放射免疫療法である90Y-ibritumomab tiuxetanが用いられるようになった．また研究的治療として造血幹細胞移植を併用した大量化学療法も試みられている．これらの研究的治療や新規薬剤によって治療成績の改善と標準的治療の確立が望まれる．

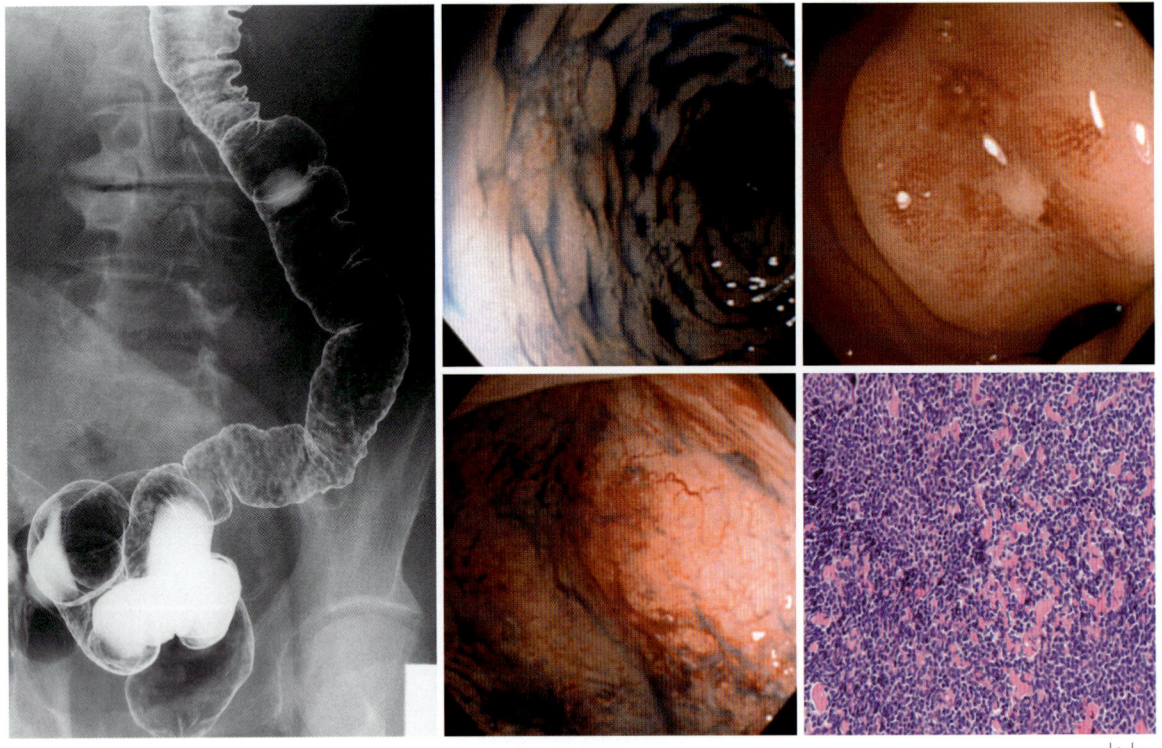

図3　症例3
a：注腸X線造影検査所見．大腸全体に小隆起状の不整粘膜を認める．
b〜d：大腸内視鏡検査所見．大腸全体に小びらん，発赤，粘膜不整を認め，多彩な病変を認める．
e：病理組織所見．大腸粘膜からの生検（HE ×20）でMCLと診断された．

■ 濾胞性リンパ腫（FL）（図4）

　FLは低悪性度リンパ腫の代表的病型であり，平均生存期間は8～10年とされている．腸管型FLは節外性FLのなかでもっとも報告の多い型であるが，消化管原発悪性リンパ腫の中では1～3%を占めるに過ぎずまれである．好発部位は十二指腸下行脚，および小腸とされている．本疾患の特徴として，①病変が粘膜下層に限局する場合でもリンパ節病変を伴うことがあること，②多発病変の頻度が高く十二指腸に病変を認めた際に空腸や回腸にも病変が存在することが多いこと，が挙げられる．腸管型FLの頻度が少ないためその治療方法は十分に確立されていないが，初期限局期では経過観察，放射線療法，rituximab単剤，rituximab併用化学療法が選択され，初期進行期ではrituximab併用化学療法が選択される場合が多い．本邦ではFLに対するrituximab併用化学療法としてもっとも広く行われている治療法はR-CHOPと思われるが，最近ではbendamusutine+rituximab併用療法やlenalidomide+rituximab併用療法といった新たな治療方法の開発も進んでいる[10]．また近年，FL初回治療としてのrituximab併用化学療法に引き続いて2年間のrituximab維持療法を行ったほうが，観察期間中央値36カ月でのPFSは良好であった（維持療法群74.9% v.s. 治療観察群57.6%, P＜0.0001）との報告がなされている[11]．

【症例4】44歳，男性．
　主訴はとくに認めなかったが，検診にて十二指腸に異常を指摘された．本症例は十二指腸にMLP様病変を呈した（図4a～c）．CD20染色陽性，bcl-2染色陽性であり，Grade分類は2であったが，年齢も若くR-CHOP療法が施行された．その結果，十二指腸病変の消失とリンパ節の縮小（図4d, e）が得られている．

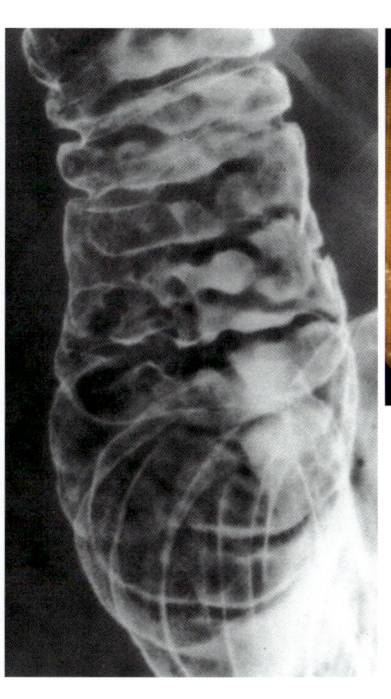

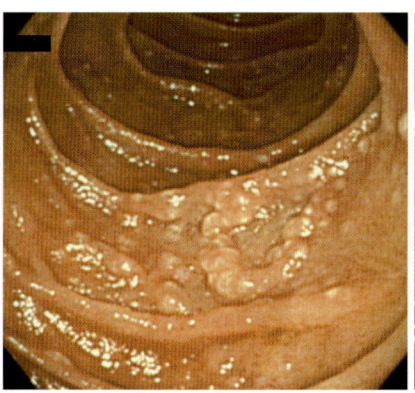

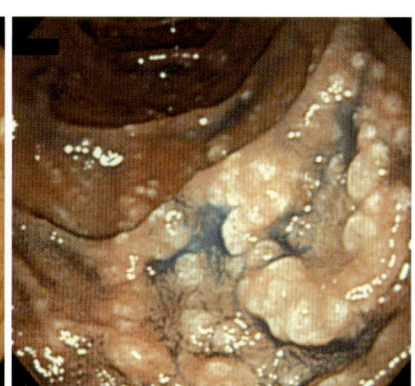

a|b|c

図4-(1)　症例4
a：低緊張性十二指腸造影検査所見．十二指腸下行部の大乳頭対側に円形，結節性隆起を認める．
b：十二指腸内視鏡検査通常観察像．
c：色素内視鏡像．十二指腸下行部の大乳頭対側に円形，結節性隆起を認め，その頂部は白色調を呈している．

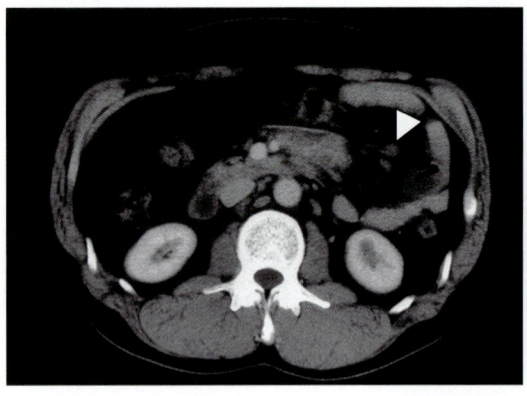

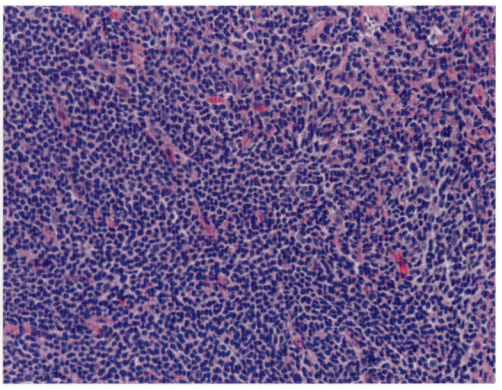

図 4-(2) 症例 4
d：腹部 CT 検査所見．小腸間膜リンパ節が 1 cm 以上に腫大している（矢頭）．
e：病理組織所見（HE ×20）．

文　献

1) Harris NL, Isaacson PG：What are the criteria for distinguishing MALT from non-MALT lymphoma at extranodal site? Am J Clin Pathol 1999；111（Suppl 1）：S126-S132
2) Collins R：Gastrointestinal lymphoma, including immunoproliferative small intestinal disease. Feldman M, et al (eds)：Sleisenger & Fordtran's Gastrointestinal and Liver Disease, Pathophysiology/Diagnosis/Management（7th ed）. 2002, p453-472, Saunders, Philadelphia
3) Rohatiner A, d'Amore F, Coiffier B, et al：Report on a workshop convened to discuss the pathological and staging of GI tract lymphomas. Ann Oncol 1994；5：397-400
4) Jaffe ES, Harris HL, Stein H, et al：In pathology and genetics of tumors of hematopoietic and lymphoid tissues. World Health Organization Classification of tumors. 2001, p166, IARC Press, Lyon
5) Koch P, del Valle F, Berdel WE, et al：Primary gastrointestinal Non-Hodgkin's lymphoma：I. Anatomic and histologic distribution, clinical features, and survival data of 371 patients registered in the German multicenter study GIT NHL 01/92. J Clin Oncol 2001；19：3861-3873
6) Miller TP, Dahlberg S, Cassady JR, et al：Chemotherapy alone compared with chemotherapy plus radiotherapy for localized intermediate-and high-grade non-Hodgkin's lymphoma. N Engl J Med 1998；339：21-26
7) Psyrri A, Papageorgiou S, Economopoulos T：Primary extranodal lymphomas of stomach：clinical presentation, diagnostic pitfalls and management. Ann Oncol 2008；19：1992-1999
8) Coiffier B, Lepage E, Briere J, et al：CHOP chemotherapy plus rituximab compared with CHOP alone in elderly patients with diffuse large-B-cell lymphoma. N Engl J Med 2002；34：235-242
9) Witzig TE：Currnet treatment approaches for mantle cell lymphoma. J Clin Oncol 2005；23：6409-6414
10) Fowler N：Lenalidomide plus rituximab is a highly effective and well-tolerated biologic therapy in untreated indolent B cell non-Hodgkins lymphoma. Ann Oncol 2011；22：iv129. Abstract 137
11) Salles G：Ritucimab maintenance for 2 years in patients with high tumor burden follicular lymphoma responding to ritucimab plus chemotherapy（PRIMA）：a phase 3, randomized controlled trial. Lancet 2011；377：42-51

（一色裕之，小野寺馨，有村佳昭）

消化管 GIST の診断

免疫組織学の発達により従来，平滑筋由来の腫瘍と考えられてきた消化管間葉系腫瘍の多くが，実は平滑筋の形質を有していないことが明らかとなり，GIST（gastrointestinal stromal tumors）という概念が生まれた．その後の分子生物学的解析により，GIST に c-kit 遺伝子の変異があることが明らかとなり，現在では KIT 蛋白質を発現し，KIT ないし PDGFRα 蛋白質下流の細胞内シグナル伝達系が活性化された消化管 stromal tumors を GIST と定義している[1]．

GIST は食道から直腸までの主として平滑筋層ないし粘膜筋板層に発生する粘膜下腫瘍として診断され，壁内発育型，管内発育型，管外発育型，混合型の発育様式を示す．GIST は年間10 万人に 2 人程度の発症率で，男女差はなく，好発年齢は 50 歳代〜60 歳代である．臓器別発生頻度では胃が GIST 全体の 60〜70％，小腸が20〜30％，大腸が 5％である．

■ 診　断

GIST は症状が現れにくく，腫瘍が大きくなるまで症状や身体所見に乏しい．もっとも多い症状や身体所見は出血，腹痛，腫瘤触知である．

GIST に特異的な腫瘍マーカーはなく，画像診断として消化管造影検査，あるいは消化管内視鏡検査，超音波内視鏡検査（EUS），CT, MRI, PET などが行われる．GIST という最終診断を行うためには病理組織診断が必要であるが，消化管内視鏡検査下の生検では腫瘍組織を得ることは困難であるため，超音波内視鏡下穿刺生検が有用である．

■ 消化管造影検査

消化管造影検査では立ち上がりのなだらかな腫瘤像を呈し（**図 1a**），陰影欠損の中央にバリウム斑（nische）を有することがある．陰影欠損周囲の粘膜ひだは正常粘膜の走行を示し，欠損部では圧排されるが中断像はみられない（bridging fold）．

■ 消化管内視鏡検査

内視鏡では腫瘍表面が健常粘膜で覆われた立ち上がりのなだらかな隆起性病変で，bridging fold を伴った粘膜下腫瘍の形態をとる（**図 1b**）．形状，存在部位，大きさ，陥凹や潰瘍の有無などの観察が必要である．

超音波内視鏡検査（EUS）

GIST の EUS 像は第 4 層（固有筋層）に連続する境界明瞭な低エコー腫瘤像として描出される（**図 1c**）．内部エコー像は均一であるが，一部に高エコーを呈するものは硝子様変性や出血を反映しており，内部に無エコー領域を有するものは，中心壊死を反映している．腫瘍径と並んで内部エコーの不均一，辺縁不整の所見は悪性を示唆する所見との報告もあるが，明確に良悪性を鑑別することは困難である．

CT と MRI

CT は周囲臓器への浸潤や進展形式，転移を正確に判断するのに必須の検査である．また造影剤を用いることにより，内部の血流動態の評価や栄養血管の推定も可能となる（**図 1d**）．

MRI はその高いコントラスト分解能により造影剤の使用なしで周囲臓器との関係を明瞭に描出することが可能であり，肝転移巣や骨盤部病変などの描出に優れている．壊死部や囊胞部の検出にも優れ，T1 強調で低信号，T2 強調で高信号を示す．

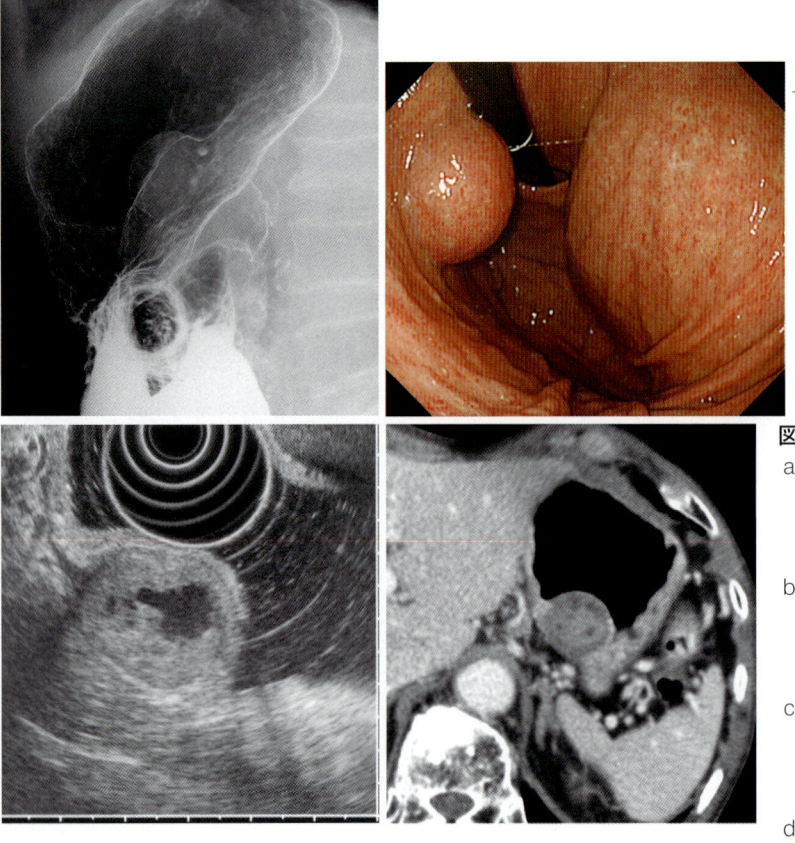

図 1 GIST
a：消化管造影検査．体上部後壁に立ち上がりなだらかで表面平滑な隆起性病変を認める．
b：通常内視鏡像．体上部後壁に表面平滑な粘膜下腫瘍様隆起を認める．
c：EUS 像．第 4 層に主座を置く低エコー腫瘤として描出され，内部に無エコーを認める．
d：造影 CT 検査像．不均一な内部の造影効果を認める．

PET

 2010年4月の保険適用の改訂により,他の画像診断により病期診断が困難な場合にはGISTにおいて^{18}FDG-PETを用いることがわが国においても可能となった.しかし,検査コストが高いことやその普及率の点から,初期診断に用いることは一般的ではない.

病理組織診断

 画像診断にてGISTを他の間葉系腫瘍と鑑別することは不可能で,最終的には組織採取による病理組織診断によってなされる.HE染色では紡錘形細胞ないし上皮様細胞の増殖からなる腫瘍であるが,HE染色のみでは他の間葉系腫瘍との鑑別は困難であり,図2に示すような免疫組織学的検索を行うことが必須である.消化管間葉系腫瘍では,KIT・デスミン・S-100蛋白が同時に発現することはほとんどなく,この3種類の免疫組織化学染色を行うことで消化管間葉系腫瘍の大部分を分類できる.KITあるいはCD34陽性のものがGIST,KIT陰性・デスミン陽性・S-100蛋白陰性のものが平滑筋腫,KIT陰性・デスミン陰性・S-100蛋白陽性のものが神経鞘腫である.

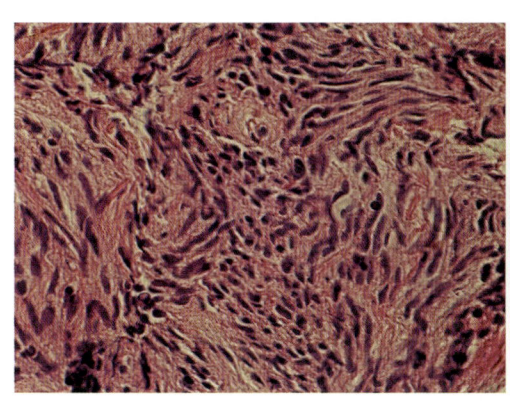

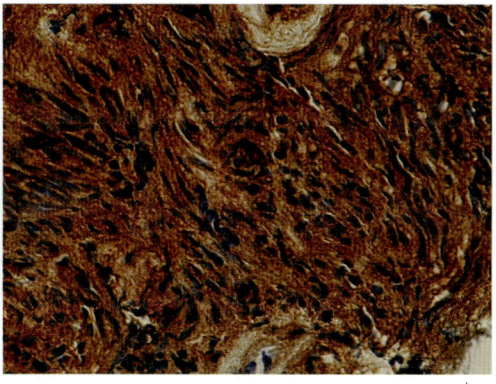

図2 GIST
a:HE染色
b:KIT(＋)

超音波内視鏡ガイド下穿刺生検(EUS-FNA)

 粘膜下腫瘍では,潰瘍形成があり生検鉗子で腫瘍組織の採取ができる一部の症例を除き,術前の組織診断は困難である.EUS-FNAは病理学的な確定診断を行うことができるきわめて有用な検査である.穿刺採取された検体は免疫染色のみならず,核分裂像数による診断に加え,Ki-67 labeling indexを加えることで良悪性の診断向上に役立つ[2].

鑑別診断

 粘膜下腫瘍としての鑑別が必要であり,発生部位により多少鑑別すべき診断は異なる.以下に代表的な粘膜下腫瘍のEUS所見による鑑別診断(表1)と実際の症例を呈示する.

表 1　粘膜下腫瘍の EUS 所見による鑑別診断

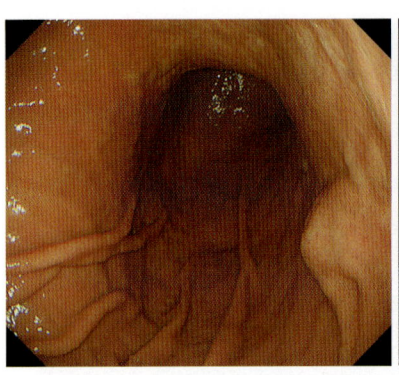

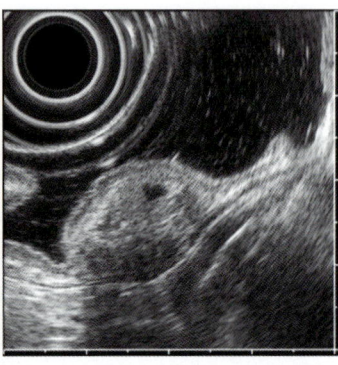

	胃壁内の存在部位	境界	内部エコー
GIST	第4層	明瞭	低エコー，悪性度に応じて均一から不均一までさまざま
迷入膵	第3層（～第4層）	不明瞭	低エコー内の点状高エコー
脂肪腫	第3層	明瞭	高エコー，後方エコー減弱
囊胞	第3層	明瞭	無エコー，後方エコー増強
カルチノイド	第2層	明瞭	低エコー，均一

図 3　迷入膵
a：通常内視鏡像．体下部後壁に立ち上がりのなだらかな粘膜下腫瘍様隆起を認める．
b：EUS 像．第3層に主座を置く境界不明瞭な低エコー腫瘤として描出される．内部には点状高エコーや無エコーを認める．

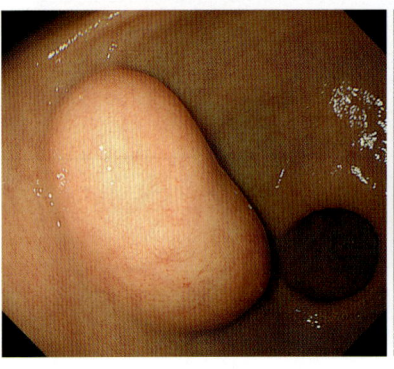

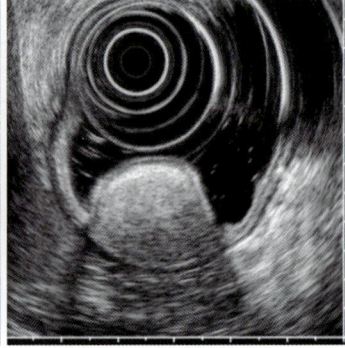

図 4　脂肪腫
a：通常内視鏡像．前庭部前壁に表面平滑で柔らかい粘膜下腫瘍様隆起を認める．
b：EUS 像．第3層に主座を置く高エコー腫瘤として描出される．

迷入膵

内視鏡上は潰瘍のない表面陥凹を伴った乳頭状あるいは半球状の膨隆が典型的な所見である（図 3a）．EUS ではおもに第3層を主座とし，正常胃壁の第3層よりも低エコーで，膵実質のエコー像と同様に内部に点状あるいは線状の高エコーが散在する所見が特徴的である（図 3b）．また，内部に導管を反映した脈管様エコーや導管が拡張した囊胞状エコーを認めることもある．

脂肪腫

内視鏡上は表面平滑で柔らかい腫瘤として認められ，時に黄白調を呈する（図 4a）．EUS では第3層に存在する境界明瞭な高エコーとして描出される（図 4b）．

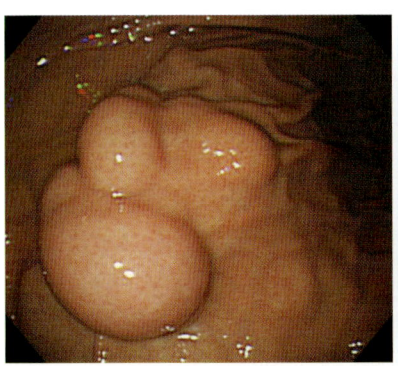

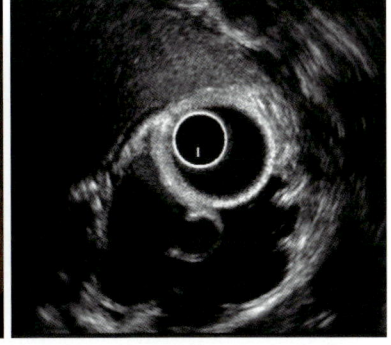

図 5 囊胞
a：通常内視鏡像．穹窿部大彎に半球状の柔らかい粘膜下腫瘍様隆起が集簇している．
b：EUS 像．第 3 層に主座を置く境界明瞭な無エコーとして描出される．

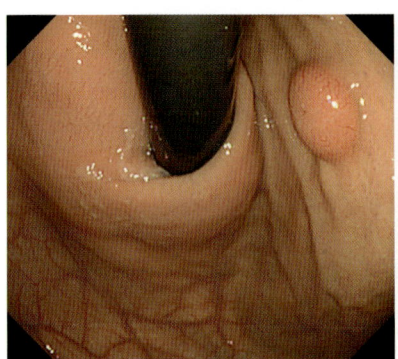

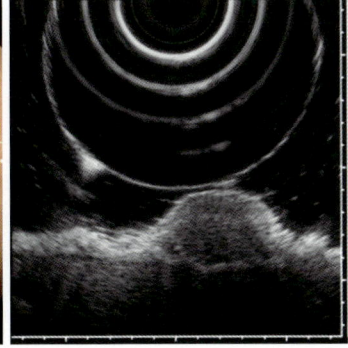

図 6 カルチノイド
a：通常内視鏡像．体上部前壁に半球状の粘膜下腫瘍様隆起を認める．
b：EUS 像．第 2 層に主座を置く境界明瞭な低エコー腫瘤として描出される．

囊胞

　内視鏡上は表面平滑で立ち上がりのなだらかな腫瘤を呈し（図 5a），生検鉗子で押すと非常に柔らかい感触が特徴である．EUS では粘膜下層に主座を置く境界明瞭な無エコーとして描出され（図 5b），後方エコーの増強を伴うことが多い．

カルチノイド

　内視鏡的には通常 1 cm 以下の小ポリープあるいは粘膜下腫瘍様隆起（図 6a）で，中央に小陥凹を有することが多い．EUS では第 2 層から第 3 層内に境界明瞭で比較的低エコー腫瘤として描出される（図 6b）ことが多い．

悪性度分類

　実際的にはすべての GIST が潜在的に悪性の可能性があると考えたほうがよく，良性悪性を分けるよりもリスク分類されることが多い．本邦でもっとも汎用されているリスク分類は腫瘍径と核分裂数を組み合わせた Fletcher 分類であり，GIST 診療ガイドラインに採用されているが，GIST では以前から腫瘍発生部位により予後が異なることも示唆されている．欧米では腫瘍径と核分裂数に腫瘍発生部位を考慮に入れた Miettinen 分類（表 2）が一般的な基準となってきており，本邦において 2010 年 11 月に改訂された GIST 診療ガイドラインではこの Miettinen 分類が新たに追加された[3]．

表 2 GIST のリスク分類

核分裂増数	腫瘍径	胃	十二指腸	小腸	大腸
5 以下/50HPF	2 cm 以下	None (0%)	None (0%)	None (0%)	None (0%)
5 以下/50HPF	2 cm 超 5 cm 以下	Very low (1.9%)	Low (8.3%)	Low (4.3%)	Low (8.5%)
5 以下/50HPF	5 cm 超 10 cm 以下	Low (3.6%)	Insuff. data	Moderate (24%)	Insuff. data
5 以下/50HPF	10 cm＜	Moderate (10%)	High (34%)	High (52%)	High (57%)
＞5/50HPF	2 cm 以下	None	None	High	High (54%)
＞5/50HPF	2 cm 超 5 cm 以下	Moderate (16%)	High (50%)	High (73%)	High (52%)
＞5/50HPF	5 cm 超 10 cm 以下	High (56%)	Insuff. data	High (85%)	Insuff. data
＞5/50HPF	10 cm＜	High (86%)	High (86%)	High (90%)	High (71%)

〔Miettinen M, et al：Semin Diagn Pathol 2006；23：70-83[3] より改変〕

治療法

GIST と組織診断が得られた場合，外科的に完全切除可能な初発 GIST の治療第一選択は外科切除である．完全切除不能な場合，転移あるいは播種を伴う場合，再発 GIST の場合は原則として薬物治療，すなわちイマチニブ投与が第一選択である．

外科治療

切除可能 GIST の治療の原則は，肉眼的断端陰性の完全切除であり，偽被膜を損傷することなく外科的に安全な切除断端を確保し完全に切除することが必要である．予防的なリンパ節郭清は不要であり，臓器機能温存を考慮した部分切除が推奨される．5 cm 未満の腫瘍では腹腔鏡下手術も許容しうる．

内科的治療

切除不能，再発あるいは転移性 GIST 治療の第一原則はイマチニブ投与であり，イマチニブ 400 mg/day の内服を可能なかぎり継続する．2008 年 6 月よりスニチニブの使用が可能となり，イマチニブ耐性例に対してはスニチニブの投与が推奨される．

集学的治療の位置づけ

再発率の高い GIST に対して，予後改善を目的に外科切除とイマチニブ治療を組み合わせた集学的治療が行われることがある．完全切除後イマチニブ 400 mg/day の 1 年間投与は十分な忍容性があり，無再発生存期間が延長することが確認された[4]．2010 年 11 月に改訂された GIST 診療ガイドラインでは，再発のリスクの高い GIST に対しアジュバント療法が推奨され

るようになった（推奨度 B）．一方，ネオアジュバント療法の有用性は明らかでなく，2011 年 11 月に改訂された GIST 診療ガイドラインでは一般臨床での使用は積極的に勧められない（推奨度 C）とされた．

文　献

1) Hirota S, Isozaki K, Moriyama Y, et al：Gain-of-function mutations of c-kit in human gastrointestinal stromal tumors. Science　1998；279：577-580
2) Ando N, Goto H, Niwa Y, et al：The diagnosis of gastrointestinal stromal tumors with EUS-guided fine needle aspiration with immunohistochemical analysis. Gastrointest Endosc　2002；55：37-43
3) Miettinen M, Lasota J：Gastrointestinal stromal tumors：pathology and prognosis at different sites. Semin Diagn Pathol　2006；23：70-83
4) Dematteo RP, Ballman KV, Antonescu CR, et al：Adjuvant imatinib mesylate after resection of localised, primary gastrointestinal stromal tumour：a randomized, double-blinded, placebo-controlled trial. Lancet　2009；373：1097-1104

（鶴留一誠，宮原良二，後藤秀実）

消化管

蛋白漏出性胃腸症の診断基準と病型分類

蛋白漏出性胃腸症をきたす疾患，病態はきわめて多種多彩であり，原因疾患を特定することが困難な場合も少なくない．また，吸収不良症候群と蛋白漏出性胃腸症とが合併する病態もあり，蛋白漏出試験，消化吸収試験などを組み合わせて，個々の病態を正確に診断することが必要となる．本稿では，蛋白漏出性胃腸症の診断，病態，治療などについて概説する．

■ 概　念

蛋白漏出性胃腸症とは，血漿蛋白，とくにアルブミンが胃や腸の粘膜から漏出する疾患群である．吸収不良症候群とは異なる病態であるが，両者が合併する場合もある．

蛋白質はペプチドやアミノ酸に分解され，アミノ酸輸送担体やペプチド輸送担体による能動輸送により効率よく吸収される．したがって，蛋白質の消化吸収障害を生じる病態は，短腸症候群など吸収面積が極端に減少した場合などに限られる．一方，アルブミンなど分子量の小さい蛋白質は，血管内から間質に移行し，腸管の管腔内へと漏出しやすい．このような病態が持続すると低蛋白血症となり，浮腫などをきたす．

アルブミンなどの血漿蛋白が腸管内に漏出する現象は，健常人でも生理的にみられる．しかし通常は，漏出した血漿蛋白はアミノ酸やペプチドに分解され，再び吸収されて肝臓でのアルブミン合成に利用される．これは，血漿蛋白-アミノ酸の腸肝循環と呼ばれる現象である．しかし，蛋白漏出の程度が著しく，また持続的に漏出が続いた場合には，血漿蛋白-アミノ酸の腸肝循環が破綻し，低蛋白血症を生じる．

蛋白漏出性胃腸症は吸収不良症候群と異なり，脂肪や糖質，蛋白質，ビタミンなどの消化吸収は正常であるが，重症の蛋白漏出性胃腸症では，著しい低アルブミン血症から腸管の浮腫をきたし，二次的な吸収不良をきたす場合もある．

■ 診　断

蛋白漏出性胃腸症による症候としては，顔面や下腿の浮腫がもっとも頻度が高い．下痢や腹痛，腹部膨満感などを伴うこともあるが，浮腫が唯一の症候となる場合も多い．

低蛋白血症をきたす症例については，まずネフローゼ症候群や吸収不良症候群，肝疾患などについて鑑別診断を行う．

蛋白漏出性胃腸症では末梢血中のリンパ球数，とくにT細胞が減少することが多いが，赤血球や血小板は正常である．肝疾患や吸収不良症候群ではアルブミン値とともに総コレステロール値も低値となるが，ネフローゼ症候群では総コレステロールやα2グロブリンは高値となる．一方，蛋白漏出性胃腸症ではアルブミンの減少に比してγグロブリンが増加しないのが特徴とされる．本症でも肝臓でのコレステロール合成が亢進する場合があり，著しい高脂血症をきたす症例も経験する．

肝疾患やネフローゼ症候群，吸収不良症候群が除外され，蛋白漏出性胃腸症が疑われる場合

には，α1 アンチトリプシン漏出試験[1),2)]や蛋白漏出シンチグラフィー[3)]にて胃・腸管からの蛋白漏出を検査する．以前は，^{131}I 標識アルブミンや^{51}Cr 標識アルブミンを用いて糞便中への排泄率を測定する検査や，血中レベルの減衰を測定する検査が施行されたが，現在は実施されていない．

α1 アンチトリプシンは分子量約 50,000 dalton で，血漿蛋白の約 4%を占める蛋白である．蛋白分解酵素に対する抵抗性があり，糞便中でも安定しているという特徴がある．したがって，下記の式にて求められる α1 アンチトリプシンクリアランスを求めれば，蛋白漏出の有無や程度を評価することができる．健常人における α1 アンチトリプシンクリアランスの上限は 13 ml/day とされており，20 ml/day 以上であれば蛋白漏出ありと診断する．糞便の量による誤差を考慮して，3 日間の蓄便にて検討することが望ましい．ただし，α1 アンチトリプシンは pH 3 以下の条件では変性するため，食道や胃病変による蛋白漏出の診断には適さない．この場合，プロトンポンプ阻害薬（PPI）で胃酸分泌を抑制した状態で検討するという方法もある．

$$\text{α1 アンチトリプシンクリアランス} = \frac{\text{糞便中 α1 アンチトリプシン濃度} \times \text{糞便量}}{\text{血漿中 α1 アンチトリプシン濃度}}$$

蛋白漏出シンチグラフィーは，^{99m}Tc-HSA（human serum albumin）を用いて施行されている．通常の出血シンチと同様の方法である．α1 アンチトリプシンクリアランス法に比べて感度は劣るが，漏出部位の検出にも有用である．^{99m}Tc-HSA を静注し，24 時間後まで経時的に撮像する．

蛋白漏出が確認されても，蛋白漏出をきたす疾患や病態はきわめて多彩であり，原因となる疾患の確定診断は困難な場合も少なくない．とくに小腸二重造影法では，微細な小腸病変の描出が困難な場合もみられる．近年，ダブルバルーンやシングルバルーン法，カプセル内視鏡による小腸内視鏡診断が進歩しており，蛋白漏出性胃腸症の診断における活用が期待されている．かつては，リンパ管の閉塞部位や病変の確認のためにリンパ管造影検査が施行されたが，現在はほとんど施行されていない．

成因と分類

蛋白漏出性胃腸症の成因は，①腸管のリンパ管拡張に伴うもの，②胃・腸粘膜上皮の異常，すなわち，胃や腸のびらんや潰瘍によるもの，③成因の詳細が不明なものに大別される（表）．蛋白漏出の成因が不明なものの一部は，なんらかの要因により生じた腸の毛細血管の透過性亢進が蛋白漏出に関与するものと考えられている[4)]．これらの三つの病態について概説する．

リンパ管拡張に伴う蛋白漏出性胃腸症

腸管のリンパ管拡張に伴う蛋白漏出性胃腸症は，原発性と続発性とに分類される．原発性蛋白漏出性胃腸症は先天的なリンパ管形成不全によるものであり，下肢などにもリンパ管のうっ滞を伴うことが多い（図 a）．腸粘膜の内視鏡的生検組織では，著しいリンパ管の拡張が証明される（図 b～h）．続発性のリンパ管拡張は，腹部や胸部の手術，悪性リンパ腫などの腫瘍性病変，収縮性心外膜炎などによって生じる．また通常は，リンパ管が閉塞しても代償機能が働き，慢性的なリンパ管拡張は生じにくい．しかし，なんらかの要因により腸管のリンパ管拡張が持続すると，蛋白漏出性胃腸症をきたす要因となる．

腸管のリンパ管拡張が，どのような機序で蛋白漏出を生じるか，その詳細は解明されていない．三浦らのグループは，リンパ管の増殖に関わる vascular endothelial growth factor（VEGF）ファミリーに属する VEGF-C や VEGF-D がリンパ管の内皮の透過性亢進に関与していると

表　蛋白漏出性胃腸症の成因と疾患

1．リンパ管の拡張が関与する病態
原発性リンパ管拡張症，炎症によるリンパ管閉塞，後腹膜線維症，Whipple 病 　　腫瘍によるリンパ管閉塞（悪性リンパ腫など） 　　心不全（収縮性心外膜炎など），Fontan 術後など
2．消化管の粘膜上皮の異常が関与する病態
クローン病，潰瘍性大腸炎，細菌性腸炎，非特異性多発性小腸潰瘍症，寄生虫感染症，原虫感染症 　　食道癌，胃癌，大腸癌，小腸癌など
3．成因不明の病態（一部は血管透過性が関与すると考えられている）
1）胃 　　　　メネトリエ病，過形成胃炎，*H. pylori* 関連胃炎，胃ポリープなど 　　2）腸 　　　　セリアック病，アレルギー性蛋白漏出性胃腸症，好酸性胃腸炎，Blind loop syndrome，小腸狭窄， 　　　　小腸憩室症，小腸血管腫，大腸絨毛腺腫，Zollinger-Ellison 症候群，大腸ポリポーシスなど 　　3）全身疾患 　　　　Cystic fibrosis，Cronkhite-Canada 症候群，アミロイドーシス，強皮症，慢性関節リウマチ，全身 　　　　性エリテマトーデス，サルコイドーシス，シェーグレン症候群など 　　4）治療に関連する病態 　　　　下剤の大量投与，乳糖不耐症における乳糖摂取，抗生物質起因性腸炎，腹部放射線照射など

の成績を報告している[4]．今後の研究により，新しい治療法の開発へと発展することが期待されている．

胃・腸粘膜上皮の異常により蛋白漏出をきたす疾患

胃・腸粘膜上皮の障害による病態としては，クローン病をはじめとする炎症性腸疾患の占める割合が多い．三浦の報告では，蛋白漏出性胃腸症の 60％は炎症性腸疾患が原因とされている[5]．とくに小腸病変を有するクローン病では，消化吸収障害，代謝亢進などに蛋白漏出も合併し，著しい蛋白エネルギー栄養障害（protein energy malnutrition）を生じる．クローン病による蛋白漏出には，リンパ管の異常も関与していると考えられる．

その他，非特異性多発性小腸潰瘍症や，悪性リンパ腫などの腫瘍性病変などもこの機序により蛋白漏出をきたす．なかでも，非特異性多発性小腸潰瘍症の潰瘍病変は比較的小さくて浅い病変であることが特徴であり，この潰瘍から著しい蛋白漏出をきたす機序は不明である．

蛋白漏出の成因が不明の疾患

蛋白漏出の機序が不明とされる病態には，数多くの疾患があげられている．胃病変では，メネトリエ病や過形成胃炎，胃ポリープなどでも蛋白漏出をきたすことがある．腸疾患では，好酸性胃腸炎などのアレルギー機序や，小腸血管腫などの良性腫瘍でもまれに蛋白漏出をきたすが，蛋白漏出機序は不明である[6]．本邦の報告例は少ないが，セリアック病，スプルーなども蛋白漏出をきたすとされている．また，細菌性腸炎，寄生虫感染症，原虫感染症でも著しい蛋白漏出を生じることがある．全身疾患としては，SLE（全身性エリテマトーデス），PSS（進行性全身性硬化症），シェーグレン症候群などの膠原病や慢性関節リウマチなどでも蛋白漏出性胃腸症の原因となる．これらの疾患にて蛋白漏出が生じる機序は明らかでないが，腸粘膜における血管透過性の亢進が，蛋白漏出になんらかの関与をしているものと考えられている．

また，大量の下剤の内服や放射線照射など，薬剤や治療に関する要因でも蛋白漏出はきたしうる．

原発性蛋白漏出性腸症（先天性リンパ管拡張症）

【症　例】39歳，男性
現病歴：出生時より低蛋白血症と診断されており，21歳時に他院で両下肢腫脹と低蛋白血症にて原発性蛋白漏出性腸症の診断を受ける．低脂肪食，中鎖脂肪酸，ステロイド投与にて，症状安定し外来通院していたが，症状の悪化を認めるため，当科紹介入院となる．完全静脈栄養法にて症状改善後は，在宅成分栄養法（HEN）に移行して治療を継続した．

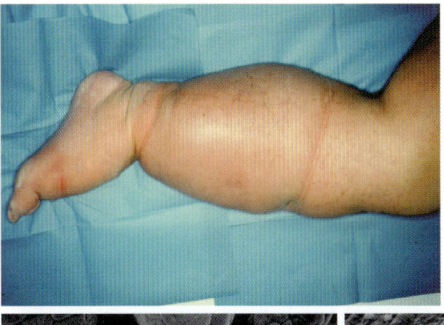

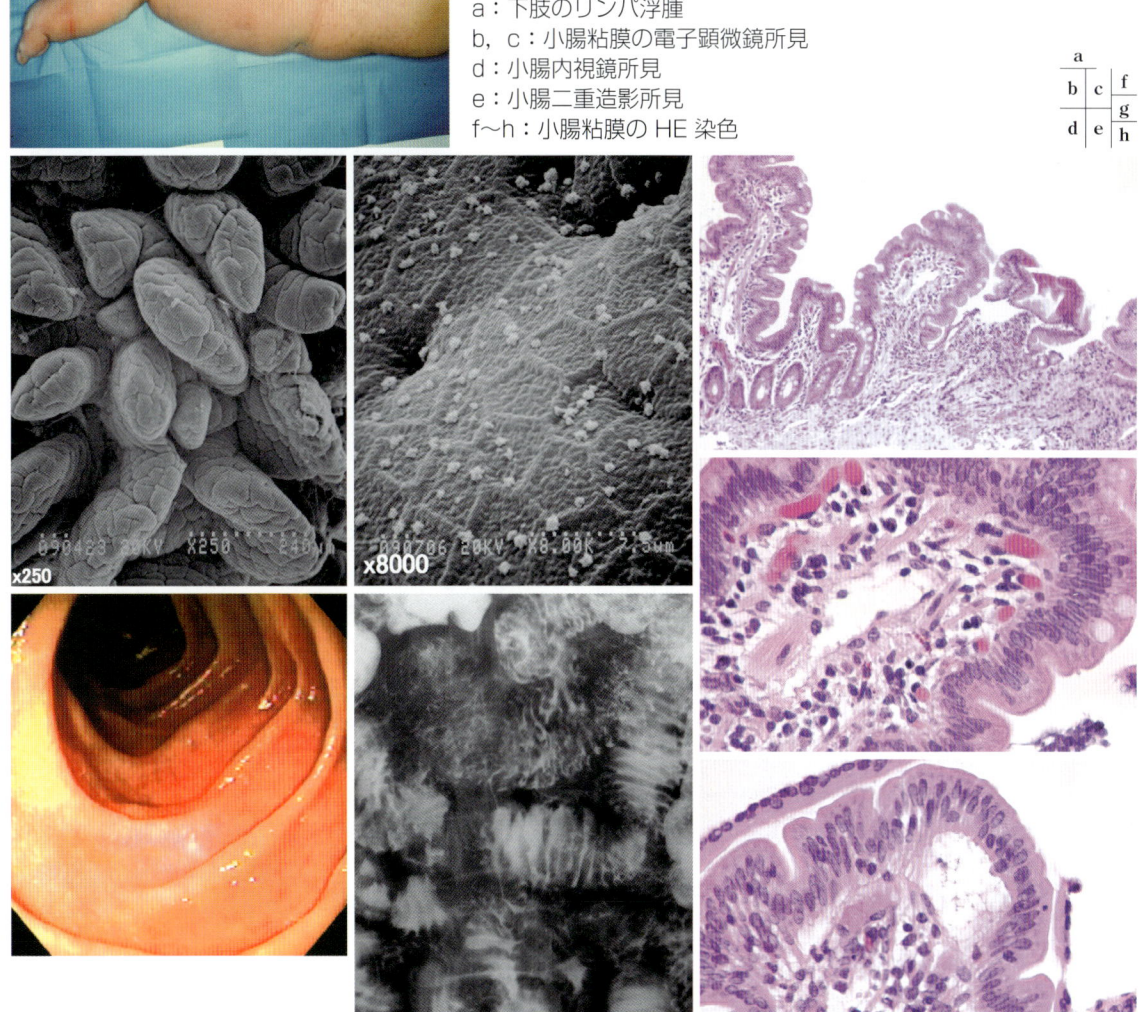

図 症 例
a：下肢のリンパ浮腫
b, c：小腸粘膜の電子顕微鏡所見
d：小腸内視鏡所見
e：小腸二重造影所見
f～h：小腸粘膜の HE 染色

■ 治療

蛋白漏出性胃腸症の治療は，原疾患や成因により異なる．まずは，適切な検査により蛋白漏出をきたす病因を診断し，原疾患の治療を優先する．原疾患の検索に時間を要する場合には，確定診断がつくまで完全静脈栄養法や成分栄養法により栄養管理する．低アルブミン血症の是正のためにアルブミンの経静脈投与も行われるが，血漿蛋白濃度を一時的にも 0.5 g/dl 上昇させるには，アルブミン 25 g を輸注する必要がある．また，体外から補給したアルブミンの大部分は through out の状態で通過するともいわれており，アルブミン製剤の投与については，その適正な使用方法について考慮する必要がある．

蛋白漏出性胃腸症の成因としてリンパ管拡張が関与する疾患では，きわめて低脂肪である成分栄養剤を用いた経腸栄養や，腸粘膜から門脈へと移送される MCT（中鎖脂肪酸）なども有用である．

■ おわりに

蛋白漏出性胃腸症の診断には，α1 アンチトリプシンクリアランス法や蛋白漏出シンチグラフィーが有用であり，必ずしも困難ではない．蛋白漏出性胃腸症をきたす疾患や病態の確定診断には難渋することも少なくなかった．しかし，ダブルバルーン法やシングルバルーン法，カプセル内視鏡を用いた小腸内視鏡検査法の進歩は原疾患の診断を容易にするだけでなく，蛋白漏出性胃腸症の成因を解明するのにも有用であると考えられる．

文 献

1) Crossley JR, Elliott RB：Simple method for diagnosing protein-losing enteropathies. Br J Med 1977；1：428-429
2) Florent C, L'Hirondel C, Desmazures C, et al：Intestinal clearance of alpha 1 antitrypsin. A sensitive method for the detection of protein-losing gastroenteropathy. Gastroenterology 1981；81：777-780
3) Takeda H, Takahashi T, Ajitsu S, et al：Protein-losing gastroenteropathy detected by technetium 99 m-labeled human serum albumin. Am J Gastroenterol 1991；86：450-453
4) 三浦総一郎, 穂苅量太, 都築義和：蛋白漏出性胃腸症の原因と鑑別診断. 日本医事新報 2005；4238：1-6
5) 三浦総一郎：消化と吸収—最近のトピックス. 日本内科学会雑誌 2003；92：1817-1823
6) Sasaki M, Nakamura F, Koyama S：Haemangioma of the small intestine complicated by protein-losing gastroenteropathy. J Gastroenterol Hapatol 1998；13：387-390

（佐々木雅也，藤山佳秀）

消化管

吸収不良症候群の診断と分類

■ 概　念

　吸収不良症候群は各種栄養素（糖質，蛋白質，脂質，ビタミン，電解質など）の消化・吸収が障害され，次第に低栄養状態や欠乏症状を呈する疾患群を総称したものであり，消化器系疾患を中心に多岐にわたる疾患が含まれる．

■ 分　類（図）

　消化吸収機序の面から，おもに吸収機能が障害される吸収障害型と，消化不良を主とする消化障害型に分類できるが，両者が混在することもある．

■ 疫　学

　わが国の吸収不良症候群は，そのほとんどが消化障害型に分類されるものであり，手術後の消化吸収障害，膵外分泌障害，クローン病で80％以上を占める．疾患によっては人種差が著しいものがあり，セリアックスプルーなどは，本邦ではこれまで数例の報告があるのみである．

■ 診断基準（表）と診断手順（図）

　厚生省特定疾患吸収不良症候群に関する研究調査研究班の診断基準を表に示した[1]．消化吸収試験には表に示した検査法のほかに，腸内細菌の異常増殖を評価できる呼気水素試験や，^{13}C 安定同位元素を用いた消化吸収試験も行われている[2]．

臨床症状（表，図）

　消化吸収障害の程度によって種々の症状を呈する．さらに，原疾患に基づく症状が加わる．

栄養障害の評価

　血清蛋白濃度 6.0 g/dl 以下（または血清アルブミン値 3.5 g/dl 以下），かつ総コレステロール値 120 mg/dl 以下が高度な低栄養状態の指標となる．また，短半減期蛋白（プレアルブミン，レチノール結合蛋白，トランスフェリン）は栄養評価のみならず，栄養改善の早期指標としても有用である[3]．

142　消化管

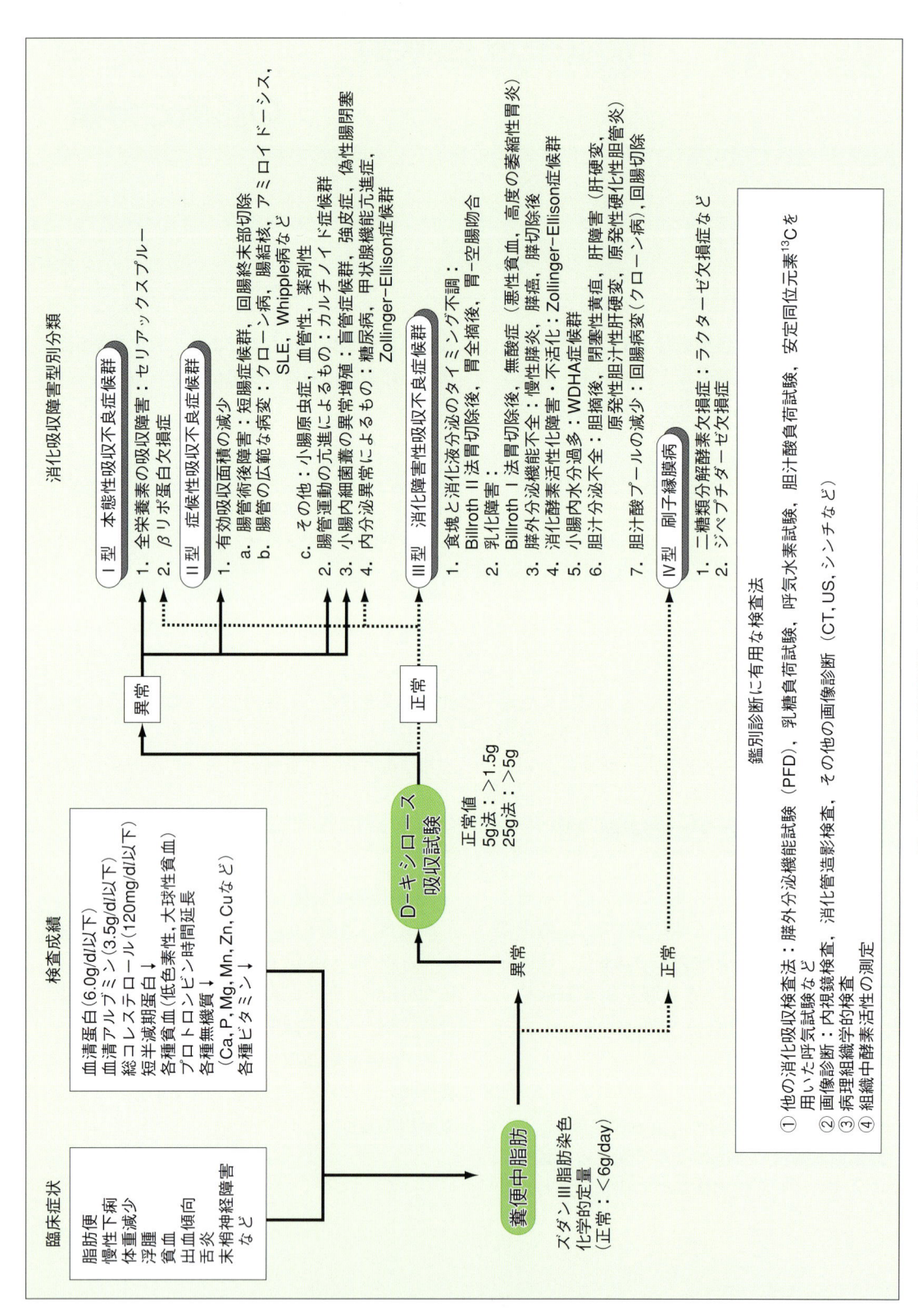

臨床症状

脂肪便
慢性下痢
体重減少
浮腫
貧血
出血傾向
舌炎
末梢神経障害
など

検査成績

血清蛋白（6.0g/dl以下）
血清アルブミン（3.5g/dl以下）
総コレステロール（120mg/dl以下）
短半減期蛋白
各種貧血（低色素性，大球性貧血）
プロトロンビン時間延長
各種無機質↓
（Ca, P, Mg, Mn, Zn, Cuなど）
各種ビタミン↓

↓

糞便中脂肪
ズダンⅢ脂肪染色
化学的定量
（正常：＜6g/day）

異常 →

D-キシロース吸収試験
正常値
5g法：＞1.5g
25g法：＞5g

異常 →／正常 ┈→

消化吸収障害型別分類

Ⅰ型　本態性吸収不良症候群
1. 全栄養素の吸収障害：セリアックスプルー
2. βリポ蛋白欠損症

Ⅱ型　症候性吸収不良症候群
1. 有効吸収面積の減少
　a. 腸管術後障害：短腸症候群，回腸終末部切除
　b. 腸管の広範な病変：クローン病，腸結核，アミロイドーシス，SLE，Whipple病など
　c. その他：小腸原虫症，血管腫，カルチノイド症候群
2. 腸管運動の亢進によるもの：薬剤性
3. 小腸内細菌叢の異常増殖：盲管症候群，強皮症，偽性腸閉塞
4. 内分泌異常によるもの：糖尿病，甲状腺機能亢進症，Zollinger-Ellison症候群

Ⅲ型　消化障害性吸収不良症候群
1. 食塊と消化液分泌のタイミング不調：
　Billroth Ⅱ法胃切除後，胃全摘後，胃-空腸吻合
2. 乳化障害：
　Billroth Ⅰ法胃切除後，無酸症（悪性貧血，高度の萎縮性胃炎）
3. 膵外分泌機能不全：慢性膵炎，膵癌，膵切除後
4. 消化酵素活性化障害・不活化：Zollinger-Ellison症候群
5. 小腸内水分過多：WDHA症候群
6. 胆汁分泌不全：胆摘後，閉塞性黄疸，肝障害（肝硬変，原発性胆汁性肝硬変），原発性硬化性胆管炎
7. 胆汁酸プールの減少：回腸病変（クローン病），回腸切除

Ⅳ型　刷子縁膜病
1. 二糖類分解酵素欠損症：ラクターゼ欠損症
2. ジペプチダーゼ欠損症

鑑別診断に有用な検査法

① 他の消化吸収検査法：膵外分泌能試験（PFD），乳糖負荷試験，呼気水素試験，胆汁酸負荷試験，安定同位元素¹³Cを用いた呼気試験など
② 画像診断：内視鏡検査，消化管造影検査，その他の画像診断（CT, US, シンチなど）
③ 病理組織学的検査
④ 組織中酵素活性の測定

図　吸収不良症候群診断の進め方と型別分類

表　吸収不良症候群の診断基準

1. 下痢，脂肪便，体重減少，るいそう，貧血，無力倦怠感，腹部膨満，浮腫，消化管出血（潜出血を含む）などの症状がみられることが多い．
2. 血清蛋白濃度，アルブミン濃度，総コレステロール値，および血清鉄などの栄養指標の低下を示すことが多い（血清蛋白濃度 6.0 g/dl 以下（または血清アルブミン値 3.5 g/dl 以下），かつ総コレステロール値 120 mg/dl 以下が高度な低栄養状態の指標となる）．
3. 消化吸収試験で異常がある．通常以下のものが行われる．

【消化吸収試験】
1) 糞便中脂肪：脂肪の消化吸収過程は栄養素の中で最も複雑であり，吸収不良症候群では脂肪の消化吸収が早期にかつ最も強く障害されることが多い．
   ① ズダンIII染色法：常食（脂肪 50 g 前後/日）摂取下で脂肪滴がみられる（100 倍率で鏡検し，一視野 10 個以上の脂肪滴がみられるとき異常）．
   ② 糞便中脂肪の化学的定量：常食摂取下で，1 日糞便中脂肪が 6 g 以上で異常．
2) D-キシロース吸収試験（5 g または 25 g 経口法）：吸収面積減少型の腸疾患において低下する {5 時間尿中排泄率が 1.5 g 以下（5 g 法）または 5 g 以下（25 g 法）で異常}．
3) ^{57}Co-ビタミン B$_{12}$ 吸収試験：^{57}Co の入手が困難であり，現在は行われていない．
4) 胆汁酸負荷試験：回盲部疾患あるいは切除後による消化吸収障害において，負荷後の血中胆汁酸濃度曲線の平坦化が認められる（濃度差が 10 μM 以下で異常）．
5) 膵外分泌機能試験（PFD）：膵機能不全による消化障害の判定に有用である（6 時間尿中排泄率 70 % 以下で異常）．
6) 乳糖負荷試験：乳糖分解酵素活性の欠乏ないし低下で血糖の上昇がみられない（乳糖 20 g 負荷で投与前値に対し，血糖上昇 10 mg 以下で異常）．

注）その他，腸内細菌の異常増殖を評価できる呼気水素試験や，^{13}C 安定同位元素を用いた吸収試験も行われている．

〔厚生省特定疾患消化吸収障害調査研究班，1986[1]〕

診断の進め方[4]

　低栄養状態は，摂取量不足（飢餓状態），合成障害（肝疾患など）や異化亢進（慢性消耗性疾患など）によっても惹起される．実際に消化・吸収障害が存在するのか，またその程度および障害部位を明らかにするためには，各種の消化吸収試験や画像診断が重要である．臨床症状，検査値から吸収不良症候群が疑われる場合には，まず脂肪の消化吸収試験を行う（ズダンIII脂肪染色または化学的定量）．次いで，D-キシロース吸収試験を行い，小腸吸収能を評価する．両者の成績からある程度，障害の型を推測できる．さらに，他の消化吸収試験，膵外分泌機能試験，消化管造影検査，超音波検査，内視鏡検査（粘膜生検含む）や組織中酵素活性の測定を行うことによって，原疾患を確定することができる．最近では，カプセル内視鏡やダブルバルーン小腸内視鏡が開発され，小腸疾患の必須の検査法となっている[5]．

おもな疾患の病態生理

セリアックスプルー

グルテン腸症とも呼ばれ，小麦蛋白グルテンの成分の一つである α グリアジンが腸粘膜に対してもっとも障害性に働く．発症には遺伝的要因が大きく，小腸粘膜の絨毛がすべて萎縮するため全栄養素の吸収が障害される．

先天性 β リポ蛋白欠損症

常染色体劣性遺伝のまれな疾患で，カイロミクロン形成に必要なアポ蛋白が先天的に合成されないために脂肪の転送障害が起こる．

Whipple 病

periodic acid-Schiff（PAS）染色陽性物質を細胞内に取り込んだマクロファージが，おもに小腸粘膜固有層に集積するため，全栄養素の吸収が障害される．他に，関節，中枢神経，リンパ節にも集積がみられる全身性疾患である．中年の白人に多くみられ，日本ではきわめてまれな疾患である．その原因は *Tropheryma whipplei* による細菌感染症と考えられており，抗生物質が有効である．

盲管症候群

小腸内の細菌叢異常増殖によって抱合胆汁酸が脱抱合され，そのため脂肪消化吸収の第一段階であるミセル形成が障害される．脱抱合胆汁酸は回腸での再吸収率が低く，腸肝循環のバランスがくずれて体内の胆汁酸プールが減少し，さらに脂肪の消化吸収障害が促進される．また，腸上皮に吸収される前にビタミン B_{12} が腸内細菌に取り込まれるため，ビタミン B_{12} 欠乏による大球性高色素性貧血をきたす．

短腸症候群

小腸の大量切除がやむなく行われた場合にみられ，残存小腸が 1 m 以下では著しい消化吸収障害が出現する．また，回腸末端の切除では，その切除範囲が短くても障害が出やすい．切除が小範囲（1 m 以下）の場合，胆汁酸の再吸収の減少は肝での合成で代償されるため，脂肪の消化吸収障害は起こらないが，多量の胆汁酸の大腸内流入により胆汁酸性下痢を起こす．一方，切除範囲が広範囲（1 m 以上）の場合には，肝での胆汁酸の代償も困難となり，脂肪の消化吸収障害が起こる．

ラクターゼ欠乏症（乳糖不耐症）

ラクターゼ欠乏状態では，小腸内腔に残存する乳糖の浸透圧作用によって管腔内水分が増加し，腸管が伸展・刺激され腹鳴，腹痛などの症状が生じる．次いで大腸内の腸内細菌叢によって水素ガス，炭酸ガスなどのガスが産生され，腹部膨満，腹鳴，排ガス増加，下痢を引き起こす．

治　療

治療の原則は，低栄養状態の改善を目的として栄養療法を行い，原因が明らかな場合にはその根本的治療を行う．

栄養療法

消化吸収障害の程度および栄養状態に基づいて以下の治療法を選択する．

1）食餌療法

高カロリー，高蛋白，低脂肪，低残渣が望ましい．脂肪量は 15〜30 g と，障害の程度に応じて制限する．中鎖脂肪を用いることもある．十分な経口摂取ができない場合には，経腸栄養療法の適応となる．

2) 経腸栄養療法

　成分栄養剤は窒素源がアミノ酸，糖質はデキストリンからなり，脂肪はほとんど含まれていない．消化吸収障害の高度な例（クローン病，短腸症候群）の基本的経腸栄養剤として用いられる．半消化態栄養剤は，窒素源がカゼインなどの蛋白精製物を，糖質はデキストリンを用い，10％程度の脂肪を含んでいる．消化吸収障害が軽度〜中等度の場合に用いられる．

3) 完全静脈栄養

　著しい栄養障害を有する例，腸管吸収面積が著しく減少している例や，成分栄養剤による栄養管理が不十分な場合には，完全静脈栄養の適応となる．

原因療法

　原因が明らかな場合には，原疾患に対する根本的な治療を行う．
1) セリアックスプルー：無グルテン食
2) 盲管症候群：抗生物質，盲管の切除
3) Whipple 病：抗生物質
4) 膵外分泌機能低下：消化酵素剤
5) ラクターゼ欠乏症（乳糖不耐症）：乳糖含有食品の制限，ラクターゼ製剤の併用，豆乳
6) 胆汁酸性下痢：コレスチラミン，など

文　献

1) 細田四郎：消化吸収障害の診断基準案作成．厚生省特定疾患消化吸収障害調査研究班 昭和60年度業績集．1986, 22-24
2) 中田浩二，川崎成郎，仲吉朋子，他：^{13}C 呼気ガス診断の臨床応用—その現状と展望．RADIOSOTOPES　2007；56：629-636
3) 高橋恒男，武田弘明：吸収不良症候群の概念と栄養アセスメント．日内会誌　1996；85：1022-1028
4) 細田四郎：消化吸収不良症候群—総論．井上裕夫，他編：新内科学大系 44．吸収不良症候群．1992, 3-19，中山書店，東京
5) 山本博徳，喜多宏人，砂田圭二郎，他：小腸内視鏡検査．日内会誌　2004；93：123-133

〈福田眞作，三上達也，下山　克〉

消化管

過敏性腸症候群
の診断基準・病型分類・重症度

■ 定　義

　Rome IIIの過敏性腸症候群（irritable bowel syndrome；IBS）の定義は，「腹部不快感または腹痛が，排便または便通の変化に伴って生じ，臨床像としては排便障害を呈する機能性消化管障害の一つ」である[1]．診断基準はいかに定義を満足する症例を診断できるかである．

■ 診断基準

　1992年に機能性消化管障害の新たな診断基準としてRome I基準が登場し，1999年に改訂がなされ，Rome II基準となり，さらに2006年にはRome IIIが登場している．

　Rome IIIは機能性消化管障害全般の定義と診断基準，新生児および乳幼児（4歳未満），および小児・青年期（4歳〜18歳）の機能性胃腸障害の診断基準を定めている．Rome IIIの目的は，消化管運動，内臓知覚，脳-腸相関などに関する研究のなかの，エビデンスのある結果を反映した明確な診断基準を作り，世界的合意を得ること，および薬剤の臨床試験を計画するための適切な統一的基準を作ることなどである．Rome IIIは症状に基づく診断基準である．精神疾患の診断基準であるDSM-IV，リウマチ性疾患の診断基準，および国際頭痛分類などと類似している．

　Rome IIIのIBSの診断基準は，機能性胃腸障害のなかのC. 機能性腸障害に含まれる．C. 機能性腸障害にはC1. IBS，C2. 機能性腹部膨満，C3. 機能性便秘，C4. 機能性下痢，C5. 特定不能の腸障害がある[1,2]．かつてIBSは便通異常と腹痛を訴える他疾患を除外して診断するという，いわゆるくずかご診断がなされてきた．Rome基準の特定不能の腸障害は，いまなおわずかにくずかご診断的に残存している疾患といえる．IBSの診断基準を**表1**に，小児・青年期IBSの診断基準を**表2**に示す[1,2]．G. 新生児および乳幼児の機能性消化管障害のなかにIBSの診断基準はない．小児・青年期のIBSはH. 小児・青年期機能性胃腸障害のH2. 腹痛関連機能性腸障害のなかに分類されている．H2. はさらにH2a. 機能性ディスペプシア，H2b. IBS，H2c. 腹部片頭痛（Abdominal Migraine），H2d. 小児機能性腹痛に分ける．

　症状の持続期間であるが，Rome Iでは症状が持続的または反復的に3カ月あることとしていた．Rome IIでは過去12カ月中の，必ずしも連続ではない12週間以上あることと変更された．Rome IIIでは過去3カ月の間に月3日以上にわたってあることと，わかりやすく変更された．なお，「6カ月以上前から症状があり，最近3カ月間は上記の基準を満たしていること」という条文はほかの機能性消化管障害の診断基準にも，一部の例外を除き，全般的に記載されている．また，小児・青年期の診断基準では「診断前少なくとも2カ月間にわたり週1回以上基準を満たしていること」の条文がある．

　腹部不快感と腹痛であるが，不快感とは痛みとは表現されない不快な感覚を意味するとされ

表 1　IBS の Rome Ⅲ 診断基準[*]

過去 3 カ月の間に，1 カ月あたり 3 日以上にわたって腹痛や腹部不快感[**]が繰り返し起こり，下記のうち 2 項目以上がある
　1）排便によって症状が軽減する
　2）発症時に排便頻度の変化がある
　3）発症時に便形状（外観）の変化がある
[*]6 カ月以上前から症状があり，最近 3 カ月間は上記の基準を満たしていること
[**]腹部不快感は痛みとは表現されない不快な感覚を意味する
　病態生理学的研究や臨床試験（治験）に際しては，週に 2 日以上の痛み／不快感がある場合を適格症例とすることが推奨される

Rome Ⅲ〔日本語訳〕[2]による

表 2　小児・青年期の IBS 診断基準[*]

以下の両方の項目があること
　1．下記の 2 項目と関連のある腹部の不快感[**]や疼痛を少なくとも 25％以上の時間伴う
　　a．排便によって軽減する
　　b．発症時に排便頻度の変化がある
　　c．発症時に便形状（外観）の変化がある
　2．症状の原因になるような炎症性，形態的，代謝性，腫瘍性病変がない
[*]診断前少なくとも 2 カ月間にわたり週 1 回以上基準を満たしていること
[**]不快感とは痛みとはいえない不快な気分をさす

Rome Ⅲ〔日本語訳〕[2]による

ている．腹部不快感と腹痛の訴えは使われる言語によって明確に分離可能な場合と不可能な場合とがある．日本語も痛みの表現はきわめて多い．

便形状は**図 1**のブリストル便形状スケール（Bristol stool form scale）を用いる．本スケールは消化管通過時間と相関することが確かめられている[3]．なお，診断基準のなかに心理社会的要因は含めていないが，診断には必要がないことによる．

診断上，大切なことは腹痛と便形状についての注意深い病歴聴取である．排便と関連する腹痛は腸由来を疑わせる．運動，排尿，生理などに伴う腹痛は他疾患を疑う．食事とくに食後と症状の悪化の関連，すなわち胃大腸反射による症状の出現は因子分析で関連性が少ないと判定されている．女性の IBS は下腹部痛を訴えて婦人科を受診することがある．IBS にはさまざまな消化器症状，泌尿・生殖器症状，精神症状などの腸以外の症状（non-colonic symptoms）を伴うことがあるが，診断に必須の症状ではない．

タイプ1	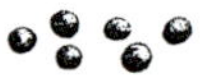	硬くてコロコロの兎糞状の(排便困難な)便
タイプ2	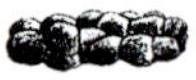	ソーセージ状であるがでこぼこした（塊状の）便
タイプ3	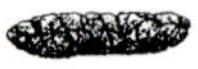	表面にひび割れのあるソーセージ状の便
タイプ4	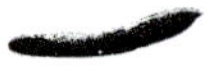	表面がなめらかで柔らかいソーセージ状，あるいは蛇のようなとぐろを巻く便
タイプ5	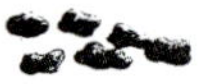	はっきりとした断端のある柔らかい半分固形の（容易に排便できる）便
タイプ6		端がほぐれて，ふにゃふにゃの不定形の小片便，泥状の便
タイプ7	水様便	水様で，固形物を含まない液体状の便

図1 ブリストル便形状スケール〔O'Donnell LJD, et al：Br Med J 1990；300：439-440[3]より作成〕

病型分類

表3に下位分類を示す．病型は相互に移行することがあり，これまでは下痢優位型IBS(diarrhea-dominant IBS)との表記もあったが，単にwithの表記（例：IBS with diarrhea）になった．4病型は図2のような関係にある．

臨床検査

診断に際しての臨床検査については，どの患者にどの検査を行うのかが問題となる．身体所見は他疾患の鑑別に大切であるが，IBSに特異的な所見はない．器質性疾患を疑うリスク徴候(red flag)を表4に示すが，世界的に統一されたものではない．検査項目の選択は個々の患者の状況に応じた常識的範囲とする．また，大腸癌の除外のための検査は大腸癌集検のマニュアルに従って行う．IBSは長期間にわたり寛解・再燃を繰り返すので，症状が一定の変動範囲にあるうちは臨床検査を追加する必要はない．

腸炎後IBS

IBSのなかには腸炎に罹患してから3～6カ月後に発症する症例が6～17％ある．腸炎後にIBSが発症した場合には，臨床像がやや異なる面があるので，腸炎後IBS(post-infectious IBS)と称する．Spiller[4]によれば腸炎後IBSのリスク要因は腸炎の罹患期間，重症度，女性，若年者などである．先行する腸炎の疫学はそれぞれの国や地域によって異なる．著者の経験例ではIBSの約10％を占める．また，IBDの寛解期にIBS症状を呈するIBS in IBDの概念も提唱されている．

表 3　主な便通による IBS の下位分類

1. 便秘型（IBS-C）
   硬便または兎糞状便[a]が 25% 以上あり，軟便（泥状便）または水様便[b]が 25% 未満のもの
2. 下痢型（IBS-D）
   軟便（泥状便）または水様便[b]が 25% 以上あり，硬便または兎糞状便[a]が 25% 未満のもの
3. 混合型（IBS-M）
   硬便または兎糞状便[a]が 25% 以上あり，軟便（泥状便）または水様便[b]も 25% 以上のもの[c]
4. 分類不能型（Unsubtyped IBS，IBS-U）
   便形状異常の基準が IBS-C，D，M のいずれも満たさないもの

注：研究や臨床試験において便通に基づいて患者の下位分類を特定する場合には，以下の下位分類法が利用できる（図2を参照）．ただし，この分類の長期的な有効性と安定性については不明であり，今後の研究課題である

[a] ブリストル便形状スケール 1〜2（硬くコロコロした兎糞状の（排便困難な）便あるいはソーセージ状の硬い便）
[b] ブリストル便形状スケール 6〜7（端がほぐれたふにゃふにゃの不定形の小片便，泥状の便，または水様で，固形物を含まない液体状の便）
[c] 止痢薬や緩下薬を使用していないこと

Rome III〔日本語訳〕[2]による

表 4　器質性疾患を疑うリスク徴候（red flag）

1. 45 歳未満で家族歴がある
2. 45 歳以上での発症
3. 病悩期間が短く，症状が進行性
4. 異常な身体所見
5. 6 カ月以内の予期しない体重減少（3 kg 以上）
6. 夜間の腹痛・下痢，持続性の強い腹痛
7. 発熱，嘔吐，粘血便，便潜血検査陽性
8. 尿，末梢血，血液生化学検査の異常

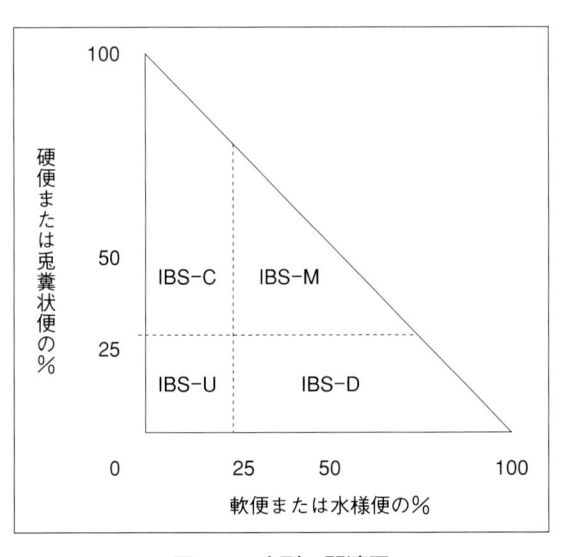

図 2　4 病型の関連図
〔Longstreth GF, et al.：Functional Bowel Disorders[1]より作成〕

■ 重症度

重症度の決め方に統一的基準はない．一般的な重症度判定のためのおもな項目は身体症状，精神症状，心理社会的および環境的因子，病歴の長さ，適応レベルなどである．精神症状の重症度はDSM-IV-TRの重症度判定基準[5]を参考にするのがよい．

著者[6]は重症度を表5のように定めている．

表中の項目で，一つでもより重症な項目に当てはまるならば，上位の重症度と判定する．IBSのなかで軽症が70％，中等症が25％，重症が5％程度である．なお，IBSの診断基準を満足する症状がありながら医療機関に受診しない人を未患者（non-patient）と称することがある．

表5 IBSの重症度判定表

重症度	過去12カ月間の有症状週数	排便回数 下痢	排便回数 便秘	ブリストル便形状 下痢	ブリストル便形状 便秘	腹痛 腹部不快感	精神症状
軽症	12～16週未満	1～2回/日	1回/1～2日	5～6	3～2	軽度	軽症
中等症	16～24週未満	3回以上/日	1回/3日以上	6～7	2～1	中等度	中等症
重症	24週以上	3回以上/日	1回/3日以上	7	1	高度	重症

精神症状（DSM-IV-TR）
軽症：その診断を下すために必要な数より余分の症状数があっても，それは少数で，また，その症状によって社会的または職業的機能に軽度の障害しか起こっていない．
中等症：症状数または機能障害が"軽症"と"重症"の中間にある．
重症：その診断を下すために必要な数より余分の症状が多数あり，またはいくつか，とくに重症の症状が存在している，または，その症状によって社会的または職業的機能に著しい障害を起こしている．

〔佐々木大輔：消化器の臨床　2000；3：48-52[6]より一部改変〕

■ オーバーラップおよび併存疾患（comorbidity）

1患者に二つの機能異常性消化管障害があるときはオーバーラップという用語を用いる．機能性ディスペプシアとIBSがオーバーラップする症例は多い．機能性便秘は診断基準の中でIBSを除外することが求められているが，両者の明確な鑑別は難しい場合もある．

IBSと併存する率の高いいくつかの疾患や，疾病としての症状がある．疾患としてはパニック障害，線維筋痛症，慢性疲労症候群，顎関節症などであり，疾病としての症状は頭痛，非心臓性胸痛，腰痛，排尿困難などである[7]．併存した場合は「併存疾患」といい，「合併症」とは使い分ける．ただし，併存疾患の率や疾患および疾病としての症状などは，欧米人と日本人のIBSとでは趣を異にする．

■ おわりに

RomeIIIの診断基準が臨床的あるいは研究的に従来の診断基準よりも有用性が高いのか否かは今後の検討を待たねばならない．福土[8]は日本の保険診療などの実状を加味した診断・治療ガイドラインを作成しているので参照されたい．RomeIVは2016年春に登場する予定であ

る．ICD-10，DSM-Ⅳ-TR も近々改訂予定であり，日本消化器病学会 IBS 診療ガイドラインも作成中である．今後の動向が注目される．

文　献

1) Longstreth GF, Thompson WG, Chey WD, et al：Functional bowel disorders In, Drossman DA, et al. eds.：Rome Ⅲ The functional gastrointestinal disorders. 3rd ed. p487-509, Degnon Associates, Inc. McLean, Virginia
2) 福土　審，本郷道夫，松枝　啓監訳：Rome Ⅲ〔日本語版〕．2008，協和企画，東京
3) O'Donnell LJD, Virjee J, Heaton KW：Detection of pseudodiarrhea by simple clinical assessment of intestinal transit rate. Br Med J 1990；300：439-440
4) Spiller RC：Postinfectious irritable bowel syndrome. Gastroenterology 2003；124：1662-1671
5) 高橋三郎，大野　裕，染矢俊幸 訳：DSM-Ⅳ-TR 精神疾患の診断・統計マニュアル．2002，p.4，医学書院，東京
6) 佐々木大輔：心身医学的治療の考え方．消化器の臨床　2000；3：48-52
7) Whitehead WE, Paksson O, Jones KR：Systemic review of the comorbidity of irritable bowel syndrome with other disorders：What are the causes and implications？　Gastroenterology　2002；122：1140-1156
8) 福土　審：過敏性腸症候群の診断・治療ガイドライン．心療内科　2004；8：21-27

（佐々木大輔）

消化管

イレウスの病態と鑑別

　腸閉塞（ileus）とは，腸管内容の肛門側への通過が障害された状態である．腸閉塞は表のように機械的イレウスと機能的イレウスに大別される．イレウスの9割が機械的イレウスであり[1]，さらに機械的イレウスは単純性（閉塞性）イレウスと複雑性（絞扼性）イレウスに大別される．両者は腸管の血流障害の有無で判断される．後者は腸管が閉塞機転により血流障害に陥っているものを指し，放置すれば腸管壊死や腸管穿孔などの重篤な病態となる可能性があるため，緊急の手術治療を必要とすることが多い．そのため，いかに絞扼性イレウスを早期に鑑別・治療するかが重要となる．

表　イレウスの発生原因による分類

機械的イレウス	単純性イレウス（閉塞性イレウス）	1．腸壁自体の器質的変化によって起こるもの ・癒着・屈曲によるもの（開腹手術の既往など） ・腫瘍によるもの（小腸腫瘍，大腸腫瘍など） ・外部から腸管が圧迫されて起こるもの（卵巣腫瘍など） ・炎症によるもの（クローン病，結核など） ・先天性の腸管閉塞 2．腸管内腔の異物によるもの（硬便，胆石，胃石など） 3．その他
	複雑性イレウス（絞扼性イレウス）	1．癒着などによる索状物により腸管の一部が緊迫されて起こるもの 2．ヘルニア嵌頓 　（鼠径ヘルニア，大腿ヘルニア，閉鎖孔ヘルニアなど） 3．腸重積 4．腸軸捻転 5．その他
機能的イレウス	麻痺性イレウス	1．汎発性腹膜炎 2．開腹術後，腹部打撲，脊髄損傷 3．腸間膜領域の急性虚血（上腸間膜動脈血栓症など） 4．中枢神経障害（脊髄損傷，脳梗塞など） 5．腹腔内出血 6．薬剤性（向精神薬など） 7．その他
	痙攣性イレウス	1．鉛中毒，ヒステリーなどの精神疾患によるもの 2．腸管に鈍力・損傷・異物などによるもの 3．胆石・尿路結石による疝痛発作時 4．その他

■ 機械的イレウス

　機械的イレウスは器質的疾患により腸管の内腔の狭窄・閉塞をきたすことにより発生するものである．排便・排ガスの消失，嘔気・嘔吐，腹部膨満，腹痛などの自覚症状を伴う．聴診上は腸蠕動音の亢進を認め，金属性の腸雑音が聴取される．

　立位腹部単純X線検査にて鏡面（niveau）像を認め，拡張腸管が小腸の場合はKerckring皺襞を，結腸の場合はhaustraを認める．腹部超音波検査ではKerckring皺襞の存在（keyboard sign）や拡張腸管内を内容物が往復する所見（to-and-fro movement）を認める．胃管・イレウス管より造影剤を注入することにより閉塞の部位と程度を判断することができる．また，腹部CT検査は小腸の拡張の程度や閉塞機転を確認するのに有用である．腸管径の急激な変化（caliber change）や鳥のくちばし状の変化（beak sign）によって閉塞部位の判断ができ，大腸癌や食餌による腸閉塞，内ヘルニアや閉鎖孔ヘルニアなどのヘルニア嵌頓など，原因の検索も可能である[2]．

■ 単純性（閉塞性）イレウス

　単純性イレウスは機械的イレウスのうち，腸管の血流障害を伴わないものである．腹部手術後の癒着性イレウスが約7割を占める[1]．排便・排ガスの消失，嘔気・嘔吐，腹部膨満，腹痛などの自覚症状を伴うが，腹痛は間欠的で圧痛も軽度であることが多い．

治療選択

　保存的療法が第一選択である．術後の癒着性イレウスや，もちなどの摂取による食餌性イレウスの場合は絶食，補液で対応し，腸管の拡張が高度の場合には経鼻胃管やイレウス管の挿入を行い口側腸管の減圧を行う．閉塞機転が大腸癌などの腫瘍性病変や胆石や胃石などの異物であった場合などは手術療法も考慮する．また，保存的療法でも改善を認めない場合や，何度も繰り返す場合も手術の適応となる．

【症例1】77歳，男性
　S状結腸癌（SE，N1，H0，P0，M0，Stage ⅢA）に対してS状結腸切除術後の15日目より腹痛・嘔吐を認めた．圧痛は軽度で腹膜刺激症状はなく，腸蠕動音は亢進していた．WBC 4,000/μl，CRP 0.29 mg/dlと異常を認めなかった．立位腹部単純X線（**図1a**）にて小腸の拡張およびniveau像を認めた．腹部造影CT検査（**図1b**）ではcaliber changeを認め術後の癒着性イレウスと考えられた．

　治療選択：イレウス管を挿入し，症状・画像所見の改善を認め経口摂取再開となった（**図1c**）．

【症例2】87歳，男性
　3日前より排便・排ガスなく，腹痛も出現したため受診．腹部造影CT検査（**図2a**）にて小腸および大腸の著明な拡張およびS状結腸に造影効果を伴う腫瘍を認めた．

　治療選択：①人工肛門造設術，②経肛門的イレウス管，③消化管ステントなどが適応となる．本症例では消化管ステント留置を行った（**図2b**）．その後イレウスは改善し，待期的手術が行われた．

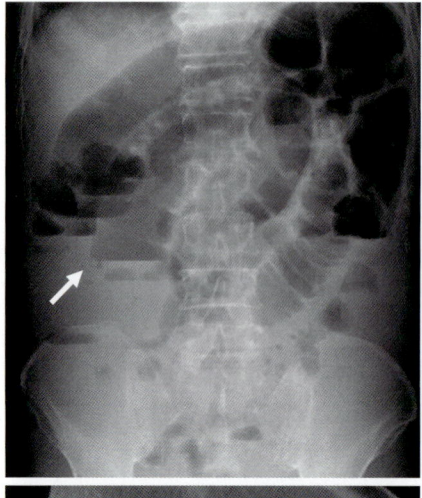

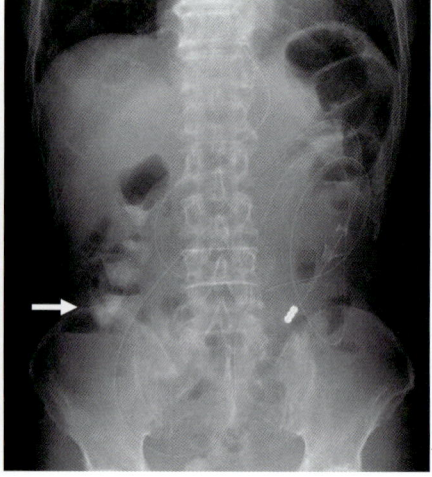

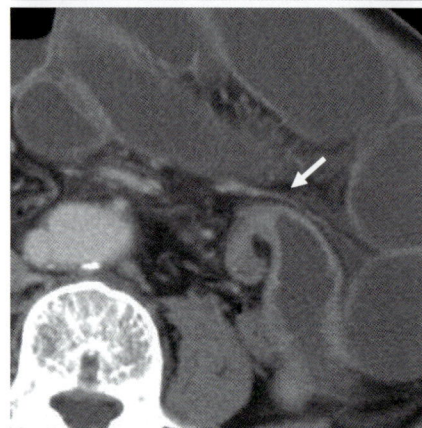

図1 術後癒着性イレウス（症例1）
a：立位腹部単純X線にて腸管ガスの拡張がみられる．Kerckring 皺襞が確認できるため小腸の拡張である．また，鏡面（niveau）像（矢印）もみられる．
b：腹部造影CT検査では拡張していた腸管の急激な先細り（caliber change）を認め（矢印），癒着による閉塞機転と考えられた．
c：イレウス管挿入後．拡張した小腸ガスは消失し，イレウス管より注入したガストログラフインは上行結腸（矢印）まで到達している．

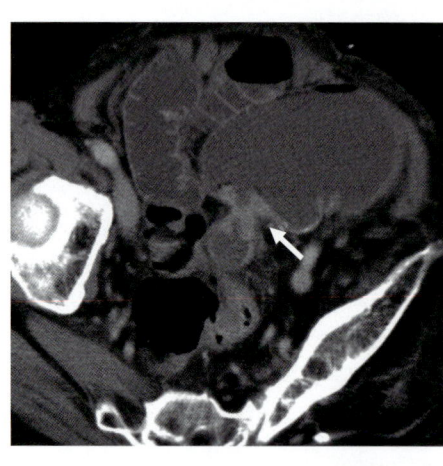

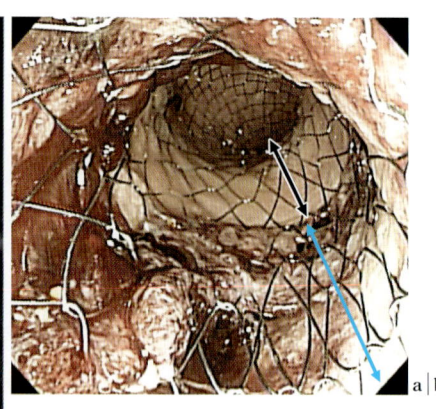

図2 S状結腸癌によるイレウス（症例2）
a：腹部造影CT検査にてS状結腸の著明な拡張を認め，矢印で急激に狭小化しており，肛門側の腸管の拡張がみられないため同部位で狭窄が疑われる．狭窄部（矢印）では造影効果を伴う壁肥厚を認め，S状結腸癌が疑われた．
b：緊急下部内視鏡検査にてS状結腸癌による全周性の狭窄を認めたためステント留置を行った．青矢印が腫瘍部分，黒矢印が正常粘膜．

■ 複雑性（絞扼性）イレウス

絞扼性イレウスは腸管が虚血に陥っているものを指し，機械的イレウスの1割を占める[3]．絞扼性イレウスは単純性イレウスと異なり急激で持続的な腹痛をきたすことが多く，理学所見として強い圧痛・筋性防御・Blumberg徴候などの腹膜刺激症状や発熱を認めることも多い．ただし高齢者の場合は症状に乏しいこともあり，進行して頻脈・血圧低下などのショック症状で発見されることもあり注意が必要である．血液検査として白血球増加を認めることが多く，腸管壊死が進行するとCK，LDHの上昇，動脈血液ガス検査にて代謝性アシドーシスを認める．腹部造影CTも絞扼の有無の判断に有用である．closed loop，腸管の浮腫や腸間膜の脂肪濃度の上昇がみられれば絞扼を疑い，腸管の造影効果の低下，腹水がみられれば腸管の壊死を疑う[4]．また絞扼性イレウスの場合，拡張した腸管内にガスが少なく，腸液が充満し単純X線のみではイレウスの診断が困難なこともあるので注意が必要である．

治療選択

原則として手術が選択される．ヘルニアの嵌頓や腸重積は早期であれば整復可能な症例もあるが，多くの場合は血流障害の改善のため緊急の手術を要する．

【症例3】85歳，男性

1日前より排便なく腹痛を認めたため受診．腹部X線検査にてcoffee bean signを認め（図3a），S状結腸軸捻転と考えられた．内視鏡的整復を試みたが粘膜面に壊死を認めたため（図3b），同日緊急でS状結腸切除術を施行した．

【症例4】41歳，女性

15歳時よりクローン病（小腸大腸型）でこれまで3回開腹歴あり．突然の強い腹痛が出現し受診．腹部造影CT検査（図4a）にて一部小腸の造影低下・浮腫・腹水を認めた．WBC 25,100/μl，LDH 221 U/l，CK 63 U/l，CRP 0.47 mg/dl，BE -4.1 mmol/l．絞扼性イレウスと診断され，緊急でイレウス解除術を施行した（図4b）．術中絞扼された小腸の壊死を認め，これを切除した．

【症例5】88歳，女性

4日前より腹痛と腹部膨満を認めた．嘔気・嘔吐なく，兎糞様の硬便を認めた．腹部全体に

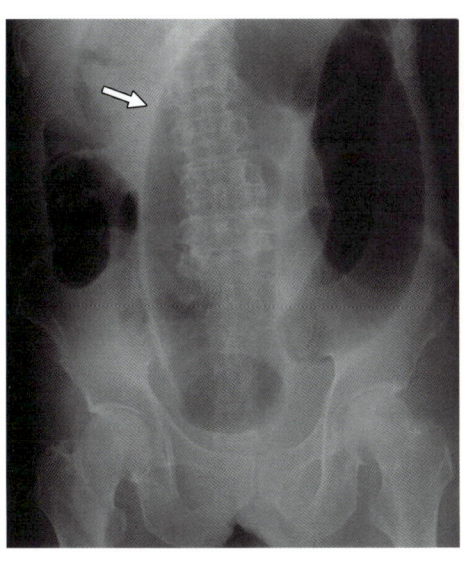

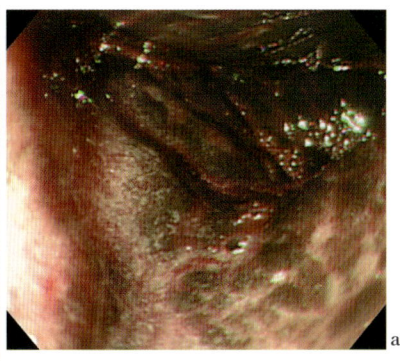

図3 S状結腸軸捻転（症例3）
a：腹部X線検査にてS状結腸の拡張がみられる．
b：下部消化管内視鏡にて整復を試みたが，粘膜の壊死がみられた．

156　消化管

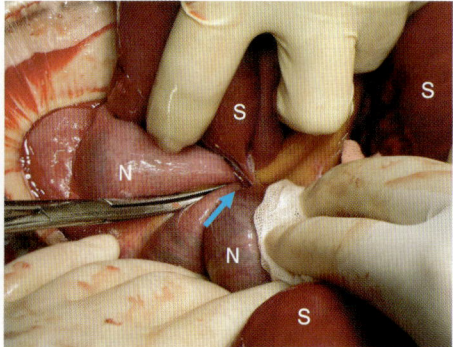

図4　絞扼性イレウス（症例4）
a：腹部造影CT検査では，正常腸管（N）に比べて絞扼された腸管（S）では造影効果が減弱している．また，肝周囲には腹水（矢印）も認める．
b：緊急イレウス解除術．小腸間膜にできたバンド（青矢印）によって小腸が絞扼されており，絞扼された腸管（S）が暗赤色に変色していた．バンドを切離しても色調は改善せず，腸管の切除を行った．

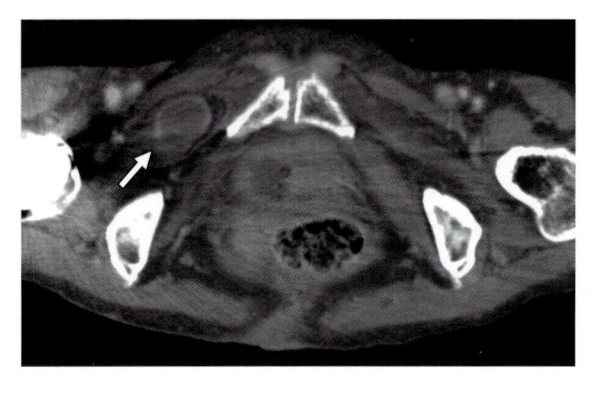

図5　閉鎖孔ヘルニア（症例5）
腹部造影CT検査にて，右の閉鎖孔に小腸（矢印）の嵌頓がみられる．

圧痛を認めるが，筋性防御や反跳痛などの腹膜刺激症状は認めなかった．腹部造影CT検査（図5）にて右閉鎖孔に突出する小腸を認め閉鎖孔ヘルニア嵌頓と診断された．

治療方針：緊急でヘルニア根治術，小腸部分切除術施行した．

機能的イレウス

麻痺性イレウス

　麻痺性イレウスとは器質的病変を伴わず，腸管の運動麻痺などにより正常な蠕動運動が行えず，内容物の停滞をきたすものであり，腹腔内の炎症や脊髄の損傷が原因となる．腹部膨満を認めるが，腹痛は認めないか軽度であることが多く，腸蠕動音は減弱する．

治療選択

　原因疾患の除去，ジノプロスト，パンテノール，エリスロマイシン，モサプリドクエン酸塩，大建中湯などの薬物治療が行われる．嘔吐などの症状に対しては胃管やイレウス管を挿入することもある．

【症例 6】75 歳，男性

上行結腸癌に対して結腸右半切除術施行．術後 5 日目より経口摂取を開始したが，8 日目に腹部膨満，嘔吐を認めた．腹部全体に膨隆を認めたが，圧痛は認めなかった．腹部単純 X 線検査にて小腸ガスの拡張を認めたが niveau 像は認められなかった（図 6）．

治療選択：離床をすすめ，パンテノール投与による治療を行った．術後 11 日目より排ガスを認めるようになり，腹部 X 線上もイレウス像は改善したため，経口摂取を再開した．

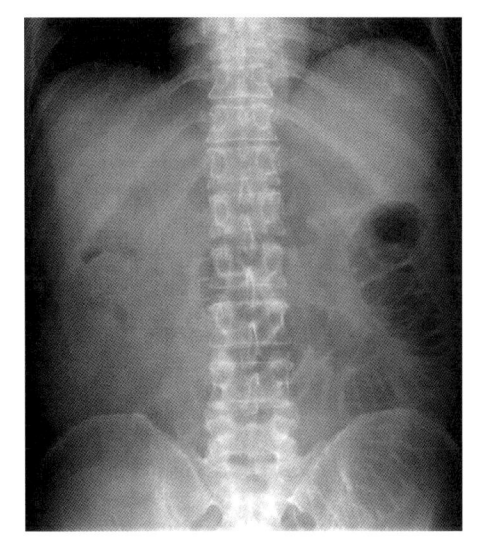

図 6 術後の麻痺性イレウス（症例 6）
小腸の拡張を認める．

文 献

1) Miller G：Etiology of small bowel obstruction. Am J Surg 2000；180：33-36
2) Silva AC：Small bowel obstruction：what to look for. Radiographics 2009；29：423-439
3) 恩田昌彦：イレウス全国集計 21,899 例の概要．日本腹部救急医学会雑誌 2000；20：629-636
4) Chou CK：CT of small bowel ischemia. Abdom Imaging 2004；29：18-22

（室野浩司，川合一茂，渡邉聡明）

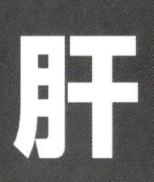

肝

急性ウイルス肝炎の病型分類

肝

　急性肝障害を起こすウイルスには多くのものがあるが，本稿では「肝炎ウイルス」とされる A 型から E 型の肝炎ウイルスによる急性肝炎について，その臨床的特徴をまとめてみたい．

[総　論]

■ 急性ウイルス肝炎とは何か？

　急性ウイルス肝炎とは「肝炎ウイルスの初感染に伴い，急激な肝細胞傷害を起こす炎症性疾患」と定義することができる．肝炎の起こるメカニズムについては十分解明されていない．しかしながらウイルス自体には多くの場合，肝細胞傷害性はないため，肝炎の本態はウイルス蛋白に対する免疫応答であるとされている．

■ ウイルスの感染経路

　肝炎ウイルスは，経口的に侵入したウイルスが経門脈的に肝臓に感染するものと，血液中に侵入したウイルスが肝臓に感染するものと大きく二つに分けることができる．前者の代表が A 型・E 型肝炎であり，後者の代表は B 型・C 型・D 型肝炎である．A 型肝炎ウイルス，E 型肝炎ウイルスは肝細胞で増殖し，胆汁さらに糞便中へ排泄されるが，発症早期までは，肝細胞で増殖したウイルスの一部は血中に放出され，ウイルス血症を伴う．このためまれに輸血により A 型肝炎および E 型肝炎が感染する場合がある．

　B 型肝炎ウイルス，C 型肝炎ウイルスは輸血後肝炎の原因ウイルスであったが，現在は HBs 抗原，HBc 抗体，HCV 抗体といった血清マーカーに加えて，血清 HCV-RNA および血清 HBV-DNA を NAT（nucleic acid amplification test）を用いて検出することで，これらのウイルスによる輸血後肝炎はほぼ根絶されている．B 型急性肝炎の感染経路としては性交渉が，C 型急性肝炎の感染経路としてはピアス，いれずみ，覚せい剤の回し打ち，不衛生な状態での鍼治療などが挙げられる．

■ 臨床像

　それぞれのウイルスで発症までの潜伏期は異なる．A 型では 15～45 日（平均 4 週間），B 型および D 型では 30～180 日（平均 4～12 週間），C 型では 15～160 日（平均 7 週間），E 型では 14～60 日（平均 5～6 週間）とされている．

　発症直前 1～2 週間の prodromal phase と呼ばれる期間に全身症状（食欲不振，吐気，嘔吐，発熱，全身倦怠感）が出現する．その後，多数の肝細胞が一度に破壊され，肝機能が低下する．胆汁排泄能の低下と多数の肝細胞破壊により黄疸が出現する．肝臓での蛋白合成能が低下するため，低アルブミン血症や凝固能の低下を伴う

場合もある．

理学的には黄疸に加え，肝臓の腫大，叩打痛が認められる．脾腫も1〜2割の症例で随伴するが，理学的所見としては認められない．

■ 臨床検査成績

prodromal phase に入ると肝細胞の破壊が起こり，AST，ALT が上昇する．上昇の程度は免疫応答の大きさによると考えられる．免疫応答が小さければ不顕性のまま肝炎は終息に向かう．一方，免疫応答が大きければ多数の肝細胞が破壊され，著明な AST，ALT の上昇が認められる．AST，ALT がピークに達する時期に一致してビリルビンが上昇する．多数の肝細胞の破壊により，肝予備能が低下すると低アルブミン血症，凝固能の低下（プロトロンビン時間の延長など）を伴う．

■ 予　後

通常，急性肝炎の全身症状は prodromal phase の時期がもっとも強く，黄疸を発症するころには全身症状は軽快してくる．これに伴い AST，ALT の値も低下してくる．肝細胞の再生が起こり，肝予備能は急速に改善に向かう．したがって急性肝炎の治療はほとんどの場合，保存的治療（食欲のない急性期に肝臓に負担の少ないブドウ糖の補液を行う程度）で十分である．

黄疸発生後も全身症状が軽快してこない場合は，肝不全の合併すなわち劇症化の可能性を考えなければいけない．また，全身症状が軽快してきても黄疸が軽快しない症例，肝合成能の改善してこない症例などは注意が必要である．

急性肝炎の際の免疫応答はウイルスの種類により，異なることが知られている．B 型急性肝炎の場合，大きな免疫応答が起こることが多く，劇症化の割合がもっとも高い．A 型肝炎の際にも大きな免疫応答が起こる．これに対して C 型急性肝炎の場合，免疫応答が弱いため，劇症化することはまれである．

免疫応答が弱い場合，劇症化の可能性は低いが，他方，感染したウイルスを排除できずに慢性化する可能性がある．C 型急性肝炎の場合，7〜8 割の症例は慢性化する．一方，A 型，E 型の場合は慢性化することはない．B 型に関しては遺伝子型（genotype）により，臨床経過が異なる可能性がある．genotype Bj の症例は重症化する可能性が示唆されている一方，genotype A の症例を中心にして免疫応答の弱い場合があり，こうした場合，慢性化する危険性があると考えられる．

C 型急性肝炎が慢性化した場合，あるいは慢性化が危惧される場合（ALT や HCV-RNA が 1 相性のピークで減少してこない場合）はインターフェロン療法が行われ，高い効果があることがわかっている．B 型急性肝炎で慢性化が危惧される例に関して本邦では核酸アナログ製剤が現在使われているが，その適応・時期に関してはまだコンセンサスが得られておらず，エビデンスもないのが実情である．

[各　　論]
総論で述べたこととと重複することは最小限の記載にとどめてある．

■ A 型肝炎

A 型肝炎は急性一過性肝炎の形をとり，慢性化しない．このため，A 型急性肝炎とは呼ばずに A 型肝炎と呼称するのが一般的である．

原因ウイルス

A 型肝炎ウイルスは約 7.8 kb の大きさのプラス 1 本鎖 RNA ウイルスであり，Hepatovirus 属に分類されている．肝細胞に感染する際のレセプターは，HAVcr-1 と呼ばれる糖蛋白である．肝細胞と Kupffer 細胞に感染することのみが確認されている．

感染経路

A 型肝炎ウイルスは胆汁から糞便に排泄される．このため，主たるウイルスの感染経路は糞便中のウイルスが経口感染することである．上下水道の整備が不十分な時代には，井戸水に糞便中のウイルスが混入し，感染の原因となっていた．このウイルスは 2 枚貝など魚介類の体内で濃縮されることが知られており，現在のおもな感染経路は，上下水道の整備が不十分な地域で採られた魚介類の生食である．

臨床症状

A 型肝炎は，15〜45 日の潜伏期を経た後に発症する．初発症状は他の急性肝炎同様，全身倦怠感，食欲不振，吐気・嘔吐，発熱などである．A 型肝炎の臨床症状は他の急性ウイルス肝炎に比べて強い傾向がある．

検査成績

A 型肝炎の際は IgM の上昇が他の急性ウイルス肝炎に比較して目立つ．また，IgM を反映するとされるチモール混濁試験（TTT）の上昇が目立つのが特徴である．急性肝障害の患者で著明な TTT の上昇が初発時に認められた場合には，A 型肝炎の可能性が高い．

また，末梢血白血球で急性期に異型リンパ球の出現することがあり，伝染性単核球症との鑑別が問題となる．A 型肝炎の場合は咽頭炎やリンパ節腫脹が出現することはないことから，鑑別が可能である．

A 型肝炎の診断は，A 型肝炎ウイルスに対する特異抗体の上昇で行う．症状出現時には IgM クラスの抗体（IgM-HA 抗体）が通常陽性化しているため，早期診断が可能である．IgG クラスの抗体は遅れて上昇し，長期間陽性を持続する．血液中および糞便中のウイルス量は発症直前にもっとも多く，発症後には減少に向かう．

予後と治療

時に ALT が一度低下した後に再度上昇することがあるが，再上昇時の ALT の最高値は初発時に比べて低いため，臨床的に問題になることは少ない．

合　併　症

肝内胆汁うっ滞，急性腎不全，再生不良性貧血などを合併することが知られている．ウイルスの増殖の場として証明されているのは肝細胞・Kupffer 細胞のみであり，これら肝外合併症の理由は不明である．

その他の留意点

A 型肝炎ウイルスは，胆汁から糞便に排泄される．その排泄は発症直前にもっとも多いが，発症後もかなり長期にわたり持続する．発症後糞便中に排泄されるウイルスは IgA と結合しており，感染性は低いものと推察されるが，肝炎治癒後の患者が感染源となる可能性もあり，注意が必要である．

■ B 型急性肝炎

● 原因ウイルス

B 型肝炎ウイルスは約 3.2 kb の大きさの DNA ウイルスであり，Hepadnavirus 属に分類されている．ウイルス遺伝子は S，C，P，X の 4 種類の蛋白をコードしている．肝細胞に感染する際のレセプターは同定されていない．肝細胞のほかに腎臓，末梢血単核球などで検出される．

● 感染経路

B 型急性肝炎の感染の原因としては性交渉が多くを占める．とくに外国人を含めた不特定の異性や同性との性交渉により，本邦ではこれまでみられなかった遺伝子型のウイルスに感染する機会が増えてきている．

● 臨床症状

B 型肝炎は，30～180 日の潜伏期を経た後発症する．臨床症状の強さはさまざまであり，B 型急性肝炎の患者の約 1/3 は症状がない．

● 検査成績

B 型急性肝炎の診断は，B 型肝炎ウイルスに対する特異抗体(IgM-HBc 抗体)の上昇で行う．以前陰性であった HBs 抗原が陽転した場合にも診断が可能であるが，HBs 抗原の消失の早い症例が存在すること，B 型肝炎ウイルスキャリアの急性発症が B 型急性肝炎とよく似た臨床像を示すため，HBs 抗原陽性だけでは診断は困難である．

● 予後と治療

急性肝炎例の約 1～2％が劇症化する．Genotype Bj との関連が示唆されている．一方慢性化する症例が Genotype A の症例を中心にみられることが問題となっている．これら劇症化，慢性化が懸念される症例に対しては核酸アナログの投与が有効と考えられ，検証が進められている．

● 合併症

prodromal phase にみられる皮疹は HBs 抗原-抗体の免疫複合体が脈管壁に沈着することが原因とされている．

■ C 型急性肝炎

● 原因ウイルス

C 型肝炎ウイルスは約 9.6 kb の大きさのプラス 1 本鎖 RNA ウイルスであり，Flavivirus や Pestivirus と類似の構造を有している．現在は Flavivirus 属の Hepacivirus 科に分類されている．ウイルス遺伝子は Core，E1，E2/NS1 の 3 種類の構造蛋白および非構造蛋白をコードしている．肝細胞に感染する際のレセプターは単一分子ではなく，肝細胞への吸着に必要な LDL-receptor, heparansulphate, 吸着から侵入までに必要な CD81, SR-BI, 侵入に必要な Claudin 1, Occuludin などさまざまな分子の協調により肝細胞に侵入することがわかってきた．肝細胞のほかに末梢血単核球などで検出される．

● 感染経路

C 型肝炎ウイルスの感染の原因としてはピアス，いれずみ，覚せい剤の回し打ち，不衛生な状態での鍼治療などが挙げられる．

● 臨床症状

C 型肝炎は，15～160 日（平均 7 週間）の潜伏期を経た後発症する．臨床症状の強さはさまざまであり，感染しても無症状の症例が多いものと考えられる．

検査成績

C 型急性肝炎の診断は，IgM クラスの抗体が早期診断に使えないため，① HCV 抗体陰性・HCV-RNA 陽性，すなわち抗体陽転前の"Window Period"をとらえた場合，② 以前陰性だった HCV 抗体が陽転した場合，に診断が可能である．

予後と治療

急性肝炎例の約 70〜80％が慢性化するため，慢性化が予想される場合はインターフェロン療法を行う．

■ D 型急性肝炎

原因ウイルス

D 型肝炎ウイルスは約 1.7 kb の大きさのマイナス 1 本鎖 RNA ウイルスであり，HBs 抗原を外被としコアに RNA ゲノムと δ 抗原が存在する．HBs 抗原を外被として利用するため，D 型急性肝炎は B 型肝炎ウイルスとの重感染下に起こる．

臨床症状

D 型急性肝炎は，30〜180 日（平均 4〜12 週間）の潜伏期を経た後発症する．

検査成績

D 型急性肝炎の診断は血清 HDV 抗体の検出で行われる．IgM クラスの抗体が急性期には上昇するが，出現までに時間がかかることがある．

予後と治療

B 型肝炎との同時感染あるいは B 型肝炎ウイルスキャリアへの感染という形で発症するため，重症化しやすい．また，B 型肝炎ウイルスキャリアへ感染した場合の慢性化率は 7〜8 割である．

■ E 型肝炎

原因ウイルス

E 型肝炎ウイルスは約 7.5 kb の大きさのプラス 1 本鎖 RNA ウイルスであり，Hepevirus 属に分類されている．ウイルス遺伝子は 3 種類の蛋白をコードしている．

感染経路

E 型肝炎は経口感染するウイルスである．東南アジアではウイルスに汚染された水の摂取が原因として大きいが，本邦ではウイルスに感染した動物（猪，鹿，豚）との接触あるいはこれらの動物の加熱不十分な肉の経口摂取が原因と推定される．

臨床症状

E 型肝炎は，14〜60 日（平均 5〜6 週間）の潜伏期を経た後発症する．

検査成績

E 型急性肝炎の診断は，E 型肝炎ウイルスに対する特異抗体（IgA-HEV 抗体）の測定が健康保険で行えるようになった．抗体測定のキットは複数あるが，すべての遺伝子型のものを感度よく検出できるわけではないため，HEV-RNA の測定が併用される．

予後と治療

東南アジアにおいては急性肝炎例の 1〜2％が死亡する．ことに妊婦が感染した場合は 10〜20％が劇症化するとされている．最近，E 型肝炎ウイルス遺伝子型と肝炎の重症度の間に関連があることを示唆する成績が本邦から報告されている．

表 急性ウイルス肝炎の鑑別

肝炎ウイルス	HAV	HBV	HCV	HDV	HEV
分類	ヘパトウイルス	ヘパドナウイルス	ヘパシウイルス	未分類	ヘペウイルス
粒子径	28 nm	42 nm	50〜60 nm	36 nm	27〜32 nm
遺伝子	プラス1本鎖RNA	二重鎖DNA環状	プラス1本鎖RNA	マイナス環状1本鎖RNA	プラス1本鎖RNA
遺伝子長	7.8 kb	3.2 kb	9.6 kb	1.7 kb	7.5 kb
潜伏期	15〜45日（平均4週間）	30〜180日（4〜12週間）	15〜160日（平均7週間）	30〜180日（4〜12週間）	14〜60日（5〜6週間）
慢性化	0%	1%	70〜80%	70〜80%	0%
劇症化	<0.1%	1〜2%	<0.1%	2〜20%	2〜5%
感染経路	経口感染	経皮感染 とくに急性の場合性交渉	経皮感染 とくに急性の場合種々の針刺	経皮感染	経口感染
臨床症状・所見上の特徴	発熱などの症状 合併症（肝内胆汁うっ滞・急性腎不全）	1/3不顕性 前駆症状に皮疹	症状軽度	重症化	妊婦で重症化
検査成績上の特徴	IgM-HA抗体陽性 異型リンパ球 IgMの上昇 ALT再上昇	IgM-HBc抗体陽性 HBs抗原陽性 ALT再上昇	①HCV抗体陰性・HCV-RNA陽性 ②HCV抗体陽転	HDV抗体陽性 IgM-HD抗体陽性	IgA-HEV抗体陽性 HEV-RNA陽性

以上の各ウイルス性急性肝炎の特徴を（**表**）にまとめた．

参考文献

1) Pimstone NR, Powell JS, Kotfila R, et al：High dose（780 MIU/52 weeks）interferon monotherapy is highly effective treatment for acute hepatitis C［Abstract］. Gastroenterology 2000；118：960A
2) Jaeckel E, Cornberg M, Wedemeyer H, et al：Treatment of acute hepatitis C with interferon alpha-2b. N Engl J Med 2001；345：1452-1457
3) Ogata K, Ide T, Kumashiro R, et al：Timing of interferon therapy and sources of infection in patients with acute hepatitis C. Hepatol Res 2006；34：35-40
4) Licata A, Di Bona D, Schepis F, et al：When and how to treat acute hepatitis C？J Hepatol 2003；39：1056-1062

（四柳　宏，小池和彦）

薬物性肝障害の診断基準

薬物性肝障害は薬物によって肝細胞障害もしくは肝内胆汁うっ滞が生じる病態と定義される．欧米では経口避妊薬による肝静脈血栓，肝腺腫やアミオダロンによる非アルコール性脂肪性肝炎など，薬物によって起こるすべての肝疾患を薬物起因性肝疾患と呼ぶことが多いが，わが国では通常，前述のように狭義で定義されている．

薬物性肝障害はその発生機序から，予測可能なものと特異体質によるものとに大別され，後者はさらにアレルギー機序によるものと，個体の特異体質に基づき産生された肝毒性の高い代謝物が肝障害を生じると考えられる代謝性とでも呼ぶべきものに大別される．特異体質に基づく代謝性の薬物性肝障害は，各種薬物代謝酵素や薬物トランスポーターの多型性により，ある一部のヒトでのみ肝毒性の強い代謝物が生じ，これによって直接肝障害が起こると考えられる．

■ 診　断

薬物性肝障害の診断は，薬物投与と肝障害の出現・消退との時間的関係および除外診断がポイントである．時間的関係については，すべての薬物について，いつ開始しいつ中止したかを詳細に聴取する．頻度的には2カ月以内に初めて服用した薬で起こることが多いので，これらにとくに注目する．民間薬や健康食品などで肝障害が起こる場合もあるので，忘れずに聴取する．典型例は急性肝障害（全身倦怠感や食欲不振など）もしくは肝内胆汁うっ滞（黄疸やかゆみ）を呈するが，無症状で血液生化学検査値異常で発見されることも多い．多くはアレルギー性の機序による肝障害なので，発熱，皮疹の有無を聴取するとともに，白血球数と分画（好酸球）を測定する．

除外診断として急性ウイルス肝炎，アルコール性肝障害，過栄養性脂肪肝，自己免疫性肝炎，原発性胆汁性肝硬変，胆石症，閉塞性黄疸，ショック肝などが挙げられる．そのためには海外渡航歴，なま物の摂取，不特定の性的行為（急性ウイルス肝炎），飲酒歴（アルコール性肝障害），体重の急激な変化（脂肪肝，悪性腫瘍による閉塞性黄疸），右季肋部痛の有無（胆石症），黄疸が著明な場合の尿と便の色（閉塞性黄疸，急性肝炎，他）を聴取するとともに，IgM HA抗体，HBs抗原（IgM HBc抗体），HCV抗体（HCV-RNA），IgM CMV抗体，IgM EB VCA抗体，IgG，IgM，ANA，AMAの測定と腹部超音波検査を行う．B型およびC型肝炎については，できるだけIgM HBc抗体とHCV-RNAを測定する．肝細胞障害型では劇症化することもあるので，重症例では他の急性肝障害と同様，プロトロンビン時間の経時的変化と意識レベルとに注意する．

表 1 DDW-J 2004 薬物性肝障害ワークショップのスコアリング

	肝細胞障害型		胆汁うっ滞または混合型		スコア
	初回投与	再投与	初回投与	再投与	
1．発症までの期間[1)]					
a．投与中の発症の場合					
投与開始からの日数	5〜90日	1〜15日	5〜90日	1〜90日	+2
	<5日, >90日	>15日	<5日, >90日	>90日	+1
b．投与中止後の発症の場合					
投与中止後の日数	15日以内	15日以内	30日以内	30日以内	+1
	>15日	>15日	>30日	>30日	0
2．経過 投与中止後のデータ	ALTのピーク値と正常上限との差		ALPのピーク値と正常上限との差		
	8日以内に50%以上の減少		（該当なし）		+3
	30日以内に50%以上の減少		180日以内に50%以上の減少		+2
	（該当なし）		180日以内に50%未満の減少		+1
	不明または30日以内に50%未満の減少		不変，上昇，不明		0
	30日後も50%未満の減少か再上昇		（該当なし）		-2
投与続行および不明					0
3．危険因子	飲酒あり		飲酒または妊娠あり		+1
	飲酒なし		飲酒，妊娠なし		0
4．薬物以外の原因の有無[2)]	カテゴリー1，2がすべて除外				+2
	カテゴリー1で6項目すべて除外				+1
	カテゴリー1で4つか5つが除外				0
	カテゴリー1の除外が3つ以下				-2
	薬物以外の原因が濃厚				-3
5．過去の肝障害の報告	過去の報告あり，もしくは添付文書に記載あり				+1
	なし				0
6．好酸球増多（6%以上）	あり				+1
	なし				0
7．DLST	陽性				+2
	擬陽性				+1
	陰性および未施行				0
8．偶然の再投与が行われた時の反応					
単独再投与	ALT倍増		ALP（T. Bil）倍増		+3
初回肝障害時の併用薬と共に再投与	ALT倍増		ALP（T. Bil）倍増		+1
初回肝障害時と同じ条件で再投与	ALT増加するも正常域		ALP（T. Bil）増加するも正常域		-2
偶然の再投与なし，または判断不能					0
					総スコア

1) 薬物投与前に発症した場合は「関係なし」，発症までの経過が不明の場合は「記載不十分」と判断して，スコアリングの対象としない．
　投与中の発症か，投与中止後の発症かにより，aまたはbどちらかのスコアを使用する．
2) カテゴリー1：HAV, HBV, HCV, 胆道疾患（US），アルコール，ショック肝　カテゴリー2：CMV, EBV. ウイルスはIgM HA抗体，HBs抗原，HCV抗体，IgM CMV抗体，IgM EB VCA抗体で判断する．

判定基準：総スコア　2点以下：可能性が低い　3, 4点：可能性あり　5点以上：可能性が高い

〔滝川　一，他：DDW-J 2004 ワークショップ薬物性肝障害診断基準の提案[4)]より引用〕

表2 薬物性肝障害診断基準の使用マニュアル

1. 肝障害をみた場合は薬物性肝障害の可能性を念頭に置き，民間薬や健康食品を含めたあらゆる薬物服用歴を問診すべきである．
2. この診断基準は，あくまで肝臓専門医以外の利用を目的としたものであり，個々の症例での判断には，肝臓専門医の判断が優先するものである．
3. この基準で扱う薬物性肝障害は肝細胞障害型，胆汁うっ滞型もしくは混合型の肝障害であり，ALTが正常上限の2倍，もしくはALPが正常上限を超える症例と定義する．

    ALTおよびALP値から次のタイプ分類を行い，これに基づきスコアリングする．

    ```
    肝細胞障害型   ALT>2N＋ALP≦N または ALT比/ALP比≧5
    胆汁うっ滞型   ALT≦N＋ALP>2N または ALT比/ALP比≦2
    混合型        ALT>2N＋ALP>N かつ 2<ALT比/ALP比<5
       N：正常上限，ALT比＝ALT値/N，ALP比＝ALP値/N
    ```

4. 重症例では早急に専門医に相談すること（スコアが低くなる場合がある）．
5. 自己免疫性肝炎との鑑別が困難な場合（抗核抗体陽性の場合など）は，肝生検所見や副腎皮質ステロイド薬への反応性から肝臓専門医が鑑別すべきである．
6. 併用薬がある場合は，その中で最も疑わしい薬を選んでスコアリングを行う．薬物性肝障害の診断を行った後，併用薬の中でどれが疑わしいかは，1 発症までの期間，2 経過，5 過去の肝障害の報告，7 DLSTの項目から推定する．
7. 項目4 薬物以外の原因の有無で，経過からウイルス肝炎が疑わしい場合は，鑑別診断のためにはIgM HBc抗体，HCV-RNA定性の測定が必須である．
8. DLSTが偽陽性になる薬物がある（肝臓専門医の判断）．DLSTは別記の施行要領に基づいて行うことが望ましい．アレルギー症状として，皮疹の存在も参考になる．
9. 項目8 偶然の再投与が行われた時の反応は，あくまで偶然，再投与された場合にスコアを加えるためのものであり，診断目的に行ってはならない．倫理的観点から原則，禁忌である．なお，代謝性の特異体質による薬物性肝障害では，再投与によりすぐに肝障害が起こらないことがあり，このような薬物ではスコアを減点しないように考慮する．
10. 急性期（発症より7日目まで）における診断では，薬物中止後の経過が不明のため，2の経過を除いたスコアリングを行い，1点以下を可能性が少ない，2点以上を可能性ありと判断する．その後のデータ集積により，通常のスコアリングを行う．

〔滝川 一，他：DDW-J 2004 ワークショップ薬物性肝障害診断基準の提案[4]より引用〕

診断基準

薬物性肝障害の診断には，長らく，1978年の薬物と肝研究会の判定基準案[1]が用いられていたが，薬物リンパ球刺激試験（DLST）が陽性にならないと確定診断とならない問題点があった．DLSTは保険適用になっておらず，検査会社まかせで偽陰性になりやすいことも問題とされている．あくまで，アレルギー機序に基づく肝障害の診断基準であり，近年増加していると考えられる代謝性の特異体質に基づく肝障害の診断は行えなかった．

2002年に，国際コンセンサス会議（ICM）の診断基準[2]を日本の現状に合うように改訂した診断基準案を提案した[3]．その後の議論を経て，2004年にそれをさらに改訂した診断基準案を示し（**表1**）[4,5]，同時にその使用マニュアルも提示した（**表2**）[4]．

2002年の診断基準の改訂箇所は次のようである．

1) 項目1の発症までの期間について，投与中であれば投与開始からの日数，中止後であれば投与中止後の日数のいずれかをスコアとして用いることを明記した．
2) 項目3の危険因子から年齢55歳以上の項目を削除した．
3) 項目4の薬物以外の原因の有無に関して，カテゴリー1，2の内容を脚注に移動させた．その上で，ウイルスはIgM HA抗体，HBs抗原，HCV抗体，IgM CMV抗体，IgM EB VCA抗体で判断するという内容を加えた．
4) 項目5の過去の肝障害の報告で，最近発売された薬物で肝障害が説明書にない薬物はほとんどみられず，新薬ではほとんどが+2となってしまい点数を加算しすぎなので，説明書に記載があるか報告がある場合を+1とし，それ以外を0とするように改訂した．
5) 項目6のDLSTおよび好酸球増多を二つに分け（項目6および7），各々が独立したスコアであることがわかるようにした．なお，DLSTの偽陽性が一部で問題視されている．しかしながら具体的にどの薬が偽陽性になるか，またその場合もどのような条件のもとで偽陽性になったというきちんとしたエビデンスがない．したがって，DLSTが偽陽性になる薬物があるということをマニュアルに付記することで対応するに留めた．
6) 項目7の再投与での反応（改訂案では項目8）については，「再投与での反応」を，「偶然の再投与が行われた時の反応」と改めた．また，マニュアルに倫理的観点から原則，禁忌であることを明記した．
7) DDW-J 2002シンポジウムの判定基準案ではICMのものをそのまま用いていたが，五つまでこまかく分ける理由が認められないので表1の判定基準に改めた．

表1のスコアリングの仕方は，表2の3のように初診時のALTとALP値とから肝細胞障害型と胆汁うっ滞型+混合型に病型を分類し，次いで表1の八つの項目についてスコアリングを行い，総スコアが5点以上で可能性が高い，3，4点で可能性あり，2点以下で可能性が低いと判定するものである．この診断基準では，国際コンセンサス会議のものと同様，ALT値が正常上限の2倍，ALP値が正常上限を超えたものを肝障害と定義している．2種類以上の薬物が投与されている場合には，一番疑わしい薬に関してスコアリングを行い，次のステップとして併用薬のなかでどれが疑わしいかを表2の1，2，5，7の項目から推定する．薬物の再投与によって肝障害が起こるかを調べるチャレンジテストは，現在では倫理的に行うべきでないとされているので，項目8はあくまで偶然に基づく場合に用いるものである．

DLSTは保険適用でなく，表2に示したごとく偽陽性や偽陰性が起こりうるという欠点も指摘されているが，可能であれば被疑薬について行ったほうがよい．

スコアには肝生検は含まれていないが，他疾患との鑑別が十分でないときには有用である．とくに，表2に示したように，ANA陽性症例ではスコアから自己免疫性肝炎と鑑別するのは不可能であることが判明している．この場合，肝生検所見は鑑別に重要であり，副腎皮質ステロイドへの反応性も踏まえて鑑別を行うしかない．

病型分類

すでに述べたように，病型分類には肝障害のタイプによる分類と発生機序による分類とがある．前者は肝細胞障害型，胆汁うっ滞型および混合型に病型を分類するもので，便宜的には初診時の ALT と ALP 値と表 2 の 3 のように分類する．肝生検組織所見に基づけば，より正確な分類が可能である．発生機序による分類は，前述のように予測可能なものと特異体質によるものに大別され，後者はさらにアレルギー機序によるものと代謝の特異体質に基づくものとに分類される．

重症度分類

2011 年に著者も含めた国際的な集まりをもち，以下のような重症度分類を提案した[6]．

1. 軽症：総ビリルビン＜2×正常上限
2. 中等症：総ビリルビン≧2×正常上限もしくは有症状の肝炎
3. 重症：総ビリルビン≧2×正常上限かつ次の一つ
   INR≧1.5，腹水か脳症，薬物性肝障害による他臓器障害
4. 致死的もしくは肝移植

文献

1) 薬剤性肝障害の判定基準案．薬物と肝（第 3 回薬物と肝研究会記録）．1978, 96-98, 杜稜印刷，東京
2) Danan G, Benichou C：Causality assessment of adverse reactions to drugs．Ⅰ．A novel method based on the conclusions of International Consensus Meetings：application to drug-induced liver injuries. J Clin Epidemiol 1993；46：1323-1330
3) 滝川 一，高森頼雪，久持顕子，他：新しい薬物性肝障害診断基準の提案—国際コンセンサス会議による診断基準の改定をもとに．肝臓 2003；44：176-179
4) 滝川 一，恩地森一，高森頼雪，他：DDW-J 2004 ワークショップ薬物性肝障害診断基準の提案．肝臓 2005；46：85-90
5) Takikawa H, Onji M：A proposal of the diagnostic scale of drug induced liver injury. Hepatol Res 2005；32：250-251
6) Aithal GP, Watkins PB, Andrade RJ, et al：Case definition and phenotype standarization in drug-induced liver injury. Clin Pharmacol Ther 2011；89：806-815

（滝川 一）

肝　慢性肝炎の進展度分類（新犬山分類）の用い方

　今日，一般臨床の場ではUS，CTなどの画像診断および血小板数，線維化マーカーなどを用いて慢性肝炎の線維化状態（stage）を類推することが多く，肝生検を施行し病像を詳細に検討する機会は減少してきている．しかし肝生検所見から，その線維化の程度や活動性を正確に把握することは，肝硬変への進展あるいは肝発癌の危険性を予測するうえできわめて重要であり，インターフェロン（IFN）をはじめとした治療法を選択するうえで重要な根拠となる．

　わが国では慢性肝炎のほとんどがC型慢性肝炎，もしくはB型慢性肝炎である．本稿ではこれら慢性肝炎の新犬山分類に基づく病期（**表**）[1]別に，その長期予後予測，肝発癌発生率などについて述べ，症例を呈示し臨床での活用方法について解説する．

表　慢性肝炎の肝組織診断基準（新犬山分類）

　慢性肝炎とは臨床的には6カ月以上の肝機能検査値の異常とウイルス感染が持続している病態をいう．組織学的には門脈域にリンパ球を主体とした細胞浸潤と線維化を認め，肝実質内には種々の程度の肝細胞の変性・壊死所見を認める．そして，その組織所見は線維化と壊死・炎症所見を反映させ，おのおの線維化（staging）と活動性（grading）の各段階に分け表記する．

[staging]
線維化の程度は門脈域より線維化が進展し小葉が改築され肝硬変へ進展する段階を
　　　線維化なし（F0）
　　　門脈域の線維性拡大（F1）
　　　bridging fibrosis（F2）
　　　小葉のひずみを伴う bridging fibrosis（F3）
までの4段階に区分する．さらに結節形成傾向が全体に認められる場合は
　　　肝硬変（F4）
と分類する．

[grading]
壊死・炎症所見はその程度により
　　　活動性なし（A0）
　　　軽度活動性（A1）
　　　中等度活動性（A2）
　　　高度活動性（A3）
の4段階に区分する．すなわち，活動性の評価は piecemeal necrosis，小葉内の細胞浸潤と肝細胞の変性ならびに壊死（spotty necrosis, bridging necrosis など）で行う．

〔市田文弘，他：慢性肝炎の肝組織診断基準：新犬山分類．犬山シンポジウム記録刊行会編：C型肝炎研究の進歩．1996，中外医学社，東京[1]より引用〕

C型慢性肝炎

C型慢性肝炎における病期の進展予測

C型慢性肝炎から肝硬変への進展速度は，IFN未治療のC型慢性肝炎患者へ肝生検を行うことにより検討されてきた．Takahashiら[2]の報告では，初回の線維化のstage別に肝硬変への進展率を計算するとF1では平均11年で10%が，F2では平均9年で19%が，F3では平均7年で71%がそれぞれF4（肝硬変）へと進展した．他の同様の報告をまとめ，stage別の肝硬変への進展率を年率で計算するとF1で0.9〜3.4%（平均2.2%），F2で1.7〜4.9%（平均3.2%），F3で5.8〜11.4%（平均8.6%）と，線維化が進行すると進展率は高まっている．またPoynardら[3]はC型慢性肝炎の肝線維化の進展速度（fibrosis progression rate）を肝生検のstageの差を感染期間で除して，年間当りの平均進展率で示している．彼らは自然経過例における平均進展率は0.133 fibrosis unitとしており，すなわちC型慢性肝炎では10年間にstageが平均1.3高くなることを示した．平均進展率を高める因子としては感染時の年齢（40歳以上），アルコール消費量（50 g/day以上），男女の性差を挙げている．また本邦の多施設共同研究（IHIT Study Group）ではShiratoriら[4]もIFN非治療群で約0.10で進行する線維化が，SVR（sustained virological response）例で−0.28の速さで改善し，Non-SVRでも0.02と線維化進行が鈍化すると述べている．

線維化（stage）と発癌リスクおよびIFNによる発癌抑制

現在までにHCV感染における肝発癌のリスクとしてアルコール摂取量，高齢者，感染時の年齢が高齢，男性，糖尿病または肥満の合併などが挙げられるが，もっとも重要視されているのが肝線維化の進展度である．IHIT StudyGroupのYoshidaら[5]の報告ではIFN未治療例では肝線維化stageの進展とともに肝癌の年間発生率はF0/1：0.45%，F2：1.99%，F3：5.34%，F4：7.88%と高まる．またIFN非治療を1とした場合の発癌リスクはIFN治療群全体で0.516，すなわち非治療と比較してリスクは約半分に低下すると述べ，またIFN治療に対する反応別に調べると，SVRで0.197，Non-SVRで0.631であったと述べている．

IFN治療でSVRが得られなかった症例についても長期間の観察を行えば肝発癌が抑制されるとする報告や[6]，60歳以上の患者に対する少量のIFN長期投与がALTやAFPを低下させ，有意に肝発癌を抑制した[7]とする報告がある．

近年，欧米でペグインターフェロン（PEG-IFN）の少量長期投与に対する前向き試験（Hepatitis C Antiviral Long-Term Treatment Against Cirrhosis；HALT-C試験）が施行された[8]．この試験ではPEG-IFN＋リバビリン併用療法に反応しなかった線維化の進展したC型肝炎患者1,050例を対象とし，3.5年にわたるPEG-IFNα-2a 90μg/週を行った群と無治療群を比較している．結果は，発癌率が投与群で4.7%，非治療群で4.9%で有意差を認めず，PEG-IFNの少量長期投与が肝疾患の進展を阻止できなかったと報告した．これまでのわが国を中心とした報告とは異なる結果となったが，これはわが国では高齢で線維化が進展した症例が多いのに対し，この試験では若年患者が中心で肥満や糖尿病を合併した症例が多く，対象症例の背景が大きく異なっているためと考えられる．その後，HALT-C試験の追跡経過観察が報告され[9]，中央値6.1年（最大8.7年）の観察における累積発癌率は，非肝硬変患者においては投与群と非投与群との間に有意差は認めないものの，肝硬変患者ではPEG-IFN治療群で10.1%，非治療群では24%（P=0.01）と有意差を認めた．

このようにC型慢性肝炎患者の診療を行っていくうえでは，個々の患者の肝臓のstage，

activity をできるだけ正確に評価し，どれくらいの期間で肝硬変へ進展するのか，発癌の可能性はどの程度か，IFN 治療によりそれらのリスクがどの程度改善されるのかを評価してから治療を行うことが重要である．

■ C 型慢性肝炎（F1，A1）

【症例 1】53 歳，女性

既往歴：3〜12 歳まで自家中毒，この頃輸血あり．

現病歴：平成 14 年，それまで健診等にて肝障害を指摘されたことはなかったが，近医にて肝障害および HCV 陽性を指摘され，同年当院初診となった．以後 ALT 50 前後にてウルソデオキシコール酸（UDCA）内服のみで外来フォローとされていた．平成 16 年 6 月肝生検目的に入院となる．

入院時検査所見：WBC 3,300/μl（Neutro 55.2%，Lymph 34.2%，Mono 8.8%），RBC 465 万/μl，Hb 14.7 g/dl，Plt 22.3 万/μl，PT 125%，TP 7.2 g/dl，ALB 4.4 g/dl，AST 41 U/l，ALT 41 U/l，ALP 241 U/l，γGTP 35 U/l，T-Bil 0.5 mg/dl，D-Bil 0.1 mg/dl，TTT 3.2，ZTT 8.2，HCV セロタイプ：グループ 2，HCV-RNA 量 51 KIU/ml．

肝生検：門脈域の線維性拡大を認めるが bridging fibrosis は認めず．門脈域に軽度の炎症細胞浸潤を認めるが限界板は保たれていることより F1，A1 と診断（**図 1**）．

経 過：平成 16 年 10 月より PEG-IFNα-2a 180μg 投与を開始し，8 週目で HCV-RNA 定性で陰性化，48 週投与し SVR が得られた．本症例のようにグループ 2，低ウイルス量で線維化も F1 と進んでいない症例では IFN 治療により高率に SVR が得られると考えられ，積極的な加療が必要である．

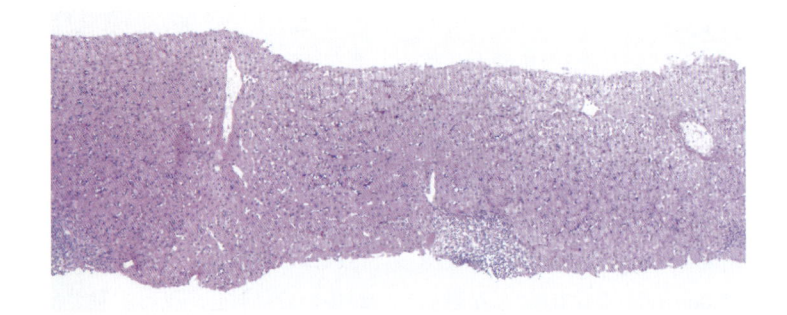

図 1　症例 1（F1，A1）

■ C 型慢性肝炎（F2，A1）

【症例 2】66 歳，女性

既往歴：昭和 40 年，子宮外妊娠手術，このとき輸血あり．

現病歴：25 年前に肝障害を指摘されていたが，その後の健診等では肝機能異常指摘されなかった．平成 15 年近医にて HCV 陽性を指摘され，同年 10 月当科紹介受診となった．平成 16 年 8 月肝生検施行し F2，A1，同年 10 月 IFN 治療目的に入院．

入院時検査所見：WBC 4,900（Neutro 51%，Lymph 31%，Mono 3%），RBC 378 万，Hb 12.8，Plt 16.0 万，PT 108%，TP 7.3，ALB 4.5，AST

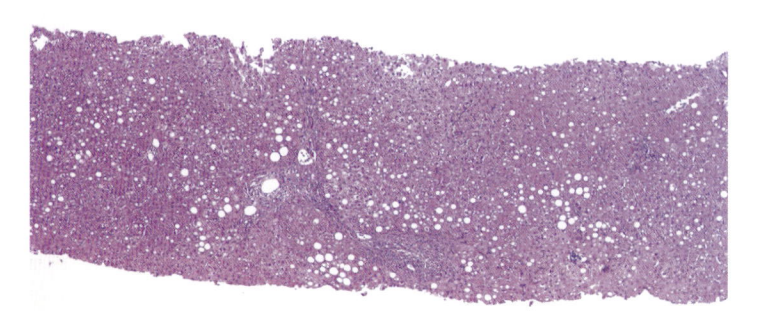

図 2 症例 2（F2，A1）

25，ALT 21，ALP 267，γGTP 13，T-Bil 1.2，D-Bil 0.2，TTT 6.9，ZTT 14.4，HCV セロタイプ：グループ 2，HCV-RNA 250 KIU/m*l*．

肝生検：bridging fibrosis を認めるが小葉構造は保たれている．限界板の乱れは認めず活動性は軽度と考え，F2，A1 と診断（図 2）．

経　過：本症例では血液検査のみでは ALT 正常の無症候性 HCV キャリアと考えられたが，肝生検の結果は線維化 stage が F2 の慢性肝炎であった．日本肝臓学会のガイドラインでは ALT が 30 IU/L 以下であっても，血小板が 15 万以下であれば線維化進展例が多く存在するとし，可能なら肝生検を施行し F2A2 以上で抗ウイルス療法を考慮するとしている．本症例はグループ 2 で IFN により著効が期待でき，将来の発癌の可能性も考慮し，平成 16 年 10 月より PEG-IFNα-2a 180μg 投与を開始した．ウイルスは投与開始 4 週後に HCV-RNA 定性で陰性化，全身倦怠感の副作用もあり投与開始 6 カ月で終了としたが，終了 6 カ月後も陰性にて SVR が得られた．

■ C 型慢性肝炎（F3〜F4，A2）

【症例 3】67 歳，女性

既往歴：26 歳時帝王切開，このとき輸血あり．

現病歴：平成 4 年検診にて肝機能異常指摘されたが定期的な通院はしなかった．平成 12 年の検診にて ALT 100 以上と上昇し同年 7 月当科紹介受診．C 型慢性肝炎と診断され UDCA 内服開始となった．平成 16 年 1 月アドバフェロン 1,800 万単位を週 3 回，6 カ月投与行い 8 週後陰性化するも治療終了後再燃．平成 17 年 6

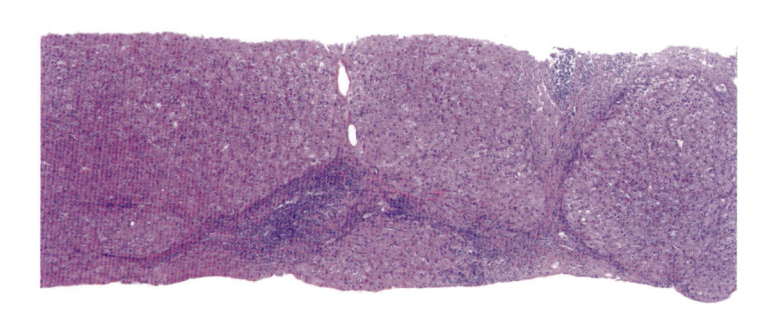

図 3 症例 3（F3〜F4，A2）

月肝生検，治療目的に当科入院．

入院時検査所見：WBC 4,700（Neutro 45.5%，Lymph 42.1%，Mono 11.1%），RBC 407万，Hb 13.8，Plt 12.7万，PT 97%，TP 7.0，ALB 3.8，AST 42，ALT 35，ALP 346，γGTP 29，T-Bil 0.7，D-Bil 0.2，TTT 7.1，ZTT 19.8，HCVセロタイプ：グループ 1，HCV-RNA量 850 KIU/ml 以上．

肝生検：bridging fibrosis を認め小葉構造のひずみもみられる．一部結節形成を認め F4 に近い F3，限界板の乱れを認め中等度の活動性あり，F3～F4，A2 と診断（図 3）．

経　過：本症例はグループ 1，高ウイルス量で 67 歳と高齢の方であったが，肝組織が肝硬変に近い F3 と将来の発癌のリスクが高いと考えられ，PEG-IFNα-2b+リバビリン併用療法の治療となった．6 月より PEG-IFNα-2b 80 μg，リバビリン 600 mg で開始，リバビリンは開始 10 週目より 400 mg へ減量した．開始 12 週目で HCV-RNA 定性で陰性化し 48 週投与にて SVR が得られた．

■ B 型慢性肝炎

■ B 型慢性肝炎における病期の進展予測および発癌リスク

C 型慢性肝炎では上述のように線維化の stage の進展をある程度予測することができるが，B 型慢性肝炎ではとくに 30 歳以下の若年者では HBe 抗原のセロコンバージョンにより自然に炎症が治まる症例もあれば，一部の症例では HBV への強い免疫反応により，広範囲に炎症，壊死を生じ，急速に線維化の stage が進展する症例も存在する．B 型慢性肝炎では線維化の進展速度が必ずしも一定ではなく，1 回の肝組織診断で長期の予後予測を行うのは C 型慢性肝炎と比較すると難しいといえる．

線維化（stage）と発癌リスクに関しては Ikeda[10] は F1，F2，F3，F4 で 10 年発癌率はそれぞれ 3%，16%，14%，29.8%，20 年発癌率はそれぞれ 14.9%，33.9%，21.8%，42.1% と報告している．肝硬変症例では慢性肝炎より明らかに発癌率が高いが，慢性肝炎においては病期の進行に比例して必ずしも発癌率が高くなるということはないと考えられる．Takano ら[11]も B 型肝炎においては C 型と異なり慢性肝炎からの発癌が線維化の程度と相関しないことを報告しており，HBV キャリアに関しては線維化の程度が軽い場合でも常に発癌のリスクを考慮しなければならない．

■ B 型慢性肝炎（F3，A3）

【症例 4】32 歳，男性
既往歴：とくになし
家族歴：母が HBV キャリア
現病歴：20 歳時健診にて HBs 抗原陽性を指摘され，平成 13 年まで近医通院していた．平成 15 年当院初診，HBe 抗原陽性 B 型慢性肝炎と診断され外来フォローとされた．その後 ALT 値が 100 以上と高値が持続したため肝生検目的に平成 16 年 4 月当院入院となった．

入院時検査所見：WBC 8,100，RBC 474万，Hb 15.0，Plt 18.1万，PT 118%，TP 7.4，ALB 4.1，AST 67，ALT 70，ALP 281，γGTP 165，T-Bil 0.9，D-Bil 0.4，TTT 10，ZTT 15，HBeAg+3.5，HBeAb+62.7，HBV-DNA 6.9 LOG コピー/ml

肝生検：門脈域の線維性拡大，bridging fibrosis を認め小葉構造のひずみもみられる．限界板の乱れを認め肝実質の炎症細胞浸潤も目立ち，高度の活動性あり，F3，A3 と診断（図 4）．

経　過：その後 HBe 抗体価が上昇しウイルス量も 8 月に 6.4，翌年 4 月に 5.7 と徐々に低下，平成 17 年 6 月にはセロコンバージョンが起き ALT 値は正常化しウイルスも 4.0 以下と

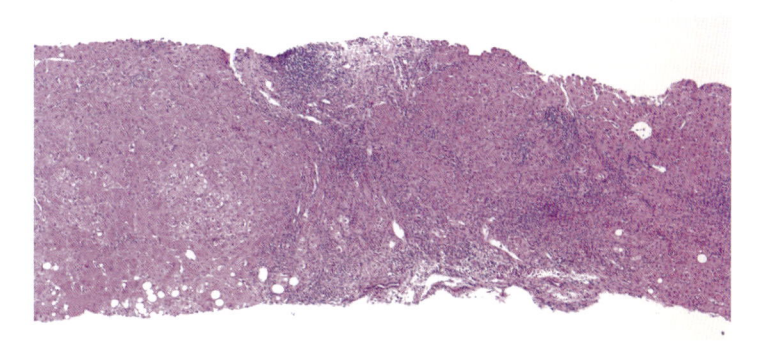

図 4 症例 4 (F3, A3)

なった．

35 歳以下で F1 以下であれば自然のセロコンバージョンを期待して経過観察，あるいは IFN 治療となるが，F2, A2 以上であれば IFN，あるいは核酸アナログ製剤が考慮される．本症例は，肝生検にて F3, A3 であり IFN あるいはラミブジン治療を考慮していたが HBeAg, HBeAb, HBV-DNA に変動を認めたため経過観察したところセロコンバージョンが得られ，肝炎が沈静化した症例である．

■ B 型慢性肝炎（F2, A2）

【症例 5】49 歳，男性
既往歴：とくになし
家族歴：母が HBV キャリア
現病歴：昭和 62 年健診で HBs 抗原陽性を指摘され，翌年近医にて慢性 B 型肝炎と診断された．平成元年 10 月 IFN 治療施行．平成 5 年にセロコンバージョンし ALT は正常化するが平成 8 年頃より再上昇し，以後 ALT 値は 50 前後と軽度異常が持続した．平成 17 年 3 月肝生検目的に入院．

入院時検査所見：WBC 5,600, RBC 488 万, Hb 14.7, Plt 19.2 万, PT 81%, TP 6.8, ALB 4.2, AST 30, ALT 39 U, ALP 186 U, γGTP 40, T-Bil 0.7, D-Bil 0.4, TTT 9.7, ZTT 12.1, HBeAg (-), HBeAb (+), HBV-DNA 6.7 LOG コピー/ml, コアプロモーター：変異

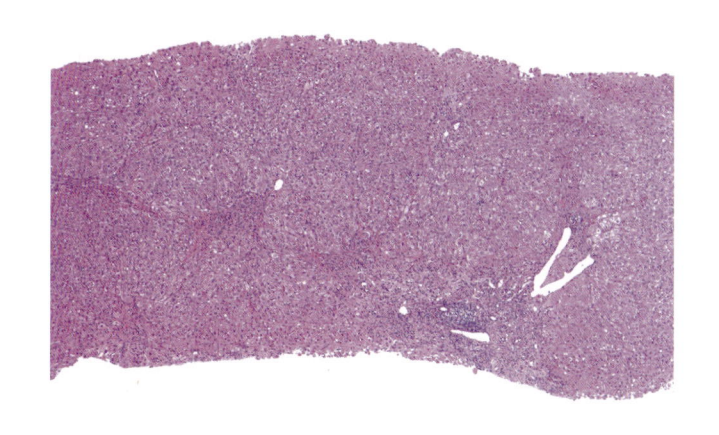

図 5 症例 5 (F2, A2)

肝生検：bridging fibrosis を認めるが小葉構造はほぼ保たれている．限界板の乱れを認め中等度の活動性あり，F2，A2 と診断（**図5**）．

経　過：平成17年4月よりラミブジンを開始，2カ月後には ALT 値は20台となり，6カ月後にはウイルス量は3.1となり，現在外来にて経過観察中である．

35歳以上の B 型慢性肝炎は核酸アナログ製剤もしくは IFN の適応と考えられ，本症例ではラミブジンの治療となった．

まとめ

本稿では新犬山分類の臨床における活用方法について解説した．

慢性肝炎の診療を行っていくうえで重要なことは，画像診断および血小板数，線維化マーカーなどとともに肝組織所見を参考にして，肝硬変への進展あるいは肝発癌の危険性を予測して治療にあたることであり，患者が天寿を全うできるかという長期的な観点に立った診療を行うことが必要と考えられる．

文　献

1) 市田文弘，小俣政男，辻　孝夫，他：慢性肝炎の肝組織診断基準：新犬山分類．犬山シンポジウム記録刊行会 編：C 型肝炎 研究の進歩．1996, 183-188, 中外医学社，東京
2) Takahashi M, Yamada G, Miyamoto R, et al：Natural course of chronic hepatitis. Am J Gastroenterol 1993；88：240-243
3) Poynard T, Bedossa P, Opolon P, et al：Natural history of liver fibrosis progression in patients with chronic hepatitis C. Lancet 1997；349：825-832
4) Shiratori Y, Imazeki F, Moriyama M, et al：Histological improvement of fibrosis in patients with hepatitis C who have sustained response to interferon therapy. Ann Intern Med 2000；132：517-524
5) Yoshida H, Shiratori Y, Moriyama M, et al：Interferon therapy reduces the risk for hepatocellular carcinoma：national surveillance program of cirrhotic and noncirrhotic patients with chronic hepatitis C in Japan：IHIT Study Group：Inhibition of Hepatocarcinogenesis by Interferon Therapy. Ann Intern Med 1999；131：174-181
6) Soga K, Shibasaki K, Aoyagi Y, et al：Effect of interferon on incidence of hepatocellular carcinoma in patients with chronic hepatitis C. Hepatogastroenterol 2005；52：1154-1158
7) Arase Y, Ikeda K, Suzuki F, et al：Prolonged-interferon therapy reduces hepatocarcinogenesis in aged-patients with chronic hepatitis C. J Med Virol 2007；79：1095-1102
8) Di Bisceglie AM, Shiffman ML, Everson GT, et al：Prolonged therapy of advanced chronic hepatitis C with low-does peginterferon. N Engl J Med 2008；359：2429-2441
9) Lok AS, Everthart JE, Wright EC, et al：Maintenance peginterferon therapy and other factors associated with hepatocellular carcinoma in patients with advanced hepatitis C. Gastroenterology 2011；140：840-849
10) 池田健次：B 型肝癌の実態．肝胆膵 2004；49：531-536
11) Takano S, Yokosuka O, Imazeki F, et al：Incidence of hepatocellular carcinoma in chronic hepatitis B and C：A prospective study of 251 patients. Hepatology 1995；21：650-655

（三方林太郎，横須賀收）

自己免疫性肝炎の診断基準と病型分類

肝

自己免疫性肝炎（autoimmune hepatitis；AIH）の名称は1992年の英国Brightonでの国際会議で確立され，初めて国際診断基準が提唱された[1]．1989年のC型肝炎ウイルスの発見を受けたものと考えられる．それ以前の英文文献では，病理学的な chronic active hepatitis（CAH）の呼称が多かった．しかし，autoimmune の語はchronic という意味を含むということで，autoimmune hepatitis に統一された．国際診断基準はその後，1999年に改訂され，原発性胆汁性肝硬変（PBC）との鑑別が強化された[2]．

さらに，典型例の早期診断（その結果，早期治療開始）に優れた簡易型診断基準が報告された[3]．簡易型は，IgG や抗核抗体（ANA）力価が低値の症例や，急性発症例，劇症型などの診断には不向きである（日消誌 2011；108：1837）．また，AASLD（米国肝臓学会）の診療ガイドラインは新版が報告された（Hepatology

表1 自己免疫性肝炎診断指針

概念	診断
中年以降の女性に好発し，慢性に経過する肝炎であり，肝細胞障害の成立に自己免疫機序が想定される[*1]．診断にあたっては肝炎ウイルス[*2]，アルコール，薬物による肝障害および他の自己免疫性疾患に基づく肝障害を除外する．免疫抑制薬，特にコルチコステロイドが著効を奏する[*3]． **主要所見** 1．血中自己抗体（特に抗核抗体，抗平滑筋抗体など）が陽性 2．血清γ-グロブリン値またはIgG値の上昇（2 g/dl 以上） 3．持続性または反復性の血清トランスアミナーゼ値の異常 4．肝炎ウイルスマーカーは原則として陰性[*2] 5．組織学的には肝細胞壊死所見および piecemeal necrosis を伴う慢性肝炎あるいは肝硬変であり，しばしば著明な形質細胞浸潤を認める．時に急性肝炎像を呈する．	上記の主要所見1〜4より，自己免疫性肝炎が疑われた場合，組織学的検査を行い，自己免疫性肝炎の国際基準を参考に診断する． **治療指針（案）** 1．診断が確定した例では原則として免疫抑制療法（プレドニゾロンなど）を行う． 2．プレドニゾロンの初期投与量は十分量（30〜40 mg/日以上）とし，血清トランスアミナーゼ値の改善を効果の指標とし，減量，維持量を決定する． 3．C型肝炎ウイルス血症を伴う自己免疫性肝炎の治療にあたっては， 　a．国際基準でのスコアが高い症例ではステロイド治療が望ましい． 　b．国際基準でのスコアが低い症例ではIFN治療も考慮される．しかし，その実施にあたっては血中ウイルス量，肝機能を測定し，明らかな改善がみられない場合には，速やかに投与を中止し免疫抑制薬の使用を考慮する．

[*1] わが国では HLA DR 4 陽性症例が多い．
[*2] わが国ではC型肝炎ウイルス血症を伴う自己免疫性肝炎がある．
[*3] HCV感染が明らかな症例では，IFN治療が奏効する例もある．

〔戸田剛太郎：肝臓 1996；37：298-300[4] より引用〕

2010；51：2193)．

わが国では，厚生省難治性の肝疾患調査研究班から1996年に，自己免疫性肝炎診断指針(**表1**)が公表された[4]．主要所見より本症が疑われた場合，「組織学的検査を行い，自己免疫性肝炎の国際基準を参考に診断する」こととされた．この指針には治療指針も含まれている．

1999年の国際診断基準は[2]，文章による定義(descriptive criteria)がまずあって，紛らわしい例や診断の難しい例のためにスコア表(scoring system)がある．スコア表を用いるときは，トランスアミナーゼ値の異常と組織所見の確認が前提である．表には12の脚注があって，適正な使用を促している．さらに，治療反応性と再燃の定義も示されている．

AIHは出現する自己抗体の種類によって，三つまたは四つの亜型に分類できる．1型は抗核抗体(ANA)および/または抗平滑筋抗体(SMA)が陽性の症例で，わが国の症例のほとんどは1型である[5,6]．1型のうち，ANA陰性でSMAのみ陽性のものを4型と呼ぶことがあるが，臨床的特徴に相違はないと考えられる．2型は肝腎ミクロソーム抗体-1(antiLKM-1)が陽性で，わが国にはごく少数例である(肝臓 2003；44：460)．3型は肝可溶性抗原(SLA)に対する抗体(antiSLA)が陽性である．わが国では検査法が普及していないが，少数例と考えられている．なお，国際診断基準では，ステロイドに反応するという共通性でくくるなら，自己抗体の種類で亜型分類する必要はないとしている．

また，後述するように，治療に際しては，症例ごとの重症度が大切で[16]，重症度に応じて薬物や初期用量や減量法を変える必要がある．

■ 典型例の診断

典型例とは，厚生省研究班の指針にあるような，「中年以降の女性に好発し，慢性に経過する肝炎であり，肝細胞障害の成立には自己免疫機序が想定される」症例で，「肝炎ウイルス，アルコール，薬物による肝障害および他の自己免疫性疾患に基づく肝障害を除外」でき，「免疫抑制薬，とくにコルチコステロイドが著効を奏する」ような症例である[4]．

2006〜2008年の全国集計では，わが国のAIH症例の年齢分布は，高年齢側にシフトして60歳代に一峰性のピークを有し，56.1％が60歳以上で，27.3％が70歳以上である[6]．20歳未満は1,056例中わずかに14例で，家族例は11例だった．男女比は1：6だった．臨床経過では潜行性に発症して，慢性肝炎の経過をたどるものが多い．「自己免疫機序が想定される」根拠の一つに，わが国ではHLA DR4陽性例が多い(60％，74％〜90％)ことが知られている[5,6]．この点，DR3陽性が半数を占める欧米例と異なっている[7]．なお，1999年の国際基準スコア表では，自己抗体陰性の場合に限ってHLA DR3またはDR4での加点を認めている点に注意したい[2]．また，上記のとおり，わが国ではAIH 1型が大半を占めている[10]．

診断過程では除外診断も必要で，肝炎ウイルス感染例は原則として除外するが，わが国ではHCV血症を伴う例もある[4]．また，後述するように，診断に苦慮する例もあるため，指針では「組織学的検査を行い」と，肝生検の有用性を指摘している[4]．

「他の自己免疫性疾患」では，しばしば合併するものに，慢性甲状腺炎(9.2％)，関節リウマチ(2.8％)，Sjögren症候群(7.2％)，全身性エリテマトーデス(SLE)症状(2.6％)などがある[6]．

初発症状では，倦怠感(59％)，黄疸(35％)，食欲不振(27％)が多い．また，発熱(16％)や関節痛(16％)などの肝外症状の多い点がウイルス肝炎と異なっている．

以上のような典型症例の場合，本症の診断は比較的容易であると考えられる[3]．

■ 非典型例の診断

典型例以外では，診断指針・国際基準によっても，診断の難しい例が経験される．

● 薬物性肝障害との鑑別

薬物のなかには，AIH 様の肝障害を起こす薬物のあることが知られている[7),8)]．αメチルドパ，ミノサイクリン，インターフェロン（IFN）α，アトルバスタチンなどの治療薬は，ANA 陽性で血清 IgG の上昇を伴う AIH 様の肝障害をきたすことがある．治療は多くの場合，薬物の中止で改善するが，なかには AIH に準じた副腎皮質ステロイド治療を必要とする例もある（Intern Med 2003；42：48）．潜在性の AIH が薬物で顕在化するのか，自己免疫現象を伴う肝障害なのか，薬物が AIH 発症の trigger なのか，薬物性と自己免疫性と両肝障害が並存するのか，議論の分かれるところであって，鑑別の難しい場合が多い[9)～11)]．

薬物性肝障害の診断は DDW-J 2004 ワークショップで提唱された診断基準に基づく．この基準は肝臓専門医以外の医師の利用を目的としたもので，個々の症例での判断は肝臓専門医の判断が優先する旨が使用マニュアルに記載されている（肝臓 2005；46：85）．ワークショップでの議論では，そのような場合の代表として，AIH との鑑別が挙げられていた．

● 甲状腺炎，SLE での肝障害

甲状腺炎はしばしばトランスアミナーゼの上昇を伴う．女性症例も多く，その場合，飲酒も服薬もなく，肝炎ウイルスマーカー，抗ミトコンドリア抗体とも陰性として，1999 年の国際基準スコアは，これらだけで（組織所見なしで）合計 12 点（治療前 AIH 疑診）となる．ANA 陽性や高 IgG 血症も認められれば，16 点以上（治療前確診）の得点にもなりうる．したがって，原因不明の肝障害症例に遭遇した場合には，甲状腺炎も考慮して問診，身体所見を取り，甲状腺機能検査，抗体検査を行う．甲状腺炎が疑われれば，肝生検による組織学的診断を加えるとともに，組織で慢性肝炎の所見に乏しければ，抗甲状腺薬での診断的治療を開始する．組織所見が AIH に合致すれば AIH の治療も行う（Intern Med 2004；43：516）．慢性甲状腺炎は AIH の 10～12％に合併するが，全例が活動期にあるわけではない．

AIH に合併する膠原病では，関節リウマチや Sjögren 症候群が多く（上述），SLE あるいは混合結合組織病（MCTD）の合併は比較的少数例のようである．SLE からみても，慢性肝炎や肝硬変の合併は比較的少数である．しかし，両者の診断基準を満たす症例は存在し，国際基準スコアが比較的高い症例（20～22 点あるいは 14～17 点）である（Liver 2000；20：366, Intern Med 2004；43：258）．

● 非アルコール性脂肪性肝疾患（NAFLD）との鑑別

NAFLD 症例では高率に自己抗体（ANA あるいは SMA）が認められる（23％あるいは 33％）．このため，肝組織所見なしで国際基準スコアを算出すると，多くの NAFLD 症例を AIH と誤診してしまう可能性が指摘されている．両者の鑑別診断には肝生検が必須である[7)]（Am J Gastroenterol 2004；99：1316, J Gastroenterol 2005；40：130）．

● C 型慢性肝炎と AIH

わが国では AIH 症例のうち，5.0％あるいは 12.5％で HCV 抗体が陽性である[5),6)]．HLA DR4 の陽性率は HCV 抗体陰性 AIH 例とほぼ同率で，ステロイド有効例での HLA DR4 の陽性率も高い．厚生省研究班の治療指針では，「スコアの高い症例ではステロイド治療が望ましい」とされ，「スコアの低い症例では IFN も考慮される」が慎重な経過観察を促している[4)]．

C 型慢性肝炎症例の一部では，antiLKM-1 が陽性を呈する．この抗体は本来，2 型 AIH を特徴づける自己抗体で，cytochrome P450 2D6 を標的抗原とする．C 型慢性肝炎に伴う自己免疫現象の一つとして出現したと考えられる．AIH 2b 型と呼称するものの，AIH としてではなく，C 型慢性肝炎として対応すべきものとされている[9)〜11)]．

小児の AIH[12)]

厚労省研究班の 2001〜2003 年に診断された症例の全国アンケート調査結果では，12 例のうち 10 例が AIH，2 例が AIH/原発性硬化性胆管炎（PSC）オーバーラップであり，国際基準で probable 4 例，definite 6 例だった．AIH の 10 例は平均 7.5 歳（7 カ月〜15 歳）で，AST＞1,000 が 2 例，PT 50％台が 3 例含まれた．特徴は IgG ＜1,000，ANA/SMA は 40〜80 倍が多く，1 例は両抗体陰性．2 型を示す antiLKM-1 単独陽性なし．12 例中 4 例が重症（死亡 2 例，肝硬変肝不全 3 例）．メチルプレドニゾロンパルス療法施行例が多く，うち半数が完全寛解した．診断困難例や重症例の多いことが明らかになった[13)]．

わが国の小児 AIH 12 例についての別の報告では，平均 7.8 歳（3〜15 歳）で男女比 6：6，全例 1 型で antiLKM-1 抗体陽性者はなかった．急性発症型と慢性肝炎型があり，前者のほうが若く（平均 5.2 歳：9.7 歳），黄疸が強く（平均 11.9：1.9 mg/dl），トランスアミナーゼの上昇も強かった（平均 2,283：296 U/l）．しかし，IgG は低く（平均 986：1,981 mg/dl），ANA 陽性率は低く（40％：100％），1999 年の AIH スコアが低かった（平均 14.8：18.0）．HLA DR4 の陽性率は 12 例中 3 例（25％）と低かった（Hepatol Res 2007；37：S496）．生検組織では胆管病変を 12 例中 11 例に認め，PSC（しばしば，IgG 上昇や ANA 陽性を伴う）との鑑別が重要だった（日小会誌 2006；110：1558）．英国の報告でも，小児の AIH と PSC は類似しているため，鑑別には胆管造影が必要であり，28 例の AIH のうちの 1 例は発症から 8 年後に PSC を併発したと報告された（Hepatology 2001；33：544）．また，組織所見で，interface hepatitis よりは，collapse を伴う centrilobular necrosis を呈するものも多い（肝臓 2008；49：200）．さらに，成長期の児童へのステロイド長期療法の副作用を軽減する目的で，メチルプレドニゾロンのパルス療法が試みられている（Hepatol Res 2006；34：187）．

欧米ではわが国に比べて小児例が多いようである．32 例の 1 型と 20 例の 2 型をレビューした英国の報告によれば，劇症化を含む急性肝炎，肝硬変，治療抵抗性など重症例が多い（Hepatology 1997；25：541）．2 型が多いこと，DR 3 症例の多いことは重症化の一因と考えられる（日小会誌 2006；110：1558）．

以前の全国調査では 10 歳代（3％），20 歳代（4.6％）の AIH 症例が報告されている[5)]．

岡山大の AIH 176 例では 30 歳以下の若年成人例が 15 例（9％）あり，40〜50 歳代の 79 例と比較すると，甲状腺炎の合併率が低く（0％：18％），HLA DR4 陽性率が低く（27％：78％），急性肝炎の組織所見が多かった（27％：4％）．若年成人の AIH は中年のそれに比べて非典型例が多いのではないかと報告された（Hepatol Res 2009；39：76）．

妊娠と AIH

AIH 症例は妊娠しにくいとされる一方で，妊娠例の報告もある．英国 King's College Hospital では，女性の definite AIH 162 例中，18 例（うち 7 例は肝硬変）で 35 回の妊娠を経験し 31 児を得た．受胎年齢は 18〜36 歳，中央値 28 歳だった．受胎時の治療はアザチオプリン 15 例（7 例はプレドニゾロン併用），プレドニゾロン単独 7 例，サイクロスポリン 1 例だった．妊娠中の新たな AIH 発症は 2 例で，AIH の再燃は妊娠中 4 例，産後 3 カ月以内が 4 例だった．先天異常は 2 例のみで，アザチオプリン非服用例だった（Gut 2001；48：97）．

ドイツからの報告では 22 例の AIH で 42 回

の妊娠から35人の生存児を得，30人が正常に成長した．後者のうち11人は胎内でアザチオプリンに被曝していた．42回中7回は自然流産，3回は早産で児は周産期死亡となった．受胎時のプレドニゾロン量は中央値10 mg/日（2.5～30 mg/日）だった．母体の妊娠合併症は11回/42回で，死亡または肝移植は2例だったが，重症合併症はSLA/LP抗体やRo/SSA抗体陽性者に多かった．産後半年以内の増悪は52％と多かった（Am J Gastroenterol 2006；101：556）．

AIHの病勢は妊娠中は寛解し，産後に急性増悪するとする報告が多い．妊娠・出産以前にAIHと診断されておらず，産後に急性肝障害をきたして初めてAIHと判明する例もあり，産後の肝障害ではAIHを念頭において診断を進める必要がある（Am J Gastroenterol 2002；97：3160, 2945, J Intern Med 2002；252：361, Clin Gastroenterol Hepatol 2004；2：622）．

急性肝炎・急性発症・劇症化

潜行性発症で慢性肝炎の経過をとる症例が典型的とされる一方，急性発症する例も知られている．このなかには，肝組織所見でもcentrilobular necrosisを主徴とする急性肝炎を呈する少数例と，組織所見では慢性肝炎の所見を呈する例とが含まれる[14]．また，最近の厚労省研究班での劇症肝炎の全国集計では，劇症肝炎やlate-onset hepatic failure（LOHF）の経過をたどるAIH症例のあることが知られてきた（日消誌 2002；99：895）．急性発症例では，自己抗体が陰性，血清IgG値が低いなど，診断指針・基準を満たさない例が報告されている．また，トランスアミナーゼの極期にのみ自己抗体陽性となる例もある．原因不明の急性・劇症肝障害の場合はAIHの可能性を考える．AIHによる急性肝炎で，ビリルビン値とANAタイターの高い症例，劇症肝炎ではステロイド治療に抵抗する例が多いとされ（Hepatol Res 2008；38：770），組織学的診断を含めて診断と治療を急ぐべきである[9]～[11]（肝臓 2003；44：431, 同 2004；45：428,

Intern Med 2003；42：158, Hepatology 2011；53：517）．

AIHでの肝硬変と肝細胞癌

診断時すでに組織学的に肝硬変の例は全国集計で6.4％（56/871）だった[6]．治療に反応して臨床的生化学的に寛解に至れば7～8年後には線維化が改善しているという報告のある一方，10年生存率で比べると診断時に肝硬変だった症例のほうが予後が悪かったとする報告もある（Am J Med 2004；117：125, Hepatology 2005；42：53, 1237）．

AIHでも肝硬変に進展した症例からは肝細胞癌（HCC）の発症が認められる（肝臓 2000；41：727, J Gastroenterol 2012；47：569）．HCCの発症リスクを検討したわが国の報告では，180例のAIHから6例のHCCを発症したが，多変量解析では，初診時肝硬変であることと，最終受診時のALT高値の二つが独立したリスクファクターだったという（J Gastroenterol 2012；47：569）．

overlap症候群

Popperは組織学的に慢性非化膿性破壊性胆管炎（CNSDC）を認めるが，黄疸，皮膚瘙痒感，黄色腫，ALP高値，高コレステロール血症のいずれもがなく，臨床的にはCAHを示唆する病像を呈する症例をoverlapping syndromeと呼ぶことを提唱した（Prog Liv Dis 1970；3：336）．同様に，AIH（CAH）とPBCの特徴を備えた症例は，欧米でもわが国でも経験されてきた．AIHからPBCへ，反対にPBCからAIHへの移行型の報告もある．近年はAIHとPSCの合併例なども含めてoverlap症候群と呼ばれている（J Hepatol 2005；42：S93, 肝胆膵 2004；49：235）．overlap症候群のとらえかたには議論があるが，厚労省の「難治性の肝疾患に関する調査研究班」ではAIH, PBCそれぞれの典型症例の診断に寄与する因子を多変量解析で求め，どちららしいかを判別する診断論理式を作成した（J Gastroenterol 2005；40：1148,

1163). 38例のoverlap症候群症例にあてはめると，3例を除いて大半がいずれかに判定されたことから，overlap症候群はPBCあるいはAIHの亜型とする考え方がある．一方，国際AIHグループ（IAIHG）は，そのような疾患概念を考えるべきでないとする声明を出している（J Hepatol 2011；54：374）．

治療は，ウルソデオキシコール酸（UDCA）は長期投与に副作用は少ないが，ステロイドは副作用の点から必要な症例のみにしたいと考えられる．その場合，簡易型スコアリングでAIHと診断されるような症例がステロイド治療を必要とする症例と考えられた（Hepatol Res 2011；41：877）[15]．

肝移植後の de novo AIH

肝移植前にはAIHのなかったレシピエントの数％で，移植後（半年から数年後）新たにAIH様の肝障害を生じることがある．血清IgG高値，ANA陽性，形質細胞浸潤を含む慢性肝炎像などの特徴を有する．パルスを含むステロイド治療あるいはアザチオプリン治療に反応する（Lancet 1998；351：409, Transplantation 2004；78：128）．

IgG4と自己免疫性肝炎

Umemuraらは，肝障害を伴う胆嚢炎症例で，胆嚢切除標本と肝生検組織でともにIgG4陽性形質細胞の高度の浸潤を認めた，54歳女性症例を報告した（Gut 2007；56：1471）．この例は1999年のAIH国際診断基準でdefinite AIHと診断された．自己免疫性膵炎症例では，IgG4陽性形質細胞の肝内浸潤を認めることが多いと報告されているが（Hepatology 2007；46：463），AIHでのIgG4陽性形質細胞の肝内浸潤は今後の検討が待たれる．

治療

厚生省研究班の治療指針に従って経口ステロイド薬で治療する（表1）[4]．ステロイドの有効性はAIHの特徴であり，国際基準もステロイドの有効性を軸に亜型をすべて包含している[1)~3)]．

治療は肝炎の重症度を考慮して行う．戸田の提唱する重症度の判定法を表2に示す[16]．重症度別に初期治療を行い（表3），トランスアミナーゼとIgGの正常化を目標とする．その後は維持療法を行う[16]．維持療法の中断は再燃のリスクが高いので，できるかぎり継続が望ましい．中等症，軽症であれば，数カ月〜半年で維持療法に移行できると思われる．ステロイドは始めに十分量を投与することが大切で，反応は数日でトランスアミナーゼが低下してくることから判断できる．トランスアミナーゼをなるべく低下させてから，ステロイドを減量するとよい．15 mg/日以下の減量は数カ月毎に2.5〜5 mg/日と緩徐に行う．

軽症では，UDCA 600 mg/日で治療し，ステロイドを使わない例もある．

免疫抑制薬のアザチオプリンはわが国ではAIHへの健保適応がないが，重症例，ステロイド無効例，同禁忌例，再燃を繰り返す例では，単独またはステロイドと併用で用いられる．代謝異常症もあるため，50 mg/日から開始して150〜200 mg/日まで用いられる．

これらで無効の場合，サイクロスポリンやタクロリムスが試用される（肝臓 2005；46：406, 同 2006；47：245）．特殊な治療法として，白血球除去や血液透析も報告されている．劇症化症例は劇症肝炎としての治療を行う．肝移植の報告もある（Intern Med 2003；42：158）[17]．米国ではmycophenolate mofetilの報告もある（Dig Dis Sci 2009；54：2519）．

表 2　自己免疫性肝炎の重症度

臨床徴候	臨床検査所見	画像検査所見
①肝性脳症あり ②肝濁音界縮小または消失	①AST，ALT＞200 IU/l ②ビリルビン＞5 mg/dl ③プロトロンビン時間＜60％	①肝サイズ縮小 ②肝実質の不均質化

重　症：次の 1，2，3 のいずれかがみられる
　1．臨床徴候：①または②
　2．臨床検査所見：①＋②または②＋③
　3．画像検査所見：①または②
中等症：臨床徴候：①，②，臨床検査所見③，画像検査所見①，②がみられず，
　　　　臨床検査所見①または②がみられる
軽　症：臨床徴候：①，②，臨床検査所見①，②，③，画像検査所見①，②のいずれもみられない

〔戸田剛太郎：自己免疫性肝炎．「消化器病診療」編集委員会 編，財団法人日本消化器病学会 監：消化器病診療―良きインフォームドコンセントに向けて．169-173，医学書院，2004[16]より引用〕

表 3　自己免疫性肝炎の治療

＜初期治療＞
　第一選択薬　　　　コルチコステロイド
　　・軽症・中等症例　プレドニゾロン　30〜40 mg/日
　　・重症例　　　　プレドニゾロン　60 mg/日
　　　　　　　　　　ステロイドパルス療法
　第二選択薬（コルチコステロイド無効の場合）
　　・軽症・中等症例　アザチオプリン　100 mg/日
　　・重症例　　　　シクロスポリン A，FK506
　第三選択薬(軽症例)　ウルソデオキシコール酸　600 mg/日
＜維持療法＞
　1）プレドニゾロン　10 mg/日
　コルチコステロイドの副作用がみられた場合
　2）プレドニゾロン　5 mg/日
　　　ウルソデオキシコール酸　600 mg/日
　3）ウルソデオキシコール酸　600 mg/日
　4）アザチオプリン　50 mg/日

〔戸田剛太郎：自己免疫性肝炎．「消化器病診療」編集委員会 編，財団法人日本消化器病学会 監：消化器病診療―良きインフォームドコンセントに向けて．169-173，医学書院，2004[16]より引用〕

■ おわりに

AIH の診断基準，病型分類について，治療や overlap 症候群などの非典型例も交えて概説した．

文 献

1) Johnson PJ, MacFarlane IG : Meeting report : International autoimmune hepatitis group. Hepatology 1993 ; 18 : 998-1005
2) Alvarez F, Berg PA, Bianchi FB, et al : International Autoimmune Hepatitis Group Report : Review of criteria for diagnosis of autoimmune hepatitis. J Hepatol 1999 ; 31 : 929-938
3) Hennes EM, Zeniya M, Czaja AJ, et al : Simplified criteria for diagnosis of autoimmune hepatitis. Hepatology 2008 ; 48 : 169-176
4) 戸田剛太郎：Meeting report 自己免疫性肝炎診断指針 1996．肝臓 1996 ; 37 : 298-300
5) Toda G, Zeniya M, Watanabe F, et al : Present status of autoimmune hepatitis in Japan—Correlating the characteristics with international criteria in an area with a high rate of HCV infection. J Hepatol 1997 ; 26 : 1207-1212
6) Abe M, Mashiba T, Zeniya M, et al : Present status of autoimmune hepatitis in Japan : a nationwide survey. J Gastroenterol 2011 ; 46 : 1136-1141
7) 恩地森一，阿部雅則：自己免疫性肝炎診療・研究の現状と今後．日消誌 2011 ; 108 : 1823-1836
8) Czaja A : Drug-induced autoimmune-like hepatitis. Dig Dis Sci 2011 ; 56 : 958-976
9) 小野田泰，國安祐史，錢谷幹男：自己免疫性肝炎(1)診断．臨牀消化器内科 2011 ; 26 : 1475-1483
10) 戸田剛太郎：自己免疫性肝炎とその周辺．肝臓 2000 ; 41 : 151-162
11) 石橋大海：自己免疫性肝疾患．綜合臨牀 2005 ; 54 : 560-566
12) 高橋宏樹，錢谷幹男：Editorial—小児の自己免疫性肝炎：疫学，診断，治療．肝臓 2008 ; 49 : 179-182
13) 松井 陽，鹿毛政義，須磨崎亮，他：小児自己免疫性肝炎の全国調査．厚生労働科学研究補助金 難治性の肝疾患に関する研究 平成 16 年度総合研究報告書．2005, 22-24
14) Onji M ; The Autoimmune Hepatitis Study Group : Proposal of autoimmune hepatitis presenting with acute hepatitis, severe hepatitis and acute liver failure. Hepatol Res 2011 ; 41 : 497
15) 田中 篤：原発性胆汁性肝硬変とのオーバーラップ．日消誌 2011 ; 108 : 1845-1851
16) 戸田剛太郎：自己免疫性肝炎．「消化器病診療」編集委員会 編，財団法人日本消化器病学会 監：消化器病診療—良きインフォームドコンセントに向けて．2004, 169-173, 医学書院，東京
17) 高橋敦史，阿部和道，横川淳子，大平弘正：治療抵抗例への対応．日消誌 2011 ; 108 : 1852-1857

（橋本直明，光井 洋）

原発性胆汁性肝硬変の診断基準と病期分類

疾患の概念

　原発性胆汁性肝硬変（primary biliary cirrhosis；PBC）は，小葉間胆管を主体とする胆管障害による胆汁うっ滞を主体とする疾患である．本邦の推定発生患者数は約 500 人であり，推定患者総数は約 50,000～60,000 人である[1]．初期病変は慢性非化膿性破壊性胆管炎（chronic non-suppurative destructive cholangitis；CNSDC）であり，その結果，末梢胆管数が減少し胆汁うっ滞が生じる．最終的には肝硬変・肝不全をきたす進行性の難治性疾患である．そのため肝機能検査のなかでも胆道系酵素（ALP，γ-GTP，LAP）の上昇が肝逸脱酵素（AST，ALT）に比べて顕著である．本疾患の原因は不明であるが，自己抗体である抗ミトコンドリア抗体（anti-mitochondrial antibody；AMA）が高率に陽性になり，またシェーグレン症候群，慢性甲状腺炎など自己免疫疾患の合併頻度が高いことから，発症に自己免疫機序が関与するとされている．

診断基準および病期分類

診断基準

　診断基準としては，1992 年の厚生労働省「難治性の肝炎」調査研究班による診断基準が広く用いられてきた．この診断基準は，後述の症候性 PBC の定義の見直しのために 2005 年に改訂され，さらに 2010 年に再度改訂が行われた（表 1）[1]．

　本疾患の診断はおもに慢性胆汁うっ滞と自己免疫性疾患の二つの側面から行われる．血液検査では，血清胆道系酵素の上昇，IgM 値の上昇があり，AMA，M2 抗体が高率に陽性である．組織学的所見としては，肝内小葉間胆管に CNSDC がみられ，進行に伴い胆管消失，線維化がみられ，肝硬変へと進展する．合併症としては，慢性胆汁うっ滞に伴い骨粗鬆症，高コレステロール血症が出現するとともに，シェーグレン症候群，関節リウマチ，慢性甲状腺炎などの自己免疫疾患を合併することがある．

病期分類

　PBC の病期分類としては，臨床病期分類と組織学的病期分類がある．

　臨床病期としては，従来は無症状のものを無症候性 PBC（asymptomatic PBC；aPBC），皮膚瘙痒感，黄疸を伴うものを症候性 PBC（symptomatic PBC；sPBC）と分類してきた．しかし，皮膚瘙痒感，黄疸が出現する前に食道静脈瘤，腹水，肝性脳症などの肝硬変に伴う症候が出現する症例がある[2]ことから，sPBC と aPBC の定義が見直された．その結果，2005 年に無症候性でも食道静脈瘤，腹水など門脈圧亢進に伴う所見がみられる症例も sPBC と改訂された．sPBC は特定疾患治療研究事業の対象となっており，現在の診断基準[1]でもこの分類は用いられている．なお，PBC に伴う「症候」の定義は国際的に統一されたものはなく，疲労・全身倦怠感は本邦では PBC に伴う症候になっていない．

表1 原発性胆汁性肝硬変の診断基準（平成22年度）

概念

原発性胆汁性肝硬変（primary biliary cirrhosis，以下 PBC）は，病因・病態に自己免疫学的機序が想定される慢性進行性の胆汁うっ滞性肝疾患である．中高年女性に好発し，皮膚瘙痒感で初発することが多い．黄疸は出現後，消退することなく漸増することが多く，門脈圧亢進症状が高頻度に出現する．PBC は臨床上，症候性（symptomatic）PBC（sPBC）と無症候性（asymptomatic）PBC（aPBC）に分類され，皮膚瘙痒感，黄疸，食道静脈瘤，腹水，肝性脳症など肝障害に基づく自他覚症状を有する場合は，sPBC と呼ぶ．これらの症状を欠く場合は aPBC と呼び，無症候のまま数年以上経過する場合がある．sPBC のうち 2 mg/dL 以上の高ビリルビン値を呈するものを s₂PBC と呼び，それ未満を s₁PBC と呼ぶ．

1．血液・生化学検査所見

症候性，無症候性を問わず，血清胆道系酵素（ALP，γGTP）の上昇を認め，抗ミトコンドリア抗体（antimitochondrial antibody，以下 AMA）が約 90％の症例で陽性である．また，IgM の上昇を認めることが多い．

2．組織学的所見

肝組織では，肝内小型胆管（小葉間胆管ないし隔壁胆管）に慢性非化膿性破壊性胆管炎（chronic non-suppurative destructive cholangitis，以下 CNSDC）を認める．病期の進行に伴い胆管消失，線維化を生じ，胆汁性肝硬変へと進展し，肝細胞癌を伴うこともある．

3．合併症

慢性胆汁うっ滞に伴い，骨粗鬆症，高脂血症が高率に出現し，高脂血症が持続する場合に皮膚黄色腫を伴うことがある．シェーグレン症候群，関節リウマチ，慢性甲状腺炎などの自己免疫性疾患を合併することがある．

4．鑑別診断

自己免疫性肝炎，原発性硬化性胆管炎，慢性薬物性肝内胆汁うっ滞，成人肝内胆管減少症など

診断

次のいずれかの1つに該当するものを PBC と診断する．
1）組織学的に CNSDC を認め，検査所見が PBC として矛盾しないもの．
2）AMA が陽性で，組織学的には CNSDC の所見を認めないが，PBC に矛盾しない（compatible）組織像を示すもの．
3）組織学的検索の機会はないが，AMA が陽性で，しかも臨床像および経過から PBC と考えられるもの

〔原発性胆汁性肝硬変（PBC）の診療ガイド[1]より引用〕

従来の診断基準では皮膚瘙痒感のみあるものを s₁PBC，総ビリルビン値が 2.0 g/dl 以上を呈するものを s₂PBC と分類していた．2005 年の改訂では，両者の区別をすることなく s-PBC となったが，2010 年の改訂で s1-PBC，s2-PBC が再度定義されている．現在の診断基準[1]では，以前の症候の種類とは異なり，総ビリルビン値が 2.0 g/dl 以上を呈するものを s₂PBC，それ以下のものを s₁PBC という定義となっている．この症候分類の妥当性は今後検証されていくと思われる．

PBC に特徴的な組織所見は CNSDC であり，それを連続切片で確認できれば診断は確定する．CNSDC 病変部では，胆管上皮の膨化，変性，壊死・脱落，あるいは胆管腔の不整，基底膜の破壊，胆管の閉塞をみる．また胆管周囲の著明なリンパ球浸潤，肉芽腫形成，および中等大小葉胆管から隔壁胆管数の減少が特徴的である．PBC の組織学的病期分類として Scheuer 分類が広く用いられてきた．Scheuer 分類では，PBC に特徴的な肝・胆管病変を基に 1～4 期に分類している．1 期が CNSDC であり，2 期は非定型的細胆管増生で特徴づけられ，3 期では線維化，瘢痕がみられ，4 期が肝硬変期である．

表 2　原発性胆汁性肝硬変の組織学的病期分類

A．病期評価のための組織病変とスコア

胆管消失のスコア

Score 0	胆管消失がない
Score 1	1/3 以下の門脈域で胆管消失をみる
Score 2	1/3〜2/3 の門脈域で胆管消失をみる
Score 3	2/3 以上の門脈域で胆管消失をみる

オルセイン陽性顆粒沈着のスコア

Score 0	陽性顆粒の沈着なし
Score 1	1/3 以下の門脈域の周囲肝細胞（少数）に陽性顆粒の沈着をみる
Score 2	1/3〜2/3 の門脈域の周囲肝細胞（種々の程度）に陽性顆粒の沈着をみる
Score 3	2/3 以上の門脈域の周囲肝細胞（多数）に陽性顆粒の沈着をみる

線維化のスコア

Score 0	門脈域での線維化がないか，あるいは線維化が門脈域に限局
Score 1	門脈域周囲の線維化，あるいは不完全な線維性隔壁を伴う門脈域線維化
Score 2	種々の小葉構造の乱れを伴う架橋性線維化
Score 3	再生結節と高度の線維化を伴う肝硬変

B．原発性胆汁性肝硬変の病期診断（Staging）

Stage：	胆管消失，オルセイン陽性顆粒沈着，線維化の各スコアの合計（オルセイン染色がある場合）
Stage 1（no progression）	0
Stage 2（mild progression）	1〜3
Stage 3（moderate progression）	4〜6
Stage 4（advanced progression）	7〜9
Stage	胆管消失，線維化の各スコアの合計
Stage 1（no progression）	0
Stage 2（mild progression）	1〜2
Stage 3（moderate progression）	3〜4
Stage 4（advanced progression）	5〜6

〔文献 2）より引用，一部改編〕

しかし，PBC では肝内の部位により病理組織像が異なることが知られており，とくに針生検ではサンプリングエラーが常につきまとうことが問題となっていた．

そこで，厚生労働省「難治性の肝・胆道疾患に関する調査研究」班では，他の慢性肝疾患で用いられている活動度と病期の両方を取り入れた新しい病期・活動度分類を提唱している（**表 2，3**）[1),2)]．この分類では，進行の程度（病期）を胆管消失，慢性進行性胆汁うっ滞，および肝線維化の三つの因子で総合評価している．この病理分類では Stage 1（no progression）というカテゴリーが新たに作られたことも特徴の一つであり，これらの症例の進行・予後についても観察していく必要がある．

表 3 原発性胆汁性肝硬変の壊死炎症の活動度

胆管炎の活動度 Cholangitis activities	
CA0（no activity）	胆管炎がない，あるいは軽度の胆管上皮障害をみる
CA1（mild activity）	軽度ではあるが明瞭な慢性胆管炎を1カ所以上にみる
CA2（moderate activity）	軽度ではあるが明瞭な慢性胆管炎を2カ所以上にみる
CA3（marked activity）	CNSDCを少なくとも1カ所にみる

肝炎の活動度 Hepatitis activities	
HA0（no activity）	インターフェイス肝炎がない．小葉炎はないか，軽微
HA1（mild activity）	インターフェイス肝炎が少なくとも1個の門脈域の周囲肝細胞（10個前後）にみられる．軽度〜中等度の小葉炎をみる
HA2（moderate activity）	インターフェイス肝炎が少なくとも2/3以上の門脈域の周囲肝細胞（10個前後）にみられる．軽度〜中等度の小葉炎をみる
HA3（marked activity）	半数以上の門脈域の多くの周囲肝細胞（少なくとも20個以上）にインターフェイス肝炎をみる．中等度〜高度の小葉炎，あるいは架橋性，帯状の肝細胞壊死をみる

〔文献2）より引用，一部改編〕

■ 診断の手順と診断基準の臨床での使い方

　皮膚瘙痒感は多くのPBC患者で最初にみられる症状であるが，現在では無症状で健康診断あるいは他疾患での加療中に肝機能検査異常を指摘されて医療機関を受診することが多い．肝機能検査において胆道系酵素（ALP, γ-GTP, LAP）の上昇が肝逸脱酵素（AST, ALT）の上昇に比して顕著である場合に，本症の可能性を考える．

　本症が疑われた場合にはまずAMAあるいはM2抗体を測定する．胆道系酵素上昇とAMA陽性に加え，IgM上昇，コレステロール値の上昇，血沈の亢進があればPBCを強く疑う．ほかに自己抗体として，抗核抗体，抗セントロメア抗体が陽性であることがある．PBCの進行の予測に抗gp210抗体の有用性も報告されているが，まだ一般の検査会社では行われていない．他の自己免疫疾患（シェーグレン症候群，関節リウマチ，慢性甲状腺炎など）の合併があると，これらの病態に対応した自己抗体が陽性となることがある．

　同時に，ウイルス性肝炎，アルコール性肝障害，非アルコール性脂肪性肝疾患，薬物性肝障害などの他疾患を除外する．とくに，腫瘍，結石，原発性硬化性胆管炎などの他の胆汁うっ滞をきたす疾患の除外は重要であり，血液検査以外にCT, MRCP, ERCPなどの画像検査による鑑別が必要となる．

　これらの検査でPBCが強く疑われる場合には確定診断のために腹腔鏡および肝生検を行う．本症は難治性疾患でもあり，この段階では肝臓専門医に相談することが望ましい．

　PBCの診断を進めるとともに合併症の検索も行う．上部消化管内視鏡検査による食道・胃静脈瘤の検索，骨粗鬆症やほかの自己免疫疾患の検索を行うとともに，肝細胞癌合併のチェックも行う．

■ 治　療

　PBCの治療としてウルソデオキシコール酸（UDCA）の投与が行われる．UDCAは臨床検査の改善のみならず予後改善効果も有することが証明されている．1日600 mgの投与が標準とさ

れ，効果不十分の場合には 900 mg まで増量できる．

UDCA で効果不十分の場合には，ベザフィブラートの併用が試みられている（ただし，PBC に対するベザフィブラート投与は保険収載されていないので，注意が必要である）．ベザフィブラートと UDCA とは作用機序が異なることから，併用が望ましい．

皮膚瘙痒感に対しては抗ヒスタミン剤，陰イオン交換樹脂製剤（colestimide など）などが用いられる．また，脂溶性ビタミンの吸収障害に加え，本疾患が中高年以降の女性に多いことから骨粗鬆症の合併にも注意する必要があり，骨粗鬆症が疑われる症例ではビスホスフォネート製剤などで治療を開始する．

血清総ビリルビンが 5 mg/dl 以上の症例では予後はきわめて悪いため，肝移植も考慮に入れて専門医に相談すべきである．移植適応の決定には Mayo Clinic の式，日本肝移植研究会モデルの式などが重要である．また，末期肝不全の重症度の評価には MELD score が用いられる．これらを参考にしながら，脳死肝移植の登録や生体肝移植の準備を行う必要がある．肝移植後の予後は 5 年生存率 70％以上と比較的良好である．

各病期とその予後

PBC はすべての患者が同じように進行していくわけではなく，予後は臨床病期により異なる．aPBC は PBC の 70〜80％を占めており，無症候性のまま経過する症例も多い．aPBC の 5 年，10 年生存率はそれぞれ 98％，93％と予後良好である．一方，sPBC の予後は不良であり，5 年，10 年生存率はそれぞれ 79％，65％である[3]．

aPBC から sPBC への進行は 10〜40％にみられるが，その進行のパターンは，① 比較的緩徐に進行し，皮膚瘙痒感や黄疸がみられる前に，門脈圧亢進症症状がみられる症例（門脈圧亢進型進行）と，② 比較的急速に進行し，黄疸・肝不全に至る症例（肝不全型進行）の二つに分類される（図）[4),5]．中村らは，この進行パターンの予測に抗 gp210 抗体と抗セントロメア抗体が有用と報告している[6]．

とくに，PBC では，肝硬変に至る前から門脈

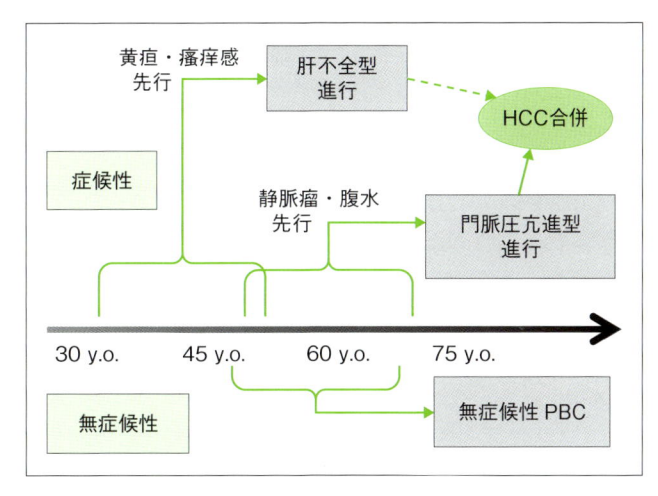

図　原発性胆汁性肝硬変の進行パターン
〔Abe M, Onji M : Hepatol Res 2008 ; 38 : 639-645[5]より引用，一部改変〕

圧亢進症がみられることがあるため，診断時および経過観察中に上部消化管内視鏡検査による食道・胃静脈瘤のチェックが必要である．また，従来ではまれとされていた肝細胞癌の合併例も増加してきている．肝細胞癌の合併リスク因子としては，高齢者，男性，組織学的進行例，門脈圧亢進症合併例が報告されている．したがって肝細胞癌合併も念頭において，定期的に画像検査などでスクリーニングを行う必要がある．

文献

1) 厚生労働省「難治性の肝・胆道疾患に関する調査研究」班 編：原発性胆汁性肝硬変（PBC）の診療ガイド．2010，文光堂，東京
2) Hiramatsu K, Aoyama H, Zen Y, et al：Proposal of a new staging and grading system of the liver for primary biliary cirrhosis. Histopathology 2006；49：466-478
3) 廣原淳子，仲野俊成，関 壽人，他：原発性胆汁性肝硬変全国調査（第30報）—第14回原発性胆汁性肝硬変全国調査．厚生労働科学研究費補助金難治性克服研究事業 難治性の肝・胆道疾患に関する調査研究 平成21年度総括・分担報告書．2010
4) Murata Y, Abe M, Furukawa S, et al：Clinical features of symptomatic primary biliary cirrhosis initially complicated with esophageal varices. J Gastroenterol 2006；41：1220-1226
5) Abe M, Onji M：Natural history of primary biliary cirrhosis. Hepatol Res 2008；38：639-645
6) Nakamura M, Kondo H, Mori T, et al：Anti-gp210 and anti-centromere antibodies are different risk factors for the progression of primary biliary cirrhosis. Hepatology 2007；45：118-127

（阿部雅則，恩地森一）

急性肝不全 の診断基準と病型分類

■ 概　念

　肝不全は肝細胞の数減少ないし機能低下によって，黄疸，腹水，肝性脳症，出血傾向などの症候を呈する疾患群であり，その経過から急性および慢性肝不全に分類される．正常肝に壊死，炎症が生じ，肝不全症候が出現するまでの期間が6カ月以内の症例を急性肝不全（acute liver failure）として扱うのが一般的である．病理組織学的には広汎肝壊死ないし亜広汎肝壊死が特徴的で，全身性炎症反応症候群（systemic inflammatory response syndrome；SIRS）の病態を呈し，多臓器不全（multiple organ failure；MOF）を併発して予後不良の場合が多い．

■ 診断基準と病型分類

　わが国の急性肝不全はウイルス性の症例が多い．このため，ウイルス性症例を念頭において，組織学的に肝炎像を呈する急性肝不全を対象とした「劇症肝炎（fulminant hepatitis）」の診断基準が，1981年に犬山シンポジウムで作成された[1]．このガイドラインは2003年に厚生労働省（厚労省）「難治性の肝疾患に関する研究」班が改訂したが[2]，診断に際する注記事項を加えたのみで，本質的な変更は行われなかった（**表1**）．一方，欧米では肝炎像を呈さない症例を含めて「急性肝不全（acute liver failure）」として診断するのが一般的である．この整合性をとるため，

表 1　劇症肝炎の診断基準

劇症肝炎とは，肝炎のうち初発症状出現後8週以内に高度の肝機能異常に基づいて昏睡Ⅱ度以上の肝性脳症をきたし，プロトロンビン時間が40％以下を示すものとする．そのうちには症状出現後10日以内に脳症が発現する急性型と，11日以降に発現する亜急性型がある．
（注1）　先行する慢性肝疾患が存在する場合は劇症肝炎から除外する．但し，B型肝炎ウイルスの無症候性キャリアからの急性増悪例は劇症肝炎に含めて扱う．
（注2）　薬物中毒，循環不全，妊娠脂肪肝，Reye症候群など肝臓の炎症を伴わない肝不全は劇症肝炎から除外する．
（注3）　肝性脳症の昏睡度分類は犬山分類（1972年）に基づく．
（注4）　成因分類は「難治性の肝疾患に関する研究班」の指針（2002年）に基づく．
（注5）　プロトロンビン時間が40％以下を示す症例のうち，肝性脳症が認められない，ないしは昏睡Ⅰ度以内の症例は急性肝炎重症型，初発症状出現から8週以降24週以内に昏睡Ⅱ度以上の脳症を発現する症例は遅発性肝不全に分類する．これらは劇症肝炎の類縁疾患であるが，診断に際しては除外して扱う．
（特定疾患の申請に際しての臨床調査個人票には（注3）と（注4）のみが記載されている）

（厚生労働省「難治性の肝疾患に関する研究」班：2003年）

表 2　急性肝不全の診断基準

正常肝ないし肝予備能が正常と考えられる肝に肝障害が生じ，初発症状出現から 8 週以内に，高度の肝機能障害に基づいてプロトロンビン時間が 40％以下ないしは INR 値 1.5 以上を示すものを「急性肝不全」と診断する．急性肝不全は肝性脳症が認められない，ないしは昏睡度が I 度までの「非昏睡型」と，昏睡 II 度以上の肝性脳症を呈する「昏睡型」に分類する．また，「昏睡型急性肝不全」は初発症状出現から昏睡 II 度以上の肝性脳症が出現するまでの期間が 10 日以内の「急性型」と，11 日以降 56 日以内の「亜急性型」に分類する．

（注 6）	B 型肝炎ウイルスの無症候性キャリアからの急性増悪例は「急性肝不全」に含める．また，自己免疫性で先行する慢性肝疾患の有無が不明の症例は，肝機能障害を発症する前の肝機能に明らかな低下が認められない場合は「急性肝不全」に含めて扱う．
（注 7）	アルコール性肝炎は原則的に慢性肝疾患を基盤として発症する病態であり，「急性肝不全」から除外する．但し，先行する慢性肝疾患が肥満ないしアルコールによる脂肪肝の症例は，肝機能障害の原因がアルコール摂取ではなく，その発症前の肝予備能に明らかな低下が認められない場合は「急性肝不全」として扱う．
（注 8）	薬物中毒，循環不全，妊娠脂肪肝，代謝異常など肝臓の炎症を伴わない肝不全も「急性肝不全」に含める．ウイルス性，自己免疫性，薬物アレルギーなど肝臓に炎症を伴う肝不全は「劇症肝炎」として扱う．
（注 9）	肝性脳症の昏睡度分類は犬山分類（1972 年）に基づく．但し，小児では「第 5 回小児肝臓ワークショップ（1988 年）による小児肝性昏睡の分類」を用いる．
（注 10）	成因分類は「難治性の肝疾患に関する研究班」の指針（2002 年）を改変した新指針に基づく（表 3）．
（注 11）	プロトロンビン時間が 40％以下ないしは INR 値 1.5 以上で，初発症状出現から 8 週以降 24 週以内に昏睡 II 度以上の脳症を発現する症例は「遅発性肝不全」と診断し，「急性肝不全」の類縁疾患として扱う．

（厚生労働省「難治性の肝・胆道疾患に関する調査研究」班：2011 年）

2011 年に厚労省「難治性の肝・胆道疾患に関する調査研究」班はわが国における「急性肝不全」の診断基準を作成した（**表 2**）[3,4]．

わが国の診断基準では，「初発症状出現から 8 週以内に，高度の肝機能障害に基づいてプロトロンビン時間（PT）が 40％以下ないしは INR 値 1.5 以上を示す症例」を急性肝不全と診断する．また，肝性脳症の程度が昏睡 I 度までの症例は「非昏睡型」，昏睡 II 度以上の症例は「昏睡型」に分類し，後者は初発症状出現から肝性脳症が出現するまでの期間で「急性型」と「亜急性型」に区分している．診断に際しては，先行する慢性肝疾患が存在しないことを確認することが重要である．しかし，自己免疫性肝炎などでは発症前の肝機能が明らかでない症例が多く，その際は肝不全成立前に肝硬変への進展など明らかな肝予備能の低下が認められない場合は，急性肝不全の範疇で扱うことを認めた．また，昨今はメタボリック症候群に起因する脂肪性肝疾患を併発している症例が多いが，発症前の肝予備能が正常と考えられる場合は同様に急性肝不全と診断する．ただし，重症型アルコール性肝炎は原則的に肝硬変まで進展した症例に発症することが多いため，劇症肝炎から除外している．

■ 成因の分類

急性肝不全の成因は多彩であるが（**表 3**），リンパ球浸潤に代表される肝炎像の有無によって 2 群に大別される[3,4]．肝炎症例の成因は肝炎ウイルス感染，薬物アレルギー，自己免疫性

表 3　急性肝不全の成因分類

Ⅰ．ウイルス性 　Ⅰ-①　A 型 　Ⅰ-②　B 型 　　Ⅰ-②-1　急性感染例 　　Ⅰ-②-2　キャリア例* 　　　Ⅰ-②-2-ⅰ　無症候性キャリア例（誘因なし） 　　　Ⅰ-②-2-ⅱ　無症候性キャリアの再活性化例 　　　Ⅰ-②-2-ⅲ　既往感染の再活性化例（de novo 肝炎） 　　Ⅰ-②-3　判定不能例 　Ⅰ-③　C 型 　Ⅰ-④　E 型 　Ⅰ-⑤　その他 Ⅱ．自己免疫性 Ⅲ．薬物性 　Ⅲ-①　薬物アレルギー 　Ⅲ-②　薬物中毒	Ⅳ．循環障害 Ⅴ．悪性腫瘍の肝浸潤 Ⅵ．代謝性 Ⅶ．術後肝不全 Ⅷ．その他 Ⅸ．成因不明 Ⅹ．分類不能

　Ⅰ，Ⅱ，Ⅲ-① およびⅨは「劇症肝炎」に相当する急性肝不全の成因である．一方，Ⅲ-②，Ⅳ～Ⅷは肝臓に炎症を伴わない急性肝不全に相当する．なお，これら分類に際して用いる診断基準は別途定める．

＊：無症候性キャリアで免疫抑制・化学療法が誘因で発症した場合は再活性化例として扱う．また，HBs 抗原陰性の既往感染例も再活性化した場合はキャリア例として扱うが，その位置づけに関しては，今後検討することにする．

（厚生労働省「難治性の肝・胆道疾患に関する調査研究」班：2011 年）

肝炎の 3 種類であり，一方，非肝炎症例としては薬物ないし化学物質の中毒，循環障害，代謝疾患，悪性腫瘍の肝浸潤，術後肝不全などが挙げられる．したがって，薬物性の症例はアレルギー性，中毒性の分類が必要であるが，アセトアミノフェンの大量投与など明らかに中毒性の症例以外は，アレルギー性として肝炎症例の範疇で扱っている．なお，成因不明例（indeterminate）は原則的に肝炎像の認められる症例として扱っている．

　ウイルス性症例のうち B 型は，急性感染例とキャリア例に分類するが，後者は免疫抑制・化学療法など誘因の有無によってさらに区分して，再活性化例の位置づけを明確にした．このため HBs 抗原陰性である既往感染例の再活性化で生じる *de novo* B 型肝炎もキャリア例のなかに加えることになった．

類縁疾患

劇症肝炎（fulminant hepatitis）

　初発症状出現から 8 週以内にプロトロンビン時間が 40％ 以下に低下し，昏睡Ⅱ度以上の肝性脳症が出現する肝炎症例（表 1）で，「昏睡型」の急性肝不全に含まれる疾患単位である．肝炎像の認められる症例に限定しており，成因は肝炎ウイルス感染，薬物アレルギー，自己免疫性肝炎および成因不明例に分類される[2]．急性肝不全と同様に，肝性脳症が出現するまでの期間で急性型と亜急性型に分類する．

遅発性肝不全（late onset hepatic failure；LOHF）

発症から8週以降24週間以内に昏睡Ⅱ度以上の肝性脳症が出現する亜急性型の肝不全で，わが国では急性肝不全と同様にプロトロンビン時間が40％以下ないしはINRが1.5以上であることを条件としている[3),4)]．従来，劇症肝炎と同様に肝炎像を伴う症例に限定していたが，わが国における急性肝不全の診断基準が確定したことに連動して，2011年以降は非肝炎症例もLOHFと診断することになった．

急性肝炎重症型（acute hepatitis severe type）

プロトロンビン時間は40％以下に低下しているが，肝性脳症が昏睡Ⅰ度までの肝炎と定義される．劇症肝炎の前駆病変として扱われてきたが，2011年以降は急性肝不全の「非昏睡型」と診断することになった．したがって，「非昏睡型」のうち肝炎像を伴う症例が，以前は「急性肝炎重症型」と診断されていたと見なされる．なお，わが国では急性肝炎をウイルス感染による急性肝疾患に限定するのに対して，急性肝炎重症型は劇症肝炎と同様に薬物アレルギーや自己免疫性の症例およびB型肝炎ウイルスキャリアの急性増悪例も含めていたことに留意する必要がある．

亜急性肝炎（subacute hepatitis）

発症後2〜3週間の経過で腹水，肝性脳症，出血傾向などの肝不全症候を呈する症例を亜急性肝炎と診断することが，1968年に日本消化器病学会秋季大会で定められた．診断には肝性脳症が必ずしも必須でないため，劇症肝炎，LOHFのいずれにも属さない非昏睡型の亜急性肝炎は疾患単位として意義があった．しかし，2011年に急性肝不全の定義が確定し，このなかに非昏睡型の病型が設けられたことによって，この病名を用いる必要がなくなった．

Acute-on-chronic

慢性肝疾患に急性肝障害が加わって，短期間に肝不全を生じる病態と定義される．元来，アルコール性肝硬変の患者が大量飲酒を契機にアルコール性肝炎を併発して肝不全に至った場合の診断名であったが，今日では肝不全の成因を問わず，この病名が用いられている．

■ 重症度の診断

重症度の診断では，急性肝不全「非昏睡型」における肝性脳症の発症の予測と，「昏睡型」における死亡予測が重要である．前者の目的では，劇症肝炎の前駆病変である「急性肝炎重症型」を対象とした劇症化の予知式を岩手医科大学が作成しており，その感度，特異性は高く有用である[5)]．一方，劇症肝炎における予後予測には，1996年に日本急性肝不全研究会が作成した肝移植適応ガイドラインが用いられてきた[6)]．しかし，その正診率が低下していることが問題となり[7)]，現在では2009年に厚労省研究班が発表したスコアリングシステムが利用されている（表4）[8)]．同システムは，初発症状から昏睡まで日数，プロトロンビン時間，総ビリルビン濃度，直接/総ビリルビン濃度比，血小板数，肝萎

表4 劇症肝炎の肝移植適応ガイドライン：スコアリングシステム

スコア	0	1	2
発症-昏睡（日）	0〜5	6〜10	11≦
PT（％）	20<	5< ≦20	≦5
T. Bil（mg/dl）	<10	10≦ <15	15≦
D. Bil/T. Bil	0.7≦	0.5≦ <0.7	<0.5
血小板（万）	10<	5< ≦10	≦5
肝萎縮	なし	あり	

＜スコア合計点と予測死亡率＞
0点：ほぼ0％，1点：約10％，
2〜3点：20〜30％，4点：約50％，
5点：約70％，6点以上：90％以上
（厚生労働省「難治性の肝・胆道疾患に関する調査研究」班：2009年）

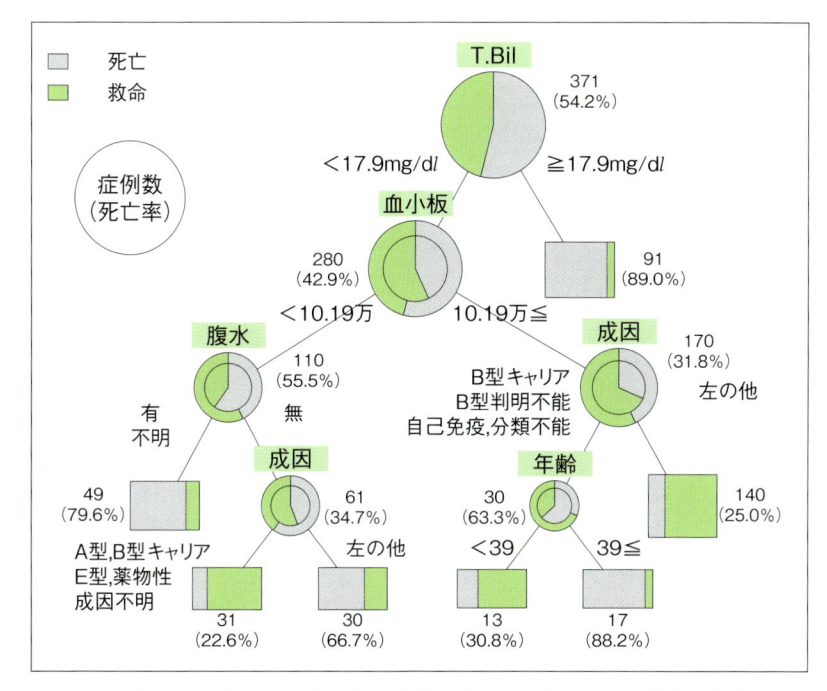

図 決定木法による劇症肝炎の予後予測アルゴリズム：昏睡出現時
〔Nakayama N, et al：J Gastroenterol 2012；47：664-677[9]）より〕

縮の有無，の計6項目を数値化し，その合計で死亡率を予測するものである．なお，厚労省研究班は決定木法などのデータマイニングの手法を用いた予後予測式も作成しており（**図**）[9]，これらを総合して予後予測を行うのが望ましい．
これら予後予測システムを利用する際には，生死を定性的に判定するのではなく，予測死亡率を基に肝移植の適応を決定するのが望ましい．
また，いずれのシステムも劇症肝炎を対象として作成されており，肝炎像を呈さない急性肝不全における有用性は明らかでないことに留意する必要がある．

文献

1) 劇症肝炎の診断基準．A型肝炎，劇症肝炎：第12回犬山シンポジウム．1982, 110-230, 中外医学社, 東京
2) Fujiwara K, Mochida S, Matsui A, et al：Fulminant hepatitis and late onset hepatic failure in Japan. Hepatol Res 2008；38：646-657
3) 持田 智, 滝川康裕, 中山伸朗, 他：我が国における「急性肝不全」の概念，診断基準の確立：厚生労働省科学研究費補助金（難治性疾患克服研究事業）「難治性の肝・胆道疾患に関する調査研究」班, ワーキンググループ-1, 研究報告．肝臓 2011；52：393-398
4) Mochida S, Takikawa Y, Nakayama N, et al：Diagnostic criteria of acute liver failure：A report by the Intractable Hepato-Biliary Diseases Study Group of Japan. Hepatol Res 2011；41：805-812
5) 杉本潤一, 内藤智雄, 石木佳英, 他：わが国における劇症肝炎の予後予測と肝移植の適応に関する多施設研究：日本急性肝不全研究会1996年肝移植適応ガイドライン策定の経緯．肝臓 2001；42：543-556
6) Mochida S, Nakayama N, Matsui A, et al：Reevaluation of the Guideline published by the Acute Liver Failure Study Group of Japan in 1996 to determine the indications of liver transplantation in patients with fulminant hepatitis. Hepatol Res 2008；38：970-979
7) Naiki T, Nakayama N, Mochida S, et al：Scoring system as a useful model to predict the out-

come of patients with acute liver failure : Application to indication criteria for liver transplantation. Hepatol Res 2012 ; 42 : 68-75
8) Nakayama N, Oketani M, Kawamura Y, et al : Novel classification of acute liver failure through clustering using a self-organizing map : Usefulness for prediction of the outcome.
J Gastroenterol 2011 ; 46 : 1127-1135
9) Nakayama N, Oketani M, Kawamura Y, et al : The algorithm to determine the outcome of patients with acute liver failure ; a data mining analysis using decision trees. J Gastroenterol 2012 ; 47 : 664-677

(持田　智)

非アルコール性脂肪肝炎(NASH)の診断基準

肝

　近年の肥満人口の増加に伴い脂肪肝や肝機能異常を指摘される症例が増加し、検診受診者の1/4を占めるようになった。従来、このような肝障害症例の多くは、慢性飲酒に伴う肝障害、あるいは脂肪肝に伴う肝障害と見なされてきた。しかし、1998年に慢性進行性肝疾患であるNASH（非アルコール性脂肪肝炎；nonalcoholic steatohepatitis）の疾患概念が確立[1]し、米国成人の2～5％が本症に罹患していることや、本邦では成人の約2％が本症に罹患している[2]ことが明らかになると状況は一変し、脂肪肝を有する肥満症例が肝機能異常を呈した場合にはNASHの合併を常に念頭においた診断と治療が求められるようになった。

■ 診断基準

　NASHは1980年にLudwigらにより提唱された新しい疾患概念であり、高度の脂肪肝に実質の炎症・壊死、線維化所見が加わった原因不明の慢性進行性肝疾患である。ウイルス性肝疾患、自己免疫性肝疾患、既知の先天性代謝性肝疾患の除外が必要である。飲酒歴が乏しいにもかかわらず、肝臓の組織像では風船様肝細胞やMallory小体など従来アルコール性肝障害に特徴的な病変とされてきた所見を呈するのが特徴[3]で、病理学的検査により診断される（図1）。

　NASHが肝硬変に進展するには肝の線維化の進展が重要と考えたBruntらは、肝線維化の進展度をもとにNASHの病期（Stage）を定め、活動度は線維化の程度に加えて、脂肪肝・小葉内の炎症・肝細胞の風船様変性の程度を加味して、病理組織像を変化の強いもの（Grade 3）、中等度のもの（Grade 2）、軽度のもの（Grade 1）の3群に分類した[4]。図1に示す症例はStage 3 Grade 3に相当する一例である。他方、Matteoniらは非アルコール性脂肪性肝疾患（nonalcoholic fatty liver disease；NAFLD）を4型に分類し、肝細胞に中～大滴性の脂肪滴を有するだけの脂肪肝症例をType I、脂肪肝＋小葉内に炎症（steatohepatitis）のみを有する症例をType II、脂肪肝＋肝細胞の風船様変性を有する症例をType III、Type III＋肝線維化もしくはMallory小体の存在する症例をType IVと分類し、肝硬変への進展が予想され肝疾患関連死の増加に繋がる可能性が高いType IIIとType IVをNASHと定義することを提唱した[5]。肝硬変に移行する危険が低いと評価されるType I〔nonalcoholic fatty liver（NAFL）〕とType II（steatohepatitis）は単純性脂肪肝（simple steatosis）と総称される[6]。

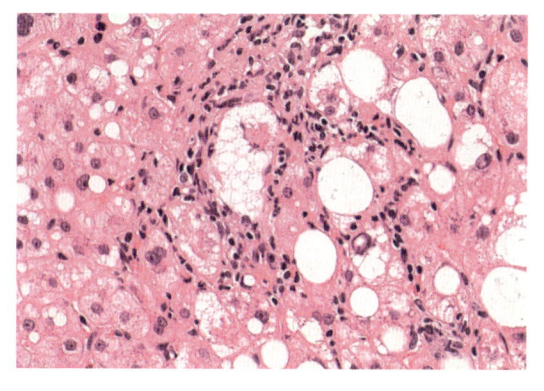

図1

■ 病型分類

本症は病理学的に定義された症候群であり，多様な誘因の関与が想定される．過食や運動不足によって誘発された肥満，とくに内臓肥満を背景病態としインスリン抵抗性や糖尿病，高脂血症，高血圧を高頻度に合併する原発性症例と，薬物性や消化管手術後性など原因と推定できる背景病態を有する二次性症例とに分けることが可能で，明らかな誘因を有する症例については，その誘因を併記することが望ましい（**表1**）[3]．

表1 Ludwigによるsteatohepatitisの分類

アルコール性	非アルコール性（NASH）	
	原発性	二次性
	肥満と関係する病態	薬物性・小腸バイパス手術・その他

〔Ludwig J, et al : Mayo Clin Proc 1980 ; 55 : 434-438[3]より〕

■ 肥満に伴うNASH

● 疾患の遺伝的背景

人類の歴史は飢餓との戦いであり，β_3-adrenergic receptorのような倹約遺伝子の獲得は基礎代謝を低値に保つことにより生存競争を有利に押し進めるうえで，きわめて重要な意義を有していた．しかし，産業革命以降，飢餓の脅威が遠のくようになると，これらの省エネルギー型の遺伝素因を有することの優位性は急速に失われた．倹約遺伝子を例にとれば，基礎代謝が低いため，過食や運動不足により容易に肥満を生じやすく，いったん肥満をきたすと減量に抵抗性が高く，糖尿病や高脂血症，高血圧などに罹患しやすくなるので評価は一転して，生活習慣がもたらす健康被害に感受性の高い遺伝素因と見なされるようになった．

このように，生活習慣病の多くは飢餓に適応する過程で獲得された遺伝形質を素因とし，過食や運動不足といった環境要因を誘因とする症候群である．2005年4月には心・脳血管疾患の高リスク群であるメタボリックシンドロームの本邦における診断基準が提案された（**表2**）[7]が，すでに検診受診者の10.4%はメタボリックシンドロームに罹患している．肥満に伴うNASHはメタボリックシンドロームの肝臓における表現型と呼ばれ，過食を伴うグルメの時代の申し子である．

表2 本邦におけるメタボリックシンドロームの診断基準

【必須事項】
　臍部周囲長　　男性≧85 cm
　　　　　　　　女性≧90 cm

【下記3項目のうち，2項目以上を満たす】
1) 高TG血症≧150 mg/d*l*
　　かつ/または
　　低HDL-Chol血症＜40 mg/d*l*
2) 高血圧
　　収縮期血圧≧130 mmHg
　　かつ/または
　　拡張期血圧≧85 mmHg
3) 空腹時血糖≧110 mg/d*l*

〔メタボリックシンドローム診断基準検討委員会：日内会誌 2005 ; 94 : 794-809[7]より〕

● 病態の理解と予防

肥満は過食に運動不足が重なると生じる病態であり，エネルギーの供給過剰状態である．過剰なエネルギーは肝臓で脂肪酸に変換され，グリセオールとエステルを形成して中性脂肪となる．apolipoprotein Bと結合して，ゴルジ体から血中に超低比重リポ蛋白（VLDL）として放出された中性脂肪は，末梢組織でエネルギー源として利用されるか，脂肪組織に貯蔵される．末梢脂肪組織から遊離した脂肪酸が夜間には肝臓のエネルギー源となるが，肥満は皮下脂肪型肥

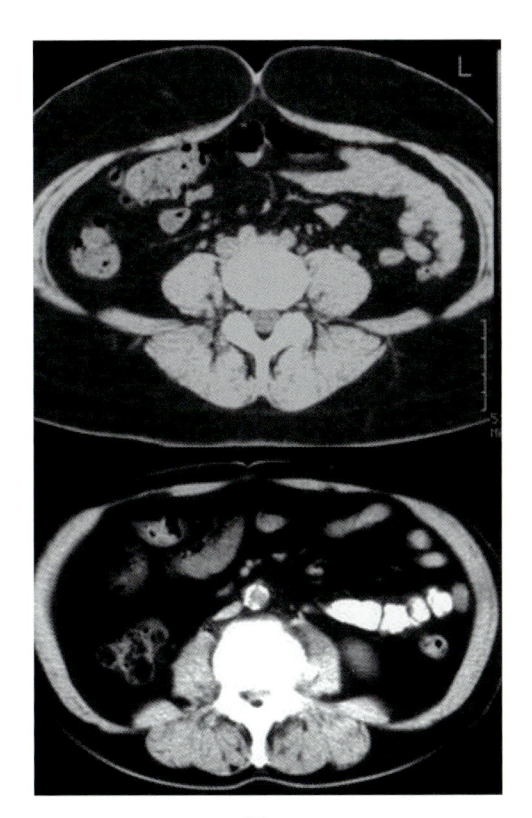

図 2
上：皮下脂肪型肥満
下：内臓脂肪型肥満

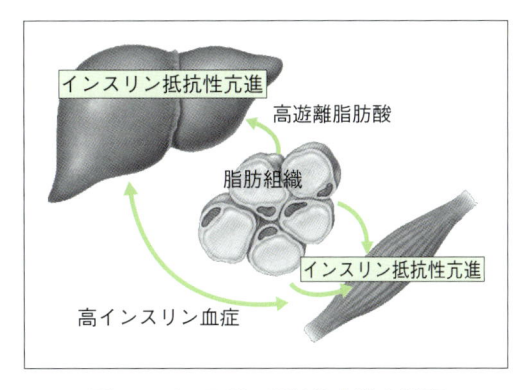

図 3　インスリン抵抗性亢進の機序

満と腸間膜の脂肪組織に脂肪の蓄積が生じる内臓脂肪型肥満に大きく大別される（図 2）．肥満の進行に伴って皮下の脂肪組織が飽和して内臓脂肪の蓄積が始まるころには，夜間に末梢組織から遊離する脂肪酸の量が肝臓の消費量を上回るようになり，肝臓への中性脂肪の蓄積が始まる．すでに本邦成人の 1/3～1/4 は脂肪肝を有するが，VLDL に中性脂肪を結合させる機能や肝臓における脂肪酸の β 酸化が遺伝的に低下している症例では，肥満に先行して肝臓の脂肪化が生じる．

皮下脂肪組織の脂肪沈着が飽和に近づいて，内臓脂肪の蓄積が進行するようになると，内臓脂肪組織から TNF-α やレジスチンの放出が高まり，肝臓におけるインスリン抵抗性の亢進，糖の放出亢進が起こる．他方，脂肪酸の放出亢進が生じると筋細胞でも脂肪酸の利用が高まり，糖の取り込みは抑制されて，筋におけるインスリン抵抗性も亢進する（図 3）．インスリン抵抗性の亢進は膵 β 細胞の肥大とインスリン分泌能の亢進を誘発し，さらなる肥満を可能とする．

非飲酒検診受診者の 13％は脂肪肝を伴う顕性の肝障害を伴っており，その 9 割は BMI（body mass index）25 以上の肥満者である．本邦成人の 1/4 は BMI 25 以上の肥満者であり，すでにこのような悪循環に陥っている．男性では 30 歳代以降，女性では 40 歳代以降，肥満の頻度が著増するので，このような肥満移行期にある症例を中心に過食を抑え運動不足の解消に努め，NASH を含めた生活習慣病の予防に繋げることが重要である．

■ NASH 発見のストラテジーと治療

ウイルス性肝疾患，自己免疫性肝疾患，既知の先天性代謝性肝疾患の除外ができれば NAFLD との診断が可能で，その 1 割が NASH に罹患している．検診受診者を基にした直近のデータによれば，NAFLD の有病率は男性では 41％，女性では 18％とされ，NASH の有病率は 2～3％と報告されている[2]．

ではどのようにして，NASH に罹患している

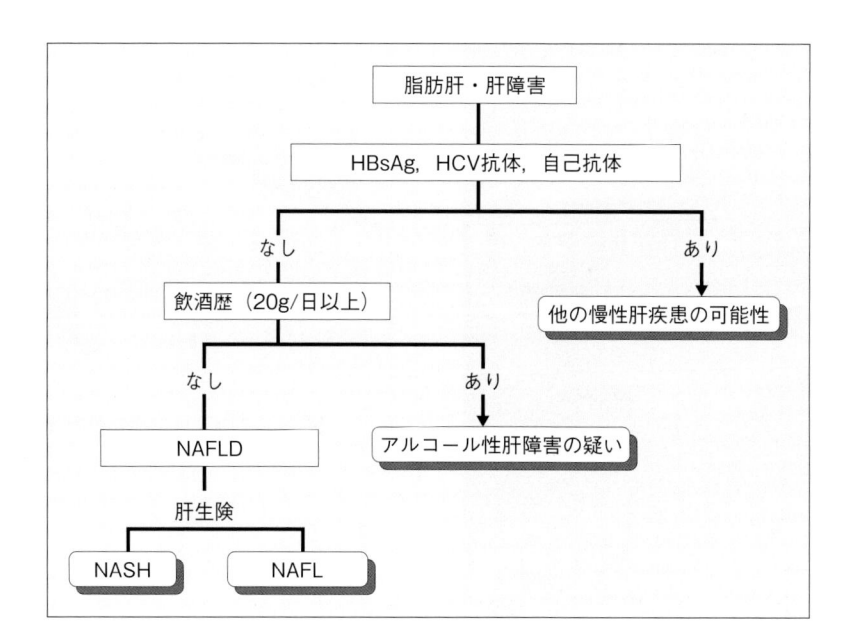

図4 NASH 診断のプロセス

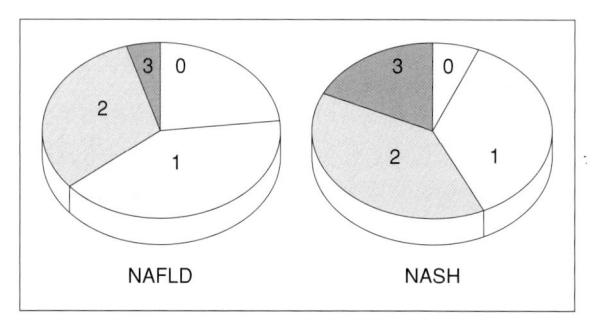

図5 メタボリックシンドロームの合併頻度
NAFLD と NASH：それぞれが満たすメタボリックシンドロームの指標の数を示す．

可能性のさらに高い症例を選択すればよいのであろうか．NASH の診断を得るためには，肝組織を病理学的に検索することが必要である．しかし，非飲酒者の13％を占める症例すべてに肝生検を施行することは現実的ではない（図4）．NASH はメタボリックシンドロームの肝臓における表現型であることから，本邦におけるメタボリックシンドロームの診断基準に示された三つの指標を基に，NASH 発症の母地となる NAFLD と NASH とを比較した（図5）．NAFLD ではメタボリックシンドロームの指標を一つも満たさないものが1/4を占めたが，NASH では5％ほどであった．これに対し NAFLD ではメタボリックシンドロームの指標を三つ満たすものが5％ほどであったが，NASH では1/5を占め，その4割は stage 3 あるいは4と線維化の進行した症例であった．したがって，メタボリックシンドロームの指標を一つも満たさない NAFLD 症例については過食や運動不足，内臓脂肪の多寡，脂肪肝をきたしやすい遺伝的素因などについて検討し，その原因に応じた生活指導や薬物治療を行うことが求められる．メタボリックシンドロームの指標を三つとも満たすものについては速やかに肝生検を行い，NASH 罹

患の有無や stage の評価を行い，生活習慣の改善を行うとともに，薬物療法を併用して糖尿病や高脂血症，高血圧などの疾患を十分に制御する必要がある．

おわりに

NASH はメタボリックシンドロームの肝臓における表現型である．このため，NASH の 2/3 はメタボリックシンドロームの診断基準を満たす．したがって，メタボリックシンドロームに伴う肝障害をみれば NASH を疑い，NASH をみれば脳・心血管イベントの高危険群であることを想起し，診療にあたることが必要である．

文献

1) Neuschwander-Tetri BA, Caldwell SH：Nonalcoholic steatohepatitis：summary of an AASLD Single Topic Conference. Hepatology 2003；37：1202-1219
2) Eguchi Y, Hyogo H, Ono M, et al：Prevalence and associated metabolic factors of nonalcoholic fatty liver disease in the general population from 2009 to 2010 in Japan：a multicenter large retrospective study. J Gastroenterol 2012；47：586-595
3) Ludwig J, Viggiano TR, McGill DB, et al：Nonalcoholic steatohepatitis：Mayo Clinic experiences with a hitherto unnamed disease. Mayo Clin Proc 1980；55：434-438
4) Brunt EM, Janney CG, Di Bisceglie AM, et al：Nonalcoholic steatohepatitis：a proposal for grading and staging the histological lesions. Am J Gastroenterol 1999；94：2467-2474
5) Matteoni CA, Younossi ZM, Gramlich T, et al：Nonalcoholic fatty liver disease：a spectrum of clinical and pathological severity. Gastroenterology 1999；116：1413-1419
6) Chalasani N, Younossi Z, Lavine JE, et al：The diagnosis and management of non-alcoholic fatty liver disease：practice Guideline by the American Association for the Study of Liver Diseases, American College of Gastroenterology, and the American Gastroenterological Association. Hepatology 2012；55：2005-2023
7) メタボリックシンドローム診断基準検討委員会：メタボリックシンドロームの定義と診断基準．日内会誌 2005；94：794-809

（西原利治，小野正文）

肝硬変
の病型分類（Child-Pugh スコア）

肝

■ 診　断

　肝硬変とは，病理組織学的に持続性の炎症により肝細胞壊死と再生が繰り返された結果，肝小葉構造の改築がびまん性に生じ，線維性隔壁による再生結節が形成された状態と定義される．したがって，確定診断には病理組織学的検査が必須であるが，最近はいくつかの血液生化学検査値を組み合わせた予測式や肝硬度を測定する画像検査法の開発など新たな展開がみられる．成因ではC型肝炎ウイルス（HCV）感染によるものが約65％ともっとも多いが，B型肝炎ウイルス（HBV）感染によるものが約12％と低下してきており，アルコール性を含めたいわゆる非B非C型が増加してきている．なかでも非アルコール性脂肪性肝炎からの肝硬変が注目されているが，その実態は十分に解明されていない[1]．

理学的所見

　典型例ではクモ状血管腫，手掌紅斑，女性化乳房，腹壁静脈怒張などをみるが，黄疸，腹水，浮腫などは非代償期になり初めて出現する．身体計測では蛋白・エネルギー栄養障害（protein-energy malnutrition；PEM）を反映して，筋肉量や体脂肪量の減少とともにやせの状態を呈してくるが，最近は過体重（BMI＞25）の肝硬変例が約30％に認められる点に留意する必要がある[2]．

血液生化学検査

　最近，血液生化学検査値で肝硬変を予測するいくつかの式が提唱されており，その多くは血小板数，血清ヒアルロン酸，AST/ALT，プロトロンビン時間（PT）などを用いて計算する[3]〜[6]．一般的には，末梢血液像では血小板の低下とともに汎血球減少症を認める．肝機能では膠質反応（TTT，ZTT）およびγグロブリンの増加，血清アルブミン，コレステロール，コリンエステラーゼの低下，血清トランスアミナーゼ（AST＞ALT）の軽度上昇，血清ビリルビンおよび総胆汁酸の増加などがみられ，線維化マーカーでは，ヒアルロン酸，IV型コラーゲン（7S）などの上昇がみられる．また，門脈大循環短絡がみられる例では血液アンモニアの上昇もしばしばみられる．血中アミノ酸分析では分岐鎖アミノ酸（branched chain amino acid；BCAA）であるバリン，ロイシン，イソロイシンの絶対的あるいは相対的な減少と芳香族アミノ酸（aromatic amino acid；AAA）であるフェニルアラニン（Phe），チロシン（Tyr）の増加，メチオニン（Met）の増加がみられ，Fischer比（BCAA/AAAモル比）あるいはBTR（BCAA/Tyrモル比）は低下する．これらのアミノ酸異常は，肝の重症度の進行とともに顕著となる[7]．

　血液凝固・線溶検査では，ヘパプラスチンテスト（II，VII，X因子を反映），PT（I，II，V，VII，X因子を反映）の低下がみられる．PTは後述する肝の重症度（肝予備能）の判定に用いられている．

　肝負荷試験では，ICG（インドシアニングリーン）検査が広く用いられている．また，ブドウ糖負荷試験（75g OGTT）による血糖値の推移も肝予備能の評価法としても有用である．アミノ

ピリン，アンチピリン，リドカイン，フェニルアラニン，カフェインなどの薬剤を用いた呼気試験も肝硬変の診断および重症度の判定に用いられている[8),9)]．しかし，これらの負荷試験では測定法自体が煩雑で検査時間を要することから日常診療では未だ普及していない．

画像検査

腹部超音波検査，CT検査あるいはMRI検査では，肝腫大あるいは肝萎縮の有無，肝表面の性状，肝実質パターン，脾腫や腹水の有無を確認することにより肝硬変の診断は比較的容易である．肝シンチグラフィによる画像検査では，肝細胞の実質機能も併せて評価できるアシアロ・シンチグラフィ（^{99}Tc-GSA）が有用である．最近，硬変肝の硬度を測定する非侵襲的な検査法としてエラストグラフィ（FibroScan）や通常の腹部超音波装置に肝硬度を測定する新しいデバイス（Acoustic Radiation Force Impulse Imaging；ARFI）も開発され，その測定値は血清中の線維化マーカーや肝組織における線維化程度を反映することが報告されている[10)～12)]．

栄養学的検査

低蛋白血症の有無を含めた蛋白・エネルギー代謝異常の有無，その程度を把握する．間接カロリーメータを用いて呼吸商および三大栄養素（糖質，脂質，蛋白質）の燃焼比率を検討すると，肝硬変患者では早朝空腹時において呼吸商の低下とともに糖質の燃焼比率が低下し，脂肪の燃焼比率が増加しているが，これらの異常は重症度とともに顕著となる．

病型分類

臨床的には，代償性肝硬変と非代償性肝硬変に分類されるが，これらの臨床病期は相互に移行しうる．代償期には肝機能は比較的よく保たれており多くは無症状であるが，非代償期になると黄疸，腹水，浮腫，出血傾向，消化管出血（食道・胃静脈瘤からの破裂，門脈圧亢進性胃症による出血，胃十二指腸潰瘍からの出血など），肝性脳症などが出現する．

病理学的には，形態学的分類として，わが国では長与・三宅分類（甲，甲′，乙，乙′，F型）が長く用いられてきているが，肝硬変の成因の変遷によりこの分類では対応が困難な例も少な

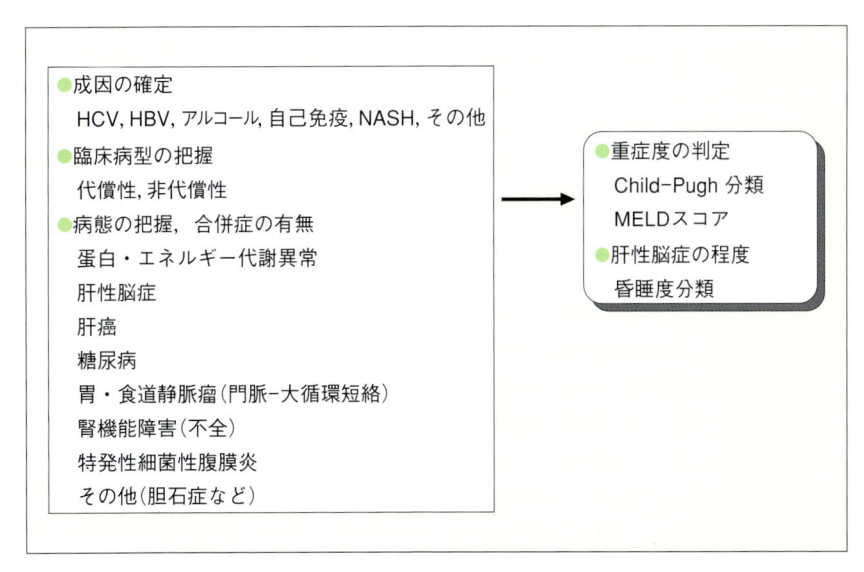

図　肝硬変の診断，臨床病型，重症度判定のフローチャート

くないことが指摘されており，最近はWHO分類（macronodular, micronodular, mixed macro- and micronodular）が広く用いられてきている[13]．

肝硬変の診断，臨床病型および重症度判定のためのフローチャートを図に示した．とくに，肝癌の合併の有無を常に念頭において診断を進めることがきわめて重要である．

■ 重症度分類

重症度の判定は予後予測のうえできわめて重要である．通常は，Child-Pugh分類（**表1**）[14]を用いるが，これまでの文献をレビューしたエビデンスレベル（肝硬変診療ガイドライン）[15]では不十分とされている．すなわち，五つの項目が恣意的に選択された五つの項目に同じ重みづけをしており，各因子が独立した変数でないという問題が指摘されている．また，評価項目に含まれる腹水，精神神経症状（昏睡度）は，治療法の進歩を考慮すると，ほかの血液生化学検査項目の評点と解離することもしばしば経験される．さらに，PTの表記法について原著では時間延長（秒）となっているが，PTの感度は測定時に加えるトロンボプラスチンの由来によって異なること，わが国では活性値で表しているものが多いが，PTを＞70％，70〜40％，＜40％で区切っている成書もあり，重症度スコアを算出するうえでは大きな問題である．いずれにしても，肝疾患におけるPTの表記法（％，INR）については測定法の問題を含めて国際的なコンセンサスが必要である．

非代償性肝硬変例に対する肝移植適応の有無などを判断する指標としては，MELD（the Model for End-Stage Liver Disease）[16]が広く用いられている（**表2**）．一般的にはMELDスコア15点以上で肝移植の適応となる．さらに，肝癌合併例は，治療方針を決定するうえでわが国では肝障害度およびstage分類を用いていた

表1　肝硬変の重症度分類（Child-Pugh分類）

評点	1点	2点	3点
血清ビリルビン（mg/dl）*	2.0以下	2.0〜3.0	3.0以上
血清アルブミン（g/dl）	3.5以上	3.0〜3.5	3.0以下
腹水	なし	コントロール可能	コントロール困難
プロトロンビン時間（％）**	4秒未満の延長	4〜6秒の延長	6秒超の延長
昏睡度	なし	軽度（I〜II）	重症（III〜IV）

〔Pugh ENH, et al：Br J Surg 1973；60：646-669[14]〕

　*：原発性胆汁性肝硬変では血清ビリルビン1〜4 mg/dl（1点），4〜10（2点），10以上（3点）
　**：わが国の実態に合わせて活性値で表示：1点；80％以上，2点；50〜80％，3点；50％以下
総合評価はグレードA 5〜6点，グレードB 7〜9点，グレードC 10〜15点として判定．

表2　MELDスコア

MELD score＝3.8×log$_e$（T. Bil in mg/dl）＋11.2×log$_e$（INR）
　　　　　＋9.6×log$_e$（creatinine in mg/dl）＋6.4×etiology

T. Bil；血清総ビリルビン濃度
INR；international normalization ratio（プロトロンビン時間）
etiology（0；胆汁うっ滞性またはアルコール性，1；その他）

〔Kamath PS, et al：Hepatology 2001；33：464-470[16]〕

が，最近は新たに JIS (Japan Integrated Staging) スコア[17),18)]が推奨されている．

なお，Child-Pugh 分類のみで的確に重症度を評価できない場合もあり，前述したいくつかの指標を組み合わせてみることが重要である．

一方，肝性脳症の重症度は通常は昏睡度の程度で分類するが，治療効果（意識覚醒効果）は肝病態によって大きく左右される．実際に，肝細胞機能障害の強いタイプでは完全覚醒率が低く，意識改善がいったん得られても長期的な予後の改善は期待されないことが多い[19)]．

予　後

肝硬変の直接死因として肝不全，消化管出血，肝癌が挙げられるが，近年はとくに肝癌による死亡が増加しているのが特徴である．また，成因の違いによっても肝硬変の予後が異なる．いずれにしても，肝硬変の最終的な予後は肝の重症度（予備能）によって左右されるので，いかに早期の肝癌を発見しても積極的な治療ができないことも多い．また，C 型肝癌例はきわめて高率に再発するため頻回の治療（肝動脈塞栓療法，ラジオ波焼灼療法など）を余儀なくされ，その結果，肝予備能が次第に低下し最終的には治療を断念するような例もしばしばみられる．栄養療法などにより，いかに肝予備能の低下を抑えるかが肝癌治療上の重要なポイントである[20)]．

文　献

1) 徳本良雄，恩地森一：肝硬変の成因．西口修平 編：肝硬変のマネジメント．2011, 15-19, 医薬ジャーナル社，東京
2) 遠藤龍人，加藤章信，鈴木一幸：肝硬変患者の栄養ガイドライン．肝胆膵　2011；63：475-485
3) Ikeda K, Saitoh S, Kobayashi M, et al：Distinction between chronic hepatitis and liver cirrhosis in patients with hepatitis C virus infection：practical discriminant function using common laboratory data. Hepatol Res　2000；18：252-266
4) Forns X, Ampurdanes S, Llovet JM, et al：Identification of chronic hepatitis C patients without hepatic fibrosis by a predictive model. Hepatology　2002；36：986-992
5) Wai CT, Greenson JK, Fontana RJ, et al：A simple noninvasive index can predict both significant fibrosis and cirrhosis in patients with chronic hepatitis C. Hepatology　2003；38：518-526
6) Adams LA, Bulsara M, Rossi E, et al：Hepascore：an accurate validated predictor of liver fibrosis in chronic hepatitis C infection. Clin Chem　2005；51：1867-1873
7) 鈴木一幸：肝硬変の診断基準・病型分類・重症度．内科　2005；95：1156-1158
8) 福井　博：肝硬変の重症度判定．臨牀消化器内科　1996；11：1437-1445
9) Koeda N, Iwai M, Kato A, et al：Validity of 13C-phenylalanine breath test to evaluate functional capacity of hepatocytes in patients with liver cirrhosis and acute hepatitis. Alimement Pharmacol Ther　2005；21：851-859
10) Oberti F, Valsesia E, Pilette C, et al：Noninvasive diagnosis of hepatic fibrosis or cirrhosis. Gastroenterology　1998；113：1609-1616
11) Saito H, Tada S, Nakamoto N, et al：Efficacy of non-invasive elastometry on staging of hepatic fibrosis. Hepatol Res　2004；29：97-103
12) Kuroda H, Kakisaka K, Tatemichi Y, et al：Non-invasive evaluation of liver fibrosis using acoustic radiation force impulse imaging in chronic hepatitis patients with hepatitis C virus infection. Hepato-Gastroenterol　2010；57：1-6
13) 神代正道：わが国における肝硬変の特徴：病理学的特徴．沖田　極 編：肝・胆・膵フロンティア 3 肝硬変．1998, 15-19, 診断と治療社，東京

14) Pugh ENH, Murray-Lyon IM, Dawson JL：Transection of the oesophagus for bleeding varices. Br J Surg 1973；60：646-669
15) CTP 分類は肝硬変の予後予測，重症度判定に有用か？ 日本消化器病学会 編：肝硬変診療ガイドライン．2010, p178, 南江堂, 東京
16) Kamath PS, Wiesner RH, Malinchoc M, et al：A model of predict survival in patients with end-stage liver disease. Hepatology 2001；33：464-470
17) Kudo M, Chung H, Osaki Y：Prognostic staging system in hepatocellular carcinoma (CLIP score)：its value and limitations, and a proposal for a new staging system, the Japan Integrated Staging Score (JIS score). J Gastroenterol 2003；38：207-215
18) Kudo M, Chung H, Haji S, et al：Validation of a new prognostic staging system for hepatocellular carcinoma：the JIS score compared with the CLIP score. Hepatology 2004；40：1396-1405
19) 鈴木一幸：肝性脳症の治療．戸田剛太郎, 沖田極, 松野正紀 編集主幹：先端医療シリーズ 25 肝胆膵疾患の最新治療．2003, 145-151, 先端医療技術研究所, 東京
20) Kuroda H, Ushio A, Miyamoto Y, et al：Effects of branched-chain amino acid-enriched nutrient for patients with hepatocellular carcinoma following radiofrequency ablation：a one-year prospective study. J Gastroenterol Hepatol 2010；25：1550-1555

(鈴木一幸, 遠藤龍人)

肝性脳症 の診断基準と病型分類

■ 分　類

　肝性脳症とは，重篤な肝機能障害に基づいて出現する意識障害を中心とする精神神経症状の総称と定義されている．肝硬変による肝性脳症の分類は，大量の肝細胞が壊死・脱落するために脳症惹起因子を処理・解毒する能力が低下して肝性脳症をきたす壊死型（Leberzerfall）と，門脈-体循環シャント（portal-systemic shunt）のため腸管で産生された脳症惹起因子が門脈より体循環に直接流れ込み中枢に達し肝性脳症をきたすシャント型（Leberausfall）に分類される．なお通常肝硬変に発症する脳症は，これら二つの病態がさまざまな割合で混じり合ったものである．

■ 肝性脳症発生のメカニズム（図1）

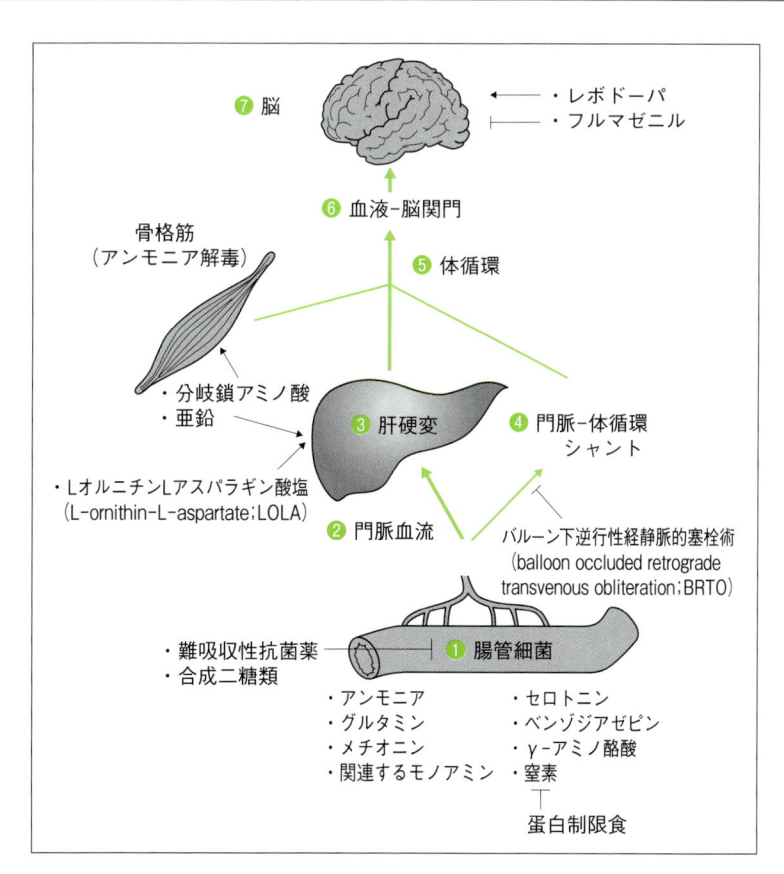

図 1　肝性脳症の病態と治療標的
〔Moriwaki H, et al：J Gastroenterol Hepatol　2010；25：858-863[1]より引用〕

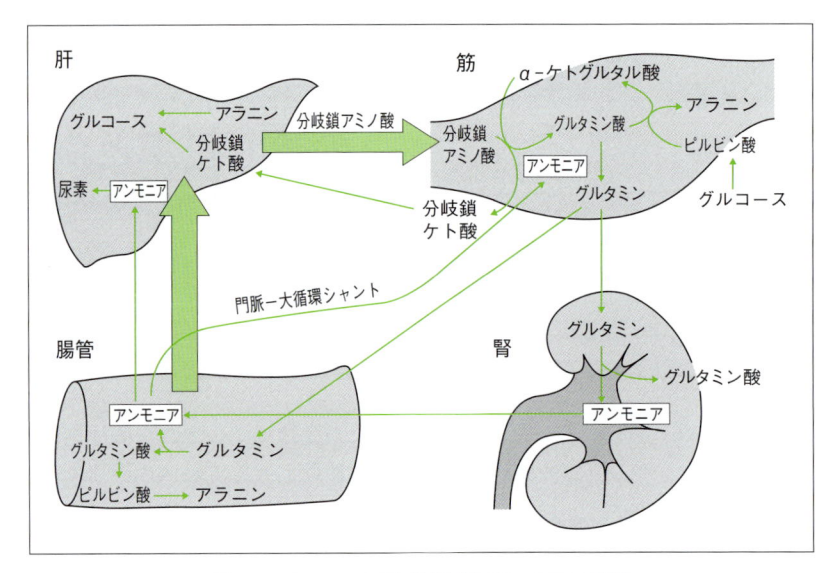

図2 アンモニアと分岐鎖アミノ酸の代謝
〔武藤泰敏：肝不全―基礎と臨床[2]より引用〕

　肝性脳症の発生機序としては，腸管由来の有毒物質（脳症惹起因子）やアミノ酸インバランスあるいは γ-アミノ酪酸（γ-amino butyric acid；GABA）作動性神経伝達の異常などがあげられる[1]．

　脳症惹起因子としては，おもに腸内細菌によって産生されるアンモニア，低級脂肪酸，メチオニンなどがある．アンモニアは腸内で産生された後，大腸より吸収され門脈を経由し肝臓に運搬される．健常人では肝臓で尿素サイクルにより処理されるが，肝硬変では機能低下により処理能力が低下し，さらに門脈圧亢進に伴い形成される門脈-体循環シャントのため高アンモニア血症となる．また，筋肉ではグルタミン酸からグルタミンを生成する過程でアンモニアが処理される（**図2**）[2]が，肝硬変では栄養障害に伴う筋肉の減少があるため筋肉での処理能力も低下している．

　アミノ酸インバランスでは，分岐鎖アミノ酸（branched chain amino acids；BCAA）の低下，芳香族アミノ酸（aromatic amino acids；AAA）の増加によりBCAA/AAA（Fischer比）の低下を認める．BCAAは筋肉でのアンモニア代謝に利用され低下し，AAAは肝臓での処理能力の低下により上昇する．増加したAAAは脳内モノアミン（神経伝達物質）の代謝異常を引き起こしたり，偽性神経伝達物質であるフェニルエタノールアミンやオクトパミンを合成し，正常なシナプス伝達を阻害する．

■ 診　断

　肝性脳症は，意識障害をはじめとする精神神経症状，肝機能異常，高アンモニア血症，アミノ酸異常，脳波異常などから総合的に診断する．重症度は犬山シンポジウムによる昏睡度分類が用いられる（**表1**）[3]．このなかで，臨床的に明らかな意識障害を呈する場合を顕性脳症と呼び，一方明らかな意識障害とはいえないが，鋭敏な定量的精神神経機能検査によって，認知能力の低下などの異常を認める場合を潜在性脳症（subclinical hepatic encephalopathy；SHE）と呼ぶ．なお潜在性脳症の診断は難しく，number connection test，積み木検査（block design test），

符号検査（digit symbol modality test）などで診断が行われる．

表 1　肝性脳症の昏睡度分類

昏睡度	精神症状	参考事項
I	・睡眠-覚醒リズムの逆転 ・多幸気分，時に抑うつ状態 ・だらしなく，気にとめない態度	・Retrospective にしか判定できない場合が多い
II	・指南力（時・場所）障害，物を取り違える（confusion） ・異常行動（例：お金をまく，化粧品をゴミ箱に捨てるなど） ・時に傾眠状態（普通の呼びかけで開眼し，会話ができる） ・無礼な言動があったりするが，医師の指示に従う態度をみせる	・興奮状態がない ・尿，便失禁がない ・羽ばたき振戦あり
III	・しばしば興奮状態またはせん妄状態を伴い，反抗的態度をみせる ・嗜眠状態（ほとんど眠っている） ・外的刺激で開眼しうるが，医師の指示に従わない，または従えない（簡単な命令には応じうる）	・羽ばたき振戦あり（患者の協力が得られる場合） ・指南力は高度に障害
IV	・昏睡（完全な意識の消失） ・痛み刺激に反応する	・刺激に対して，払いのける動作，顔をしかめるなどがみられる
V	・深昏睡 ・痛み刺激にもまったく反応しない	

〔第 12 回犬山シンポジウム 1982[3] より引用・改変〕

■ 治　療[4]（図1，3）

● 誘因の除去

　肝性脳症の予防・治療に際してもっとも重要な点は誘因の除去である．誘因としては便通異常，消化管出血，高蛋白食，脱水，電解質異常，利尿剤の乱用，感染，睡眠・鎮静剤使用などがある．蛋白不耐症がある場合にはとくに注意が必要であり，過度の窒素負荷となる食事を避ける食事指導や，非吸収性合成二糖類の投与などで排便コントロールをすることが重要となる．

● 食事療法

　肝性脳症時の食事療法は窒素源が血中アンモニア濃度を上昇させるので低蛋白食が基本とされている（表 2）．しかしながら，長期間の蛋白制限は栄養不良を助長し予後にも影響を及ぼすため，蛋白制限は肝性脳症の急性期に限り，漫然と行わないこととしている．実際の臨床では蛋白不耐のため食事蛋白量を維持できない場合があり，このような場合には BCAA を含む肝不全用経腸栄養剤を使用することで必要な蛋白量を維持しながら，脳症の誘発を抑制することができる．また BCAA 顆粒製剤による肝硬変患者の一般状態改善が，肝硬変脳症を含む各種イベントを予防することで生存率を改善することが報告されている．

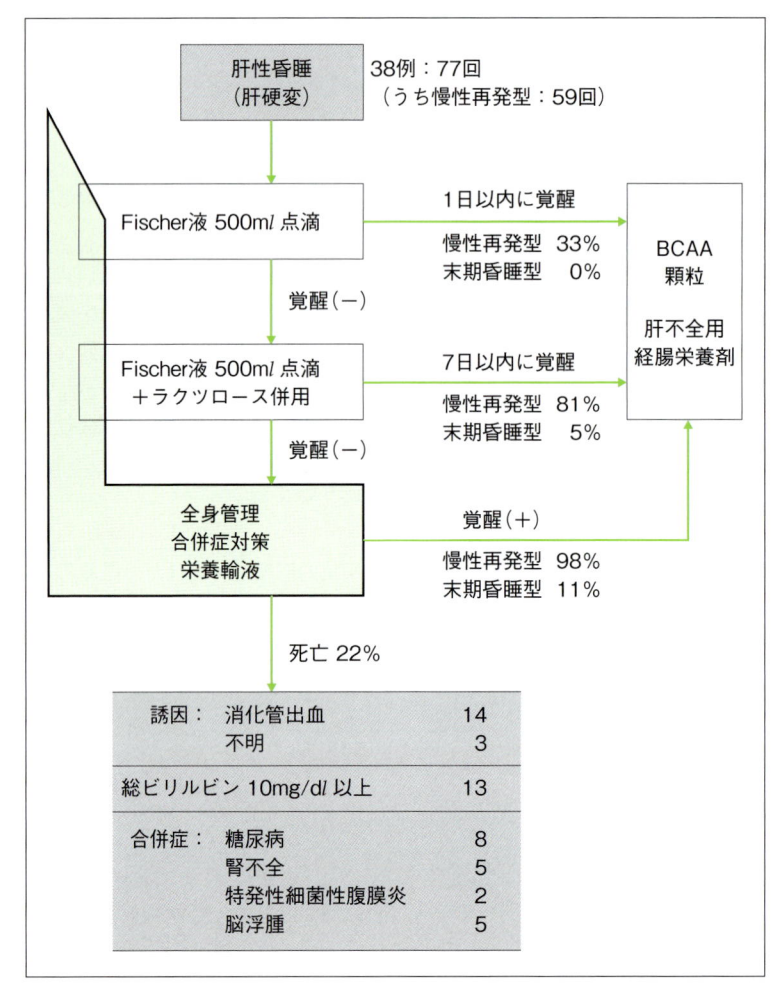

図 3 肝性脳症を合併した肝硬変患者の治療と予後

薬物療法

1）特殊組成アミノ酸製剤

BCAA の豊富な特殊組成アミノ酸輸液はおもに肝性脳症発症時に用いる．筋肉ではグルタミン酸からグルタミンを生成する過程でアンモニアを処理する．BCAA は α-ケトグルタル酸に変換されてグルタミン酸の供給源となり，アンモニアの処理に働く（図2）．また，BCAA の投与は AAA の脳組織への移行を抑制することにより，偽性神経伝達物質の合成を阻害する作用もある．脳症より覚醒後は栄養状態の改善を考え，速やかに前述した肝不全用経腸栄養剤に切り替える．

肝性脳症発症時に BCAA の豊富な特殊組成アミノ酸輸液を使用する際，日常臨床上重要なものに低血糖のリスクがある．これは，BCAA によって誘導される血中インスリン濃度によって説明され，ブドウ糖の併用が不可欠である．実際には BCAA の豊富な特殊組成アミノ酸輸液中にブドウ糖を混和し，最終濃度が 10% 程度となるように調製する．さらに，BCAA とブドウ糖の間には窒素代謝（蛋白合成・分解）やエネルギー代謝における転写因子レベルでのクロストークがある．

2）非吸収性合成二糖類

非吸収性合成二糖類は主として大腸で腸内細菌に作用し，アンモニア産生などを抑えることにより脳症を予防あるいは改善する．現在，臨

表 2　肝硬変患者の栄養基準

1. エネルギー必要量
    栄養所要量（生活活動強度別）[*]を目安にする
    耐糖能異常のある場合
        25〜30 kcal/kg[**]/日
2. 蛋白質必要量
    蛋白不耐症がない場合[***]
        1.0〜1.5 g/kg/日
    蛋白不耐症がある場合
        低蛋白食（0.5〜0.7 g/kg/日）＋肝不全用経腸栄養剤
3. 脂質必要量
    エネルギー比 20〜25％
4. 食塩
    腹水・浮腫（既往歴も含む）がある場合
        5〜7 g/日
5. 分割食（4〜6回/日）あるいは夜食（約 200 kcal 相当[****]）

[*]第六次改訂　日本人の栄養所要量（厚生労働省，2000）
[**]kg：標準体重 kg
[***]低アルブミン 3.5 g/dl 以下，フィッシャー比 1.8 以下，BTR 3.0 以下の場合には分岐鎖アミノ酸顆粒製剤を投与することがある．
[****]肥満例では，夜食を給与する場合には，1日の食事総量を変化させないか減量する必要がある．また，やせ例では，夜食も含めて1日の食事総量の増加を検討する．夜食などはバランス食であることが望ましい．

（日本病態栄養学会，2003年）

床応用されているものとしてはラクツロースとラクチトールがある．

　ラクツロースは，ガラクトースとフルクトースからなる合成二糖類で，小腸で分解されず，下部消化管で腸内細菌の作用で酢酸と乳酸になる．腸内を酸性化してアンモニアをイオン化（NH_4^+）することによりアンモニアの吸収を抑制する．また浸透緩下作用により，中毒物質の腸管内停滞時間を短縮することも重要な作用である．ラクチトールは，ガラクトースとソルビトールからなる合成二糖類である．臨床効果はラクツロースと同等，または効果の発現が早いとの報告もある．

3）難吸収性抗生物質

　非吸収性合成二糖類などによる治療で効果がない場合には，アンモニアなどの神経毒素産生菌に対して硫酸カナマイシン（2〜4 g/day）や硫酸ポリミキシン B（300万〜600万単位/day）の難吸収性抗生物質の投与を検討する．また，硫酸ポリミキシン B は抗エンドトキシン作用があり，重症の肝性脳症に有用であるがアンモニアやメルカプタンを産生する *Morganella morganii* などの増殖の誘因となることがある．なお，これらの抗生物質の使用時には多剤耐性の乳酸菌製剤の併用が望ましい．

4）神経伝達系受容体作用薬

　ベンゾジアゼピン受容体拮抗薬（フルマゼニル）の肝性脳症に対する有効性はこれまでいくつか報告されている．効果に速効性があるが，投与後2〜3時間で効果が失われること，有効率が低いことの問題がある．

5）亜鉛製剤

　亜鉛は肝硬変では不適切な蛋白摂取，吸収障害，尿中からの過度の排泄により低下する．亜

鉛は肝臓の尿素サイクルにおいてオルニチンをシトルリンに変換するオルニチン-カルバミル転移酵素に含まれ，アンモニアの処理に関与する．また，筋肉においてはAMPデアミナーゼに働き，アスパラギン酸からのアンモニア産生を抑制し，さらにはグルタミン合成酵素に働き，アンモニア処理を活性化する．亜鉛補充によって，血中のアンモニア濃度を低下させることが報告されている．現在，日常臨床で用いられている亜鉛含有製剤にはポラプレジンクがあるが，亜鉛含有量が投与有効報告例と比較してきわめて少なく，今後の新たな含有製剤の開発が待たれる．

6）*Helicobacter pylori* 除菌療法

Helicobacter pylori（*H. pylori*）の有するウレアーゼ活性は通常のウレアーゼ陽性腸内細菌に比べ数倍～1,000倍近く高いと報告されている．また，*H. pylori* 感染と高アンモニア血症は，肝硬変スナネズミや肝硬変患者の一部において関与が報告されている．難治性高アンモニア血症で *H. pylori* 感染を認める場合，*H. pylori* 除菌療法が効果を認める場合もある．

● IVR（interventional radiology）による治療

薬物療法に抵抗性でおもに門脈-体循環シャントが原因と考えられる場合にIVRによる治療を検討する．経皮経肝的塞栓術（PTO）やバルーン下逆行性経静脈的塞栓術（B-RTO）などの短絡路閉鎖術，あるいは脾静脈から下大静脈への短絡路を残して腸管膜静脈血は肝に流入させることを目的とした短絡路温存門脈-体循環分流術などが試みられている．

文献

1) Moriwaki H, Shiraki M, Iwasa J, et al：Hepatic encephalopathy as a complication of liver cirrhosis：an Asian perspective. J Gastroenterol Hepatol 2010；25：858-863
2) 武藤泰敏：肝不全―基礎と臨床．1994，日本醫事新報社，東京
3) 高橋善弥太：第12回犬山シンポジウム「A型肝炎・劇症肝炎」．1982，116-125，中外医学社，東京
4) 白木　亮，森脇久隆：肝性脳症．肝胆膵 2007；54：109-114

（白木　亮，森脇久隆）

肝細胞癌の病型分類(肝癌取扱い規約)と予後予測(JIS スコア)

肝細胞癌の病期分類は狭義の意味では，TNM ステージのみを指すことが多い．しかし，実際上は肝細胞癌の治療あるいは予後に関しては肝予備能の病期も大いに関与している．したがって，本稿では肝細胞癌の肉眼分類とともに肝癌の病期分類を TNM 分類，肝予備能の分類，および肝癌の統合ステージング分類に分け，その臨床的意義について解説したい．

■ 肉眼分類

肝細胞癌の肉眼分類は「原発性肝癌取扱い規約」(第5版補訂版 2009年6月)[1] によれば小結節境界不明瞭型 (small nodular with indistinct margin)，単純結節型 (simple nodular type)，単純結節周囲増殖型 (simple nodular type with extranodular growth)，多結節癒合型 (confluent multinodular type)，浸潤型 (influent type) の5型に分類される (図1)．画像診断的にも病理学的なこれらの分類がある程度肝細胞癌の予後とも関係することが知られ，画像的にこの肉眼分類を描出することも重要であるとされている．

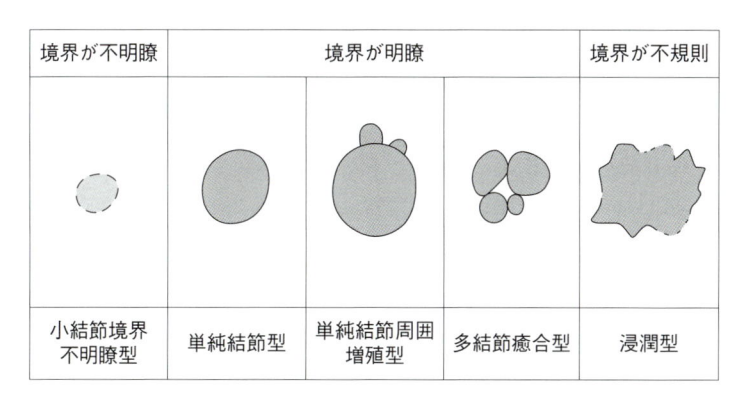

図 1 肝細胞癌の肉眼分類模式図
〔原発性肝癌取扱い規約 (第5版補訂版), 2009 年[1]〕

■ 病期分類

肝細胞癌の病期（進行度）分類としては，世界的には UICC (Union Internationale Contre le Cancer) あるいは AJCC (American Joint Committee on Cancer) の分類が用いられている．しかしながら，日本においては一般に日本肝癌研究会取扱い規約の TNM 分類が用いられている (表1)．これが世界と日本の病期分類のもっとも大きな相違点である．この点については久留米大学病理学教室のグループによる報告にもみられるように 2 cm 以下の肝癌の切除標本を検

表 1　肝細胞癌の進行度分類

進行度（Stage）は，各項目別にその患者の進行度値を求め，そのうちの最も高い数値をあてる．進行度を次の 4 つの Stage に分類する．

Stage ＼ 因子	T 因子	N 因子	M 因子
Stage Ⅰ	T 1	N 0	M 0
Stage Ⅱ	T 2	N 0	M 0
Stage Ⅲ	T 3	N 0	M 0
Stage ⅣA	T 4 T 1, T 2, T 3, T 4	N 0 N 1	M 0 M 0
Stage ⅣB	T 1, T 2, T 3, T 4	N 0, N 1	M 1

T 因子：癌腫の「個数」，「大きさ」，「脈管侵襲」の 3 項目によって規定される．複数の癌腫は多中心性癌腫であっても肝内転移癌腫であってもよい．肝細胞癌破裂 S_3 は T 4 として取扱う．

	T 1	T 2	T 3	T 4
①腫瘍個数　単発 ②腫瘍径　2cm 以下 ③脈管侵襲なし 　（Vp₀, Vv₀, B₀）	① ② ③ すべて合致	2 項目合致	1 項目合致	すべて 合致せず

N 因子：N0；リンパ節転移を認めない
　　　　N1；リンパ節転移を認める
M 因子：M0；遠隔転移を認めない
　　　　M1；遠隔転移を認める

〔原発性肝癌取扱い規約（第 5 版補訂版），2009 年[1]〕

討した結果，多血性肝癌においてはその 27％に門脈浸潤がみられ，10％にすでに肝内転移がみられるという事実[2]から考えると 2 cm をカットオフとすることはきわめて重要な点である．そのような意味で現行の日本肝癌研究会の肝癌取扱い規約の TNM 分類は妥当な分類であり，今後世界の中で早期診断が普及するようになった場合には 2 cm というカットオフが一般的になることは間違いない．現に日本の状況と近い EASL（European Association for the Study of the Liver）のコンセンサスにおいても病期分類ではないが，2 cm をカットオフとして診断方法を検討する報告がなされている[3]．

■ 肝予備能分類

肝予備能分類としては従来より世界的に Child-Pugh 分類（**表 2**）がきわめて国際的な分類として普及しており，肝癌取扱い規約の中にも「参考」として付記されている．この Child-Pugh 分類は 5 項目を点数化して Child-Pugh A は 5〜6 点，Child-Pugh B は 7〜9 点，Child-

Pugh C は 10 点以上と半定量的に表現できる点が有用である．しかしながら，後述する日本肝癌研究会の肝障害度と比べ，Child-Pugh A が甘い分類であり，厳密に肝予備能の良い群を特定するうえでは不向きな分類とされている．この理由として厳密な肝予備能分類が要求される肝切除にとっては不要である肝性脳症などの項目が入っていることが起因すると思われる．

一方，日本肝癌研究会の肝予備能分類としては日本肝癌研究会取扱い規約で採用されている肝障害度分類（表3）が一般的である．これはChild-Pugh 分類に比べ，肝性脳症を省き，ICG-15 分値を採用している点が大きな違いである．さらにこれに加え，プロトロンビン時間あるいはアルブミン値においても Child-Pugh 分類よりもかなりきつめに設定されている点が異なっている．この肝障害度分類は肝機能が良好な集団群を明確に抽出するうえできわめて優れているため，肝切除前の術前検査としては必須の項目である．要は ICG 検査が必須である肝切除対象患者においては肝障害度分類で肝障害度 A の患者と肝障害度 B の患者を分離することは重要であることを意味している．しかしながら，肝障害度分類の問題点として，Child-Pugh 分類と比べた場合，内科が扱うような広汎な肝細胞癌患者，たとえば，腹水，黄疸がある患者に対して ICG 検査は通常行われないことが多いため，算出不能である場合があることである．

Child-Pugh 分類はほぼデータ欠損なく肝予備能を early stage の肝機能から end stage の肝機能をもつ肝癌患者まで適応することができるが，一方，肝障害度分類はその症例の半数以下の患者群にしか適用できないといった問題点がある．この点が全体の症例を評価するといった点で不十分である．しかし，肝障害度の判定方法は 2 項目以上が合致した場合であるため，ICG 値が不明でも肝障害度が計算できるといった症例も少なからず存在する．しかし，この点が良い点であり，悪い点でもある．

表 4 に示すように現在肝障害度分類の項目

表 2 Child-Pugh 分類

	score 1	score 2	score 3
T. Bil（mg/d*l*）	<2.0	2.0〜3.0	>3.0
Alb（g/d*l*）	>3.5	2.8〜3.5	<2.8
PT（%）	>70	40〜70	<40
Encephalopathy	None	軽度	時々昏睡
Ascites	None	治療に反応	難治性

〔Pugh ENH, et al：Br J Surg　1973；60：646-669〕

表 3 肝障害度分類

	A	B	C
T. Bil（mg/d*l*）	<2.0	2.0〜3.0	>3.0
Alb（g/d*l*）	>3.5	3.0〜3.5	<3.0
PT（%）	>80	50〜80	<50
ICG R15（%）	<15	15〜40	40<
Ascites	None	治療に反応	難治性

〔日本肝癌研究会：原発性肝癌取扱い規約（第 5 版補訂版）〕

あるいはカットオフはそのままで Child-Pugh 分類に準じたスコアリングシステムによる 3 分類が提唱されている[4]．このスコアリングシステムによると従来，2 項目合致症例をそのステージとしていた肝障害度分類と比べ，より正確に予後の評価が可能となるという利点がある．したがって，肝障害度を使用する場合においても従来の 2 項目合致法よりもむしろスコアリングによる肝障害度分類を採用すべきである．極端な場合，2 項目合致法による肝障害度は B 合致例であっても 1 項目に肝障害度 C の項目があればそれは実際よりは悪い肝障害度になるはずである．あるいは，肝障害度 B が 1 項目，肝障害度 C が 1 項目あってもそれは肝障害度 A とされるが，実際の肝予備能はもっと悪いといった矛盾がスコアリングシステムによって改善されると考えられる．実際，スコアリング法による肝障害度により算出される新肝障害度のほうが予後を正確に反映していることが示されている[4]（表 4）．

表 4 スコアリング法による"新"肝障害度分類

	Score 1	Score 2	Score 3
T. Bil（mg/dl）	＜2.0	2.0〜3.0	＞3.0
Alb（g/dl）	＞3.5	3.0〜3.5	＜3.0
PT（％）	＞80	50〜80	＜50
ICG R 15（％）	＜15	15〜40	40＜
Ascites	なし	治療に反応	難治性

Total score
5, 6　　　"新"肝障害度　A
7〜9　　　"新"肝障害度　B
10 以上　　"新"肝障害度　C

〔Chung H, Kudo M, et al：Hepatol Res　2006；34(2)：124-129[4]〕

統合病期分類

統合病期分類の重要性

よく知られている肝細胞癌はその予後の予測や治療方針の決定において他の悪性腫瘍と根本的に異なっている点として癌の TNM ステージのみならず，肝予備能に大きく依存しているといった点があげられる．たとえば，日本肝癌研究会による TNM ステージ別生存率で肝細胞癌の予後は stage I〜IVまできわめて明瞭に層別化されるが，同じ stage I であっても Child-Pugh A の stage I と Child-Pugh C の stage I の患者集団ではさらに大きく予後は変わってくる．そのような意味で TNM ステージと肝予備能を統合した有効かつ簡便なステージングシステムの確立は予後予測や治療方針の決定においてきわめて重要であることが認識されるようになってきた．

統合ステージングシステムの重要性はいくつかの点に集約することができる．すなわち，①ある個人の予後予測，②ある個人にもっとも適した治療法を選択する共通スケールの確立，③もっとも根治的な治療を行うべき患者集団の特定，④もっとも悪い集団を特定することにより，over-treatment でさらに予後を悪くすることを防ぐ，⑤治療法間・施設間の治療成績の比較のための共通したスケール（言い換えると腫瘍ステージと肝機能ステージに関しては同じ土俵で論ずることのできる共通スケール）の確立，などは臨床的にはきわめて重要であり，そこに

肝細胞癌における統合ステージングシステムの重要な意義がある．

TNMステージと肝予備能を統合したステージングシステムとして古くはOkuda分類が知られているが，次にバルセロナのグループが提唱するBCLCステージ，イタリアのグループの提唱するCLIP score，さらに最近ではJIS scoreなどが登場してきた．Okuda stageは腫瘍サイズが50％以上か以下か，腹水があるか否か，アルブミンが3 g/dl以上か以下かで分けて，すべてマイナスがstage I，一つもしくは二つのfactorが陽性のものをstage II，3ないし4つのfactorが陽性のものをstage III，と分けた分類であり，20年前の分類としてはきわめて優れた分類である．これは1985年に発表された分類であるが，以来，欧米においては肝細胞癌の合理的な統合ステージングシステムとして急速に受け入れられ，数々の論文にも引用されている．また，この分類はのちのCLIP scoreやBCLCステージにも影響を与え，これらのステージングの腫瘍因子として採用されるもとになった分類である．ただし，現在の日本における状況はこれら腫瘍サイズ，肝予備能などにおいては早期症例が圧倒的に多く，8〜9割の症例がstage Iに分類され，stage II，IIIにはほとんど分類されないといったことから，現状のステージ分類としては不適切であることは明白である．

さらにBCLCステージであるが，これについてはstage 0〜stage Dまでに分けられ，stage 0がきわめて早期のステージ（carcinoma in situ＝いわゆる日本における早期肝癌），stage Aが早期病変，stage Bが中等度病変，stage Cが進行病変，stage Dが末期病変と分類され，それによって治療方針を決定するというステージング法である．したがって，実際に多くの施設や多くの論文でその評価がなされているが，予後予測システムとしてはそれほど優れておらず，むしろCLIP scoreよりも劣る結果となっている．ただし，欧米からの報告ではBCLCステージがもっとも予後予測システムとして優れているとのまったく逆の報告もあり，欧米と日本の患者背景の違いも含めて今後の検討を要する問題と思われる．少なくとも早期発見，根治的治療の普及した日本の現状においてBCLCステージは予後予測システムとしては不向きであるということは確実である．BCLCステージはあくまで治療方針のためのステージングシステムである．

CLIP score

1998年イタリアのグループからCLIP score（Cancer of the Liver Italian Program）という分類が提唱された．この分類はChild-PughステージをA，B，Cに割り付け，腫瘍形態，腫瘍ステージを単結節か多結節かmassive型か，あるいは腫瘍占拠率が50％以上か以下かAFPが400 ng/ml以上か以下か，あるいは門脈腫瘍栓があるか否かということでスコアをつけ，その合計点を求めることにより0〜6点までスコア化したものである[5]（表5）．これについてはある程度，層別化能が優れるため，世界的にも多くの施設で用いられ，さらに多くの論文にも引用されるに至っている．しかしながら，CLIP scoreにはいくつかの問題点があげられる．すなわち，単発で全肝に占める面積が50％以下であれば，腫瘍スコアは0であり，もっとも早期の病変ということになるが，直径5〜6 cmの肝細胞癌でもAFPが400 ng/ml以下であればCLIP score 0になる．このようなステージングでは現在の日本の実状にはそぐわないのは明白である．実際，日本の症例の50％以上の症例が腫瘍形態ではscore 0に分類されるといっても過言ではない．また，多くの過去に発表された論文においても高スコア群，すなわちCLIP score 4，5，6は層別化不能であり，もっとも悪い集団を特定することができず，score 4，5，6は一つの集団として扱わざるをえないことも問題点の一つである．第3番目に低スコア群であるCLIP score 0，1，2に80％程度の症例が偏り，あまり均等化した層別化ができないといった点や，もっとも予後の良い集団の特定，もっとも悪い集団の特定が不能であるといった点な

表 5 CLIP score の定義

Variable	Score		
	0	1	2
Child-Pugh stage	A	B	C
Tumor morphology	Uninodular and extension≦50%	Multinodular and extension≦50%	Massive or extension>50%
AFP (ng/ml)	<400	≧400	
Portal vein thrombosis	No	Yes	

〔Hepatology 1998;28(3):751-755[5]〕

表 6 JIS score の定義
(JIS：Japan Integrated Staging Score)

Variable	0	1	2	3
Child-Pugh Stage	A	B	C	
TNM Stage*	I	II	III	IV

*：by Liver Cancer Study Group of Japan

〔Kudo M, et al：J Gastroenterol 2003;38(3):207-215[6]〕

ど，さまざまの問題点がある[6),7]．

さらには，生物学的悪性度の指標として AFP のみが含まれているが，これは欧米の日常臨床では AFP しか測定することができず，AFP-L3 や PIVKA-Ⅱなどが測定できないことにより，たまたま含まれていない結果と思われる．多くの過去の報告が指摘しているとおり，AFP と同様 AFP-L3 や PIVKA-Ⅱも予後予測の独立した因子であることは，ほぼ明白であり，このような点から考えても AFP のみが含まれていることが上記のような score 4, 5, 6 の層別化を不良としている原因の一つであろうと思われる．生物学的悪性度の指標を肝細胞癌のステージングに含めるかどうかについては，議論のあるところであるが，むしろまったく含めず，治療方針決定や予後予測において個々の症例で個別に行っても良いという考え方も成り立つ．実際，他の癌腫で腫瘍マーカーを含んでいるステージング法はない．

● **JIS score**

CLIP score に対して最近，日本肝癌研究会の TNM ステージと Child-Pugh ステージを単純にスコア化したものを足し算して得られる Japan Integrated Staging Score (JIS score) が 2003 年提唱された[6)] (**表6**)．その後，多くの施設で追試が行われた結果，どの施設においても CLIP score との比較においては JIS score が明らかに優っているとの結果が報告され，ほぼvalidate されたものとなっている．さらに 4,525 例というきわめて膨大な症例においても CLIP score との比較においては，① JIS score では score 0〜5 までのすべてのスコア間の層別化がきわめて優れるのに対して CLIP score は 3, 4, 5, 6 間で層別化が不能，② JIS score 0 の 10 年生存率は CLIP score 0 の 10 年生存率よりはるかに優る，③ もっとも予後の悪い集団は CLIP score においては 3, 4, 5, 6 が層別化されないため，どの集団がもっとも悪いかを特定することは不能であるが，JIS score では score 5 がもっとも悪い集団と明らかに他の集団から分離することが可能である．症例の割り付けにおいても JIS score 1, 2 に多くの症例が偏る傾向があるものの，CLIP score に比べて score 3, 4, 5 といったところにも均等に症例が分布し，偏りが少ないといった利点がある (**図2**)．さらに

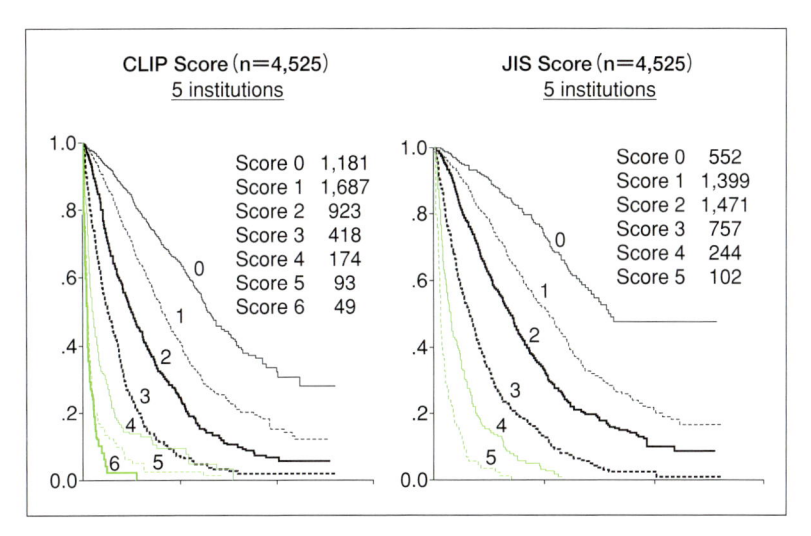

図2 CLIP score と JIS score の生存曲線の対比

CLIP score では score 0 の生存が JIS score 0 よりも明らかに悪く，各点数間の予後の層別化も JIS score のほうが優れる．さらに JIS score は高い点数 3，4，5 の層別化に優れるが，CLIP score では 3，4，5，6 の分類は不良である．このことから JIS score は優れたスコアリングシステムであることがわかる．

〔Kudo M：Hepatology 2004；40：1396-1405[7]より引用〕

score 2，3，4 という二つ以上の subgroup をもつ群の予後を比較した結果においてもその予後において大きな差はみられないといった結果が示されている[7]．

JIS score は肝癌治療を行う前にはどの施設においても必ず普遍的に得られる因子のみで構成されるため，欠損値が発生せず結果として局所治療，切除の対象となる早期病変から移植の対象となる中等度から進行病変，あるいは対症療法のみを行う末期病変までを見事に層別化しうるきわめて有用な統合ステージング法と考えられる．以上より，このステージングシステムは現在の日本の実状にもっとも即したステージング法と考えられる．また JIS score に AFP，PIVKA-II，AFP-L3 を加味した tumor biomarker combined JIS score (bm JIS score) も新しく提唱されている[8]．

肝予備能指標として日本肝癌研究会の肝障害度を用いる Modified JIS score が，切除例における予後を正確に予測できたとの報告もみられる[9,10]．それは間違いのない事実であると思われるが，反面，ICG 検査が必須であるといった問題があり，末期の肝細胞癌症例あるいは腹水や黄疸のある患者をすべて含んで全体として幅広く漏れのないステージングを行うといった主旨からは肝障害度を用いた Modified JIS score は若干問題があると思われる．ただし，特定の集団すなわち切除対象症例，あるいは根治的治療を目的とした ablation 対症症例においては「肝障害度を用いた Modified JIS score」と規定したうえで用いることはある意味では一定の意義があると思われる．ただし，全例を包括するようなスコアリングシステムとしては，やはり適切ではない．

JIS score の臨床的意義

肝細胞癌の統合ステージングシステム，とくに JIS score をどのような目的で使うのかといった点では，いくつかの重要な臨床的有用性があげられる．第1にこれまで述べたごとく，ある個人の予後予測，あるいは全体としてのスコアごとの予後の層別化といった点がきわめて

重要である．第2に治療方針の決定である．score 0, 1 を早期病変, score 2, 3 を中等度進行病変, score 4 を進行病変, score 5 を末期病変と仮に規定すると早期病変に対してはできるかぎり根治的な治療を行うといったスタンスが望まれ, 末期病変（score 5）に対してはあまり積極的な治療は好ましくないとの治療方針が考えられる．しかしながら，これについては同一スコアであっても腫瘍進行度と肝予備能といった面からは均一な集団とみなすことには無理があるため, 単純に JIS score からのみ治療方針を決定することはできず, 詳細な治療方針については症例ごとに考慮すべきことは当然のことである．

第3に治療法の比較であるが，これは JIS score 0 においてはもちろん均一な集団であるため治療法の比較は可能である．ただし，JIS score 1, 2, 3, 4 ではやはり均一な背景をもっていないということから, ある一定の治療法比較は可能であるものの厳密にはサイズや腫瘍数, 門脈腫瘍栓, 肝予備能といった問題を個々に考慮する必要があり, JIS score のみからは単純に比較できないという側面がある．つまり大まかな比較は可能であるものの JIS score のみによる単純な治療法比較には多少の問題があると思われる．

JIS score の第4番目の重要な臨床的有用性として施設間の治療成績比較があげられる．ある施設における score 0～5 の治療成績は切除から局所治療, TAE といったすべての患者群が包括されているとすれば, その施設の治療成績は治療法選択とか, ある治療法に優れた施設であるといったバイアスよりも, さらに客観的に施設間の治療成績の比較が行いうると思われる．たとえば, score 2 や score 3 の治療成績が明らかに他の施設よりも劣っているとすれば何かその施設での治療方法や治療法の選択に問題があるといった判断が可能となる．この点では同様に国間の治療成績比較など国際比較にも用いることが可能である．

第5番目の有用性として同一スコアにおける特定の modality ごと（切除, 局所治療, TAE）の施設間比較においては明らかに客観的に比較が可能である．たとえば JIS score 0 もしくは JIS score 1 におけるある病院（A病院）の RFA の治療成績が B 病院よりも大幅に劣る場合には画像診断の精度, 適応, RFA の手技, follow-up や再発の早期発見, 治療といった治療成績に関係する因子のいずれかの点で何かその施設（A病院）に問題があるといった点が施設間比較によって浮かび上がってくるはずである．その意味において施設間格差を比較するうえでは同じ JIS score で同一の modality の施設間の成績の差を比較することはきわめてフェアな方法であると思われる．同様のことが切除, TAE についても検証可能である．

最後に肝移植やそのほか新しい治療法の治療効果の評価においても JIS score は有用である．一般に, 肝細胞癌に対する肝移植は当然, 肝細胞癌のみならず背景の肝硬変も治癒するため, 最近の報告によると5年生存率や10年生存率が 60～70% ときわめて高率となる．これをさらに JIS score ごとに比較してみると他の治療法と異なり JIS score 1～4 まではほとんど有意差がなくなる．これらのことは明らかに従来の治療法を駆使した治療成績である JIS score ごとの治療成績より, はるかに良好であり, 移植治療の優位性が証明されることになる．そのような優位性を客観的に示せるといった点で JIS score は新しい治療法の客観的評価の指標としても使用しうる．ちなみに JIS score 5 は門脈浸潤があるためにこの移植症例からは除外されている．

さらにつきつめると従来の治療法による JIS score ごとの生存曲線と JIS score ごとの移植成績とを比較したグラフを患者に提示することは移植を考慮している肝癌患者に対する重要な informed consent のための貴重な資料となるであろう．とくに日本においても肝癌に対する肝移植が保険適用になった現時点では JIS score ごとの移植成績と従来の治療による JIS score の成績を患者にきちんと提示することは重要な

ことである.すなわち,JIS score 2 以上であると,その長期予後はすでに移植には及ばないということを説明し,ある程度長期生存を望まれる方には1回目,2回目の再発時点で移植という選択肢もあるという informed consent を得ておくことも,あるいは求められる時代に入ってきているのかもしれない.

結 語

　肝細胞癌の病期分類の現状と問題点について述べた.とくに JIS score は病理学的診断の進歩と2cm 以下の肝癌を早期に発見し,根治的に治療することのできるようになった日本をはじめとするいくつかの肝癌先進国においては,早期病変から予後がもっとも不良な末期病変までをきわめて明確に予後を層別化することのできる優れたスコアリングシステムである.さまざまな点で JIS score は CLIP score に優っているため,ゆくゆくは日本肝癌研究会の TNM ステージも含めこの JIS score が統合ステージングシステムの世界的スタンダードになりうるのではないかと期待される.また,肝障害度分類も2項目合致法ではやや underestimate される症例が発生するためスコアリング法による評価が望ましいと考えられ,新しい規約改訂に際してはこのスコアリング法も2項目合致法と併記して採用される予定である.

文 献

1) 日本肝癌研究会 編:肝癌治療効果判定基準.原発性肝癌取扱い規約(第5版補訂版).2009, 29-34, 金原出版, 東京
2) Nakashima O, Sugihara S, Kage M, et al:Pathomorphologic characteristics of small hepatocellular carcinoma:a special reference to small hepatocellular carcinoma with indistinct margins. Hepatology 1995;22(1):101-105
3) Bruix J, Sherman M, Llovet JM, et al:Clinical management of hepatocellular carcinoma. Conclusions of the Barcelona-2000 EASL conference. European Association for the Study of the Liver. J Hepatol 2001;35(3):421-430
4) Chung H, Kudo M, Haji S, et al:A proposal of the modified liver damage classification for hepatocellular carcinoma. Hepatol Res 2006;34(2):124-129
5) A new prognostic system for hepatocellular carcinoma:a retrospective study of 435 patients:the Cancer of the Liver Italian Program (CLIP) investigators. Hepatology 1998;28(3):751-755
6) Kudo M, Chung H, Osaki Y:Prognostic staging system for hepatocellular carcinoma (CLIP score):its value and limitations, and a proposal for a new staging system, the Japan Integrated Staging Score (JIS score). J Gastroenterol 2003;38(3):207-215
7) Kudo M, Chung H, Haji S, et al:Validation of a new prognostic staging system for hepatocellular carcinoma:the JIS score compared with the CLIP score. Hepatology 2004;40(6):1396-1405
8) Kitai S, Kudo M, Minami Y, et al:A new prognostic staging system for hepatocellular carcinoma:value of the biomarker combined Japan integrated staging score. Intervirology 2008;51:S86-S94
9) Nanashima A, Sumida Y, Morino S, et al:The Japanese integrated staging score using liver damage grade for hepatocellular carcinoma in patients after hepatectomy. Eur J Surg Oncol 2004;30(7):765-770
10) Ikai I, Takayasu K, Omata M, et al:A modified Japan Integrated Stage score for prognostic assessment in patients with hepatocellular carcinoma. J Gastroenterol 2006;41(9):884-892

(工藤正俊)

胆・膵

原発性硬化性胆管炎の診断基準・病型分類・重症度

胆・膵

　原発性硬化性胆管炎（primary sclerosing cholangitis；PSC）は，原因不明の胆汁うっ滞性の肝疾患であり，比較的まれな疾患である．肝内外の胆管周囲に炎症性線維化を生じ，胆管の狭窄を呈する．進行性の病態で，胆汁うっ滞性肝障害から肝硬変に進展する．根治療法はなく，肝移植の対象として診断と病態の把握が重要となっている．

　欧米では，PSCと炎症性腸疾患（inflammatory bowel disease；IBD）の合併頻度が高く，発症年齢のピークも40歳未満と若年者でみられているが，わが国での1995年[1]と2003年[2]の2回の全国調査では20歳代と50～60歳代にピークのある2峰性の年齢分布を認め，IBDの合併は少ない．また近年研究が進み，自己免疫性膵炎（autoimmune pancreatitis；AIP）の合併胆管病変として考えられていた硬化性胆管炎が，IgG4関連硬化性胆管炎（IgG4-SC）として認識されるようになりその鑑別も注目される分野である．

　本稿ではPSCの鑑別診断において現在問題となっている点を中心に述べるものとする．

■ 診断基準

　本邦ではPSCは欧米に比べてまれな疾患であることからMayo Clinicによる診断基準が用いられてきた．従来の基準では，線維性閉塞性胆管炎が病理学的に特徴的な所見とされ重視されてきたが，2002年のLindorら[3]の基準（表1）では病理学的な診断は除外され，直接胆道造影による典型的な胆管の変化を重視するとともに，明らかな原因の二次性の硬化性胆管炎を除外することとなっている．しかしながら，AIP合併例を除外項目として取り上げてはおらず，その取り扱いが問題となっている．

表1　原発性硬化性胆管炎の診断基準

- Typical cholangiographic abnormalities involving any part of the biliary tree
- Compatible clinical (history of inflammatory bowel disease, cholestatic symptoms) and biochemical findings (twofold to threefold increase in serum alkaline phosphatase level for longer than 6 months)
- Exclusion of identifiable causes of secondary sclerosing cholangitis
  ・AIDS cholangitis
  ・Bile duct neoplasm (useless diagnosis of PSC previously established)
  ・Biliary tract surgery, trauma
  ・Choledocholithiasis
  ・Congenital abnormalities of biliary tract
  ・Caustic sclerosing cholangitis
  ・Ischemic stricturing of bile duct
  ・Toxicity of stricturing of bile ducts related to intraarterial infusion of floxuridine

〔Lindor KD, et al：2002[3]より〕

PSC の画像診断

直接胆道造影

　PSC の典型的な胆管像は，肝内外胆管の多発性の狭窄と拡張が特徴であり，全周性の輪状狭窄（annular stricture），数珠状変化（beaded appearance），短い狭窄（band-like stricture），憩室様突出（diverticulum-like outpouching），肝外胆管の毛羽立ち像（shaggy appearance），肝内胆管の減少（pruned-tree appearance）などが認められる．鑑別診断として挙げられる IgG4-SC の胆管像は 3 cm 以上の長い狭窄（long segmental stricture），10 mm 以上の長い狭窄とその末梢胆管の拡張（long stricture with prestenotic dilation）と下部胆管狭窄の 3 点が特徴的で PSC との鑑別に有用であると報告されている[4]（図 1）．

その他の画像診断

1）MRCP

　ERCP は胆管像を得るためには一定の確率で偶発症を生じるが，より低侵襲性である MRCP による診断が期待されている．近年の MRCP は解像度には格段の進歩をみるが確定診断には細かな所見が読影可能な ERCP や造影不十分な症例では経皮経肝胆管造影（PTC）などが必要と考えられてきた．ERCP と MRCP の PSC に対する診断能においては，MRCP の感度は概ね良好な結果が報告されている[5),6]．肝内胆管，肝外胆管の狭窄の描出能に関しての比較では，ERC と比較すると MRCP は描出能に劣ると報告されているが[5]，他の報告では肝外胆管の狭窄の強さの評価では MRCP のほうが劣ると比較する[6]と報告されており一定の見解が得られていない．また MRCP では初期の PSC の診断や胆管癌，Caroli 病，二次性の硬化性胆管炎との鑑別が困難と報告されている．

2）超音波検査（体外式 US，超音波内視鏡，腔内超音波検査）

　超音波検査では，いずれも胆管壁の壁肥厚を描出することが可能である．胆管壁は通常，高・低・高の 3 層として描出され，PSC の場合 3 層構造は比較的明瞭であり，線維筋層を反映すると思われる低エコー層の均一な肥厚が認めることが多いとされている．しかし，びまん性変化を認めるものや，進行し，胆管壁の炎症が高度であると胆管癌同様に壁不整や断裂像を呈する

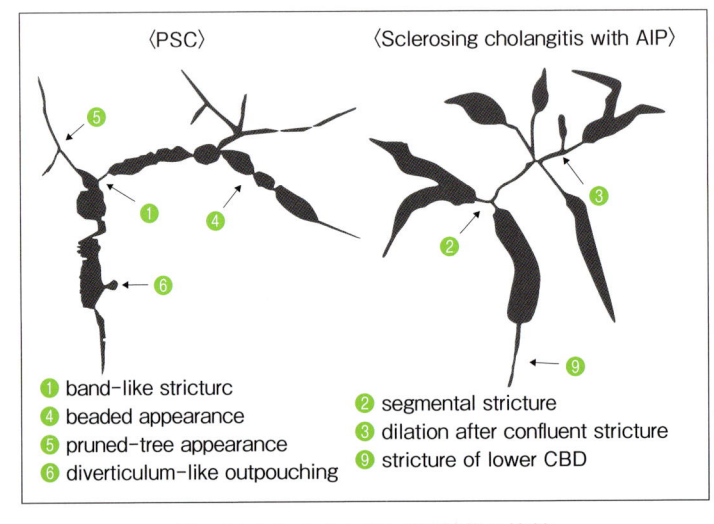

図　PSC と IgG4-SC の胆管像の比較
〔Nakazawa T, et al：Gastrointest Endosc　2004；60：937-944[4)]〕

❶ band-like stricture
❹ beaded appearance
❺ pruned-tree appearance
❻ diverticulum-like outpouching
❷ segmental stricture
❸ dilation after confluent stricture
❾ stricture of lower CBD

こともあり，良悪性の鑑別をするうえでの決定的な所見にはなっていない．

3）CT

近年，multidetector-row CT（MDCT）の出現により，より鮮明な横断像，冠状断，矢状断像が任意の断面における再構成画像（MPR像）などが容易に作成できるようになり，胆道疾患における情報量は増えてきている．しかしながら，主腫瘍部が同定され，それに連続する濃染される壁肥厚を認める場合や，胆管周囲への浸潤を伴う著明な壁肥厚など，明らかな胆管癌の像を呈する場合には鑑別は比較的容易であるものの，びまん性浸潤型や限局性の胆管癌の場合，胆管壁の濃染だけではPSCとの鑑別が困難な場合が多い．やはり直接胆道造影や，その他のmodalityを含めた総合的な判断が必要である．

4）胆道鏡

肝門部胆管癌との鑑別に苦慮する例では経皮経肝胆道鏡（percutaneous transhepatic cholangioscopy；PTCS）による観察および生検が有用であるとされている．しかし，あくまでも癌陽性に限り診断的意義があり，陰性の場合の良悪性の鑑別は困難であり，PSCに特異的な胆道鏡所見もまた，明らかではない．

病理学的病期分類

PSCの肝生検所見の特徴は，門脈域の胆管周囲に同心円状に形成される線維性肥厚（onion-skin appearance）とされる．病変が進行すると胆管上皮が消失し線維性芯を残すのみとなり，胆管は消失する．その結果，区域もしくは左右肝管の閉塞により，胆汁性肝硬変へと進展する．しかしながら，こうした変化は原発性胆汁性肝硬変（primary biliary cirrhosis；PBC）などでもみられることがあり，PSCに特徴的なものとはいえない．

また一方では，慢性活動性肝炎に類似するリンパ球の高度な浸潤やピースミール壊死などがみられることもある．いずれにしろPSCの病理学的変化は非特異的な慢性炎症と線維性変化であり，肝生検のみからではPSCと診断することは困難な場合が多い．むしろ肝生検は，病期と予後を判定するうえで重要と考えられている．

組織の病期分類はPBCに準じ，4段階に分けられている[7]．第1期では炎症は門脈域に限局され，第2期では門脈域辺縁肝実質まで炎症や線維化が進み，第3期では門脈域間の線維性架橋形成，第4期は胆汁性肝硬変とされている．

鑑別診断

除外診断

直接胆道造影ではPSCと鑑別困難な胆管像を呈する疾患もあるため，病歴による二次性硬化性胆管炎の除外診断は必須である．

胆管結石，肝内結石症に伴う細菌性胆管炎や肝動脈塞栓術や動注化学療法による虚血性効果および薬剤自体の毒性によって生じる虚血性胆管炎，AIDSによる感染性胆管炎，胆道系手術の既往，胆道系の悪性腫瘍など（PSC診断時に合併する早期胆管癌は除く）が除外項目として挙げられる．ただしPSCの進行期には結石症を高率に合併するため結石の存在がPSCを否定することにはならない．

IgG4関連硬化性胆管炎（IgG4-SC）

IgG4関連硬化性胆管炎（IgG4-SC）とPSCとの違いを示す（表2）．IgG4-SCは，IgG4が関連する全身性疾患の胆管病変であり，多くはAIPに合併するが，膵病変が存在しない例も存

表 2 PSC と IgG4-SC との比較

	PSC	IgG4-SC
性	男性に多い	男性に多い
発症年齢	若年と高齢	高齢
発見契機	肝障害が多い	黄疸が多い
血中 IgG4 値の上昇	ほとんどなし	高頻度
胆管壁の IgG4 陽性細胞浸潤	ほとんどなし	高頻度
合併病変 　他の IgG4 関連硬化性疾患 　炎症性腸疾患 　胆管癌	 20％程度 4〜10％程度	 ほとんどなし ほとんどなし
胆管像	肝内胆管 　・annular stricture 　・beaded appearance 　・band-like stricture 　・shaggy appearance 　・pruned-tree appearance 　・diverticulum-like outpouching	下部胆管狭窄 　・long segmental stricture 　・long stricture without 　・prestenotic dilation
膵管像	正常	膵管狭細像
ステロイド反応性	不良	良好
予後	進行性	概ね良好

在する．AIP は，特徴的な膵腫大と主膵管の狭窄像を示す疾患である．2001 年 Hamano らにより，AIP 症例では高率に血清 IgG4 値の上昇を認め[8]，組織中でも IgG4 陽性の形質細胞が認められることが報告され，その後 Zen らにより AIP に伴う胆管狭窄病変は，PSC とは異なる病態であることが明らかとなった[9]．例を挙げると閉塞性静脈炎は，PSC にはみられないが，IgG4-SC に特徴的であり，また PSC では，胆管内腔側に炎症が強く，IgG4-SC では全周性に炎症波及があるなどの特徴が明らかとなった．IgG4-SC の発症年齢のピークは 60 歳代であり，中年男性に多い．全身の IgG4 関連疾患（硬化性唾液腺炎，後腹膜線維症など）の一部であることも多い．先ほども述べたが，胆管像は 3 cm 以上の長い狭窄（long segmental stricture），10 mm 以上の長い狭窄とその末梢胆管の拡張（long stricture with prestenotic dilation）と下部胆管狭窄の 3 点が特徴的で PSC との鑑別に有用であると報告されている[4]．IgG4-SC はステロイド治療が奏効する．黄疸例では減黄術施行後，ステロイド療法が施行され，その後減黄術が不要となる．ステロイドを中止できる例もあるが，ステロイドの維持療法が必要な症例も少なくない．長期予後は，まだ不明であるが今のところ多くの症例は予後良好である．これらのことより，PSC と IgG4-SC は，治療方法が異なり，その鑑別診断は重要である．

IGg4-SC 診断基準案

IgG4-SC の診断基準案が作成されている[10]（**表 3**）．この基準では，IgG4-SC は，血清 IgG4 値の上昇，病変局所の線維化と IgG4 陽性形質細胞の著しい浸潤などを特徴とする原因不明の硬化性胆管炎と定義される．

診断項目として，①胆道画像検査にて肝内・

表 3 IgG4 関連硬化性胆管炎臨床診断基準 2012

【臨床診断基準】
A．診断項目
 1．胆道画像検査にて肝内・肝外胆管にびまん性，あるいは限局性の特徴的な狭窄像と壁肥厚を伴う硬化性病変を認める．
 2．血液学的に高 IgG4 血症（135 mg/dl 以上）を認める．
 3．自己免疫性膵炎，IgG4 関連涙腺・唾液腺炎，IgG4 関連後腹膜線維症のいずれかの合併を認める．
 4．胆管壁に以下の病理組織学的所見を認める．
  ① 高度なリンパ球，形質細胞の浸潤と線維化
  ② 強拡 1 視野あたり 10 個を超える IgG4 陽性形質細胞浸潤
  ③ 花筵状線維化（storiform fibrosis）
  ④ 閉塞性静脈炎（obliterative phlebitis）
  オプション：ステロイド治療の効果
  胆管生検や超音波内視鏡下穿刺吸引法（Endoscopic ultrasound-guided fine needle aspiration, EUS-FNA）を含む精密検査のできる専門施設においては，胆管癌や膵癌などの悪性腫瘍を除外後に，ステロイドによる治療効果を診断項目に含むことができる．
B．診断
 Ⅰ．確診：1＋3，1＋2＋4 ①②，4 ①②③，4 ①②④
 Ⅱ．準確診：1＋2＋オプション
 Ⅲ．疑診：1＋2
 ただし，胆管癌や膵癌などの悪性疾患，原発性硬化性胆管炎や原因が明らかな二次性硬化性胆管炎を除外することが必要である．診断基準を満たさないが，臨床的に IgG4 関連硬化性胆管炎が否定できない場合，安易にステロイド治療を行わずに専門施設に紹介することが重要である．

〔IgG4 関連硬化性胆管炎臨床診断基準 2012．胆道　2012；26：59-63 [10]より引用〕

肝外胆管にびまん性，あるいは限局性の特徴的な狭窄像と壁肥厚を伴う硬化性病変を認める，② 血液学的に高 IgG4 血症（135 mg/dl 以上）を認める，③ AIP，IgG4 関連涙腺・唾液腺炎，IgG4 関連後腹膜線維症のいずれかの合併症を認める，④ 胆管壁の病理組織学的所見〔高度なリンパ球，形質細胞の浸潤と線維化，強拡 1 視野当り 10 個を超える IgG4 陽性形質細胞浸潤，花状線維化（storiform fibrosis），閉塞性静脈炎〕を認める，⑤ オプションとしてステロイド治療の効果，の五つが取り上げられ，これらを組み合わせて，IgG4-SC 確診，準確診，疑診に診断される．ただし，ステロイド投与前には，病理学的に胆管癌を否定する必要があるのはいうまでもない．

　IgG4-SC を診断するにあたり，いくつかの問題点が存在する．まず，下部胆管狭窄も IgG4-SC に組み入れるかという点である．肝門部や肝内胆管狭窄は AIP の膵外病変と通常捉えられるが，膵内の下部胆管狭窄を膵外病変とするかには議論がある．下部胆管に狭窄を有する AIP ではほとんどが膵頭部に病変があり，胆管への膵炎の波及や膵腫大による圧排が胆管狭窄の原因の一つと考えられる．しかし，腔内超音波や切除標本の病理学的検索では，下部の胆管壁に明らかに炎症性変化を認め，その変化が胆管狭窄のない上流の胆管壁まで続くことになり下部胆管狭窄も IgG4-SC として考える必要性があるとされている．

　実際に診断基準を用いる際に病理診断が重要であることはいうまでもないが，切除標本以外では，胆道疾患は病理学的診断を得にくい点で問題がある．さらに内視鏡的胆管生検で，癌陰性で多数の IgG4 陽性形質細胞の浸潤を認めた場合，IgG4-SC を示唆する所見であるが，この所見のみでは確定診断に至らずその陽性率が低

い点が挙げられる．

また，とくに肝門部胆管を中心とした狭窄像を呈する IgG4-SC は肝門部胆管癌そっくりの画像を呈することがある．肝門部胆管癌として外科的切除を受けた症例の報告も散見される．しかし，胆管癌でも IgG4 陽性細胞が認められることから胆管生検のみで肝門部胆管癌の除外をすることはできず，他の臨床所見（ステロイド投与に対するレスポンス）を含めて総合的に診断をする必要がある．

■ 治療と予後

● 薬物治療

ウルソデオキシコール酸（ursodeoxycholic acid；UDCA），副腎皮質ステロイド，免疫抑制剤，D-ペニシラミンなどさまざまな薬剤が使用されてきたが，いずれも長期的な有用性は認められていない．UDCA に関しては，Olsson ら[11]は 5 年の経過観察において，高用量 UDCA（17〜23 mg/kg/day）の単独投与後 6 カ月間は生化学検査の改善傾向は認められるものの，症状や QOL の改善，胆管細胞癌予防の点で非投与群と比較して有意差はなかったと報告している．新たな治療薬の登場が望まれる．

● 内視鏡的治療

肝外胆管や左右肝管などに狭窄が限局する症例に対しては，経乳頭的ドレナージやステント留置，バルーン拡張などが行われている．最近では急性胆管炎の間は，短期間のステント留置や ENBD（endoscopic naso-biliary drainage）でドレナージし，胆管炎が改善した後に狭窄部に対してバルーン拡張をするのが一般的である．ヨーロッパ肝臓学会とアメリカ肝臓学会のガイドライン[12,13]でもバルーン拡張を推奨しており，ステント留置は拡張が不十分な場合の手段とされている．しかし，再狭窄や胆管癌発生の危険性は残存するため，一時的な治療効果にすぎず，有効な治療とはいい難い．

● 肝移植

現時点での唯一の根本的な治療として，肝移植が挙げられる．本邦における報告では PSC の 10％で肝移植が行われている．

肝移植の時期としては，腹水，食道静脈瘤，肝性脳症，高度の黄疸など肝硬変に伴う合併症や疲労感などの臨床症状が高度な患者，胆道感染症を繰り返す患者ではできるかぎり早い時期での移植が望ましいとされている．しかしながら，同じ胆汁うっ滞性肝疾患である PBC に比べ，PSC では再移植率が有意に高く，再移植後の生存率は回数を経るごとに低下していくことから，肝硬変による合併症のない症例や胆管細胞癌のリスクを軽減するためだけに早期の移植は避けるべきだとしている[14]．また再移植率が高い原因として移植後 3〜5 年で起こる吻合部以外の胆管狭窄に起因する胆道系合併症や，PSC の再発，慢性的な拒絶反応などが考えられると述べられている．移植後の PSC の再発は 20％と報告されている[15]．しかしながら，再発に対する確立されたクライテリアはなく，診断は容易ではない．

■ 予 後

PSC の予後予測式はこれまでいくつかのグループにより提示されてきた．New Mayo Model[16]（表 4）は従来のものと異なり，肝生検を必要としない点などから用いやすく，accuracy も向上しているが，現状では胆管細胞癌の発生リスクの同定や，それによる高リスク患者の振り分けが確立されていない状況であり，発生した場合の早期診断も困難な場合が多く，PBC の予測式ほど普及していない．

Wiesner ら[17]は，PSC の診断時から生存期間

表 4 原発性硬化性胆管炎の予後予測式

the risk score＝0.03×(age [y])＋0.54×log$_e$ (bilirubin [mg/dl])
　＋0.54×log$_e$ (aspartate aminotransferase [U/l])
　＋1.24 (variceal bleeding [0/1]*)－0.84×(albumin [g/dl])

*：0 is used for patients without a history of variceal bleeding, and 1 is used for those with a previous history of varices hemorrhagic

〔Kim WR, et al：Mayo Clin Proc　2000；75：688-694[16]より〕

の中央値は 11.9 年であったと報告している．PSC 患者における胆管細胞癌の発生は，平均 11.5 年の経過観察中 6.8％で，年間発症率は，0.6％であったと Burak ら[18]は報告している．本邦では，4.3％に合併していたとの報告がある．Burak らはまた，胆管細胞癌発生の危険因子として食道静脈瘤からの出血，腸管切除術の既往のある患者や，PSC の診断時に無症状であった患者を挙げているが，未だにはっきりとした因子はわかっていないのが現状である．

今後は，移植後 PSC 患者に対する再発や胆管狭窄のリスクの軽減や，胆管細胞癌発生の高リスク群を同定するための，マーカーを含めた新たな手法の確立が求められる．

文　献

1) Takikawa H, Manabe T：Primary sclerosing cholangitis in Japan—analysis of 192 cases. J Gastroenterol　1997；32：134-137
2) Takikawa H：Characteristics of primary sclerosing cholangitis in Japan. Hepatol Res　2007；37：S470-S473
3) Lindor KD, LaRusso NF：Primary sclerosing cholangitis. Schiff ER, Sorrell MF, Maddrey WC (eds)：Diseases of the Liver (9th ed). 2002, 673-684, Lippincot Company, Philadelphia
4) Nakazawa T, Ohara H, Sano H, et al：Cholangiography can discriminate sclerosing cholangitis with autoimmune pancreatitis from primary sclerosing cholangitis. Gastrointest Endosc　2004；60：937-944
5) Berstad AE, Aabakken L, Smith HJ, et al：Diagnostic accuracy of magnetic resonance and endoscopic cholangiography in primary sclerosing cholangitis. Clin Gastroenterol Hepatol　2006；4：514-520
6) Moff SL, Kamel IR, Eustance J, et al：Diagnosis of primary sclerosing cholangitis：a blinded comparative study using magnetic resonance cholangiography and endoscopic retrograde cholangiopancreatography. Gastrointest Endosc　2006；64：219-223
7) Hamano H, Kawa S, Uehara T, et al：Immunogloburin G4-related lymphoplasmacystic sclerosing cholangitis that mimics infiltrating hilar cholangiocarcinoma：part of a spectrum of autoimmune pancreatitis? Gastrointestinal Endosc　2005；62：152-157
8) Hamano H, Kawa S, Horiuchi A, et al：High serum IgG4 concentrations in patients with sclerosing pancreatitis. N Engl J Med　2001；344：732-738
9) Zen Y, Harada K, Sasaki M, et al：IgG4-related sclerosing cholangitis with and without hepatic inflammatory pseudotumor, and sclerosing pancreatitis-associated sclerosing cholangitis：do they belong to a spectrum of sclerosing pancreatitis? Am J Surg Pathol　2004；28：1193-1203
10) 厚生労働省 IgG4 関連全身硬化性疾患の診断法の確立と治療方法の開発に関する研究班, 厚生労働省難治性肝胆道疾患に関する調査研究班, 日本胆道学会 編：IgG4 関連硬化性胆管炎臨床診断基準 2012. 胆道　2012；26：59-63
11) Olsson R, Boberg KM, de Muckadell OS, et al：High dose ursodeoxycholic acid in primary sclerosing cholangitis：5-year multicenter, randomized, controlled study. Gastroenterology

2005 ; 129 : 1464-1472
12) European Association for the Study of the Liver : EASL clinical practice guidelines : management of cholestatic liver disease. J Hepatol 2009 ; 51 : 1084-1085
13) Chapman RW, Fevery J, Kalloo AN, et al : AASLD guidelines : diagnosis and management of primary sclerosing cholangitis (PSC). Hepatology 2010 ; 51 : 660-678
14) Mashewari A, Yoo HY, Thuluvath PJ : Long-term outcome of liver transplantation in patients with PSC : a comparative analysis with PBC. Am J Gastroenterol 2004 ; 99 : 538-542
15) Graziadeli IW : Recurrence of primary sclerosing cholangitis after liver transplantation. Liver Transpl 2002 ; 8 : 575-581
16) Kim WR, Therneau TM, Wiesner RH, et al : A revised natural history model for primary sclerosing cholangitis. Mayo Clin Proc 2000 ; 75 : 688-694
17) Wiesner RH, Grambsch PM, Dickson ER, et al : Primary sclerosing cholangitis : natural history, prognostic factors and survival analysis. Hepatology 1989 ; 10 : 430-436
18) Burak K, Angulo P, Pasha TM, et al : Incidence and risk factors for cholangiocarcinoma in primary sclerosing cholangitis. Am J Gastroenterol 2004 ; 99 : 523-526

(酒井裕司, 露口利夫, 横須賀收)

胆嚢ポリープ（腺筋腫症を含む）の病型分類

胆・膵

■ 胆嚢ポリープ

　胆嚢ポリープは胆嚢粘膜ないし胆嚢壁から発生した限局性隆起性病変と定義されている．したがって良悪性や上皮性・非上皮性を問わず，病理組織学的にも種々の病変が含まれている．胆嚢良性腫瘍の病理組織学的分類としてはChristensenらの分類[1]が一般的に用いられている（**表**）．しかし日常臨床で遭遇する頻度が高く，取り扱いが問題となるポリープは，コレステロールポリープ，過形成性ポリープ，腺腫，腺癌である[2]．また後述する胆嚢腺筋腫症のうち底部型と分節型は限局性隆起を呈し，胆嚢ポリープの鑑別診断を行ううえで重要となる．以下，代表例を呈示しながら治療方針について述べる．

表　胆嚢良性腫瘍の分類（Christensenらの分類）

I．True benign neoplasms 　A．From epithelium 　　1．Adenoma, papillary（"papilloma"） 　　2．Adenoma, non-papillary 　　3．Benign mixed tumor 　B．From supporting tissues 　　1．Hemangioma 　　2．Lipoma 　　3．Leiomyoma 　　4．Granular cell tumor（"myoblastoma"） 　　5．Neurofibroma 　　6．Paraganglioma	II．Benign pseudotumors 　A．Hyperplasia 　　1．Adenomyomatous 　　2．Adenomatous 　B．Heterotopia 　　1．Gastric mucosa 　　2．Intestinal mucosa 　　3．Pancreas 　　4．Liver 　　5．Adrenal 　　6．Thyroid 　C．Polyps 　　1．Cholesterol 　　2．Inflammatory 　D．Micellaneous 　　1．Fibroxanthogranulomatous inflammation 　　2．Parasitic infection 　　3．Other rare condition

〔Christensen AH, et al：Arch Pathol　1970；90：423-432[1]〕

コレステロールポリープ

　腹部超音波検査（ultrasonography；US）で発見される胆嚢ポリープの95％はコレステロールポリープである[3]．USでは高エコーの点状小ポリープとして描出され，5 mm以下で多発することが多い（図1）．また5〜10 mmのものでは内部に高輝度エコーを有し，桑実状を呈していれば診断は容易である．10 mm以上の場合，単発例では過形成性ポリープ，腺腫，腺癌との鑑別が必要となり（図2），超音波内視鏡検査（endoscopic ultrasonography；EUS）を施行することが望ましい．

　統計的には10 mm以下の胆嚢ポリープはほとんどが良性，10〜20 mmの場合は約1/4が悪性，20 mm以上はほとんどが悪性とされていることから，一般的に10 mm以上のポリープは胆嚢摘出術を考慮すべきとされている[4]．しかし単発で10 mm以上の場合でもEUSで典型的なコレステロールポリープと診断できる場合は経過観察でもよい．なお体外式USでコレステロールポリープと診断された場合，5 mm以下では12カ月ごと，5〜10 mmでは6カ月ごと，10 mm以上では3〜6カ月ごとのUSによる経過観察が妥当である．

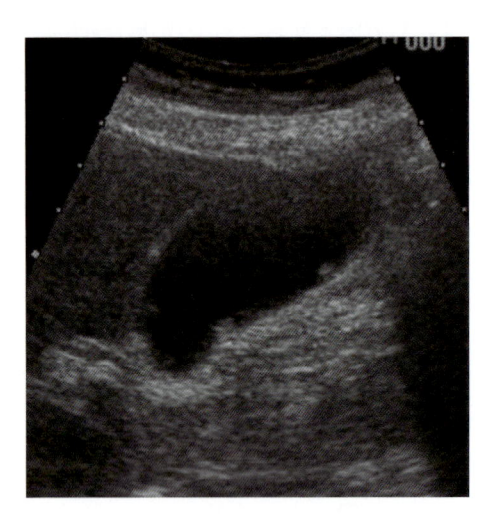

図1　コレステロールポリープのUS像（多発，5 mm）

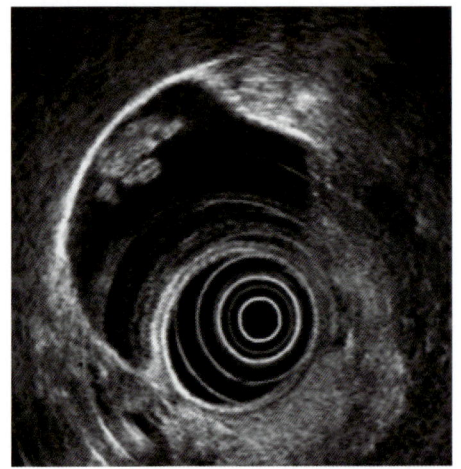

図2　コレステロールポリープのEUS像（単発，15 mm）

過形成性ポリープ

過形成性ポリープの頻度は高くないが，10 mm 以上で内部がやや低エコーを呈することが多く（**図3**），画像的にコレステロールポリープ，腺腫，腺癌との鑑別が困難なことが多い．また病理組織学的にもコレステリン沈着の程度からコレステロールポリープとの異同が問題とされることがある．過形成性ポリープは良性腫瘍であり，確定診断されれば手術の必要はないが，10 mm 以上では腺腫・癌との鑑別が困難なため胆囊摘出術を施行することが多い．

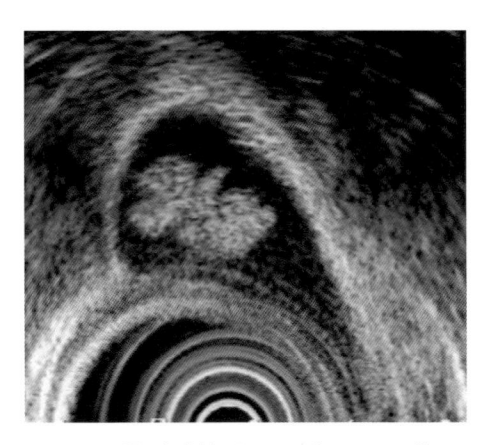

図 3　過形成性ポリープの EUS 像（13 mm）

腺　　腫

広基性でやや低エコーを呈することが多い（**図4**）．画像的にコレステロールポリープとの鑑別は比較的容易だが，過形成性ポリープ，腺癌との鑑別は困難なことが多い．良性腫瘍であるが癌化の可能性があるため，10 mm 以下でも EUS で腺腫が疑われた場合は胆囊摘出術が望ましい．

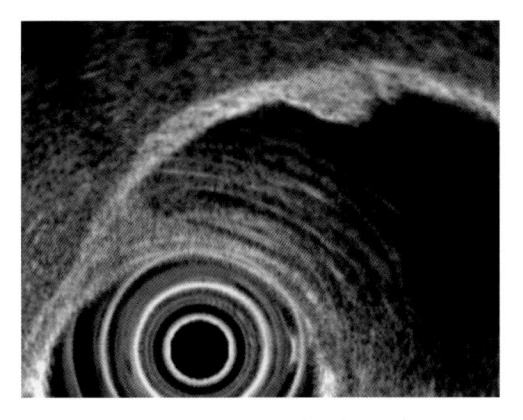

図 4　腺腫の EUS 像（8 mm）

■ 腺　癌

　早期胆囊癌の肉眼分類は，有茎性隆起型（Ip型），広基性隆起型（Is型），表面隆起型（IIa型），表面平坦型（IIb型）に分けることができるが，通常IIb型の術前診断は困難であり，ポリープの鑑別診断としてはIp型，Is型，IIa型が中心を占める．

　有茎性ポリープのうち大きさが20 mm以上で，内部が低エコーで不均一なものはIp型胆囊癌と考えてよい（**図5**）．大きさが10〜20 mmで，やや高エコーなものは腺腫内癌，腺腫，過形成性ポリープ，コレステロールポリープとの鑑別が問題となり，画像上典型的なコレステロールポリープの所見がなければ胆囊摘出術の適応となる．

　広基性ポリープで大きさが10 mm以上あり，内部が低エコーで不均一なものはIs型胆囊癌と考えてよい（**図6a**）．さらにEUSで胆囊壁の外側高エコー層の不整があれば深達度ssの進行癌と診断でき（**図6b**），拡大胆囊摘出術の適応となる．

　低エコーで丈の低いポリープ様隆起は，EUSで詳細に描出できることが多く，IIa型早期癌と考えられるが（**図7**），腺筋腫症，慢性胆囊炎との鑑別が困難なことも多い．

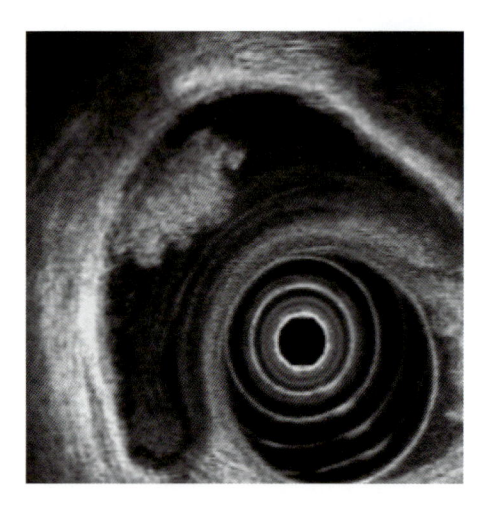

図5　Ip型胆囊癌（20 mm，深達度m）のEUS像

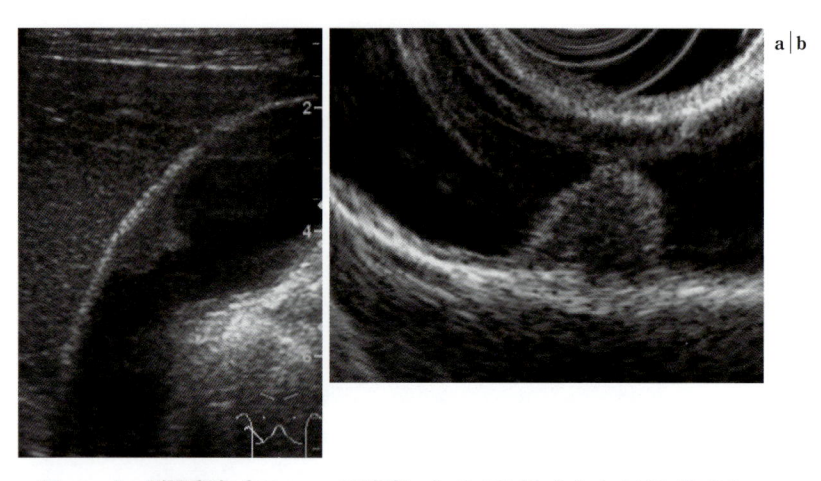

図6　Is型胆囊癌（15 mm，深達度ss）のUS像（a）とEUS像（b）

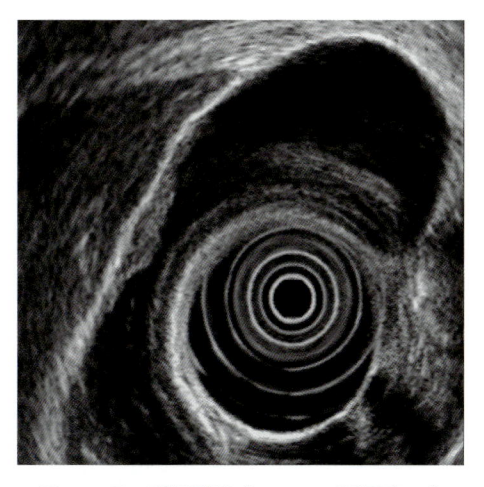

図7　Ⅱa型胆嚢癌（20 mm, 深達度 m）のEUS像

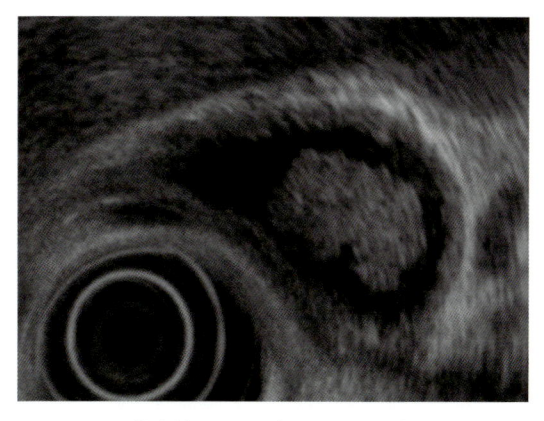

図8　炎症性ポリープのEUS像（15 mm）

その他

　胆嚢腺筋腫症のうち底部型と分節型は限局性隆起を呈するため鑑別にあがるが，詳細は後述する．その他に炎症性ポリープ（**図8**），線維性ポリープ，異所性胃粘膜，異所性膵，転移性腫瘍などがあるが，まれな疾患であるため本稿では省略する．

胆嚢腺筋腫症

　胆嚢腺筋腫症（胆嚢 adenomyomatosis；ADM）は，胆嚢の限局性またはびまん性の壁肥厚を認め，壁肥厚部に一致して拡張した Rokitansky-Aschoff sinus（RAS）の増生と線維筋組織の増生を伴うものと定義されている．本症は肉眼形態により分節型（segmental type），底部型（fundal type），びまん型（diffuse type）の3型に分類[5]されているが（**図9**），分節型がもっとも多い．

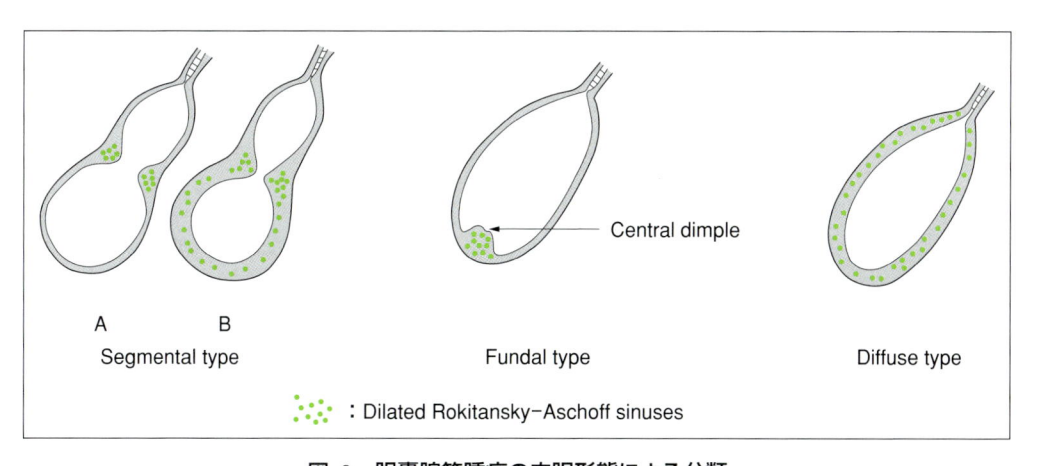

図9　胆嚢腺筋腫症の肉眼形態による分類
〔Ootani T, et al：Cancer　1992；69：2647-2652[5]より引用〕

■ 分節型（segmental type）

　胆嚢体部の限局性壁肥厚による輪状狭窄を認めるもの（A）と，壁肥厚が底部まで連続しているもの（B）があるが，通常は後者のことが多い．US・EUS で壁肥厚部に RAS を反映する small cystic area や壁内結石を反映する comet-like echo を認めること（図 10），ERCP や MRCP では胆嚢内腔の狭小化と胆嚢内腔から突出する複数の RAS 像を認めること（図 11）が特徴である．分節型では輪状狭窄の底部側に胆石を合併することが多く，また底部側に胆嚢癌を合併しやすいことが指摘されている．

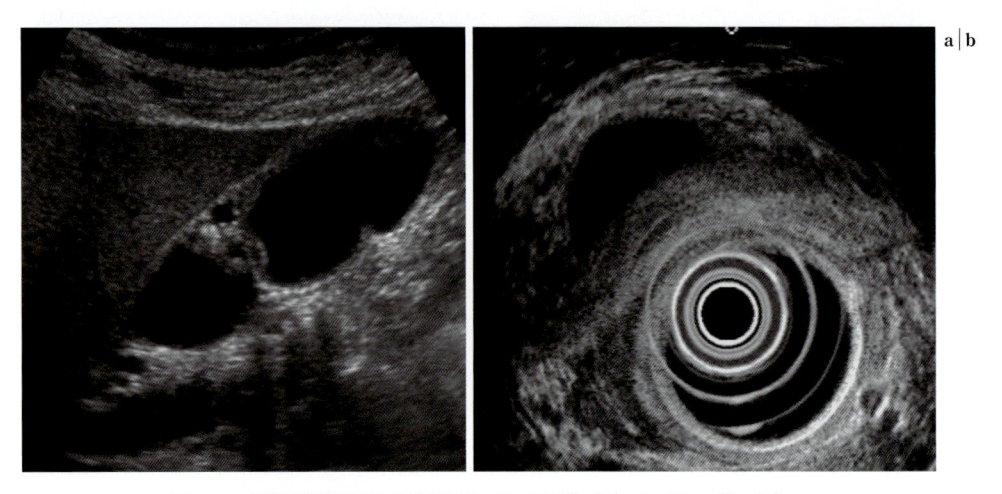

図 10　胆嚢腺筋腫症（分節型）の US 像（a）と EUS 像（b）

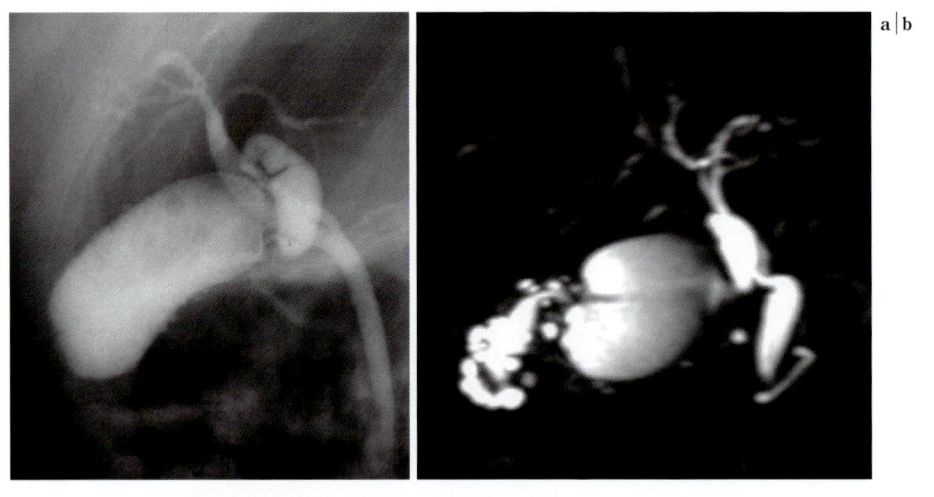

図 11　胆嚢腺筋腫症（分節型）の ERCP 像（a）と MRCP 像（b）

底部型 (fundal type)

　胆嚢底部にみられる半球状の粘膜下腫瘍様隆起で，中心部に臍状陥凹を伴っていることが多い．US・EUS では腫瘤部に RAS を反映する small cystic area を認めることで診断可能なことが多い（**図 12**）が，この所見が得られない場合は胆嚢癌との鑑別が困難な場合がある．

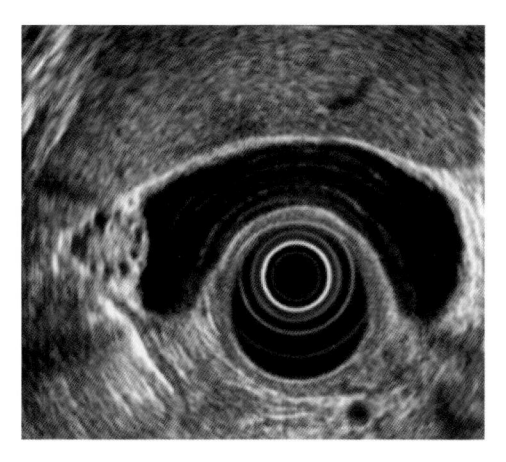

図 12　胆嚢腺筋腫症（底部型）の EUS 像

びまん型 (diffuse type)

　限局性の病変を有さず壁肥厚が胆嚢全体に及ぶものである（**図 13**）．US・EUS で肥厚した胆嚢壁内に small cystic area や comet-like echo を認めれば診断は可能である．しかし膵胆管合流異常に合併したびまん型腺筋腫症は胆嚢癌との鑑別が困難な場合が多い．

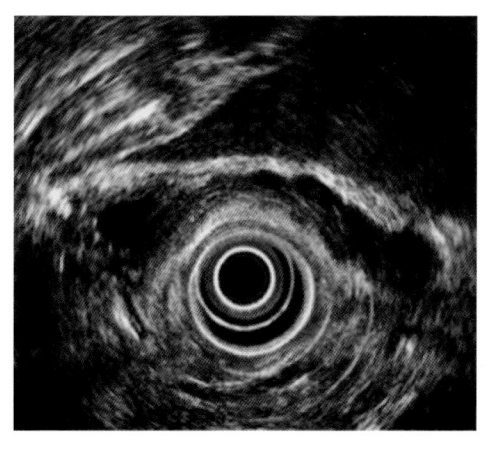

図 13　胆嚢腺筋腫症（びまん型）の EUS 像

■ 治療方針の選択

無症状かつ画像上明らかに腺筋腫症と考えられる症例は，原則として腹部 US による経過観察でよい．有症状であれば胆石合併の有無にかかわらず胆嚢摘出術の適応である．

また画像上胆嚢癌が否定できない症例や経過観察中に壁肥厚部の増悪や不整がみられた症例にも，やはり胆嚢摘出術を施行すべきである[6]．

文献

1) Christensen AH, Ishak KG：Benign tumors and pseudotumors of the gallbladder. Arch Pathol 1970；90：423-432
2) 長川達哉, 須賀俊博：超音波内視鏡による胆嚢隆起性病変の鑑別診断. 村田洋子, 峯徹哉 編：消化器内視鏡臨床手技シリーズ 5 超音波内視鏡 Up to Now. 2004, p.174-178, メジカルビュー社, 東京
3) 乾 和郎, 中澤三郎, 芳野純治, 他：胆嚢ポリープはどう扱うか. 井戸健一 編：消化器診療プラクティス（4）胆嚢疾患—胆石症を中心に. 1993, p.152-155, 文光堂, 東京
4) 峯 徹哉：胆嚢ポリープへのアプローチ—診断の観点から. 消化器内視鏡 1997；9：735-739
5) Ootani T, Shirai Y, Tsukada K, et al：Relationship between gallbladder carcinoma and the segmental type of the adenomyomatosis of the gallbladder. Cancer 1992；69：2647-2652
6) 川原田嘉文, 田端正己, 飯田俊男：胆嚢 adenomyomatosis の治療方針. 胆と膵 1996；17：445-453

（長谷部修）

膵・胆管合流異常，先天性胆道拡張症の診断基準と病型分類

胆・膵

　膵・胆管合流異常は，日本膵・胆管合流異常研究会で「膵・胆管合流異常とは，解剖学的に膵管と胆管が，十二指腸壁外で合流する先天性の奇形をいう」と定義されている．この定義は，機能的に十二指腸乳頭部括約筋（Oddi 筋）の作用が及ばないため，膵液の胆管内逆流が恒常的に起こり，胆道ないし膵臓にさまざまな疾患を生じさせるという膵・胆管合流異常の病態を的確に表現している．また，膵・胆管合流異常はその合流形態により臨床像が異なるとの報告があり，合流形態あるいは共通管の形態から種々分類されている．これらの分類を以下に述べるが，胆管と膵管が十二指腸壁外で合流するという基本はなんら変わらない．

　一方，先天性胆道拡張症は，限局性の胆管拡張を示す先天性の形成異常と定義されている．しかし，現状では胆管拡張が胆管のどの程度の拡張をさすのかは未だコンセンサスが得られていない．また，成人と小児で胆管径が異なることは当然であり，さらに小児では成長とともに胆管径は増す．また，成人であっても加齢とともに胆管径が増すとの報告もあり，胆管拡張を胆管径の絶対値で規定することは適切ではないかも知れないが，現時点では 10 mm 以上の胆管径をもって胆管拡張とする施設がほとんどである．しかしながら本来は先天性胆道拡張症の形態的特徴を明らかにし，胆管径に関わらずそのような形態をもつものを先天性胆道拡張症とするべきであると考えている．

　以下に代表的な先天性胆道拡張症の分類を述べる．いずれの分類も胆管の拡張の定義には触れてはいないが，形態的な観点を重視している点では評価できる．このような視点をもって以下の分類を理解する必要がある．

■ 膵・胆管合流異常の診断基準

　膵・胆管合流異常の診断基準は 1986 年に提案され 1990 年に若干の改訂が行われ発表された（**表 1**）．その後，膵・胆管合流異常の新たな病態の解明や画像診断法の進歩を踏まえて 2012 年，「日本膵・胆管合流異常研究会 診断基準検討委員会」で改訂案が示され議論されている．未だ確定されていないが，2012 年 9 月現在の案を示す（**表 2**）．いずれも胆管と膵管が十二指腸壁外で合流するという点はなんら変わらない．

　さらに，日本膵・胆管合流異常研究会では，膵・胆管合流異常の診療に一定の指針を示し，臨床的に膵・胆管合流異常の診断，治療に役立てるため日本胆道学会と協力し「膵・胆管合流異常診療ガイドライン」を作成した[1]．Clinical Question（CQ）は Ⅰ．概念，病態，病理（10 CQs），Ⅱ．診断（10 CQs），Ⅲ．膵胆道合併症（9 CQs），Ⅳ．治療と予後（17 CQs）の 46 の CQ からなる．膵・胆管合流異常の病態の把握ならびにその臨床的な対応につききわめて有用なガイドラインと考える．しかしながら膵・胆管合流異常の形態による病態の変化にはその見解が及んでいない．従来の形態分類を認識することがきわめて重要である．以下に膵・胆管合流異常の病態に基づいた形態分類を示す．

　日本膵・胆管合流異常研究会では以下の 3 型に分類している（**図 1**）．

表 1　膵・胆管合流異常の診断基準（1990 年）

[定　義]
　膵・胆管合流異常とは，解剖学的に膵管と胆管が十二指腸壁外で合流する先天性の奇形をいう．

[病　態]
　機能的に十二指腸乳頭部括約筋（Oddi 筋）の作用が合流部におよばないため，膵液と胆汁の相互混入（逆流）がおこり，胆道ないし膵にいろいろな病態をひきおこし得る．

（註 1）
　その他の異常かつ複雑な膵管と胆管の合流も，十二指腸壁外合流が確認できれば合流異常とみなす．

（註 2）
　腫瘍，胆石，乳頭炎など後天的な要因に起因したものは除外する．

（註 3）
　このような病態を「膵・胆管合流異常症」とも表現できるが，呼称ならびに膵・胆道疾患（膵側で急性膵炎，慢性膵炎，膵石など，胆道側で胆道炎，胆道拡張，胆石，胆道癌など）との因果関係はこれからの研究課題である．

[診断基準]
　現段階では，合流異常の診断はレ線学的または解剖学的検索によって行われるが，いずれか 1 つの検索で，つぎの所見が確認されればよい．

　1）レ線学的診断
　　乳頭部括約筋の作用が合流部におよばないことを確認する必要がある．しかし，括約筋作用の判定は時に困難であり，現時点では，内視鏡的逆行性胆・膵管造影，経皮経肝胆道造影，術中胆道造影などで膵管と胆管が，
　　A）異常に長い共通管をもって合流する，
　　　あるいは
　　B）異常な形で合流する
　　のを確認すればよい．

（註 1）
　乳頭部括約筋作用が合流部におよぶかどうか疑問のあるときは，シネ胆道造影，胆道内圧検査，胆道鏡（経皮経肝胆道鏡も含む）などによる合流部の機能的観察がその判定に役立つ．

（註 2）
　共通管の長さを合流異常の診断基準に加えるときは，合流形態，年齢，体格，撮影方向，拡大率などの因子を考慮に入れなければならない．

　2）解剖学的診断
　　手術または剖検などで膵・胆管合流部が十二指腸壁外に存在するか，または膵管と胆管が異常な形態で合流することを確認する．

[補助診断]
　つぎのような所見は膵・胆管合流異常の存在を強く示唆しており，有力な補助診断となる．

　1）高アミラーゼ胆汁
　　開腹直後または経皮的に採取した胆管または胆囊内の胆汁中膵酵素が異常高値を示す．しかし，合流異常例でも血清濃度に近いもの，それ以下の低値例も少なからずあり，また逆に，正常合流例で一過性に高値を示すこともある．

　2）肝外胆管拡張
　　いわゆる先天性胆道拡張症のほとんどに合流異常を発見できる．肝外胆管に囊胞状，紡錘状，円筒状などの拡張がみられるときは，合流異常の詳細な検索が必要である．しかし逆に，胆管拡張を示さない合流異常例も少なくない．

[分　類]
（註 1）
　合流異常の形態分類は国際的にも受け入れられるような単純明快なものが望ましい．これまで使用されている合流形式の分類を統一して，英訳分類も付記すべきである．

（日本膵・胆管合流異常研究会）

表 2　膵・胆管合流異常の診断基準 2012 年(案)

膵・胆管合流異常の診断基準は，1987 年に提唱され，1990 年に若干の改訂が行われた．その後の病態の解明や画像診断の進歩を踏まえて，診断基準の改訂を行った．

(定義)
膵・胆管合流異常とは，解剖学的に膵管と胆管が十二指腸壁外で合流する先天性の形成異常をいう．

(病態)
機能的に十二指腸乳頭部括約筋（Oddi 筋）の作用が合流部に及ばないため，膵液と胆汁の相互逆流が起こり，胆汁や膵液の流出障害や胆道癌など胆道ないし膵にいろいろな病態を引き起こす．

(診断基準)
膵・胆管合流異常の診断は画像または解剖学的検索によって行われ，以下のどれかを満たせばよい．

1．画像診断
1）直接胆道造影（ERCP，経皮経肝胆道造影，術中胆道造影など），MRCP や DIC-CT の multi-planar reconstruction（MPR）像などで，膵管と胆管が異常に長い共通管をもって合流するか，二本の膵管が胆管に合流するなどの異常な形で合流するのを確認する．
但し，共通管が比較的短い例では，直接胆道造影で乳頭部括約筋作用が膵胆管合流部に及ばないことを経時的に確認する必要がある．
2）EUS, IDUS や multidetector-row CT（MD-CT）の MPR 像などで，膵管と胆管が十二指腸壁外で合流することを確認する．

2．解剖学的診断
手術または剖検などで膵胆管合流部が十二指腸壁外に存在するか，または膵管と胆管が異常な形態で合流することを確認する．

(補助診断)
つぎのような所見は膵・胆管合流異常の存在を強く示唆しており，有力な補助診断となる．

1）高アミラーゼ胆汁
開腹直後または内視鏡的，経皮的に採取した胆管または胆嚢内の胆汁中膵酵素が異常高値を示す．
しかし，膵・胆管合流異常例でも血清濃度に近いもの，それ以下の低値例も少なからずある．また，膵胆管合流部に乳頭括約筋作用が及ぶ例でも，胆汁中膵酵素が異常高値を呈し，膵・胆管合流異常と類似する病態を呈する例もある（膵胆管高位合流）．

2）肝外胆管拡張
膵・胆管合流異常には，胆管に拡張を認める例（先天性胆道拡張症）と胆管に拡張を認めない例（胆管非拡張型）がある．それ故，肝外胆管に嚢胞状，紡錘状，円筒状等の拡張がみられるときには膵・胆管合流異常の詳細な検索が必要である．なお，胆管拡張の診断は，年齢に相応する総胆管径の基準値を参考にする．

（日本膵・胆管合流異常研究会 診断基準検討委員会，2012 年 9 月案）

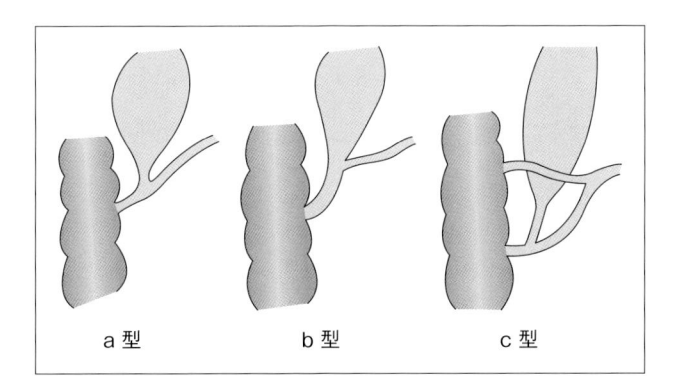

図 1　膵・胆管合流異常の形態分類（日本膵・胆管合流異常研究会）
a 型：画像上，総胆管が主膵管に合流したようにみえる．
b 型：画像上，総胆管に主膵管が合流したようにみえる．
c 型：その他の複雑な合流

共通管，副膵管の形態からみた分類

新古味分類

古味は 1977 年に膵・胆管合流異常の形態分類を提唱したが，その後これらの分類に膵管癒合不全の分類を導入し 1991 年新古味分類を発表した[2]（図 2）．

I型：細い総胆管末端狭窄部と膵管がほぼ直角に合流する．
II型：胆管と膵管の合流角度が鋭角である．
　I型，II型とも共通管の拡張のないもの（Ia型，IIa型）と拡張のあるもの（Ib型，IIb型）に細分類されている．
III型：副膵管が開存している．
　III型はIIIa，IIIb，IIIc型に分類されている．
　IIIa型：腹側膵管と背側膵管とが非癒合である．
　IIIb型：腹側膵管が消失し背側膵管だけが膵液の流出路になっている．
　IIIc型はさらにIIIc1，IIIc2，IIIc3型に細分類されている．
　　IIIc1型：腹側膵管と背側膵管の間に細い交通枝が認められる．
　　IIIc2型：主膵管，副膵管並びに共通管がほぼ同じ太さである．
　　IIIc3型：主膵管，副膵管，共通管のすべてあるいは部分的に拡張を認める．

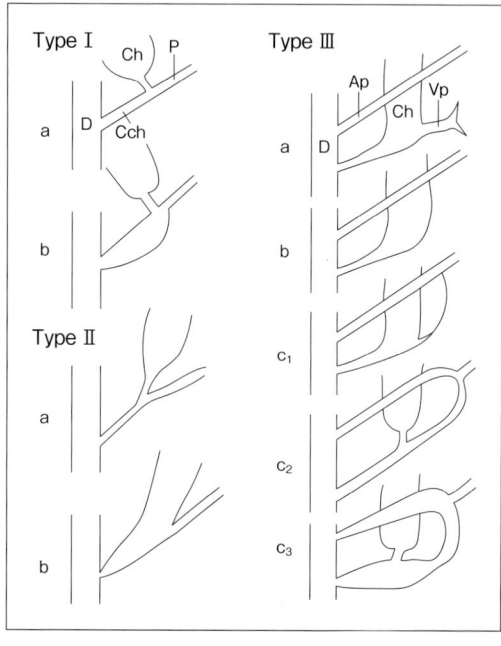

図 2　膵・胆管合流異常の形態分類（新古味分類）
　Ch：Choledochus, P：Pancreatic duct, Cch：Common channel, D：Duodenum, Ap：Accessory pancreatic duct, Vp：Ventral pancreatic duct
〔古味信彦：膵臓　1991；6：234-244[2]より引用〕

戸谷分類

戸谷は膵・胆管合流異常の分類は国際的にも受け入れられる単純明快なものであるべきだとの認識と，共通管の拡張は急性膵炎との関連が高いとの認識から，共通管の拡張の有無から膵・胆管合流異常の形態を 3 型に分類している[3]（図 3）．

これらの分類の臨床的意義は，新古味分類のIb，IIb，IIIc3型，戸谷分類の dilated type では蛋白栓，膵石，急性膵炎を合併する頻度が高く，したがって治療も十二指腸乳頭形成術を付加するなどの必要が生じるという点にある．

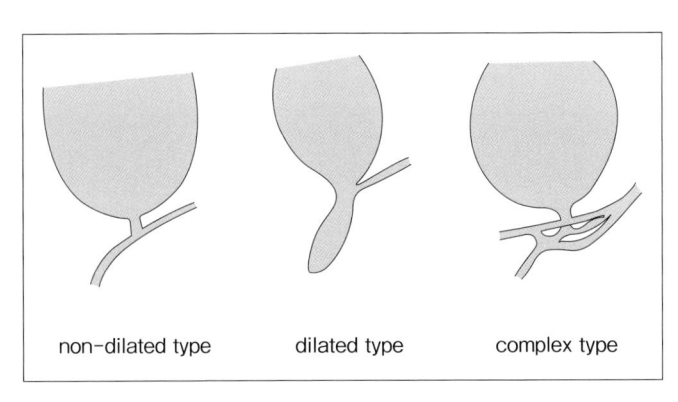

図 3　膵・胆管合流異常の形態分類
（戸谷分類）
non-dilated type：共通管の拡張がない．
dilated type：共通管や副膵管に拡張が認められる．
complex type：上記 2 群に属しない複雑な合流形態を示す．
〔戸谷拓二，他：胆と膵　1996；17：693-696[3]より引用〕

先天性胆道拡張症の診断基準

　先天性胆道拡張症の明確な診断基準はない．既述したごとく胆管径による規定も一定の見解はなく胆管径を診断基準にすることには無理がある．著者らは膵胆道系の発生学を考慮した胆管像からの診断が重要であるとの認識から，「先天性胆道拡張症とは，画像的に必ず総胆管の限局性拡張が明らかで，胆管の拡張が三管合流部を越えて肝臓側に及ぶ場合には胆嚢管起始部の限局性拡張を伴う」としている．

先天性胆道拡張症の分類

Alonso-Lej の分類

　先天性胆道拡張症を最初に体系化し分類したのは，Alonso-Lej であり，1959 年，以下の 3 型に分類し報告した[4]（図 4）．

Ⅰ型：congenital cystic dilatation of the common bile duct
Ⅱ型：congenital diverticulum of the common bile duct
Ⅲ型：congenital choledochocele

同時にその形態的な観点からの定義として，
① 総胆管の拡張は限局性で，拡張・非拡張の境界は明瞭である．
② 胆管末端はしばしば狭窄する．
③ 肝臓側の非拡張肝外胆管は ② の拡張部以下の狭窄のためいくぶん拡張する．
④ 肝内胆管は正常な太さを示す．
と記載している．しかし，その後，左右肝管やさらに肝内一次分枝までの胆管枝が拡張した総肝管，総胆管に連続して限局性に拡張している症例が報告されるようになり，多くの研究者が新分類を提唱した．すなわち，Alonso-Lej の診断基準における問題点は，先天性胆道拡張症を総胆管の拡張に限定してしまったことにある．したがって現在本邦では Alonso-Lej の分類はほとんど使用されていない．

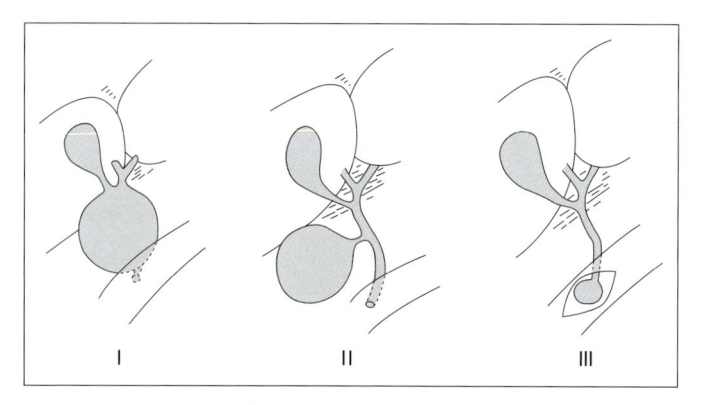

図 4　先天性胆道拡張症の分類（Alonso-Lej による分類）
〔Alonso-Lej F, et al：Int Abstr Surg　1959；108：1-38[4]より引用〕

■ 戸谷の分類

戸谷は Alonso-Lej の分類に肝内胆管の拡張を加味した分類を報告した[5]（図 5）．この戸谷の分類は本邦はもとより国際的にももっとも汎用されており，以下の 5 型に分類されている．

Ⅰ型：総胆管の一部が嚢腫状に拡張している．
Ⅱ型：総胆管の一部が憩室上に突出している．
Ⅲ型：総胆管末端の粘膜が十二指腸内に粘膜脱の形で突出する．（総胆管瘤）
Ⅳ型：胆管拡張が多発する．
　　Ⅳa 型：肝内，肝外多発型
　　Ⅳb 型：肝外多発型
Ⅴ型：肝内型

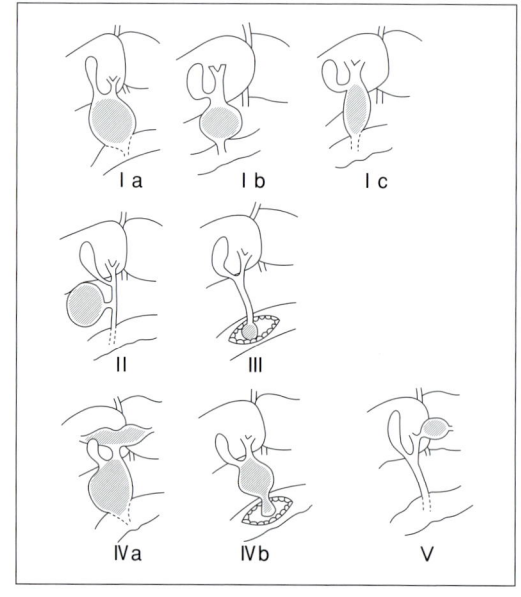

図 5　先天性胆道拡張症の分類（戸谷分類）
〔戸谷拓二：手術　1975；29：875-880[5]より引用〕

■ 日本胆道拡張研究会の分類，著者らの分類

また，同様に肝内胆管の拡張を加味した分類として，斎藤らの日本小児外科学会：小委員会「胆道拡張研究会」による分類（図 6）も提唱されている[6]．

一方，拡張症の成因を考えると，Yotsuyanagi は胎生 5 週で胆管原基が内腔をもたずに solid stage にあるときに胆管上皮を形成する細胞集団が過増殖するためとしている．また Cross は

胎生6週に solid stage にある胆管原基に内腔形成が開始されるときに，胆管壁が限局性に菲薄化するために生じるとしている．現在のところこの成因に関しては明確な解答は得られていないが，いずれにしても肝外胆管の先天的な形成異常であることに間違いはない．

さらに，肝内胆管と肝外胆管は胎生期の異なる時期に形成される．すなわち，肝外胆管の内腔形成が，胎生8週を過ぎ，肝原基の肝門部に相当する領域に達すると，肝幹細胞から肝内胆管となる原基が形成される．そして，形成された肝内胆管と肝外胆管は胎生9週頃に両者の内腔が交通するとされている．したがって，拡張症の診断基準・病型分類に，肝外胆管とはまったく発生の異なる肝内胆管の拡張を組み入れることには問題があるかもしれない．

著者らは，拡張症が肝外胆管の形成異常であるという観点から，また，臨床的には Alonso-Lej のⅠ型が圧倒的に多く経験されることから，Alonso-Lej のⅠ型の再分類を試み，拡張の程度と拡張の範囲から，拡張症を「先天性胆道拡張症小児型」と「先天性胆道拡張症成人型」に分類している[7]（図7）．

すなわち，「先天性胆道拡張症小児型」では胆管の拡張が総肝管までにとどまり，拡張胆管の形態も球形に近い形態を示し，その臨床症状は，腹痛，黄疸，腹部腫瘤のいわゆる3主徴を呈する場合が多く，ほとんどが小児期にその臨床症状を発する．「先天性胆道拡張症小児型」の亜分類として，胆管拡張が胆嚢管流入部より十二指腸側に限局する場合をⅠa型，拡張が胆嚢管流入部より肝側の総肝管にまで及ぶ場合をⅠb型としている．

一方，「先天性胆道拡張症成人型」では，胆管の拡張が左右肝管あるいは肝内胆管の一部にまで及ぶ場合で，拡張形態も茸状や円筒状を呈し，

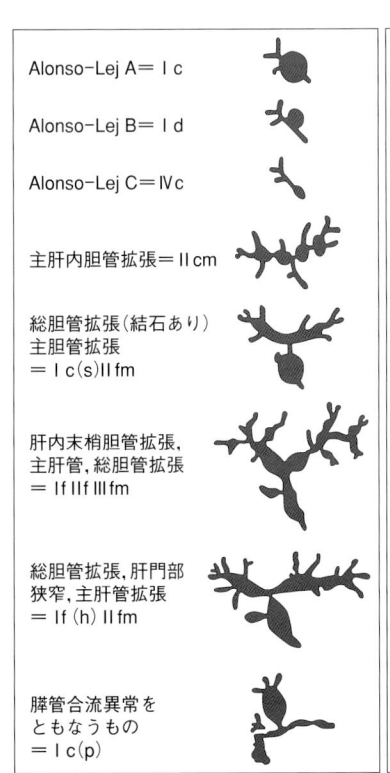

図6 先天性胆道拡張症の分類（日本小児外科学会分類）
〔斎藤純夫，他：日小外会誌 1977；13：817-819[6]より引用〕

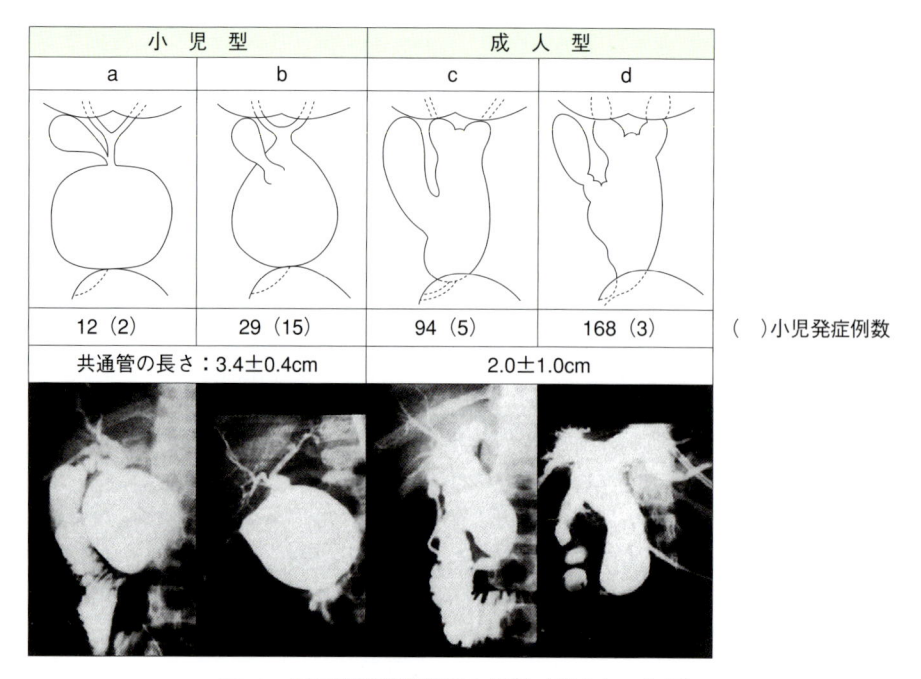

図 7 先天性胆道拡張症の分類（著者らの分類）

	小児型		成人型	
	a	b	c	d
症例数	12 (2)	29 (15)	94 (5)	168 (3)
共通管の長さ	3.4±0.4cm		2.0±1.0cm	

( )小児発症例数

Type Ⅰ：肝外側区域の肝内胆管が左肝管に接合する部位に存在する胆管狭窄
Type Ⅱ：左肝管が総肝管に接合する部位に存在する胆管狭窄
Type Ⅲ：肝臓の前区域あるいは後区域の胆管から右肝管に接合する部位に存在する胆管狭窄
Type Ⅳ：肝門部胆管の相対的狭窄が肝外胆管（総肝管，左右肝管）に存在するもの
 Type Ⅳa：相対的狭窄が左右肝管が合流する総肝管上部に存在し，左右肝管には相対的狭窄は存在しない．
 Type Ⅳb：相対的狭窄が左右肝管のおのおのに独立して存在する．
 Type Ⅳc：相対的狭窄が左右肝管ならびに総肝管上部の三つの胆管合流部に存在する．

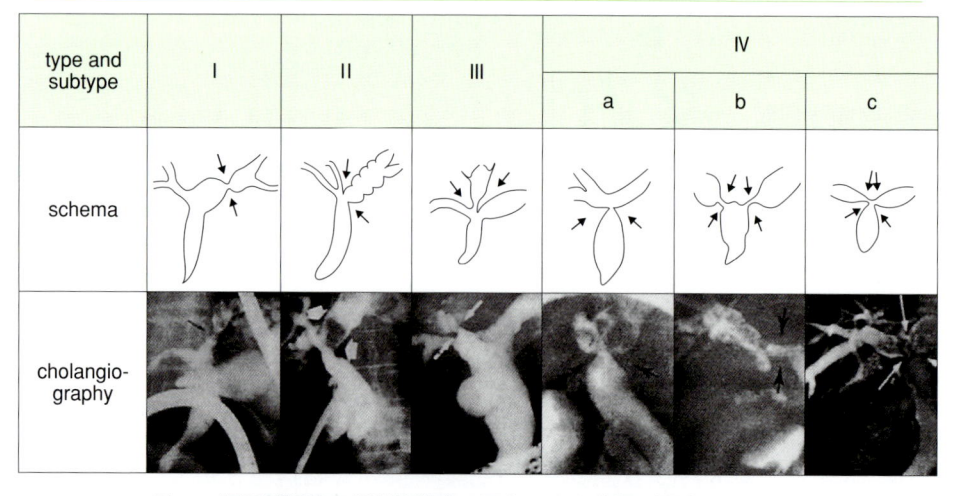

図 8 肝門部胆管の相対的狭窄の局在による分類（著者らの分類）

その臨床症状も，原発性総胆管結石や胆管癌などで，3主徴を示すことはまれであり，多くの場合，前述した臨床病態を背景に成人で発症することが多い．「先天性胆道拡張症成人型」の亜分類として，胆管拡張が左右肝管に及ぶ場合をIc型，さらに肝内胆管の第一次分枝に及ぶ場合をId型としている．

また，肝内胆管の限局性拡張はほとんどの場合，「先天性胆道拡張症成人型」に併存する．拡張症と肝内胆管の限局性拡張が併存する場合には，必ず両者の間に狭窄が認められる．この狭窄は絶対的な狭窄ではなく，拡張胆管の間に存在する正常径の胆管で「相対的狭窄」である．しかも，これらの狭窄部位は先天性の形成異常に伴うものであるがゆえに一定の部位に限られている．著者らはこれらの狭窄部位により4型ならびに亜型に分類している[8]（図8）．

著者らの拡張症の分類とこれら先天性肝内胆管拡張症（肝門部胆管相対的狭窄）を組み合わせることにより，戸谷分類ならびに胆道拡張研究会による分類よりもさらに合理的に活用できると考えられる．

■ 膵・胆管合流異常ならびに先天性胆道拡張症の臨床症状

膵・胆管合流異常と先天性胆道拡張症は高率に併存する先天性の形成異常であり，両者が併存する場合，その臨床症状がいずれに起因するものか判断することが困難な場合が多い．したがって，その臨床症状は多彩であり，とくに小児と成人では臨床症状が異なることが多い．また，これらの臨床症状を考える場合には急性期の症状と，慢性期の症状に分けて考える必要がある．

急性期症状

森根ら[9]の日本膵・胆管合流異常研究会の全国集計では，成人の有症状率が75.1％であるのに対し，小児では95.2％と高率である．さらにその臨床症状も異なり，成人でもっとも多く見られる症状は腹痛，背部痛，発熱，黄疸など，急性膵炎，胆管炎によるものである．一方，小児では膵・胆管合流異常に併存する先天性胆道拡張症による症状が主で，蛋白栓による腹痛，嘔吐，閉塞性黄疸などが認められる（図9）．小児ではまれに胆道穿孔をきたすことがある．また，本症における特徴的な臨床症状として黄疸，右季肋部痛，腹部腫瘤が3主徴とされてきたが，3主徴がすべて認められる症例はAlonso-Lejによると21％で，これらの大部分が前述したごとく著者らの分類の小児型であり，本症成人型を含めるときわめて少ないと考えられる．

慢性期症状

本症に基づく慢性的な症状としては，原発性胆管結石症と胆道癌の発生が主たるものである．本症の原発性胆管結石はその大多数がビリルビンカルシウム石であり，その形成に胆道感染，とくに大腸菌感染の存在が不可欠であり，細菌性グルクロニダーゼの活性が促進され，胆汁からビリルビンカルシウムを析出し結石形成に至ることが明らかにされている．すなわち本症には拡張胆管内での胆汁うっ滞が病因的にもっとも重要で，うっ滞した胆汁に胆道感染が加わることにより結石が形成される．

また，膵・胆管合流異常では胆道内への膵液逆流による胆道癌の発生がもっとも問題となる．森根ら[10]の日本膵・胆管合流異常研究会の全国集計からみた解析によると，小児では拡張胆管に発生した胆管癌が1例のみであったが，成人例では胆管拡張を伴う膵・胆管合流異常症例の21.6％，胆管非拡張の膵・胆管合流異常症例の42.4％に胆道癌が発生している．さらに，胆道癌の局在をみると，胆管拡張を伴う膵・胆管合流異常症例では胆嚢癌62.3％，胆管癌32.1％，胆嚢＋胆管癌4.7％で，胆管非拡張の膵・胆管合流異常症例では胆嚢癌88.1％，胆管癌7.3％，胆嚢＋胆管癌4.1％である．胆管拡張の有無に関係なく，胆嚢癌の合併がもっとも高頻度で胆管非拡張の膵・胆管合流異常症例では

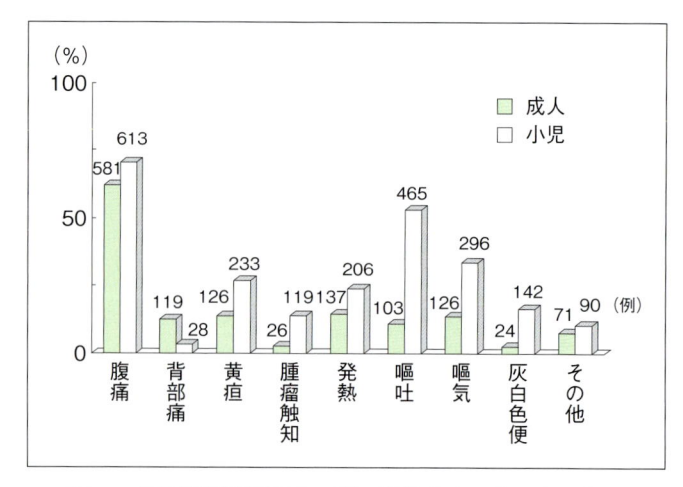

図 9 先天性胆道拡張症，膵・胆管合流異常の臨床症状
〔森根裕二，他：胆と膵　2008；29：931-937[9)]より引用〕

表 3　膵・胆管合流異常における胆道癌併存率と癌の局在

	胆管拡張型（1,947 例）		胆管非拡張型（582 例）	
	小児（950 例）	成人（997 例）	小児（68 例）	成人（514 例）
胆道癌（合併率）	1 (0.1%)	215 (21.6%)	0 (0%)	218 (42.4%)
局在				
胆嚢	0 (0%)	134 (62.3%)	0 (0%)	192 (88.1%)
胆管	1 (100%)	69 (32.1%)	0 (0%)	16 (7.3%)
胆嚢＋胆管	0 (0%)	10 (4.7%)	0 (0%)	9 (4.1%)
不明	0 (0%)	2 (0.2%)	0 (0%)	1 (3.9%)

〔森根裕二，他：胆と膵　2010；31：1293-1299[10)]より引用〕

胆管癌の発生頻度は比較的低率である（表3）．

■ 治　療

　膵・胆管合流異常ならびに先天性胆道拡張症の治療は外科治療が原則である．膵・胆管合流異常に対してはその発癌予防の観点から外科治療が必要である．高率な胆道癌の発生から胆嚢摘出術は必須であることに異論はない．また先天性胆道拡張症を併存する場合は，胆管癌の発生が危惧されるため拡張胆管の切除が推奨されている．ただしこの拡張胆管の切除については遺残十二指腸側あるいは肝臓側胆管からの発癌の報告があり，その切除範囲には議論のあると ころである．また，先天性胆道拡張症を併存しない胆管非拡張症例の胆管切除については非拡張胆管には発癌しないとの観点から不必要とする意見もあるが，非拡張胆管からも発癌の可能性があるという立場から切除すべしという考えもあり議論のあるところである．

　一方，先天性胆道拡張症の治療は，膵・胆管合流異常の併存がその治療法を左右するが，たとえ膵・胆管合流異常が併存していなくても，本症のもっとも重大な病態である胆汁うっ滞の

解除のためにいわゆる分流手術が必要である．手術術式としては，拡張胆管の切除と胆道再建が原則である．胆道再建法として，胆管十二指腸吻合術，胆管空腸 Roux-en-Y 吻合術，有茎空腸間置肝管十二指腸吻合術，肝管下部胆管端々吻合術などが施行されている．

また，肝門部に相対的胆管狭窄を併存する拡張症症例では，この相対的胆管狭窄を解除する付加的な術式が選択されねばならない．相対的狭窄部の解除なしに拡張症に対して安易に胆道再建を施行すると，術後の胆管炎は必発であり，ときに肝内結石の発生につながり患者の QOL を著しく損ねることになる．

文　献

1) 日本膵・胆管合流異常研究会，日本胆道学会編：膵・胆管合流異常診療ガイドライン．2012，医学図書出版，東京
2) 古味信彦：先天性胆道拡張症に伴う膵管胆道合流異常 50 例の分類―いわゆる古味分類補遺．膵臓　1991；6：234-244
3) 戸谷拓二，渡辺泰宏，土岐　彰，他：膵・胆管合流異常の形態と定義―膵・胆管合流異常研究会・診断基準委員会の定義．胆と膵　1996；17：693-696
4) Alonso-Lej F, Rever WB, Pessagno DJ：Congenital choledochal cyst, with a report of 2, and an analysis of 94 cases. Int Abstr Surg　1959；108：1-38
5) 戸谷拓二：先天性胆道拡張症，その分類と手術方法および癌発生例について．手術　1975；29：875-880
6) 斎藤純夫，古味信彦，由良二郎，他：先天性胆道拡張症の新分類案．日小外会誌　1977；13：817-819
7) Matsumoto Y, Uchida K, Nakase A, et al：Clinicopathological classification of congenital cystic dilatation of the common bile duct. Am J Surg　1977；134：569-574
8) Matsumoto Y, Fujii H, Yoshioka M, et al：Biliary strictures as a cause of primary intrahepatic bile duct stones. World J Surg　1986；10：867-875
9) 森根裕二，島田光生，高松英夫，他：全国集計からみた拡張型膵・胆管合流異常の特徴と胆道癌発生頻度．胆と膵　2008；29：931-937
10) 森根裕二，島田光生，久山寿子，他：全国集計からみた先天性胆道拡張症，膵・胆管合流異常の胆道癌発生率とその特徴．胆と膵　2010；31：1293-1299

（藤井秀樹，松本由朗，細村直弘）

胆・膵

急性胆道炎の重症度分類

■ 診断・重症度判定・治療の概要

　急性胆管炎・胆嚢炎の診断基準と重症度判定基準は，世界に先駆け本邦において 2005 年に「科学的根拠に基づく急性胆管炎・胆嚢炎の診療ガイドライン」（以下，本邦ガイドライン）が出版された[1]．それをもとに作成された英文ガイドラインは「Tokyo Guidelines for the management of acute cholangitis and cholecystitis」として J Hepatobiliary Pancreat Surg 2007：vol 14 に掲載された[2]．両ガイドラインの診断基準と重症度判定基準には違いがみられる．

　急性胆管炎の診断は，「発熱，腹痛，黄疸」の 3 徴候は Charcot's triad と呼ばれ，主要な診断基準とされてきた．現在，抗菌薬の使用などによりこの 3 徴候がすべて揃う症例は少なくなってきた．ガイドラインでの確診は，これらの身体所見以外に採血での炎症反応や画像診断の陽性所見が必要となる．本邦ガイドラインでは，重症は「敗血症による全身症状をきたし，ただちに緊急ドレナージを施行しなければ生命に危機を及ぼす胆管炎」と規定している．中等症は「全身の臓器不全に陥っていないが，その危険性があり，速やかに胆道ドレナージをする必要がある胆管炎」としている．軽症は「胆管炎を保存的に治療ができ，待機的に成因検索とその治療を行なえる胆管炎」としている．治療は，胆道ドレナージが唯一の治療法であり，推奨度 A の第一選択となっている．急性胆管炎は重症化すると以前より死亡率は低下しているとはいえ死に直結する病態であり，重症度の正確な判定がきわめて重要である．ガイドラインでは，重症度に応じた医療施設への搬送基準が示されている．

　急性胆嚢炎の診断は，右季肋部痛，発熱，Murphy sign などの身体所見が広く知られている．初診時の身体所見により急性胆嚢炎を疑い（疑診），採血で炎症反応陽性や特徴的な画像診断所見が認められると確診となる．重症は緊急の手術や措置が必要な病態であり，中等症は緊急でないが早期に措置が必要な病態であり，軽症はまず初期治療を行い経過を観察できる病態としている．治療は胆嚢摘出術が基本であるが，中等症では胆嚢局所の炎症が高度化した症例では外科的切除が困難な場合があり，胆嚢ドレナージを行う症例が存在する．重症は，本邦ガイドラインでは緊急手術が必要となる病態としている．一方，英文ガイドラインである Tokyo Guidelines（TG07）では臓器障害をきたす病態としているため，臓器不全や全身状態の集中的管理を行うと同時に胆嚢ドレナージにより胆嚢の急性炎症の鎮静化をはかる．急性胆嚢炎の死亡率は急性胆管炎に比較し低いが，搬送基準が定められている．

■ 急性胆管炎の診断基準（表 1）

　急性胆管炎は胆管内胆汁の細菌感染が病因である．炎症の診断確定には病理組織学的診断が必要である．しかし，臨床的診断は，病理診断が不可能なため ① 膿性胆汁の確認，② 胆道ド

表 1 急性胆管炎の診断規準

本邦ガイドライン[1]	英文ガイドライン（TG07）[2]
A． 　1．発熱 　2．腹痛（右季肋部または上腹部） 　3．黄疸 B． 　4．ALP, γ-GTP の上昇 　5．白血球数，CRP の上昇 　6．画像所見（胆管拡張，狭窄，結石）	A．<u>Clinical context and clinical manifestations</u> 　1．History of biliary disease 　2．Fever and/or chills 　3．Jaundice 　4．Abnormal pain（RUQ or upper abdominal） B．<u>Laboratory data</u> 　5．Evidence of inflammatory response[a] 　6．Abnormal liver function tests[b] C．<u>Imaging findings</u> 　7．Biliary dilatation, or evidence of an etiology 　　（stricture, stone, stent etc）
疑診：A のいずれか＋B の 2 項目を満たすもの 確診：①A の総てを満たすもの（Charcot 3 徴） 　　　②A のいずれか＋B の総てを満たすもの	Suspected diagnosis： 　Two or more items in A Definite diagnosis： 　① Charcot's triad（2＋3＋4） 　② Two or more items in A＋both items in B and item C
ただし，急性肝炎や他の急性腹症が除外できることとする．	[a] Abnormal WBC count, increase of serum CRP level, and other changes indicating inflammation [b] Increased serum ALP, γ-GTP（GGT）, AST, and ALT levels

〔文献 1），2）より引用〕

レナージにて症状や炎症所見が改善，③胆道以外の感染がないことが確認され抗菌薬投与で症状が改善，のいずれかを満たすことの確認により行っている．臨床所見として「発熱，腹痛，黄疸」は，Charcot 3 徴として広く知られている．しかし，その特異度は高いが感度は 50％以下であり限界がある．そのため本邦ガイドラインでは，血液検査と画像所見を参考にして「胆汁感染と胆道閉鎖や胆汁うっ滞」を推察する診断基準が示された．本邦ガイドラインの診断基準を検討した報告では，桐山ら[3]は総胆管結石症例を対象にした検討で，従来の Charcot 3 徴による診断に比べ，多くの急性胆管炎が診断可能となったが，疑診には明らかに急性胆管炎でない症例が多く含まれていたと述べている．横江ら[4]は，疑診と確診を対象とした場合，診断基準の感度は 83.6％，特異度は 30.7％，確診のみを対象とした場合，感度は 45.9％，特異度は 84.6％であったと報告している．現時点では，ガイドラインによる急性胆管炎の診断能は十分に高いものではなく，胆管内胆汁感染の有無を血液生化学検査値や画像所見により確実に判定することは困難である．そのため，診断にあたり細心の注意が必要である．

　ガイドライン上，血液生化学検査で異常値は規定されていないが，一般的には CRP≧1，白血球数（×1,000/μl）＜4, or＞12 ほどが目安値となっている．CRP は明らかな炎症の出現より遅れて上昇するため，時間を置き採血した結果がさらに上昇することがある．画像診断の意義は，胆道閉塞の有無とその原因となる胆管結石や胆管狭窄などを証明し，間接的に胆管炎を診断することである．画像診断としては，超音波診断（推奨度 A），MRI（B）や MRCP（B），X 線 CT（B），DIC-CT（C）であり，ERCP はドレナージを目的とした場合には推奨度 A と

表 2 急性胆管炎の画像診断と推奨度

	推奨度	利点と欠点
超音波	A	疑われる症例の総てに初診時に施行する．専門医は高い診断能をもつ．
MRI	B	胆管拡張，胆管や周囲の浮腫がわかるが，最終診断は困難である．
MRCP	B	超音波で結石を特定できない場合に行う．小結石診断に限界がある．
X線CT	B	胆管結石描出は良好でなく，胆管拡張や気腫像の間接所見の描出可能．
DIC-CT	C	三次元構築での観察が可能で成因診断に有用である．黄疸例は適応外．
ERCP	A	胆管ドレナージを目的とした検査である．

〔文献1) より引用〕

なっている．超音波検査は，専門医以外の救急担当医が施行した場合でも比較的満足できる診断能があり率先して行う検査法である．本邦ガイドラインに記載されたそれぞれの推奨内容を整理したものを**表2**に示す．

TG07 との違い

TG07 では急性胆管炎の中等症は「初期治療に反応しなかったもの」と規定されているので胆管炎が軽症か中等症かを判断するには一定時間かかる．そのため，初診時には，TG07 による急性胆管炎診断は重症か非重症しか判定できない欠点がある．

改訂予定内容

本邦ガイドラインと TG07 は，前者は 2012 年度中に出版される予定であり，英文ガイドラインは 2013 年度に Tokyo Guidelines 2013 (TG13) として J Hepatobiliary Pancreat Science に掲載される予定である．改訂予定の本邦ガイドラインと TG13 の診断基準は同一となる．その基準は，「A．全身の炎症所見：1．発熱, 2．血液生化学検査での炎症反応所見, B．胆汁うっ滞所見：1．黄疸, 2．血液生化学検査での肝機能異常, C．胆管病変の画像所見：1．胆管拡張, 2．胆管炎の成因（胆管狭窄，胆管結石，ステントなど）」を採用した．疑診は，「A のいずれか，ならびに B もしくは C のいずれかを有する症例」としている．確診は，「A のいずれか＋B のいずれか＋C のいずれかを満たす症例」としている．

急性胆管炎の重症度判定基準（表3）

急性胆管炎は，短時間で敗血症となり致死的な病態へと進行するため重症度に応じた的確で迅速な治療が要求される．この病態の極期はReynolds 5 徴（発熱，黄疸，腹痛，意識障害，ショック）として知られている．しかし，医療の進歩によりこの5徴すべてを満たす胆管炎症例はきわめて少なくなった．また，最重症の急性胆管炎として急性閉塞性化膿性胆管炎（acute obstructive supprative cholangitis；AOSC）という用語が概念的に用いられている．本邦ガイドラインでは，重症度の概念としては，「重症：敗血症による全身症状を来たし，直ちに緊急ドレナージを施行しなければ生命に危機を及ぼす胆管炎とし，中等症：全身の臓器不全に陥っていないが，その危険性があり，速やかに胆道ドレナージをする必要がある胆管炎とし，軽症：胆管炎を保存的治療でき，待機的に成因検索とその治療（内視鏡的措置，手術）を行なえる胆管炎」[1]である．この病態を分類することで重症度判定基準となった．

本邦ガイドラインの検証において，桐山ら[3]は細菌培養結果の判明までに時間を要する菌血

表 3　急性胆管炎の重症度診断基準

本邦ガイドライン	英文ガイドライン（TG07）
重症：急性胆管炎の内，以下のいずれかを伴う場合には「重症」である． ① ショック ② 菌血症 ③ 意識障害 ④ 急性腎不全	Severe（Grade Ⅲ）acute cholangitis is defined as acute cholangitis that is associated with the onset of dysfunction at least in any one of the following organs/systems： 1．Cardiovascular system：Hypotension requiring dopamine≧5 μg/kg per min, or any dose of dobutamine 2．Nervous system：Disturbance of consciousness 3．Respiratory system：PaO2/FiO2 ration＜300 4．Kidney：Serum creatinine＞2.0 mg/dl 5．Liver：PT-INR＞1.5 6．Hematological system：Platelet count＜100,000/μl
中等症：急性胆管炎の内，以下のいずれかを伴う場合には「中等症」である． ① 黄疸（ビリルビン＞2.0 mg/dl） ② 低アルブミン血症（アルブミン＜3.0 g/dl） ③ 腎機能障害（クレアチニン＞1.5 mg/dl，尿素窒素＞20 mg/dl） ④ 血小板減少（＜12 万/mm³）　注）肝硬変などの基礎疾患で血小板減少を来たすことがあるので注意する． ⑤ 39℃以上の高熱	Moderate（Grade Ⅱ）acute cholangitis is defined as acute cholangitis that does not respond to the initial medical treatment and is not accompanied by organ dysfunction.
軽症：急性胆管炎の内，「重症」，「中等症」の基準を満たさないものを「軽症」とする．	（Grade Ⅰ）acute cholangitis is defined as acute cholangitis which responds to the initial medical treatment.

〔文献 1），2）より引用〕

症が重症の判定項目にあるため診断に時間がかかること，中等症の項目に黄疸としてビリルビン＞2.0 mg/dl という設定値が低いために中等症が多くなるなどの問題点があると報告している．

TG07 との相違点は，TG07 では急性胆管炎の中等症は「初期治療に反応しなかったもの」となっているので，TG07 では胆管炎が軽症か中等症かを判断するには一定時間かかる．そのため，初診時に TG07 による急性胆管炎診断は，重症か非重症しか判定できない欠点がある．

改訂予定箇所

改訂予定の本邦ガイドラインと TG13 の重症度判定基準は同一となる．その基準は，重症度はほぼ TG07 の内容に統一し，中等症の所見を新しくしている．すなわち，① 白血球数の異常（＞12,000/mm³，＜4,000/mm³），② 高熱（≧39℃），③ 高齢（≧75 歳），④ 高度な黄疸（T-Bil≧5 mg/dl），⑤ 低アルブミン血症（＜各施設での正常下限値×0.7）と規定する予定である．軽症は，重症と中等症の基準を満たさない急性胆管炎である．注釈の欄に初期治療に反応しない場合には，早期のドレナージもしくは成因に対する治療を行うことを付け加えている．

急性胆管炎治療の注意点

　急性胆管炎の治療の基本は，緊急または速やかに胆管結石などの原因の根本的治療に加え，同時に抗菌薬投与と胆道ドレナージ治療を行うことである．胆道ドレナージは専門性の高い治療法であり，習熟した技術をもつ医師が必要となる．胆道ドレナージの施行を前提として，入院後は絶食のうえで十分な量の輸液，電解質の補正，抗菌薬投与を行うことを忘れてはならない．診断が確定した症例では，常に敗血症や臓器不全などの急変に備えて呼吸循環のモニタリング下に全身状態の管理を行う．

　実地臨床では，急性胆管炎を疑った場合には診断基準を用いて診断するとともに重症度判定を行い，重症度に応じた治療を速やかに開始する．診断基準を満たさない症例や重症度が時間経過とともに増悪することがあるので入院後も12〜24時間ごとに繰り返し再評価を行うことが的確な診断と治療に繋がる．重症例では緊急ドレナージを行うが，中等症や軽症でも速やかにドレナージが行えるように絶食を原則とする．軽症や中等症症例でも24時間程度の観察後に初期治療に反応しなければ胆道ドレナージの適応となる．

　抗血小板薬や抗凝固薬を内服中の患者の治療方針については，現行のガイドラインでは触れられていない．薬剤による血小板凝集能や凝固能が低下した患者において内視鏡的や経皮経肝的な胆管ドレナージ施行は，これら薬剤使用の原因となる病態を確認後に拮抗剤の使用や各施設で示されている対処法を順守し，十分なインフォームド・コンセントの下に注意深く行う．

細菌学的検査と抗菌薬

　重症または中等症胆管炎を疑ったらただちに血液培養を行う．同時に胆管ドレナージからの胆汁採取が可能であれば好気性や嫌気性を問わず菌種の同定に努める．これにより的確な抗菌薬の選定に役立つ．急性胆管炎と診断した時点から全例に抗菌薬の投与を行う[1]．基本的な投与法，投与量および投与経路は，full doseの抗菌薬を静注投与することが原則であり，耐性菌や菌交代現象を念頭におき漫然とした投与は行わない．薬剤選択に際し，① 想定される起炎菌に対する抗菌力，② 抗菌薬の胆道移行性，③ 胆管炎の重症度，④ 胆道閉塞の有無，⑤ その患者に対する過去の抗菌薬投与歴，⑥ その施設での過去の起炎菌検出状況などを常に考慮し行う．

搬送基準

　急性胆管炎は放置すると容易に重症となり，敗血症により短期日で死亡する可能性がある病態である．保存的治療の致死率は83〜100%であると報告されている[1]．とりわけ，重症胆管炎の治療には厳重な全身管理とともに緊急胆道ドレナージを行うことが必須となる．中等症でも速やかな胆道ドレナージができなければ早めに治療可能な施設に搬送することが必要である．

急性胆囊炎の診断基準（表4）

　急性胆囊炎は虫垂炎とともに急性腹症の代表的な疾患であり，基本的治療は胆囊摘出術である．胆道炎などが専門でない医師にもガイドラインにより的確な診断と治療が可能となり，全体として良好な治療結果へと繋がる．診断基準では，身体所見としての右季肋部痛（心窩部痛），圧痛，筋性防御，Murphy signのいずれかと発熱または白血球数とCRP値の上昇を認めると急性胆囊炎の疑診となる．これらは急性胆囊炎を疑う身体所見として広く知られ，これに画像診断が揃えば確診となる．偽陽性となりえる炎症臓器は，右上腹部に存在する胆管，十二指腸，

表 4　急性胆嚢炎の診断基準

本邦ガイドライン[1]	英文ガイドライン（TG07）[2]
A　右季肋部痛（心窩部痛），圧痛，筋性防御，Murphy sign B　発熱，白血球数または CRP の上昇 C　急性胆嚢炎の特徴的画像検査所見	A．Local signs of inflammation etc.： 　（1）Murphy's sign, （2）RUQ mass/pain/tenderness B．Systemic signs of inflammation etc.： 　（1）Fever, （2）elevated CRP, （3）elevated WBC count C．Imaging findings： 　Imaging findings characteristic of acute cholecystitis
疑診：A のいずれかならびに B のいずれかをみとめるもの 確診：上記疑診に加え，C を確認したもの	Definite diagnosis （1）One item in A and one item in B are positive （2）C confirms the diagnosis when acute cholecystitis is suspected clinically

ただし，急性肝炎や他の急性腹症，慢性胆嚢炎が除外できるものとする．

〔文献 1），2）より引用〕

表 5　急性胆嚢炎における画像診断と推奨度

検査	推奨度	画像所見
超音波	A	胆嚢腫大，胆嚢壁肥厚，胆嚢結石，デブリエコー，ガス像，胆嚢周囲の液体貯留，胆嚢壁 sonolucent layer など，sonographic Murphy sign が診断に有用
X 線 CT	B	胆嚢拡張，胆嚢壁肥厚，胆嚢周囲の液体貯留，漿膜下浮腫，胆嚢内ガス像，胆嚢周囲脂肪織内の線状高吸収域，壁内ガス像，胆嚢内腔の膜様構造，胆嚢壁の像影不良，胆嚢周囲膿瘍など
MRI	B	胆嚢頸部結石，胆嚢管結石の描出良好，T2 強調画像における pericholecystic high signal が急性胆嚢炎の診断に有用

〔文献 1）より引用〕

肝彎曲部結腸，膵頭部，右腎臓などがある．臨床的には，一部の十二指腸潰瘍症例では同様の身体所見と食事未摂取のために画像所見として胆嚢拡張所見が加わり，急性胆嚢炎と確診となる所見が揃う例もあり，鑑別する必要がある．

本邦ガイドラインにおける急性胆嚢炎の各種画像診断法の特徴的な所見とその推奨度を一覧にまとめた（**表 5**）．急性胆嚢炎の第一の原因として胆嚢内結石が挙げられる．超音波検査は，推奨度レベル A の画像診断第一選択の検査法であり，その診断に習熟すると特徴的な種々の炎症所見を得ることが可能となる．肥満や手術既往などにより明瞭な胆嚢描出ができない場合には，X 線 CT や MRI による検査が必要となる．最近，ダイナミック CT の動脈相において急性炎症をきたした胆嚢の肝床部に限局的な造影効果を認める所見が急性胆嚢炎の画像診断所見として注目されている．

改訂予定箇所

本邦ガイドラインと TG07 の診断基準は基本的には同じ項目からなっている．

発売後，その診断基準には大きな問題点は指摘されていない．しかし，TG07 の診断基準については，確診の表現が曖昧で利用しにくい．そのため，本邦ガイドラインは 2012 年度末に出版が予定され，英文ガイドラインは 2013 年度に TG13 として J Hepatobiliary Pancreat Science に掲載され，内容が統一される予定である．

■ 急性胆嚢炎の重症度判定基準（表6）

重症度判定としては，胆嚢周囲膿瘍，胆管拡張などの胆嚢周囲への炎症の波及の評価と予後規定因子を用いて基準がつくられた[1]．概念的には緊急の手術や措置が必要な病態を重症と分類し，緊急でないが早期に措置が必要な病態を中等症，保存療法で様子をみてよいと判断した病態を軽症と規定している．

急性胆嚢炎の本邦ガイドラインでの重症度は，胆嚢，胆嚢周囲の炎症にほぼ比例するため，画像診断が重症度判定に重要である．それぞれの画像診断法により得意な所見描出能が異なる．超音波検査は，胆嚢のサイズ，結石の有無，胆嚢壁の肥厚程度やその層構造に有用である．一方，胆嚢壁の血流障害の有無を確認する必要がある壊疽性胆嚢炎の診断には，造影効果の有無を確認できる造影 CT 検査が有用である．MRCP は，胆管走行形態や拡張の有無の情報を得るのに適している．

表6　急性胆嚢炎の重症度判定基準

本邦ガイドライン[1]	英文ガイドライン（TG07）[2]
軽症急性胆嚢炎 急性胆嚢炎の内，「中等症」「重症」の基準を満たさないものを「軽症」とする．	Mild acute cholecystitis does not meet the criteria of "severe（GradeⅢ）" or "moderate（GradeⅡ）" acute cholecystitis. Grade I can also be defined as acute cholecystitis in a healthy patient with no organ dysfunction and only mild inflammatory changes in the gallbladder.
中等症急性胆嚢炎 急性胆嚢炎の内，以下のいずれかを伴う場合は「中等症」である． ① 高度の炎症反応（白血球数>14,000/mm³または CRP>10 mg/dl） ② 胆嚢周囲液体貯留 ③ 胆嚢壁の高度炎症性変化：胆嚢壁不整像，高度の胆嚢壁肥厚	Moderate acute cholecystitis is accompanied by any one of the following conditions： 1．Elevated WBC count（>18,000/mm³） 2．Palpable tender mass in the right upper abdominal quadrant 3．Duration of complaints>72ha 4．Marked local inflammation（biliary peritonitis, pericholecystic abscess, hepatic abscess, gangrenous cholecystitis, emphysematous cholecystitis）
重症急性胆嚢炎 急性胆嚢炎の内，以下のいずれかを伴う場合は「重症」である． ① 黄疸＊ ② 重篤な局所合併症：胆汁性腹膜炎，胆嚢周囲膿瘍，肝膿瘍 ② 嚢捻転症，気腫性胆嚢炎，壊疽性胆嚢炎，化膿性胆嚢炎	Severe acute cholecystitis is accompanied by dysfunction in any one of the following organs/systems： 1．Cardiovascular dysfunction（hypotension requiring treatment with dopamine≧5 μg/kg per min, or any dose of dobutamine） 2．Neurological dysfunction（decreased level of consciousness） 3．Respiratory dysfunction（PaO₂/FiO₂ ration<300） 4．Renal dysfunction（oliguria, creatinine>2.0 mg/dl） 5．Hepatic dysfunction（PT-INR>1.5） 6．Hematological dysfunction（platelet count<100,000/mm³）

〔文献1），2）より引用〕

表6に本邦ガイドラインとTG07の重症度判定基準を示す．軽症急性胆嚢炎については大きな違いはないが，重症と中等症については異なる．臨床上の判断までのポイントを以下に示す．

重　症：本邦ガイドラインでは，重症胆嚢炎は，胆嚢局所の炎症が極度に進行した胆嚢炎または急速に高度の炎症状態に陥る胆嚢炎であり，それを放置すれば重篤な全身状態悪化に陥るため緊急手術や胆嚢ドレナージが必要となる病態を指している．一方，TG07では炎症が進行し全身の臓器障害をきたし，呼吸や循環管理などの集中治療を要する状態を指している．

中等症：基本的には同様であるが，炎症反応を示す白血球数が本邦ガイドラインでは14,000/mm^{3}であり，TG07では18,000/mm^{3}と基準値が異なる．さらに，TG07では症状の持続が72時間以上の項目が追加されている．両ガイドラインとも緊急手術や胆嚢ドレナージが必要となる状態を指している．

改訂予定箇所

発行予定の両ガイドラインにおける急性胆嚢炎の重症度判定基準は，現行のTG07の内容に統一され，疑診と確診については本邦ガイドラインの表現に一致させる予定である．

急性胆嚢炎治療の注意点

急性胆嚢炎の治療は原則として胆嚢摘出を前提とし，術前全身状態改善のため初期治療（絶食，十分な輸液と電解質の補正，鎮痛剤，抗菌薬投与）を行う．重症度と発症からの日数などにより選択する術前処置と術式が決まる．発症から3～4日以上経過し，胆嚢局所の炎症が高度となった症例では胆嚢ドレナージ（PTGBDや開腹ドレナージなど）により急性胆嚢炎を鎮静化させ，その後速やかに胆嚢摘出術を行う選択肢がある．重症例では全身状態の改善の治療が主体であり，その改善のために必要な胆嚢ドレナージや胆嚢摘出術の措置を行う．術式は術者の得意な術式を選択し，安全な手術を行うことが大切である．

PTGBD後の手術時期について高いエビデンスレベルの報告は渉猟できない．すでにPTGBDは発症後早期の胆嚢摘出術の時期を過ぎた症例に対し胆嚢炎の鎮静化目的で広く施行されている．PTGBD施行後1～2週間以内が手術を行うのに適した時期であるといわれている．一方，PTGBDには種々の特有な合併症（肝内血腫，出血，カテーテルの逸脱，胆汁性胸水，胆汁性腹膜炎など）があり，注意を要する．

急性胆嚢炎に対する早期手術は有用である．しかし，早期手術を行うには実地臨床上では以下の問題がある．①外科医が予定手術や外来業務で忙しく緊急手術に対応できない，②手術室の救急手術対応困難，③診断部門の対応ができないなど，さらに④麻酔医不足が顕著な状況がさらに緊急手術や早期手術を困難としていることなどが考えられる．このように，緊急手術や早期手術は，個々の施設の対応能力に左右されているのが現状である．

米国Medicare登録症例約3万名の急性胆嚢炎患者の分析では，胆嚢摘出術などの根本的治療を完遂できなかった患者のその後2年間で38％に胆嚢結石関連の再入院が必要であったとの報告がある[5]．この報告結果は，胆嚢結石による急性胆嚢炎に対する保存的治療後や胆嚢ドレナージ後に胆嚢摘出術の適応を患者に説明するうえで有用である．

最近，抗血小板薬や抗凝固剤を内服している高齢者の急性胆嚢炎患者に遭遇する機会が増えている．現行のガイドラインの診療指診には，このような症例の治療方針は触れられていない．胆嚢の急性炎症期は手術手技の如何にかかわらず炎症のため出血しやすく，さらに止血能が低下する薬を使用している患者背景のため胆嚢摘出術は第一選択の術式とはなり難い．そのため，保存的治療，外科的胆嚢外瘻術，経皮的

胆囊ドレナージおよび胆囊摘出術から適した治療法を選択する．

搬送基準

重症例では，自施設でその治療が不可能であれば速やかに対応可能な他施設へ搬送する必要がある．中等症や軽症でも初期治療に反応しない場合には対応可能な施設に速やかに搬送・紹介する．急性胆囊炎は良性疾患であるが，炎症が高度化すると摘出術が難しくなり外科医の負担も無視できず，胆管損傷などの合併症増加が危惧されるので早めの対応が望ましい．

細菌学的検査と抗菌薬

急性胆囊炎例における細菌学的診断は，感染細菌の同定とその感受性のある適切な抗菌薬投与に繋がる．感染細菌の同定を待たずに抗菌薬の予防的投与は一般的であり，急性胆囊炎と診断がつき次第に原則として全例が抗菌薬投与の対象となる．投与量は full dose の抗菌薬を静注することが原則とされている．

開腹胆囊摘出術か腹腔鏡下胆囊摘出術か？

腹腔鏡下胆囊摘出術は開腹胆囊切除術に比較し術後入院日数が有意に短く，合併症発生率は低く，多くの施設で第一選択の術式となっている．しかし，最近の小切開法胆囊摘出術との無作為比較対象試験の結果では，術後合併症，退院時疼痛の程度，病気療養期間，直接費用などは差がない[6]．腹腔鏡下胆囊摘出術では胆管損傷が多いとされ，その回避には術中に Calot 三角内の脂肪織や結合織を取り除きスケルトン化する critical view[7] の術野展開が重要となる．高度の胆囊炎例では，十分な critical view[7] の作製が難しい場合が多く，その作製が困難なことが開腹手術への移行の判断根拠となる．一方，解剖不明瞭や剥離困難などの理由で完全な胆囊摘出が困難な場合には，熟練した術者により開腹下や腹腔鏡下に胆囊壁を一部残す術式（subtotal cholecystectomy）が行われている．

まとめ

急性胆囊炎と急性胆管炎の治療はガイドラインに示される治療法が提示されている．とりわけ致死的病態に陥りやすい急性胆管炎は的確で迅速な治療が要求される．十分にガイドラインを理解し，適正な治療手順を追うことが要求されている．

文献

1) 急性胆道炎の診療ガイドライン作成出版委員会：科学的根拠に基づく急性胆管炎・胆囊炎の診療ガイドライン．2005，医学図書出版，東京
2) Tokyo Guidelines for the management of acute cholangitis and cholecystitis. J Hepatobiliary Pancreat Surg 2007；14：1-121
3) 桐山勢生，熊田 卓，谷川 誠，他：実地医家から見た「急性胆管炎・胆囊炎の診療ガイドライン」の検証．日本腹部救急医学会雑誌 2011；31：475-482
4) 横江正道，長谷川洋，真弓俊彦，他：胆道炎ガイドラインの診断基準は Charcot 3 徴・Murphy 徴候を超えられる？ 日本腹部救急医学会雑誌 2011；31：483-487
5) Riall TS, Zhang D, Townsend Jr. CM, et al：Failure to perform cholecystectomy for acute cholecystitis in elderly patients is associated with increased morbidity, mortality, and cost. J Am Coll Surg 2010；210：668-679
6) Purkayastha S, Tilney HS, Georgiou P, et al：Laparoscopic cholecystectomy versus mini-laparotomy cholecystectomy：a meta-analysis of randomized control trials. Surg Endosc 2007；21：1294-1300
7) Strasberg SM, Hertl M, Soper NJ：An analysis of the problem of biliary injury during laparoscopic cholecystectomy. J Am Coll Surgeons 1995；180：101-125

（山下裕一）

粘液産生胆道腫瘍の分類

胆・膵

　胆道腫瘍のなかには，著明な粘液産生能のために，胆管のびまん性拡張，開大乳頭からの粘液の排泄，粘液による閉塞性黄疸などの特徴的な臨床像を呈する一群が存在する．このような胆道腫瘍は粘液産生腫瘍と定義されている[1)～4)]．

　粘液産生腫瘍の分類については，明確な定義はないが，一般的に胆管内乳頭状腫瘍（intraductal papillary neoplasm of bile duct；IPNB，図 1a）と粘液性囊胞腫瘍（mucinous cystic neoplasm；MCN，図 1b）の二つに大別されてきた[2),3)]．中沼，全らによりこれらが膵の intraductal papillary-mucinous neoplasm（IPMN）や MCN のカウンターパートに相当すると提唱されてきたことによる[5),6)]．

　WHO 分類の第 4 版[7)]より，胆管癌の前駆病変・早期病変として，IPNB が扱われているが，粘液の有無については言及されていない．すなわち IPNB のなかには粘液を産生しない腫瘍群も含まれる．

　MCN は粘液を内包する多房性または単房性腫瘍で，胆管と交通がなく，ovarian-like stroma をもつことが特徴であり，まれな疾患である[7)]．

　表に IPNB と MCN の特徴の比較を示す．本稿では IPNB，MCN について説明する．

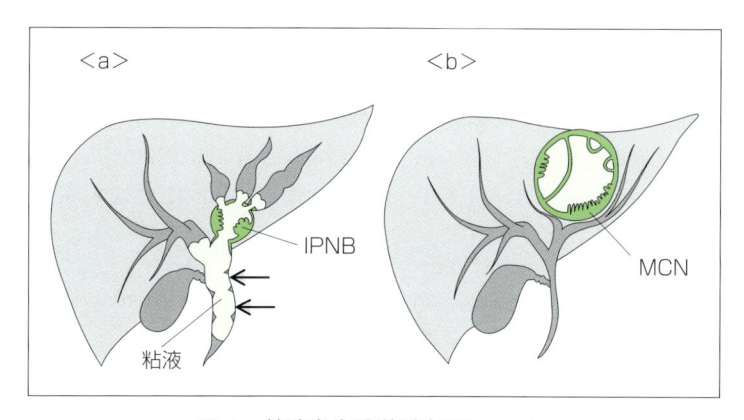

図 1　粘液産生胆道腫瘍のシェーマ
a：IPNB．粘液により囊胞様腫瘍となり，胆道系全体が拡張している．矢印のごとく腫瘍下流の拡張が特徴的である．
b：MCN．胆管との交通を認めない，多房性の囊胞性腫瘍．胆管の拡張は認められない．

表　IPNB と MCN の特徴

	IPNB	MCN
頻度	アジアで多い	本邦ではまれ
性差	ほぼ同等	ほとんど女性
年齢	中高年	中年
好発部位	総胆管〜左肝管	肝左葉，尾状葉
大きさ	10 cm 以下	10 cm 以上
悪性度	ほとんど癌化している	大部分は腺腫
被膜	なし	あり
隔壁	なし	多房性，まれに単房性
胆管との交通	あり	なし
卵巣様間質	なし	あり
表層進展	あり	なし
胆管の拡張	あり	上流のみ拡張することあり

IPNB

定義・分類

　IPNB は胆管内に発育する乳頭状腫瘍の総称である．胆管内に発育するため，一見嚢胞状腫瘍に見えても，それは拡張した胆管であり，腫瘍と胆管は交通する（図 1a）．IPNB の明確な診断基準はないが，① 肉眼所見で腫瘍は乳頭状あるいは顆粒状に胆管内に発育する，② 病理所見では胆管壁から分枝状に伸びる線維血管間質を芯にもち，それを取り囲むように乳頭状構造を形成する，という 2 点を満たすことが一般的である[5),8)]．

　WHO 分類では異型上皮〜上皮内癌を IPNB with intraepithelial neoplasia，浸潤癌を IPNB with an associated invasive carcinoma と定義している[7)]．

臨床病理像

　IPNB のうち粘液産生を認めるものは，およそ 1/3 である[5),8)]．本疾患は肝内では左葉に多いことが知られる[1)]．

　画像診断は multi detector-row CT（MDCT）と内視鏡的逆行性胆管造影（ERC）が有用である．一般的に胆管癌は閉塞起点となり，腫瘍より上流の胆管が拡張するが，粘液産生型 IPNB では下流側も粘液で拡張する[9)]．また，閉塞起点を認めないにもかかわらず，不自然に胆道系全体が拡張することもある[1)]（図 2a, b）．また，粘液の流出が不良な場合は，嚢胞様に胆管が拡張し，しばしば MCN との鑑別に苦慮する（図 2c, d）．もっとも拡張の強い胆管周囲に病変の存在が疑わしいので，その周囲を重点的に検索すると，乳頭状腫瘍を認めることが多い．乳頭状腫瘍はその線維血管間質が造影剤で染まるので，樹枝状の腫瘍として描出される．ERC では粘液は欠損像として描出される（図 3）．

　MDCT と ERC の胆管像の相違が，胆管内の粘液の存在を示す[8),9)]．術前，術中に胆管との交通が確認できない場合でも，摘出標本の造影により，胆管との交通が確認できる．摘出標本では，腫瘍は乳頭状あるいは顆粒状に増殖し，しばしば表層拡大を認める（図 4）．病理所見では多くの症例で癌化している[3),10)]．

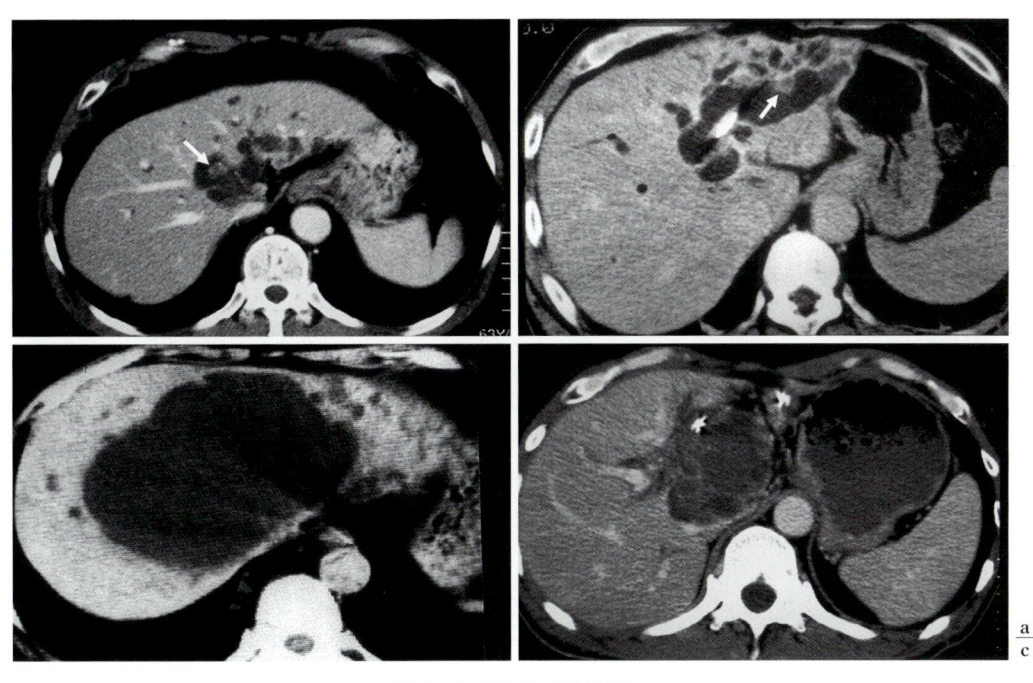

図2 IPNB の CT 画像
a，b：胆管拡張型．拡張した肝内胆管内に乳頭状腫瘍（矢印）を認める．
c，d：囊胞型．肝内に比較的大きな単房性（c），または多房性（d）の囊胞状腫瘍を認める．

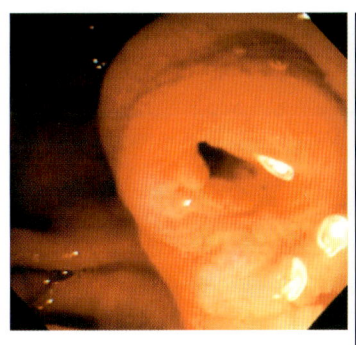

図3 IPNB の乳頭部内視鏡像と胆管像
a：十二指腸乳頭部の開大と粘液の排出を認める．
b：左肝管に囊胞状腫瘍を認め，総胆管には粘液による陰影欠損を認める．

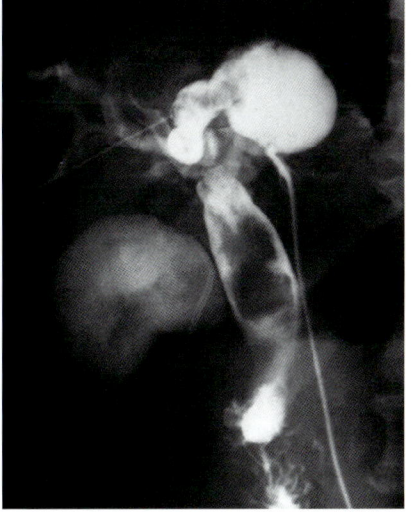

■ 臨床での注意点

われわれは IPNB を胆管拡張型（ductectatic type）と囊胞型（cystic type）に分類してきた[2)〜4)]．諸家の報告で，胆管との交通が十分に検討されておらず，卵巣様間質を認めない MCN の多くは，IPNB の cystic type に分類されると考える[10)]．

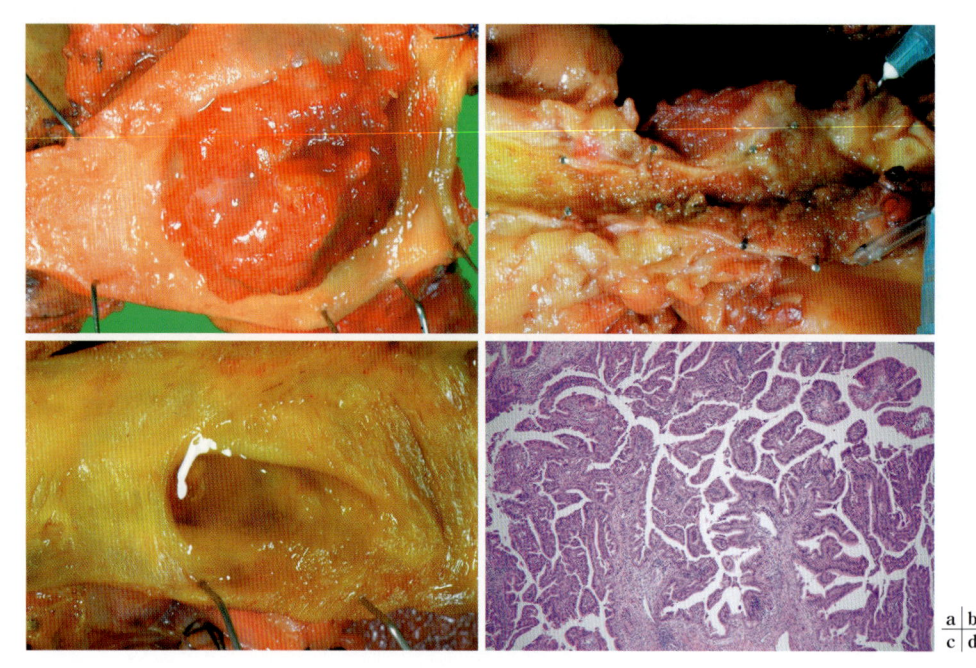

図 4 IPNB の病理標本
a, b：肉眼像は乳頭状（a）あるいは顆粒状腫瘍（b）を形成する．
c：1/3 の症例で粘液を認める．
d：胆管内には胆管壁から分枝状に伸びる線維血管間質を芯にもつ乳頭腺癌を認める．

MCN

定義・分類

胆管との交通を認めない多房性または単房性の囊胞性腫瘍で，内部には粘液を貯留する．囊胞壁は粘液陽性の腫瘍性の被覆上皮で覆われており，腺腫～腺癌を認め[6]，さらに粘膜下に卵巣様間質を認める[7]．

WHO 分類では異型上皮～上皮内癌を MCN with intraepithelial neoplasia，浸潤癌を MCN associated with invasive carcinoma と定義している[7]．

臨床病理像

多くは中年女性に発症し，肝内とりわけ左葉，尾状葉を占拠することが多い[10]．多くは単発である．欧米と比較し，アジアでは MCN はきわめてまれである[10]．

腹痛や腹部膨満を契機に発見されることが多く，診断時には腫瘍は IPNB と比較し巨大であることが多い．画像診断は MDCT が有用である（**図 5a**）．腫瘍より上流の胆管は，圧排，浸潤により拡張していることがあるが，下流は拡張を認めない．これは胆管との交通がなく，胆管内に粘液を認めないためであり，IPNB との鑑別になる[9]．摘出標本では，腫瘍内に粘液を多量に含み，内膜上皮に乳頭状腫瘍を認める．病理所見では卵巣様間質を認め（**図 5d**），免疫

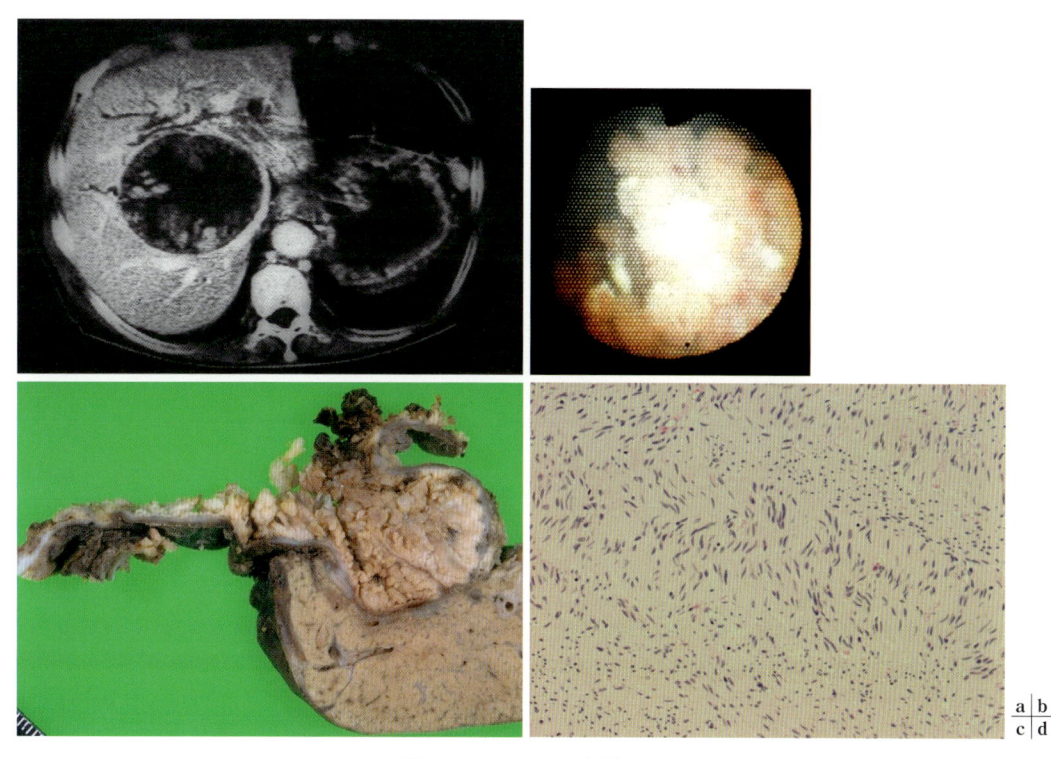

図5 MCN の1症例
a：腹部 CT．囊胞内に乳頭状腫瘍を認める．
b：経皮経肝胆道鏡．胆管内の乳頭状腫瘍を確認できる．
c：固定標本割面．乳頭状腫瘍と肥厚した囊胞壁を認める．
d：組織像．囊胞壁には卵巣様間質を認める．

染色で ER，PgR が高率に陽性となる[10]．多くの症例は腺腫レベルにとどまっているが，ごくまれに浸潤癌を認める[10]．

■ 臨床での注意点

胆管との交通の有無を確認するのに，切除標本の胆管造影が最適と考える．諸家の報告において，卵巣様間質を伴わない MCN が散見されるが，その多くは cystic type の IPNB である可能性が高い[9),10]．

一方，卵巣様間質を伴っているが，胆管との交通を確認できる症例については，MCN とすべきか，IPNB とすべきか，議論のあるところである．

■ 治療方針

いずれの腫瘍も術前画像で，腺腫なのか，浸潤癌なのか，診断するのが困難であることが多く，可能であれば通常型胆道癌，肝内胆管癌に準じた手術を選択する．

粘液産生腫瘍は，通常型胆道癌と比較し，発育が遅く予後が良好であるため，積極的な治療が望まれる[2),3]．これは腫瘍が slow growing な性格であることに起因していると考えられる[2]．

■ 重症度

さまざまな病理像を呈するものの，臨床家にとっては胆道癌の亜型であり，重症度は胆道癌取扱い規約，肝癌取扱い規約および TNM 分類に準じて分類すればよい．

予後は通常型胆道癌と比較し，乳頭状腫瘍は良好と報告されているが[2,3]，粘液の有無による予後の差は不明である．

■ まとめ

粘液産生腫瘍の分類および疾患概念は，未だ定まっていない．今回は病理医が提唱する膵 IPMN および MCN のカウンターパートとして胆道疾患にそのまま当てはめた分類を採用した．今後の本疾患概念の変化に注視する必要がある．

文 献

1) 江畑智希，横山幸浩，伊神 剛，他：胆道疾患―粘液産生胆道癌―MDCT を基本とした治療戦略．消化器外科 2011；34：1203-1212
2) 伊神 剛，他：診断法の進歩―粘液産生胆管癌の診断方法．肝胆膵 2008；57：93-98
3) 髙橋 祐，江畑智希，横山幸浩，他：粘液産生胆管腫瘍．臨牀消化器内科 2011；26：503-511
4) Shibahara H, Tamada S, Goto M, et al：Pathologic features of mucin-producing bile duct tumors：two histopathologic categories as counterparts of pancreatic intraductal papillary-mucinous neoplasms. Am J Surg Pathol 2004；28：327-338
5) Zen Y, Fujii T, Itatsu K, et al：Biliary papillary tumors share pathological features with intraductal papillary mucinous neoplasm of the pancreas. Hepatology 2006；44：1333-1343
6) 中沼安二，全 陽，板津慶太：胆管内乳頭状腫瘍 intraductal papillary neoplasm of bile duct（IPNB）―新しい疾患概念の提唱とその病理学的スペクトラム．胆道 2007；21：45-54
7) Bosman FT；World Health Organization and International Agency for Research on Cancer：WHO classification of tumours of the digestive system. World Health Organization classification of tumours（4th ed）. 2010, 417, International Agency for Research on Cancer, Lyon
8) Ohtsuka M, Kimura F, Shimizu H, et al：Similarities and differences between intraductal papillary tumors of the bile duct with and without macroscopically visible mucin secretion. Am J Surg Pathol 2011；35：512-521
9) Takanami K, Yamada T, Tsuda M, et al：Intraductal papillary mucininous neoplasm of the bile ducts：multimodality assessment with pathologic correlation. Abdom Imaging 2011；36：447-456
10) Zen Y, Pedica F, Patcha VR, et al：Mucinous cystic neoplasms of the liver：a clinicopathological study and comparison with intraductal papillary neoplasms of the bile duct. Mod Pathol 2011；24：1079-1089

（尾上俊介，江畑智希，梛野正人）

胆・膵

胆管癌
の病型分類（胆道癌取扱い規約）

　胆管癌[1)]の定義は，肝門部，上部，中部，下部胆管に原発する癌腫をいう．その存在部位から肝門部胆管癌(左右肝管癌,肝管合流部癌)，上部胆管癌，中部胆管癌，下部胆管癌，広範囲胆管癌に分類される．また肉眼形態より乳頭型，結節型，平坦型，その他に分類される．それらについて症例を呈示し，進展度分類に従って治療法を述べる．

■ 存在診断

- 肝門部胆管癌（腫瘍の局在により，左右肝管癌と肝管合流部癌に分けられる）
  1）左右肝管癌（図 1）
  2）肝管合流部癌（図 2）
- 上部胆管癌（図 3）
- 中部胆管癌（図 4，5）
- 下部胆管癌（図 6）
- 広範囲胆管癌

■ 肝管癌

　左右の肝管のどちらかに限局して存在し両葉にまたがらないことが重要であり，外科的手術の適応となる．この症例では右肝管に限局し（図 1），左肝管へ浸潤していないことを胆道鏡で確認し，拡大右葉切除術を施行した．癌が腹腔内にリンパ節転移をしているかどうかで予後が左右される．

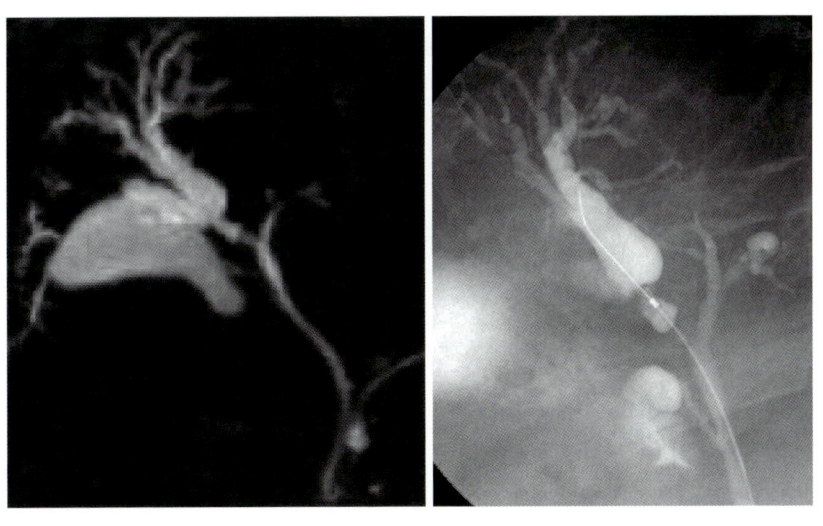

図 1　右肝内胆管癌
MRCP と ERCP で右肝内胆管の狭窄と末梢の拡張を認める．

肝門部胆管癌

　肝管合流部に癌が局在し，肝右葉前区域，肝右葉後区域，肝左葉への局在および浸潤の程度によって外科的手術または放射線・化学療法が選択される．

　手術で肝臓側胆管断端陽性により非治癒切除になる症例が多いことより，術前に直接胆道造影，胆道鏡，生検組織診断などにより胆管内の局在診断することは重要である[2]．Bismuth IV型のように左右の肝内胆管への浸潤が認められる場合は，手術が困難である（図2）．またリンパ節転移が認められる場合には手術をしても予後不良のため[3,4]，胆管ステント留置後に放射線・化学療法を行う．胆管ステントは両葉に金属ステントを留置することで，プラスチックステントや片葉ドレナージ術より優位に開存率が良好と考えられる[5]が，金属ステントによる片葉ドレナージ術と有意差がないという報告[6]もあり，現時点においてどちらが有意かははっきりしていない．

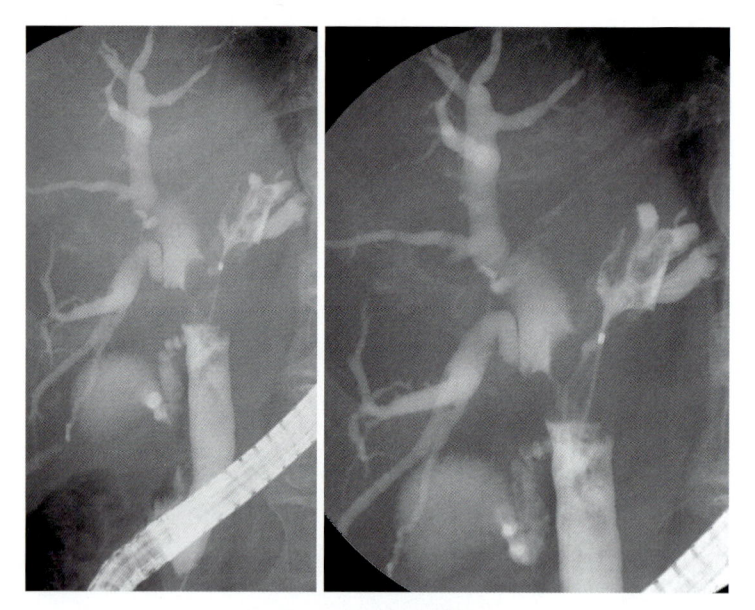

図2　肝門部胆管癌
左右の胆管への浸潤を認め，肝門部リンパ節の転移を認めた．

上部胆管癌

総胆管上部に腫瘍が存在する（図3）が，左右の肝管への進展の状況により手術の適応が限定される．また胆囊，肝床部，血管への浸潤が高度な場合には手術困難である．このような場合には，閉塞部より上流へのドレナージを施行し，放射線および化学療法を選択する．

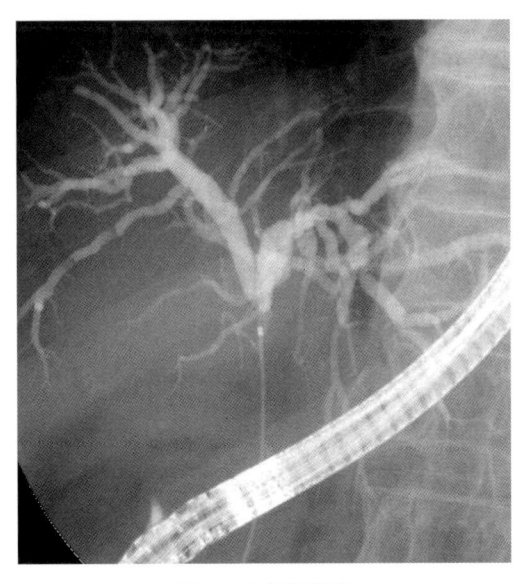

図3 上部胆管癌
ERCPで上部胆管に狭窄を認める．開腹手術で周囲への浸潤が高度のため切除不能であった．

中部胆管癌

総胆管中部に位置し，黄疸などを契機に診断され（図4），手術が施行される（図5）．

肝門部への上流側や膵臓側への下流への癌の進展を正確に診断することが重要である．部位的に切除可能な症例が多いことより，遠隔転移がなければ手術が施行される．遠隔転移が認められた場合には，胆管ステント留置と放射線・化学療法が選択される．

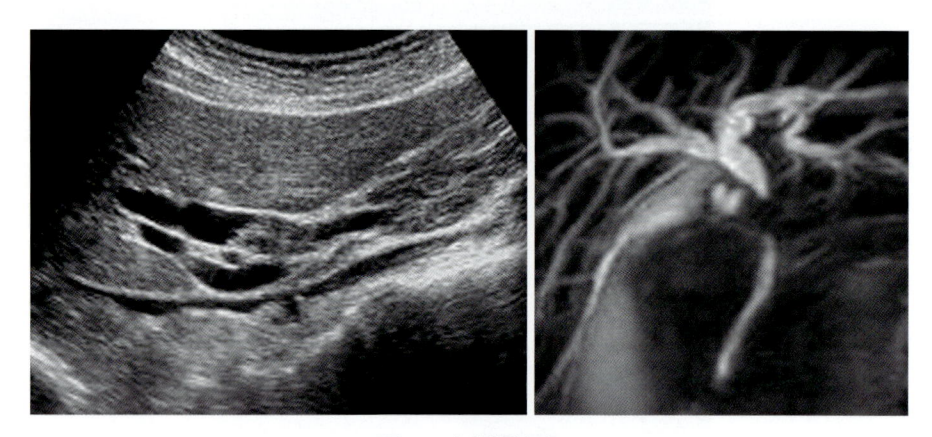

図 4 中部胆管癌
肝障害で US を施行し，総胆管に腫瘤を認め，MRCP では総胆管中部に狭窄を認める．

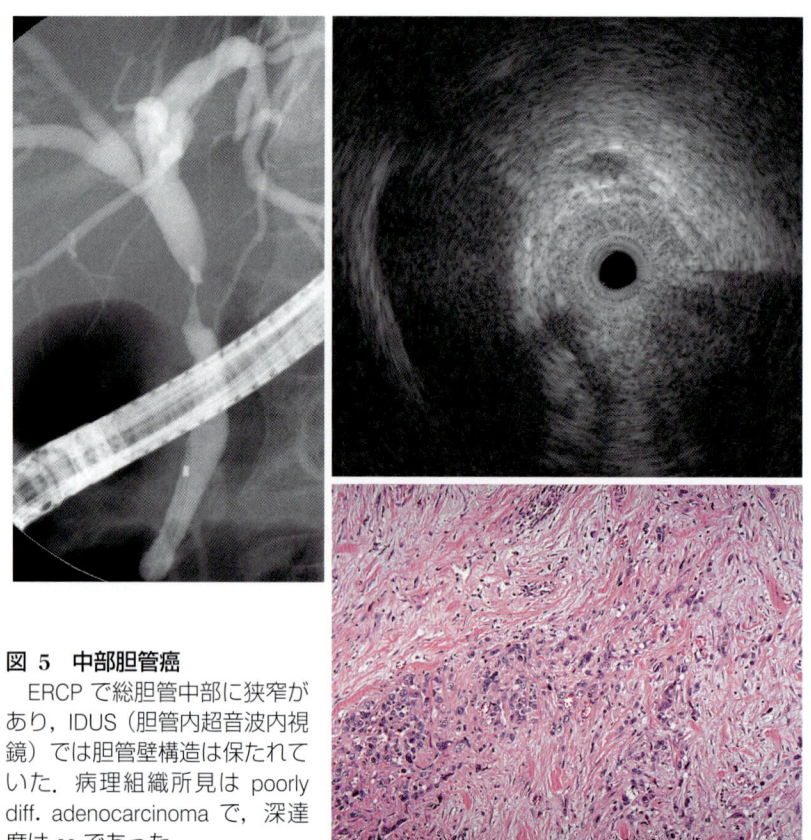

図 5 中部胆管癌
ERCP で総胆管中部に狭窄があり，IDUS（胆管内超音波内視鏡）では胆管壁構造は保たれていた．病理組織所見は poorly diff. adenocarcinoma で，深達度は ss であった．

下部胆管癌

中部胆管癌と同様に黄疸や腹痛などを契機に診断される（図6）．

総胆管上部への癌の進展や膵臓への浸潤を術前に診断することは重要である．術式は膵頭十二指腸切除術が選択されるが，腫瘍が小さく早期の場合には幽門輪温存膵頭十二指腸切除術が選択される．膵内胆管への浸潤を診断するのは，内視鏡超音波（EUS）や管腔内超音波（IDUS）を用いても難しいようである[7]．原則的には手術だが，腹水や遠隔転移を伴う症例では胆管ステント留置と放射線・化学療法を考慮する．

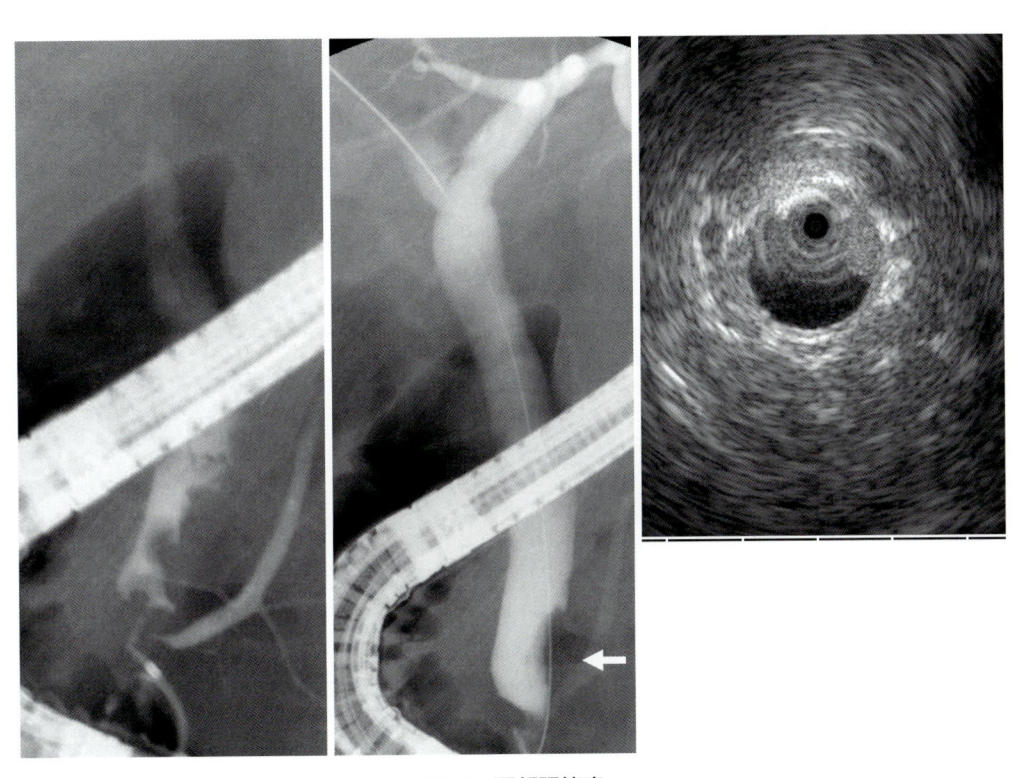

図 6　下部胆管癌
急性胆嚢炎で受診し，総胆管下部に腫瘤を認め，生検で group V．IDUS では壁構造は保たれていた．組織は papillary adenocarcinoma, INFβ, ss, ly$_0$, v$_0$, pn$_0$, pGinf$_0$, pPanc$_0$, pDu$_0$, N (−)．

広範囲胆管癌

総胆管上部から下部までのように，広範囲に胆管癌が認められることがある．胆管像では総胆管の全体的な狭窄より，原発性硬化性胆管炎（PSC）との鑑別が重要である．そのため組織診断や細胞診を必ず施行し，炎症性疾患と鑑別する必要がある．

肉眼形態

乳頭型（図7，8）
1）乳頭膨張型
2）乳頭浸潤型

結節型（図9）
1）結節膨張型
2）結節浸潤型

平坦型（図10）
1）平坦膨張型
2）平坦浸潤型

乳頭型

　胆管癌の約30％程度で，乳頭膨張型と乳頭浸潤型に分けられる．

　胆道鏡所見では，腫瘍は発赤し，乳頭状の形態が特徴である（図7）．乳頭型の場合には，胆管粘膜を表層進展する場合が多く（図8），経口または経皮胆道鏡や胆管生検などを用いて胆管癌の水平進展を診断することが重要である．

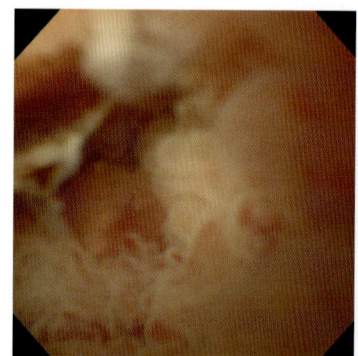

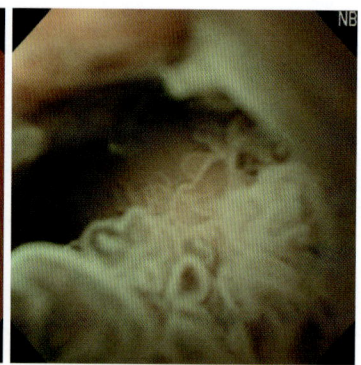

図 7　乳頭型
腫瘍は乳頭状形態を呈し，腫瘍血管を認める．

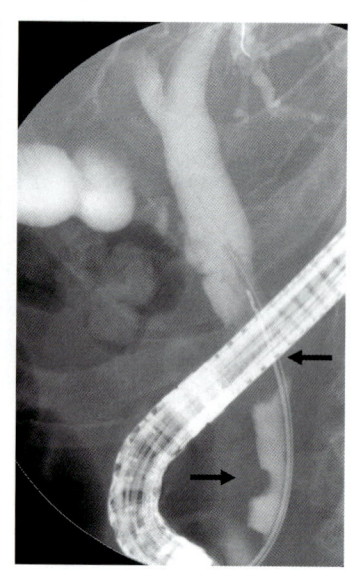

図 8　乳頭型
主病変は総胆管中部に認められるが，下部にも小隆起性病変が認められる．

■ 結節型

　結節型は胆管癌に多い形態である．結節膨張型と結節浸潤型に分けられる．胆道造影では狭窄像として認められるが，胆道鏡像では中心は狭窄し，辺縁は結節状隆起の形態を呈する（図9）．

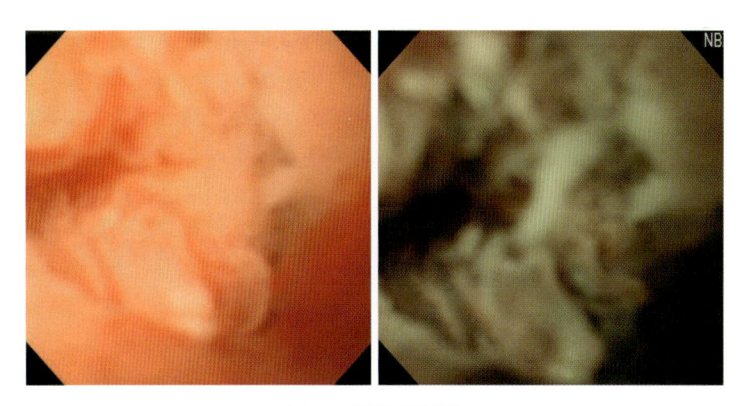

図 9　結節膨張型
総胆管に狭窄を認め，内視鏡像は辺縁は結節状に隆起している．

■ 平坦型

　平坦型は平坦膨張型と平坦浸潤型に分けられる．平坦型を早期に診断することは難しく，浸潤した状態で診断される．胆道造影では狭窄像として認められるが，胆道鏡では腫瘍辺縁には隆起は認められない（図10）．

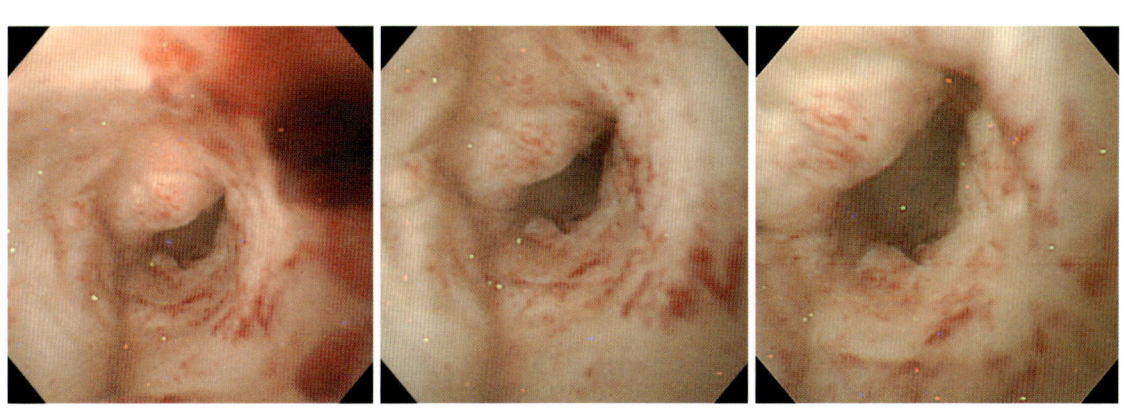

図 10　平坦浸潤型
狭窄部には隆起所見はないが，白色調で易出血性である．

総合的進行度分類

上部・肝門部胆管癌では，stage IVで診断されることが約40%で，比較的進行した状態で診断される．中・下部胆管癌ではstage Iで約20%が診断される[8]．これは肝障害や黄疸などが出現するために，比較的早期に診断されると考えられる．

stage I

腫瘍が粘膜層（m），線維筋層（fm）までの症例で，リンパ節転移，肝転移，腹膜転移，遠隔転移がない症例である．手術後の5年生存率は上部・肝門部胆管癌で約47%[8]から肝門部胆管癌で74%であった[9]．中・下部胆管癌では約54%であった[8]．

stage II

腫瘍が漿膜下層（ss）までで，リンパ節転移がない症例か，腫瘍がm，fmまでで1群リンパ節に転移がある症例である．手術後の5年生存率は上部・肝門部胆管癌で30%[8]から肝門部胆管癌で43%[9]，中・下部胆管癌で33%であった[8]．

stage III

腫瘍がssまでに留まり，2群リンパ節転移までの症例か，腫瘍が漿膜に露出（se）しているが1群リンパ節までの症例である．5年生存率は上部・肝門部胆管癌で19%[8]から肝門部胆管癌で36%[9]であった．中・下部胆管癌は20%程度であった[8]．

stage IV

stage IIIを超えている症例で肝転移，腹膜転移，遠隔転移がない症例をIVaとし，肝転移，腹膜転移または遠隔転移がある症例をIVbとする．5年生存率は肝門部胆管癌でIVaが34%，IVbが9%[9]から，stage IVとしては上部・肝門部胆管癌が12%で，中・下部胆管癌で13%あった[8]．

化学療法

術後

胆管癌術後の化学療法の有効性は現在のところは認められていない．しかし，stage III以上の症例ではstage II以下の症例に比較して再発が多いことより，適応と考えられている[10]．しかし胆嚢癌に比較して胆管癌は化学療法の有効性が低いことより，投与に際しては十分な検討が必要である．

手術不能の胆管癌に対してゲムシタビンの投与を行っている報告[10,11]があり，ゲムシタビン＋S-1療法と外科手術断端陰性が予後を延長する可能性があるという後ろ向き報告[12]があるが，現状ではコンセンサスを得ていない．

放射線療法

切除不能な胆管癌に対して，一般に体外放射線療法が施行されている．施設によっては管腔内放射線照射療法（RALS）が施行される[6]．しかし，その有効性は少ないという報告[13]もあれば，化学療法および放射線療法が有効という報告もある[6]．

現状においては，金属ステント留置による胆管ドレナージ術に放射線および化学療法を併用することが望ましいと考えられる．

文 献

1) 日本胆道外科研究会 編：胆道癌取扱い規約（第5版）．2003，金原出版，東京
2) 宮崎 勝，伊藤 博，木村文夫，他：肝門部胆管癌の外科治療成績と限界．肝胆膵 2005；50：443-448
3) 萱原正都，永川宅和：胆道癌取扱い規約（臨床病期）と成績．外科 2005；67：815-819
4) 今村 宏，橋本拓哉，青山泰治，他：リンパ節転移のある胆管細胞癌は切除するのか？ 胆と膵 2005；26：299-307
5) 久保田佳嗣，向井秀一，中泉明彦，他；悪性胆道狭窄に対するステント留置術．関西 EDS 研究会 Prospective multi-center study，2005
6) 伊佐山浩道，小松 裕，辻野 武，他：肝門部胆管非切除に対するインターベンション治療の現状．肝胆膵 2005；50：463-471
7) 松永隆裕，真口宏介，高橋邦幸，他：胆道癌 Stage 分類からみた治療法の選択．肝胆膵 2004；48：75-86
8) 永川宅和，萱原正都：胆道癌 Stage 分類からみた治療評価．肝胆膵 2004；48：89-96
9) 西尾秀樹，椰野正人，江畑智希，他：日本胆道外科学会，胆道癌取扱い規約(第5版)．肝胆膵 2004；48：65-74
10) 村上義昭，上村健一郎，森藤雅彦，他：胆道癌に対する術後化学療法の適応とその意義．肝胆膵 2005；50：489-493
11) 江川直人，吉池雅美，神田橋宏治，他；進行胆道癌に対する新しい化学療法の臨床的評価．肝胆膵 2005；50：479-487
12) Murakami Y, Uemura K, Sudo T, et al：Adjuvant gemcitabine plus S-1 chemotheraphy improves suravival after aggressive surgical resection for advanced biliary carcinoma. Ann Surg 2009；250：950-956
13) 松永隆裕，真口宏介，高橋邦幸，他：肝門部胆管癌進行度評価と治療方針の決定．肝胆膵 2005；50：451-456

（五十嵐良典）

胆・膵 胆嚢癌の病型分類（胆道癌取扱い規約）

■「胆道癌取扱い規約」による分類[1]

● 腫瘍の肉眼的形態分類

（1）粘膜面からみた病変の高低（乳頭型，結節型，平坦型）と，（2）割面像からみた壁内浸潤様式（膨張型，浸潤型）により，以下のように分類する．

a．乳頭型：乳頭膨張型と乳頭浸潤型
（図3b）
b．結節型：結節膨張型と結節浸潤型
（図5b, c）
c．平坦型：平坦膨張型と平坦浸潤型
（図4h）

● 早期胆嚢癌の肉眼型分類

a．隆起型（Ⅰ）
　Ⅰp型（有茎性）（図1c, d）
　Ⅰs型（無茎性）
b．表面型（Ⅱ）
　Ⅱa型（表面隆起型）（図2g）
　Ⅱb型（表面平坦型）
　Ⅱc型（表面陥凹型）
c．陥凹型（Ⅲ）

● 組織学的癌占居部位の表記法

・組織学的漿膜面癌露出度，組織学的癌深達度（m, mp, ss, se, si）
・組織学的肝内直接浸潤（pHinf$_{0～3}$）
・組織学的胆管側（肝十二指腸間膜内）浸潤（pBinf$_{0～3}$）
・門脈系静脈壁への浸潤（pPV$_{0～3}$）
・動脈壁への浸潤（pA$_{0～3}$）
・組織学的リンパ節転移（pN$_{0～3}$）

● 組織学的胆嚢周囲進展度

下記の因子により組織学的胆嚢周囲進展度をpT$_1$～pT$_4$に分類する．

pT$_1$：m, mp pHinf$_0$ pBinf$_0$ pPV$_0$ pA$_0$
pT$_2$：ss pHinf$_{1a}$ pBinf$_0$ pPV$_0$ pA$_0$
pT$_3$：se pHinf$_{1b}$ pBinf$_1$ pPV$_0$ pA$_0$
pT$_4$：any pHinf$_{2,3}$ pBinf$_{2,3}$ pPV$_{1,2,3}$ pA$_{1,2,3}$

● 手術的，総合進行度

手術時の肉眼所見による手術的進行度（sStage：Surgical stage）と切除標本による組織学的進行度（fStage：Final stage）に分類する．

■ Stage別における診断と治療選択

■ Stage Ⅰ

・粘膜層（m）または固有筋層（mp）にとどまり，リンパ節転移を認めない（pN$_0$）もの

【症例1】 65歳，女性（図1）

EUSで胆嚢底部に内部エコー不均一なⅠp型隆起性病変を認める．最外層の高エコー層は保たれており，m～mp癌と診断した．T$_1$と診断

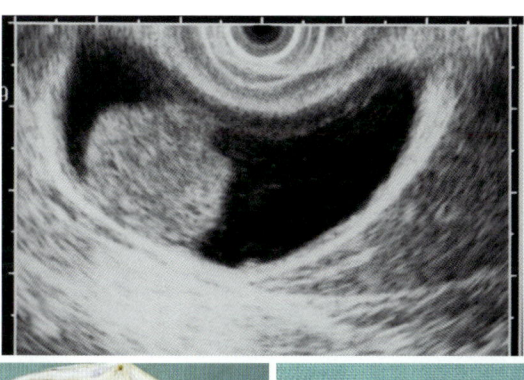

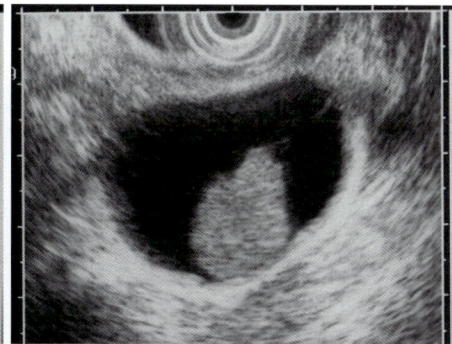

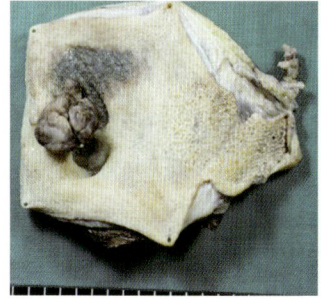

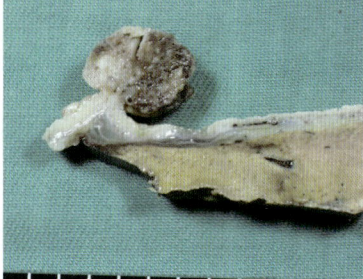

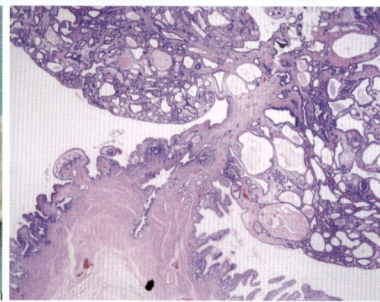

図 1 症例 1：Ｉｐ型乳頭・管状腺癌，深達度 m，pT₁，fStage I

a：EUS．胆嚢底部に隆起性病変を認める．内部は不均一である．
b：EUS．形態はＩｐ型を呈し，最外層の高エコー層は保たれている．
c：肉眼所見．胆嚢底部に隆起性病変を認める．
d：肉眼所見割面像．有茎性の隆起性病変を認める．
e：病理組織所見．Papillo-tubular adenocarcinoma, well diff. type med. INF(α), ly(0), v(0), pn(0), m, pHinf(0), pBinf(0), pPV(0), pA(0), pBM(0), pHM(0)

a	b
c	d	e

し，拡大胆嚢摘出術を実施した．Ｉｐ型乳頭・管状腺癌（高分化型）で，深達度 m，pT₁，fStage I であった．

【症例 2】 64 歳，男性（図 2）

US，EUS で胆嚢底部に広基性低乳頭状隆起を認める．外側高エコー層は保たれている．MRCP では胆嚢底部の辺縁は整で，明らかな膵胆管合流は認めない．造影 CT（動脈相）では胆嚢底部に早期から濃染される丈の低い隆起性病変を認め，門脈相でも濃染効果は持続している．造影 CT（環状断）では胆嚢底部から肝床部にかけて隆起性病変を認める．EUS で m～mp 癌と診断したが，広基性病変であり拡大胆嚢摘出術を実施した．IIa 型上皮内癌で，深達度 m，pT₁，fStage I であった．

■【Stage I に対する診断と治療選択】

● 画像所見

1）US および EUS の超音波診断

胆嚢壁の基本構造は，内側から第 1 層から第 3 層の高・低・高エコー層の 3 層に描出される．それぞれ，境界エコー＋粘膜層，固有筋層＋漿膜下（浅層），漿膜下（深層）＋漿膜と考えられている．早期胆嚢癌では第 3 層の外側高エコーが保たれる．

2）MD-CT

胆嚢癌は造影早期で健常胆嚢壁よりも濃染する．

280　胆・膵

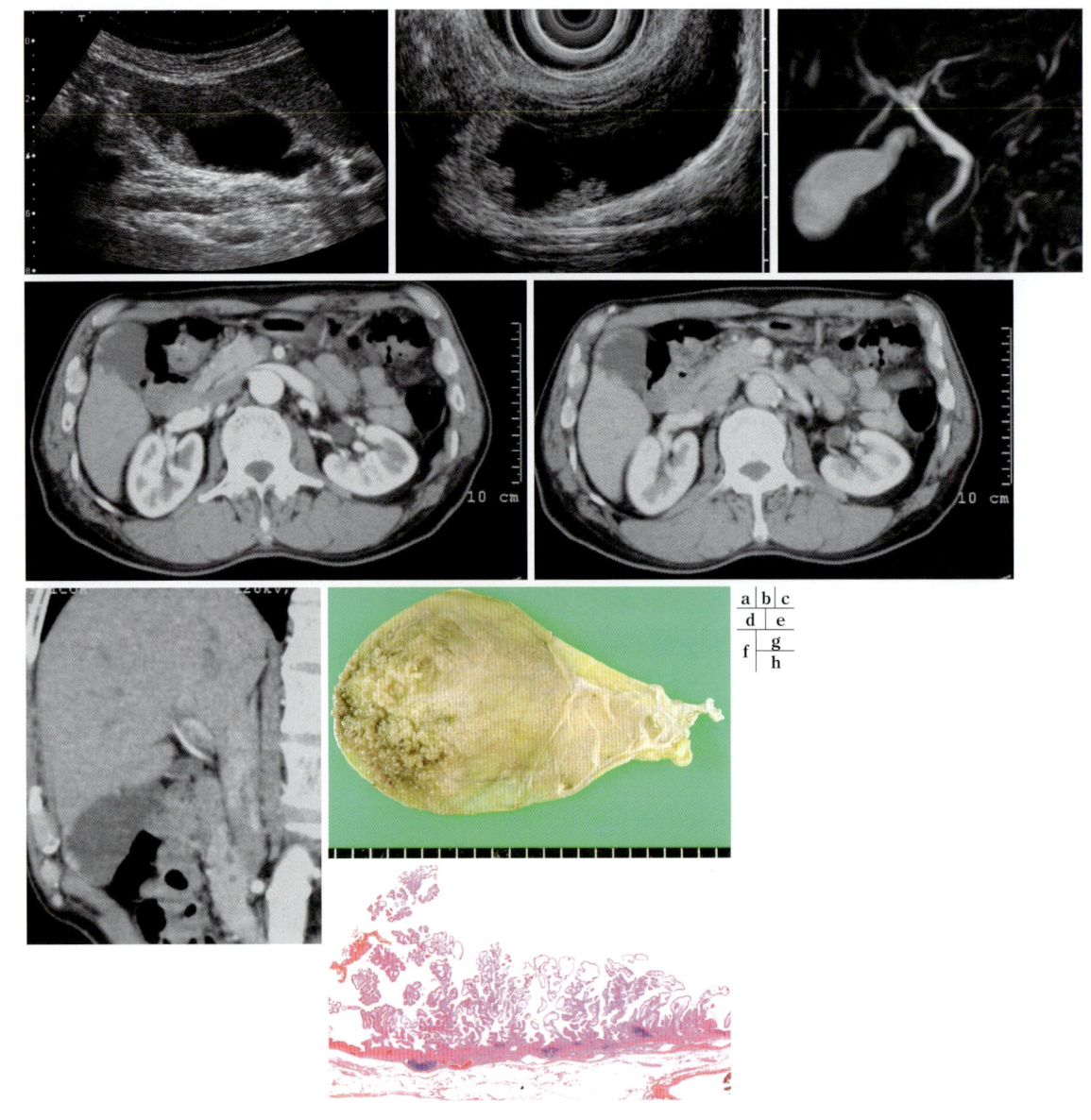

図 2　症例 2：Ⅱa 型早期胆嚢癌，深達度 m，pT₁，fStage Ⅰ
a：US．胆嚢底部に広基性隆起性病変を認める．
b：EUS．胆嚢底部に低乳頭状隆起を認める．外側高エコー層は保たれている．
c：MRCP．胆嚢底部の辺縁は整で，内部はややまだらであり，病変が疑われる．明らかな膵胆管合流は認めない．
d：造影 CT（動脈相）．胆嚢底部に早期から濃染される丈の低い隆起性病変を認める．
e：造影 CT（門脈相）．門脈相でも濃染効果は持続している．
f：造影 CT（環状断）．胆嚢底部および肝床部に隆起性病変が認められる．
g：肉眼所見．胆嚢底部に乳頭状隆起を認める．
h：病理組織所見．胆嚢底部の低乳頭状から乳頭状の腫瘍で，adenocarcinoma in situ，深達度 m

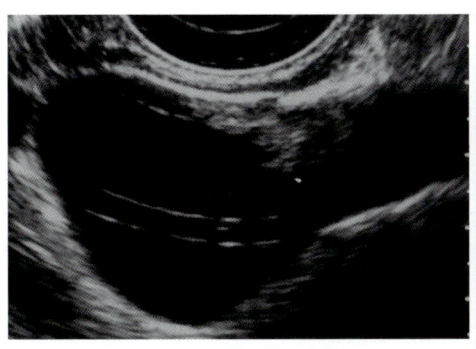

図3 症例3：乳頭浸潤型，深達度ss，pT2，fStageⅡ

a：EUS. 胆嚢腹腔側に広基性病変を認めた．胆嚢体部の腹腔側に乳頭状隆起性病変を認めた．病変部の胆嚢壁の外層高エコー層の一部に食い込むような不整像を認める．
b：肉眼所見．胆嚢体部に乳頭状隆起を認める．
c：病理組織所見．Papillo-tubular adenocarcinoma, well diff. type med. INF(β), ly(0), v(0), pn(0), ss, pHinf(0), pBinf(0), pPV(0), pA(0), pBM(0), pHM(0)

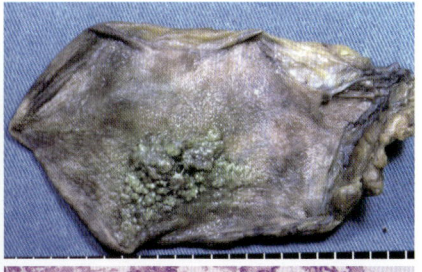

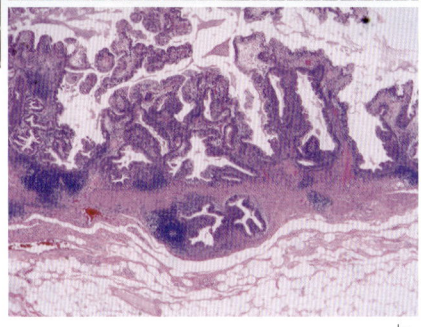

治療方針

最大径10mm未満のpolypoid lesion（とくにⅠp型）のm癌では腹腔鏡下胆嚢摘出術（LC）は考慮してよい．しかし，早期胆嚢癌の術前診断能が高くないこと，胆嚢損傷に伴う胆汁漏出によりport site recurrence（PSR）や腹膜再発の発生を認めるなど問題点もあり，腹腔鏡下胆嚢摘出術（LC）は推奨されず，原則的に開腹胆嚢摘出術を行うことが望ましいとされている．また，10mm以上の大きさで，肝臓側に存在する症例に対しては慎重に取り扱う必要がある[2]．

予後

切除されたStageⅠ症例の5年生存率は77%である[3]．また，m, mp癌の5年生存率はそれぞれ84%，83%であり，リンパ節転移を認めないとの報告が多い[4]．しかし，mp癌159例中16%にリンパ節転移が認められ，脈管侵襲の頻度も高いとの報告もあり，ss以深に相当する症例が存在する場合がある[2]．

StageⅡ

・漿膜下層（ss）にとどまり，肝実質にとどまるもの（pHinf1a）．
・粘膜層（m）または固有筋層（mp）にとどまるが，1群リンパ節転移を認める（pN1）もの．

【症例3】 79歳，女性（図3）
EUSで胆嚢体部の腹腔側に広基性の乳頭状隆起性病変を認める．病変部の胆嚢壁の外層高エコー層の一部に食い込むような不整像を認めた．ss癌と診断し，拡大胆嚢摘出術を実施した．乳頭浸潤型の乳頭・管状腺癌（高分化型）で，深達度ss，pT2，fStageⅡであった．

【症例4】 49歳，男性（図4）
EUSで胆嚢体部肝床部の広範囲に低隆起性

282 胆・膵

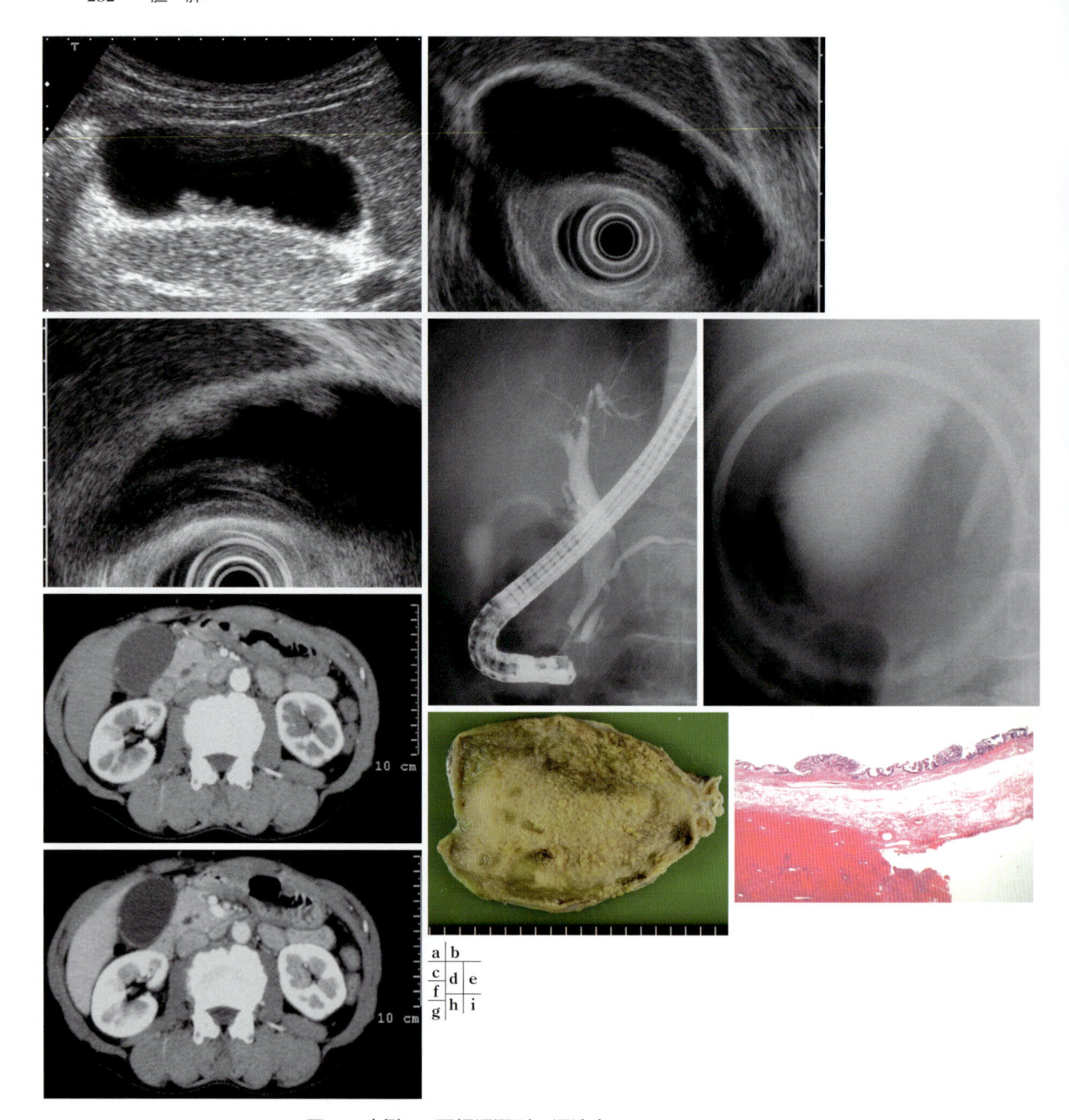

図 4 症例 4：平坦浸潤型，深達度 ss，pT$_2$，fStage Ⅱ
a：US．胆嚢体部に低隆起性病変を認める．
b：EUS．胆嚢体部肝床部の広範囲に低隆起性病変を認める．
c：EUS．最外層の高エコー層と低エコー腫瘤像の境界は，不整を認める．
d：ERCP．明らかな膵胆管合流異常，胆管に異常は認めない．胆嚢体部に低隆起性病変を認める．
e：胆嚢造影圧迫撮影．胆嚢体部肝床側に顆粒状粘膜を認める．
f：造影 CT（動脈相）．動脈相で胆嚢体部肝床側にポリープ状隆起を認める．さらに胆嚢底部側の胆嚢壁は軽度の不整肥厚を呈し，濃染している．
g：造影 CT（門脈相）．壁不整な胆嚢壁は，門脈相まで濃染が持続している．
h：肉眼所見．
i：病理組織所見．Tubular adenocarcinoma, well differentiated. int., INF(β), ly(1), v(0), pn(0) ss, pHinf(0), pBinf(0), pPV(0), pA(0), pN(0), pBM(0), pHM(0), pEM(0), No metastasis

病変を認め，最外層の高エコー層と低エコー腫瘤像の境界の軽度不整を認める．ERCP にて明らかな膵胆管合流異常は認めない．胆嚢造影圧迫像で小さなポリープ状陰影欠損を一部に認める．造影 CT でも小さなポリープ状隆起を認めるが明らかな隆起は認めず，胆嚢底部側に淡く濃染される軽度の不整な壁肥厚を認める．ss 癌と診断し，拡大胆嚢摘出術を実施した．高分化型管状腺癌で，深達度 ss, pT2, fStageⅡであった．

【Stage Ⅱ に対する診断と治療選択】

画像所見

1）US, EUS

ss 胆嚢癌では，第 2 層の低エコー層に腫瘤像を認め，腫瘍深部のひきつれ，第 3 層の高エコー層の不整，断裂を認める場合には，ss 胆嚢癌を疑う．

2）MD-CT

腫瘍は造影早期から濃染され，腫瘍部の胆嚢壁の肥厚を認める．

治療方針

ss 胆嚢癌に対しては，胆嚢摘出術から肝床（胆嚢床）切除術，肝葉切除，肝膵同時切除術（HPD）とさまざまな術式が行われているが，もっとも多く実施されているのは肝床切除＋胆管切除術であり，癌腫が胆嚢頸部に及ぶ症例には胆管切除術も行われる．さらに，癌腫が頸部に及んでいない症例に対してもリンパ節郭清のために予防的に胆管切除が行われる．また，S4+S5 は胆嚢癌肝転移の好発部位であることから，肝床切除術のみでは不十分であり肝転移の予防のため肝亜区域切除が行われる．さらに，膵頭周囲リンパ節転移が高度な場合には，十分なリンパ節郭清を行うために積極的に膵頭十二指腸切除術（PD）を行う必要がある．しかし，これらの術式の意義については結論が得られていない[4]．

予　後

切除された Stage Ⅱ 症例の 5 年生存率は 53％である[3]．また，癌の 5 年生存率は 55％であり，脈管侵襲，神経周囲浸潤を高率に認め，リンパ節転移陽性率も 54％と高率に認める[4]．

Stage Ⅲ

・漿膜面に露出するが（se），1 群リンパ節転移までのもの．
・癌浸潤が肝実質に達するが 5 mm 未満のもの（pHinf1b）．
・壁外性の肝十二指腸間膜内癌浸潤が胆管右縁に達しているが，左縁に及ばないもの．
・漿膜下層（ss）にとどまり，肝実質にとどまる（pHinf1a）が，1 群または 2 群リンパ節転移を認めるもの．
・粘膜層（m）または固有筋層（mp）にとどまるが，2 群リンパ節転移を認める（pN2）もの．

【症例 5】 74 歳，女性（図 5）

EUS で，胆嚢結石を認め，その頸部側に内部不均一な低エコーの広基性隆起性病変を認める．腫瘍像と外側高エコー層の境界が一部不整であり，広基性隆起性病変であることから ss 癌，T2と診断した．拡大胆嚢摘出術を実施し，高分化から低分化型管状腺癌で深達度 ss, pT2, pN1（＃12a：2 群リンパ節），fStageⅢであった．

284　胆・膵

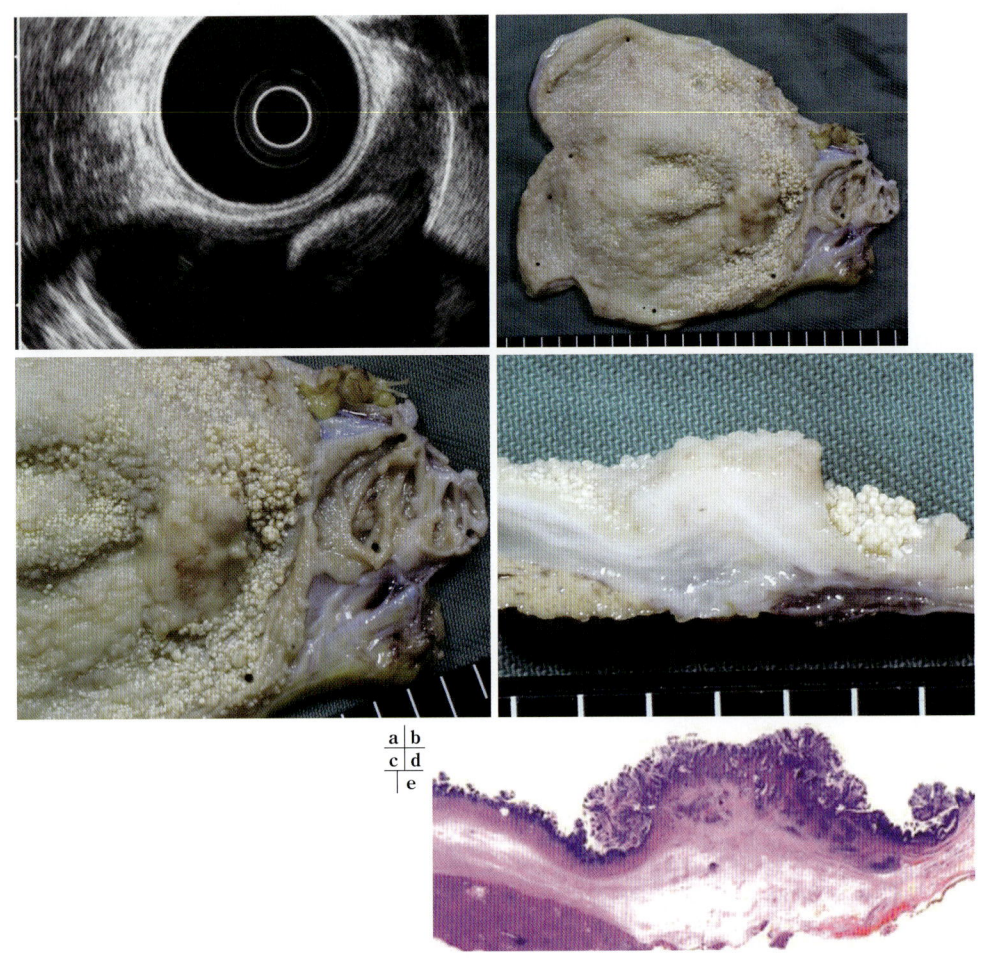

a	b
c	d
	e

図5　症例5：結節浸潤型，深達度 ss，pT2，fStageⅢ

a：EUS．胆嚢頸部に内部は不均一で，低エコーの隆起性病変を認める．
b：肉眼所見．胆嚢頸部に，胆嚢結石を認める．そのさらに頸部側に結節状の隆起性病変を認める．
c：肉眼所見拡大像．隆起性病変の表面は不整粘膜で，褪色調を呈し，周囲粘膜にコレステローシスを認める．
d：肉眼所見割面像．胆嚢底部に結節状隆起性病変を認める．
e：病理組織所見．Tubular adenocarcinoma, well-poorly diff. type. ss, med., INF(γ), ly(2), v(0), pn(0), pHinf(0), pBinf(0), pPV(0), a(0), pA(0), pN(0), pBM(0), pHM(0), pEM(0). Metastasis 12a (1/1), 12p (0/1)

【StageⅢに対する診断と治療選択】

画像所見

1）US，EUS

癌浸潤が肝実質に達する場合には，第3層の高エコー層が腫瘍像により断裂，消失する（図6）．また，肝実質に腫瘍像が及んでいる．

2）MD-CT

肝十二指腸間膜内癌浸潤が胆管右縁に達している場合には，腫瘍像が胆嚢壁を破壊し，胆管に及んでいる像が得られる．MRCP，ERCPの直接胆管造影像などで，胆管右縁の片側性狭窄，

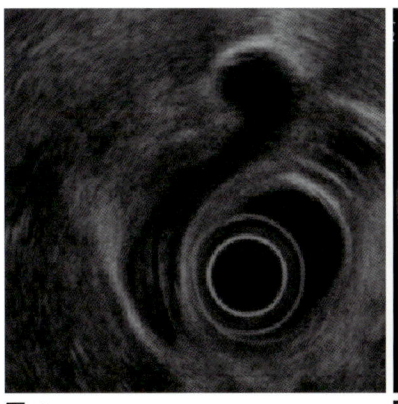

図 6
a：EUS. 胆嚢体部の肝床側に，癌浸潤による明らかな腫瘤を形成しており，外側高エコー層を破壊している（Hinf₃）.
b：造影 CT（門脈相）. 胆嚢内に充満した腫瘤像を認め，肝直接浸潤，転移性肝腫瘍が塊状を呈している.
c：造影 CT（門脈相）. さらに，腸間膜根部リンパ節，膵頭部後面の第 3 群リンパ節など広範に転移リンパ節を多数認める.

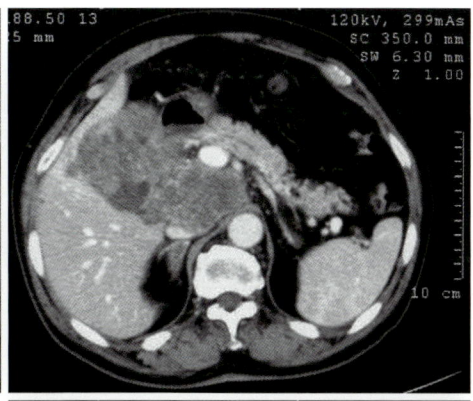

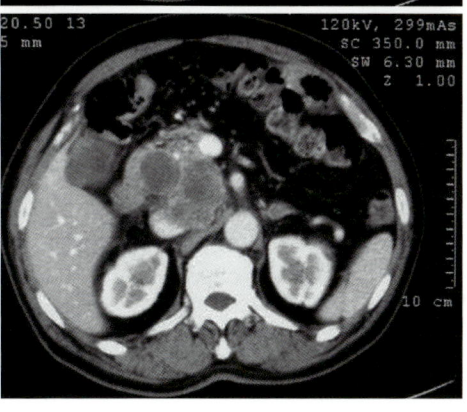

壁不整像を認める.

治療方針

se では根治的手術として肝右葉切除，HPD の大きな術式が選択される．しかし，全身状態により胆摘，肝床切除，肝床＋胆管切除，肝亜区域切除の姑息的手術に終わる症例が多い[4]．

予後

切除された StageⅢ症例の 5 年生存率は 31％である[3]．また，se 癌の 5 年生存率は 23％である．se，si でのリンパ節転移は 69.6％と高率で，第 2 群リンパ節以上が多くなる[4]．

■ Stage Ⅳa

・癌が高度に肝，胆管，門脈，肝動脈に浸潤し（any），リンパ節転移を認めないもの（図 6a）．または 1 群リンパ節転移を認めるもの．
・漿膜面に露出し（se），2 群リンパ節転移を認めるもの．
・漿膜下層（ss）までにとどまっているが，3 群リンパ節を認めるもの．

■【Stage Ⅳa に対する診断と治療選択】

画像所見

・US，EUS では肝，胆管，門脈，肝動脈に腫瘤像が達している，胆管周囲のリンパ節腫大により診断する．
・MD-CT は MPR 像（multiplanar reconstruction）により，肝など周囲との関係からより

正確な診断が行える．また，門脈浸潤，肝動脈浸潤，リンパ節腫大の診断に有用である．しかし，EUS，MD-CT のリンパ節腫大の質的診断能は高くない．
・MRCP，ERCP，IDUS では胆管像の不整，狭窄像から胆管浸潤の診断が行える．また，IDUS は右肝動脈浸潤の診断に有用である．

治療方針

切除された Stage Ⅳ の 5 年生存率は 9％ である[3]．また，切除された Stage Ⅳ の術式は HPD がもっとも多く，根治手術の割合は 65％ である．右三区域切除や肝拡大右葉切除など肝葉切除を中心とした術式も行われるが，半数近くが絶対的非治癒切除である[4]．

■ Stage Ⅳb

・肝転移，腹膜播種，遠隔転移を認めるもの．
・癌が高度に肝，胆管，門脈，肝動脈に浸潤し，第 2 群または 3 群リンパ節を認めるもの．
・漿膜面に露出し（se），3 群リンパ節転移を認めるもの．

■【Stage Ⅳb に対する診断と治療選択】

画像所見

・US，CT，PET などで肝転移，腹膜播種，遠隔転移，3 群リンパ節転移を認める（図 6b）．

治療方針

手術適応外であり化学療法，放射線療法が行われる．切除不能胆道癌に対する化学療法は，塩酸ゲムシタビン（GEM），テガフール・ギメラシル・オテラシルカリウム配合剤（S-1）単独，GEM＋S-1 併用療法，GEM＋cisplatin 併用療法である．

予　後

化学療法の臨床成績は，ほとんどが胆道癌として一括された成績であり，比較的良好な成績としては，GEM＋S-1 併用療法の奏功率 36.4％，1 年生存率 52.9％，無増悪生存期間（PFS）の中央値 7.1％，全生存期間（OS）の中央値 12.5％などである[5]．

文　献

1) 日本胆道外科研究会 編：胆道癌取扱い規約（第 5 版）．2003，金原出版，東京
2) 胆道癌診療ガイドライン作成出版委員会 編：エビデンスに基づいた胆道癌診療ガイドライン．2007，医学図書出版，東京
3) Nagakawa T, Kayahara M, Ikeda S, et al：Biliary tract cancer treatment：results from the Biliary Tract Cancer Statistics Registry in Japan. J Hepatobiliary Pancreat Surg 2002；9(5)：569-575
4) 永川宅和，萱原正都：胆道癌登録成績が教える―胆道癌の診断と治療のあり方．2005，金原出版，東京
5) Morizane C, Okusaka T, Mizusawa J, et al：Randomized phase Ⅱ trial of gemcitabine plus S-1 conbination thrapy versus S-1 in advanced biliary tract cancer. J Clin Oncol 2012；30（Suppl 4；abstr 255）

　　　　　　（三好広尚，乾　和郎，山本智支）

胆・膵

乳頭部癌
の病型分類（胆道癌取扱い規約）

■ 病型分類

■ 肉眼分類

「胆道癌取扱い規約」[1]では，乳頭部（A）は，乳頭部胆管（Ab），乳頭部膵管（Ap），共通管部（Ac），大十二指腸乳頭（Ad）に区分され，この領域に発生する癌腫を乳頭部癌と総称する．乳頭部癌の肉眼的形態分類は切除標本により行われ，腫瘤型（露出腫瘤型と非露出腫瘤型）（**図 1a, b**），混在型（腫瘤潰瘍型と潰瘍腫瘤型），その他の型（正常型，ポリープ型，特殊型）に分けられる．註釈として，腫瘤型では，癌が突出していなくても，十二指腸側から癌腫がみえれば露出型とし，腫瘤潰瘍型と潰瘍腫瘤型の区別は，前者は腫瘤型が優勢なもの（**図 1c**），後者は潰瘍型が優勢なもの（**図 1d**）と定義している．潰瘍の概念として，びらん程度のもの，すなわち乳頭開口部の粘膜が追えるものは潰瘍としないと定義されている．

現行での問題点としては，①分類が癌腫を前提に規定しているが，乳頭部には癌腫だけでなく腺腫や境界病変があり，これらに対応できていない，②乳頭部腫瘍では時に胆管・膵管内へ腫瘍の表層進展を認める例があるが，規約に記載されていない，③内視鏡観察では，腫瘍の一部が露出し露出腫瘤型にみえても，十二指腸内への送気などにより腫瘍露出部が共通管内に埋没し，非露出腫瘤型に変化を示すことがある（**図 2**），などが挙がる．今後は，より臨床に即した分類の作成が望まれる．

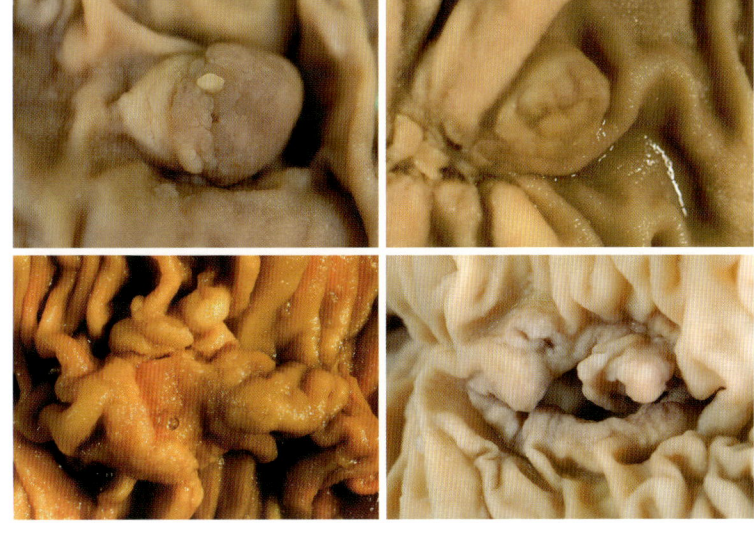

図 1 乳頭部癌の肉眼所見
a：露出腫瘤型
b：非露出腫瘤型
c：腫瘤潰瘍型
d：潰瘍腫瘤型

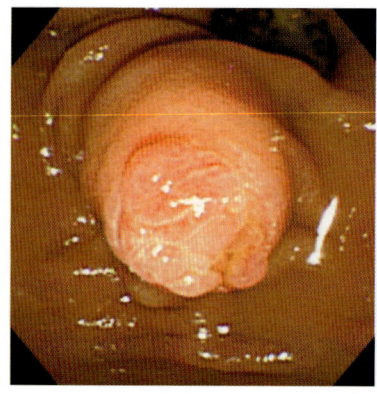

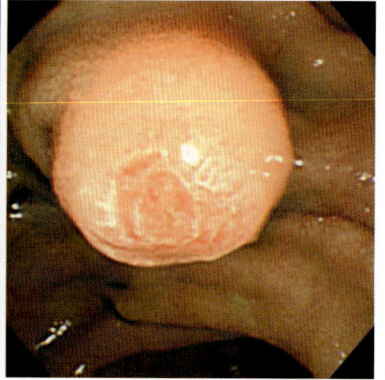

図 2
a：腫瘍の一部が露出し，露出型腫瘍にみえる．
b：内視鏡の送気などの操作により，腫瘍露出部分が胆管内に押し込まれ，あたかも非露出型に変化してみえる．

■ 進展度分類

　組織学的には，癌浸潤が Oddi 筋内にとどまるものを早期乳頭部癌とし，粘膜内にとどまるものを m，Oddi 筋に達するものを od と定義している．癌浸潤が Oddi 筋を越える場合には，膵臓浸潤を pPanc 因子，十二指腸浸潤を pDu 因子で規定する．
　肉眼的乳頭部周囲進展度は T，組織学的進展度は pT で表記し，Du（pDu），Panc（pPanc）の浸潤程度により分類する（**表1**）．これに肝転移因子である H，腹膜播腫性転移である P，遠隔転移因子である M に加え，リンパ節転移因子である N（pN）により総合的進行度 Stage（fStage）が規定される．
　一方，胆道癌取扱い規約は国際的にはほとんど用いられておらず，UICC による TNM 分類が汎用されている．UICC 分類（**表2**）と比べると，膵浸潤，十二指腸浸潤の規定は細分化され，複雑であり，整合性があるとは言い難い．

表1　乳頭部周囲進展度

肉眼的乳頭部周囲進展度			組織学的乳頭部周囲進展度		
T_1	Du_0	$Panc_0$	pT_1	pDu_0	$pPanc_0$
T_2	Du_1	$Panc_1$	pT_2	pDu_1	$pPanc_{1a}$
T_3	$Du_{2,3}$	$Panc_1$	pT_3	$pDu_{2,3}$	$pPanc_{1b}$
T_4	any	$Panc_{2,3}$	pT_4	any	$pPanc_{2,3}$

〔胆道癌取扱い規約[1]〕

表2　UICC 分類[2]

T_1	Oddi 筋内にとどまる
T_2	十二指腸浸潤
T_3	膵浸潤
T_4	膵周囲あるいは隣接臓器への浸潤

進展度診断

　高度に進行した癌であれば，十二指腸浸潤（Du），膵浸潤（Panc）の診断はCTだけでも可能である（**図3**）が，通常は，まず内視鏡所見により，ある程度の深達度診断を行う．腫瘍内に潰瘍やびらん所見がみられれば深部への浸潤を疑う（**図4**）．一方，白色調の露出腫瘤型は大きくても腺腫であることが多い（**図5**）．

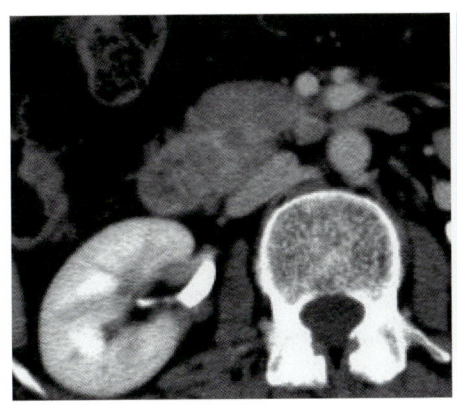

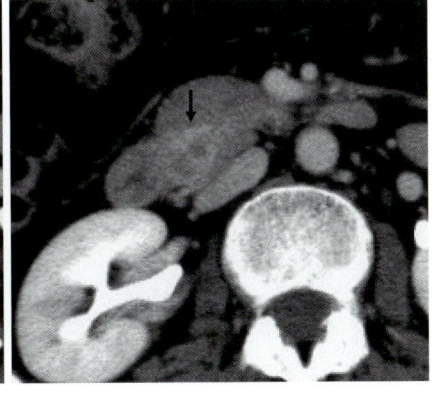

図3
潰瘍型乳頭部腫瘍のCT所見．膵実質内に浸潤を認める（→）．

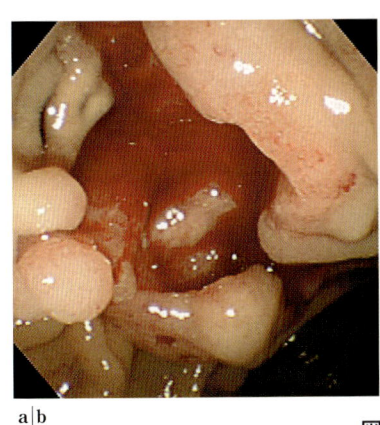

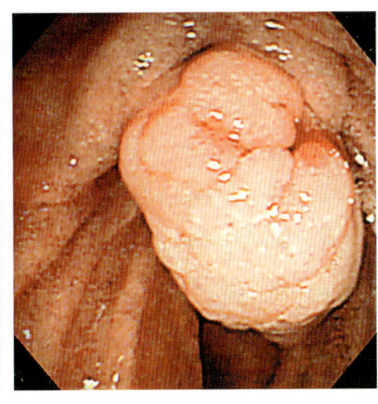

a|b
図4
a：十二指腸乳頭部に潰瘍形成を認める．
b：腫瘍中心部にびらん形成を認める．

図5　露出腫瘤型乳頭部腫瘍
腫瘍は白色調で腺腫である．

　次に，超音波内視鏡検査（endoscopic ultrasonography；EUS）あるいは管腔内超音波検査（intraductal ultrasonography；IDUS）により進展度診断を行う．これらは高い局所空間分解能を有し乳頭部腫瘍の進展度診断にもっとも適する[3)〜5)]．診断は，腫瘍エコーと十二指腸固有筋層，膵実質への影響および胆管・膵管壁の変化により評価する．腫瘍エコーが十二指腸固有筋層に影響していればDu＋，影響がみられなければDu－と判定し，腫瘍エコーが膵実質に影

響していれば Panc+，みられなければ Panc−とする（図6,7）．しかし，残念ながら EUS では Oddi 筋の描出はできない．IDUS では，Oddi 筋が描出できる例もあるが，腫瘍が存在する場合には腫瘍エコーと筋層の低エコーの区別が困難となる．したがって，EUS，IDUS を用いても癌の浸潤が Oddi 筋にとどまる（pDu$_0$）か，わずかに越えている（pDu$_1$）かの区別はできず，早期癌か否かの判定は困難ということになる（図8）．同様に，膵浸潤（Panc）についても pPanc$_0$ と pPanc$_1$ の区別は困難である．したがって，進展度診断は T$_1$ および T$_2$，T$_3$，T$_4$ の3段階で行うことになる．

また，腺腫であっても胆管・膵管内に進展する症例があり注意が必要である．図9は露出腫瘍型の腺腫例であり，EUS，IDUS にて十二指腸の固有筋層は保たれているが，腫瘍エコーに連続して胆管および膵管内に小隆起がみられ進展が疑われる．外科的切除術後の病理組織学的検索により，腺腫の胆管および膵管内への表層進展が確認された．

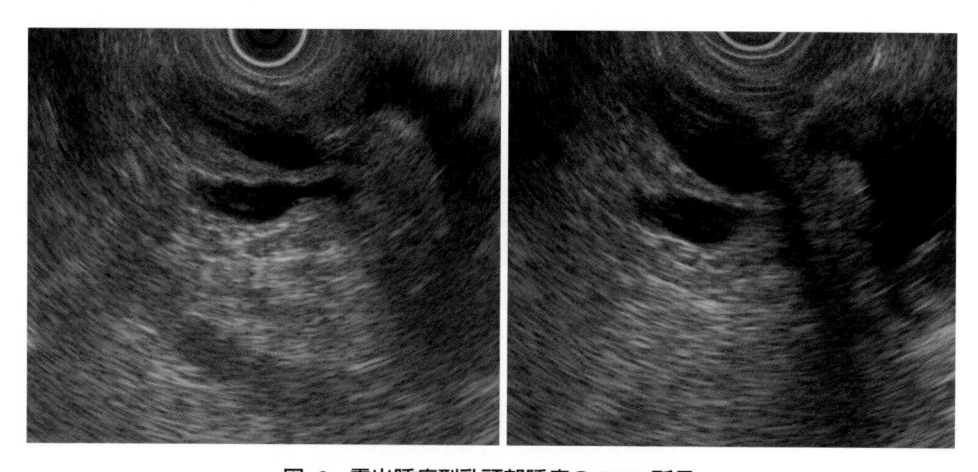

図 6　露出腫瘤型乳頭部腫瘍の EUS 所見
十二指腸固有筋層は保たれ，膵浸潤は認めない．また胆管，膵管内への進展も陰性である．

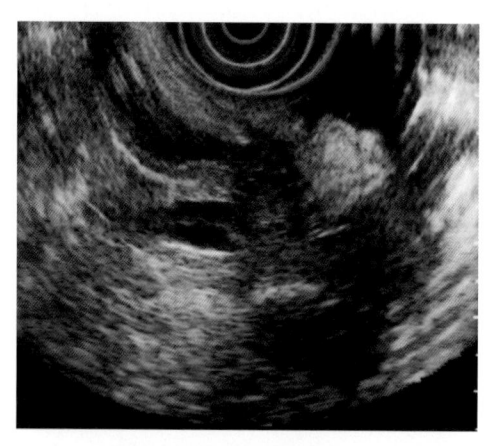

図 7　腫瘤潰瘍型乳頭部腫瘍の EUS 所見
腫瘍は十二指腸固有筋層を越えて，膵実質への浸潤を認める．

乳頭部癌の病型分類（胆道癌取扱い規約） 291

十二指腸固有筋層

Oddi筋　　　pDu₁

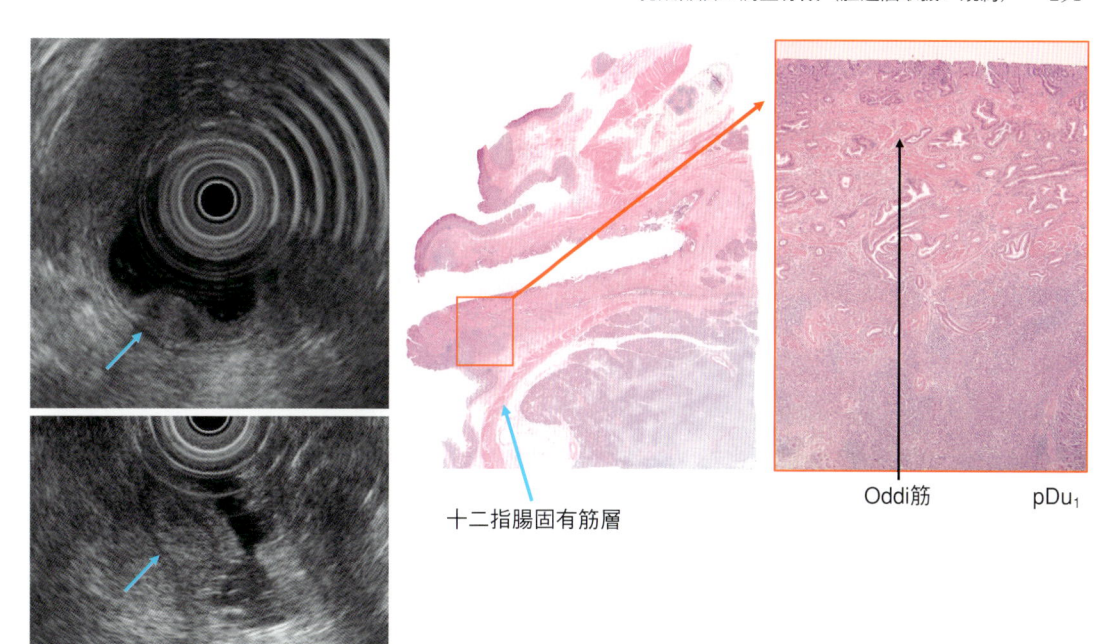

図 8
EUS, IDUS では十二指腸固有筋層（青矢印）は保たれているが, 病理所見では癌は Oddi 筋をわずかに越えており pDu₁ の所見であった.

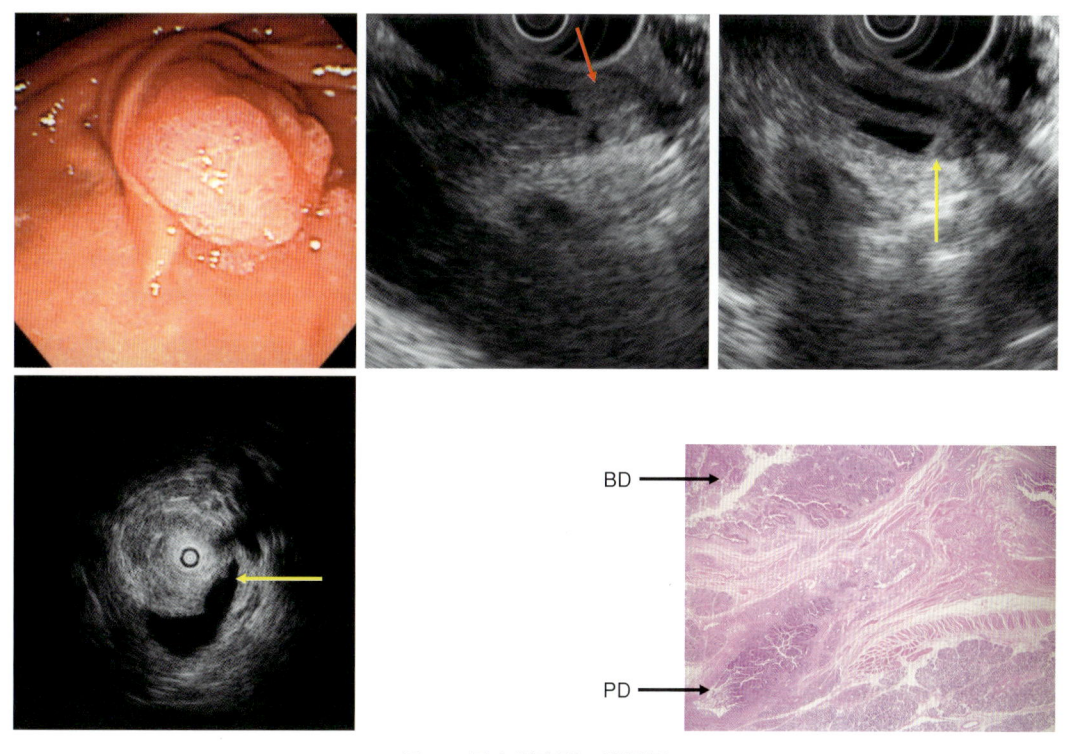

BD
PD

図 9　露出腫瘤型の腺腫例
EUS, IDUS にて十二指腸の固有筋層は保たれているが, 胆管（赤矢印）および膵管内（黄矢印）に小隆起がみられた. 病理所見では, 腺腫の胆管（BD）および膵管内（PD）への表層進展が確認された.

■ 治　療

　乳頭部癌の外科的切除率，治癒切除率，5年生存率ともに胆管癌，胆囊癌など他の胆道系悪性腫瘍に比べて良好である[6]．乳頭部癌に対する根治術式は，幽門輪温存膵頭十二指腸切除術（pylorus-preserving pancreatoduodenectomy；PpPD）が基本とされている[7]．しかし，近年の画像診断の進歩により，無症状，無黄疸で発見される乳頭部癌は増加しており，Oddi筋内にとどまる早期乳頭部癌や，腺腫あるいは腺腫内癌といった病変も多く発見されるようになってきており，この場合にはPpPDの施行は侵襲が大きく，縮小手術で十分な治癒切除が可能と考えられる．このため，経十二指腸的乳頭切除術[8]，乳頭部十二指腸部分切除術[9]，膵温存十二指腸分節切除術[10]など，さまざまな縮小手術が報告されている．さらに最近では，内視鏡的乳頭切除術（endoscopic papillectomy）が登場し[11,12]，縮小手術の延長として行われている．

内視鏡的乳頭切除術

　内視鏡的乳頭切除術の適応に関しては，いくつかの意見があり一定のコンセンサスを得ているとは言い難い[13]．著者らの乳頭部腫瘍に対する内視鏡的乳頭切除術の適応は，露出腫瘤型の腺腫あるいは腺腫内癌で，胆管・膵管内進展陰性，膵浸潤，十二指腸浸潤陰性例としている．
　早期癌に対する適応拡大については，一定の基準はないのが現状である．前述したように，EUS，IDUSを用いても，pDu1，pPanc1の判定は困難である．また，内視鏡治療のため，リンパ節などに対する治療はまったく不可能である．このため，癌病変にまで適応を拡大するのであれば，腫瘍が完全に切除されること，リンパ節転移を確実に除外することが必要条件である．
　手技は，腫瘍のoral sideのmarginを確認し，スネアをかけ，その後anal sideのmarginを確認しsnaringし，一括切除を目指す．腫瘍を切除する手技自体は，それほど難易度は高くはないが，手技に伴う偶発症が問題となる．偶発症としては，出血，穿孔，膵炎，胆管炎があり，とくに膵炎は重篤な状態となる危険があるため注意を要する．膵炎ならびに胆管炎の予防目的に，腫瘍切除後に胆管および膵管内に一時的にステントを留置することが推奨されている．内視鏡的乳頭切除後の長期成績も重要な課題である．腫瘍の再発や，胆管・膵管口の瘢痕狭窄による後期偶発症など，検討すべき課題も多い．いずれにしても，内視鏡的乳頭切除術の適応決定に際しては，術前の進展度診断の正確性が求められ，EUS・IDUSによる十二指腸浸潤，膵浸潤ならびに胆管・膵管内進展の有無の評価が不可欠である．

文　献

1) 日本胆道外科研究会 編：外科・病理，胆道癌取扱い規約（第5版）．2003，金原出版，東京
2) Sobin LH, Gospodarowicz MK, Wittekind C, et al：International Union against cancer. TNM classification of malignant tumors. 7th edition, 2009, Wiley-Blackwell, Oxford
3) Yasuda K, Mukai H, Nakajima M, et al：The use of endoscopic ultrasonography in the diagnosis and staging of carcinoma of the papilla of Vater. Endoscopy　1998；20：218-222
4) Ito K, Fujita N, Noda Y, et al：Preoperative evaluation of ampullary neoplasm with endoscopic ultrasonography (EUS) and transpapillary intraductal ultrasonography (IDUS)―A prospective and histopathologically controlled study. Gastrointest Endosc　2007；60：740-747
5) 高橋邦幸，真口宏介，潟沼朗生，他：EUS/IDUSによる乳頭部癌の進展度診断．胆と膵　2004；25(8)：475-479
6) 永川宅和，萱原正郡：胆道癌治療成績からみた胆道癌治療の実態．胆道　2000；14：23-28
7) 羽生富士夫，新井田達雄，今泉俊秀：十二指腸乳頭部癌の外科治療と問題点．胆と膵　1995；16：1041-1045

8) 木下壽文,原 雅雄,児玉孝仁,他:経十二指腸的乳頭部切除.胆と膵 2003;24(1):27-32
9) 高崎 健,太田岳洋:十二指腸乳頭部癌に対する十二指腸下行脚部分切除.手術 2003;57:63-67
10) Ryu M, Kinoshita T, Konishi M, et al:Segmental resection of the duodenum including the papilla of Vater for focal cancer in adenoma. Hepatogastroenterology 1996;43:835-838
11) 大橋計彦,猪狩功遺,亀井 明,他:内視鏡的乳頭切除.腹部画像診断 1993;13:947-953
12) 伊藤彰浩,後藤秀実,廣岡芳樹:内視鏡的乳頭切除術.胆膵内視鏡治療の実際,第2版.2002,日本メディカルセンター,東京
13) Maguchi H, Takahashi K, Katanuma A, et al:Indication of endoscopic papillectomy for tumors of the papilla of Vater and its problems. Dig Endosc 2003;15:S33-S35

(潟沼朗生,真口宏介,高橋邦幸)

胆・膵 急性膵炎 の診断基準・重症度判定基準・Atlanta 分類

急性膵炎は腹痛および腹部の圧痛とアミラーゼなどの膵酵素が上昇する膵の急性炎症性疾患である．腹痛を訴えて来院する患者の 5％程度にみられることから虫垂炎と並ぶ日常的な消化器疾患である．2007 年の全国調査では，成因はアルコールがもっとも多く 31.4％，胆石が 24.4％，特発性が 16.7％であった[1]．急性膵炎の診断は診断基準が作成されており比較的容易であり，多くの症例は輸液などの保存的治療で軽快する．しかし，その中に臓器不全や膵感染を合併し，死亡することもある重症急性膵炎が紛れ込んでいる．したがって，重症度判定と重症膵炎症例への適切な対応（地域の高次医療施設などへの搬送を含む）が求められる．急性膵炎の診断基準・重症度判定基準は 1990 年に作成され，1999 年に一部改訂が行われ，2008 年に全面改訂されている．急性膵炎の診療ガイドラインも第 3 版となり改訂が行われた．

本稿では急性膵炎診断基準・重症度判定基準（2008 年）について概説する．

診 断

症状経過，理学所見，既往歴

急性膵炎の症状は腹痛であるが，嘔気や腹部膨満を伴うことも多い．腹痛の経過には特徴があり，消化管穿孔のような瞬時の激しい疼痛ではなく徐々に上腹部全体の痛みが増強する．発症初期には急性胃腸炎と診断されることもある．しかし，腹痛は持続性で時間経過とともに増悪し，耐えがたい痛みを訴えて救急搬送されることが多い．胆石発作のように絶食にしていると軽減される疼痛ではない．急性膵炎では炎症の進展に伴って発熱や頻脈，呼吸促迫などがみられることもある．

腹部は汎発性腹膜炎のような板状硬ではなく，鼓腸と圧痛がみられることが多い．しかし，経過が長いと炎症による高度の腹水貯留のために著明な腹部膨隆，横隔膜挙上がみられたり，板状硬の所見を呈することもある．

上腹部に疼痛をきたす疾患の鑑別診断として常に急性膵炎を念頭におくことが重要である．アルコール多飲後の腹痛や，元来胆石疾患を有する患者であれば急性膵炎を思い浮かべるが，とくに原因がはっきりしない「特発性」の急性膵炎は要注意である．特発性急性膵炎は高齢者に多いことから腹痛の訴えも強くないこともある．

診断基準（表 1）

急性膵炎の診断基準は，① 上腹部に急性腹痛発作と圧痛がある，② 血中または尿中に膵酵素の上昇がある，③ 超音波，CT または MRI にて膵に急性炎症に伴う異常所見がある，の 3 項目中 2 項目以上を満たし，ほかの膵疾患および急性腹症を除外したものである．

この診断基準から，上腹部痛と圧痛，血清アミラーゼまたはリパーゼが高値であれば急性膵

表 1 急性膵炎の診断基準（2008 年）

1．上腹部に急性腹痛発作と圧痛がある．
2．血中または尿中に膵酵素の上昇がある．
3．超音波，CT または MRI で膵に急性膵炎に伴う異常所見がある．

上記 3 項目中 2 項目を満たし，他の膵疾患および急性腹症を除外したものを急性膵炎と診断する．ただし，慢性膵炎の急性増悪は急性膵炎に含める．
注：膵酵素は膵特異性の高いもの（膵アミラーゼ，リパーゼなど）を測定することが望ましい．

（厚生労働省難治性膵疾患に関する調査研究班 2008 年）

炎と診断できることになるが，急性胆嚢炎・胆管炎に併発した急性膵炎や，膵癌に伴う閉塞性膵炎，慢性膵炎の急性増悪発作など病像も多彩である．こうした急性膵炎の成因や背景を検索するために診断においては画像診断の併用が望ましい．

画像診断

胸部 X 線検査では胸水の貯留，肺水腫の有無などがチェックされる．腹部単純 X 線検査では腸管の麻痺性イレウス所見の有無をチェックする．急性膵炎は重症化すれば麻痺性イレウス様の所見を呈する．

腹部超音波検査では，腹水の有無，膵腫大の有無，膵周囲浸出液貯留の有無などが把握されるが，超音波検査の目的の一つは胆石の有無の検索である．胆管結石が確認され，急性膵炎の診断基準を満たせば胆石性急性膵炎と診断される．膵にほとんど所見がなく，疼痛や黄疸，高熱を伴う場合は胆石の嵌頓による急性化膿性胆管炎を念頭におく．胆石性急性膵炎発症時の超音波検査での胆嚢結石検出率は 60〜80％，総胆管結石の検出率は 25〜90％である[2]．生化学検査における ALT，ALP 高値，ビリルビン高値は超音波検査で胆管結石を同定できない場合の補助的診断として有用である[3]．

超音波検査の弱点は充満した腸管内ガスや高度肥満であり，膵の描出や胆石の描出が困難なこともある．急性膵炎の診断において CT 検査は必須ではないが，他の急性腹症の除外，超音波困難例での胆管結石の診断などにはきわめて有用である．単純 CT 所見では，急性膵炎に伴う膵腫大，膵周囲・後腹膜腔，結腸間膜の脂肪織濃度上昇，浸出液貯留，膵内部 density 不均一などがみられる．単純 CT に比較して造影 CT は，膵実質の造影不良域（膵の虚血または壊死を示す）を明瞭に描出できるほか，浸出液貯留，脂肪壊死など膵外への炎症の進展も評価しやすい．

重症度判定基準（2008 年）

急性膵炎の重症度判定基準は 1990 年に作成され，1999 年に一部改訂，2008 年に全面改訂されている．新しい重症度判定基準では，① 予後因子による判定，② 造影 CT Grade による判定の二つが併記されている．①，② のいずれか一方で判定してよい．夜間救急対応時には造影 CT が困難な施設もあり，予後因子のみで重症度を判定し，対処することが可能となっている．予後因子は 9 つの項目からなり，通常行われている血液・生化学検査，血液ガス分析と年齢から構成されているが，スコアは各 1 点である．3 点以上が「重症」であり，2 点以下は「軽症」と判定する．造影 CT Grade は「炎症の膵外進展度」（① 前腎傍腔，② 結腸間膜根部，③ 腎下

表 2 急性膵炎の新重症度判定基準（2008 年）

❶ 予後因子（予後因子は各 1 点とする）	❷ 造影 CT Grade
1 Base Excess≦－3 mEq/l または ショック（収縮期血圧≦80 mmHg）	1 炎症の膵外進展度 ・前腎傍腔　　　　0 点 ・結腸間膜根部　　1 点 ・腎下極以遠　　　2 点
2 PaO₂≦60 mmHg（room air）または 呼吸不全（人工呼吸管理が必要）	2 膵の造影不良域 　膵を便宜的に 3 つの区域（膵頭部，膵体部，膵尾部）に分け，判定する.
3 BUN≧40 mg/dl（または Cr≧2 mg/dl）または 乏尿（輸液後も 1 日尿量が 400 ml 以下）	・各区域に限局している場合， 　または膵の周辺のみの場合　　0 点
4 LDH≧基準値上限の 2 倍	・2 つの区域にかかる場合　　　1 点
5 血小板数≦10 万/mm³	・2 つの区域全体をしめる， 　またはそれ以上の場合　　　　2 点
6 総 Ca 値≦7.5 mg/dl	1 2 スコア合計　1 点以下：Grade 1
7 CRP≧15 mg/dl	2 点　　　：Grade 2
8 SIRS 診断基準（表 3 参照）における陽性項目数 ≧3	3 点以上：Grade 3
9 年齢≧70 歳	

❶❷より判定
予後因子が 3 点以上または
造影 CT Grade 2 以上

（厚生労働省難治性膵疾患に関する調査研究班 2008 年）

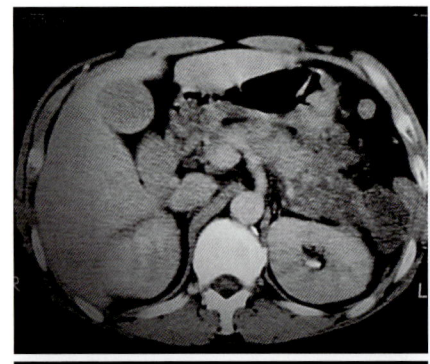

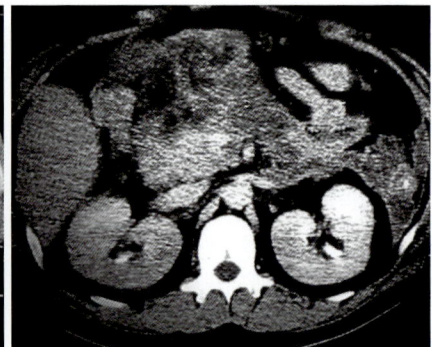

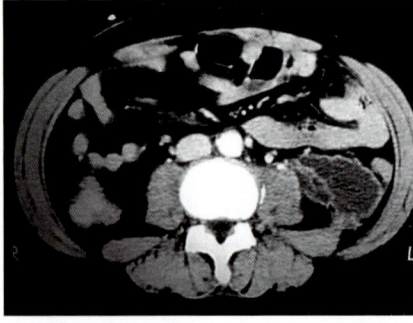

図 1　炎症の膵外進展度
a：前腎傍腔（0 点）
b：結腸間膜根部*（1 点）
c：腎下極以遠（2 点）
＊ 結腸間膜根部とは上腸間膜動脈周囲腔
　および連続した横行結腸間膜

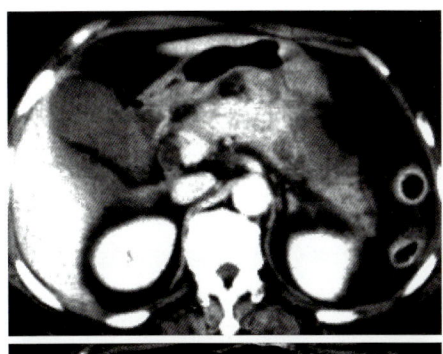

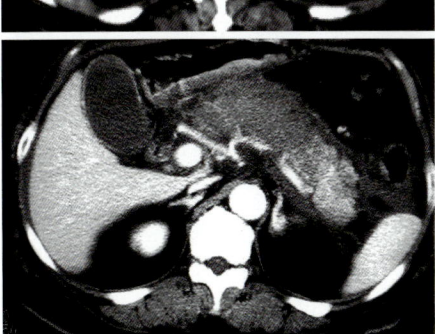

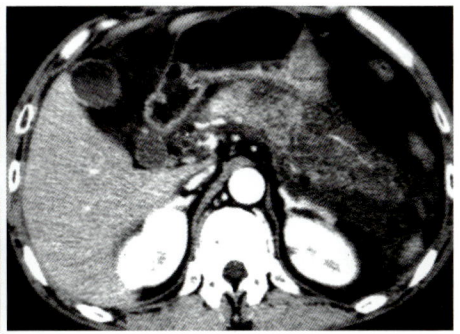

図2 膵の造影不良域
a：<1区域内に限局または膵周囲のみ（0点）
b：2区域にかかる（1点）
c：2区域全体またはそれ以上（2点）

極以遠）と「膵の造影不良域」（膵を便宜的に頭部，体部，尾部の3区域に分けて，①各区域に限局している，②二つの区域に及ぶ，③二つの区域全体またはそれ以上の3段階に分類）のスコアの合計点数で判定される（**表2**，**図1**，**2** 参照）．造影CT所見は，炎症の進展度と膵造影不良域から**図3**に示したように9つのカテゴリーに分かれるが，すべての急性膵炎はいずれかのカテゴリーに分類される．CT Grade 1 ではほとんど死亡例がなく，Grade 2，Grade 3 では死亡率が高い．とくに Grade 3 では広範囲の壊死を形成することから感染の合併率も高くなる．

2008年，厚生労働省難治性膵疾患に関する調査研究班の構成施設で実施した新重症度判定基準の前向き検証では，予後因子2点以下では死亡率0%，3点以上の死亡率が21%，5点以上では死亡率50%であった．また，造影CT Grade からの判定では，Grade 1 の死亡率が0%であるのに対して Grade 2 では14.3%，Grade 3 では15.4%であった．また，予後因子3点以上で CT Grade 2 以上の症例では死亡率は30.8%であった[4]．新スコアの3点は旧重症度判定基準予後因子の6点に相当する．

	炎症の膵外進展		
	前腎傍腔 （0点）	結腸間膜根部 （1点）	腎下極以遠 （2点）
膵の造影不良域 <1区域（0点）	0点	1点	2点
2区域にかかる（1点）	1点	2点	3点
2区域以上（2点）	2点	3点	4点

■ CT Grade 1
□ CT Grade 2
■ CT Grade 3
Grade 2以上（□ ■）は重症膵炎

図3 造影CT Grade 分類
（厚生労働省難治性膵疾患に関する調査研究班 2008年）

軽症例の死亡率はきわめて低いが，全国調査では入院時軽症であっても死亡例が報告されている．入院時重症度判定が軽症であっても翌日に重症化する場合もあり，経時的な重症度判定は必須である．

重症急性膵炎は厚労省特定疾患研究事業の対象疾患（いわゆる「難病」指定）となっており，公費申請を行うことで医療費の公費負担を受けることができる．申請が受理された日から適応となるため重症と判定されたら，ただちに申請を行うことが望ましい．

■ 初期対応

急性膵炎と診断された後の対応は，第一に十分な輸液とバイタルサインのモニタリングであり，重症度判定に基づいてガイドラインに示されている推奨度を参照しながら治療方針を決定する．また，疼痛が著しい場合，高度の不安や呼吸抑制などもみられるため，疼痛除去として鎮痛薬（bupurenorphineなど）の投与が推奨されている．

● 初期輸液の重要性

急性膵炎の特徴は炎症に伴う全身の血管透過性亢進である．体液は血管内から血管外へと移動し，軽症の場合は膵および膵周囲の浮腫，浸出液貯留程度であるが，重症膵炎では高度の腸間膜浮腫，腹水，胸水の貯留，後腹膜腔の著明な浮腫がみられ，循環血漿量は激減する．十分な輸液が行われないと頻脈，ショック，急性腎不全を合併し，急激に死に至ることもある．輸液の目的は循環動態の維持と腎前性腎不全の防止である．

輸液製剤は血管内から喪失する体液を補うため細胞外液類似液（乳酸リンゲル，酢酸リンゲルなど）を用いてまずは末梢の静脈から輸液する．循環血漿量を維持するには60〜160 ml/kg/dayの初期輸液が必要である[5]．簡便な指標は時間尿であるが，1 ml/kg/hrを目標に輸液を行う．尿量が十分に確保されるまでは急速な輸液が必要であり，その後の輸液量は経時的に調節する．ここで必要なのがバイタルサインのモニタリングである．具体的には意識状態，血圧，脈拍数，呼吸数，尿量である．呼吸促拍がみられる場合には経皮的な酸素飽和度のモニタリングや動脈血ガス分析が必要となる．

呼吸管理としては血管透過性亢進により肺水腫をきたすことも多いため人工呼吸を必要とする場合も多い．循環動態が安定すれば輸液を調整しながら輸液過剰を防止することも可能であるが，血管透過性亢進は発症から1週間以上に及ぶためCHDF（持続的血液透析濾過）による緩徐な除水も考慮する．重症膵炎治療の原則はICUにおける集中治療管理である．

● 高次施設への搬送

「急性膵炎の診療ガイドライン2010」[6]では，「重症度判定基準で重症と判定された症例は集中治療を行う，あるいは適切な施設に搬送する」とされている．適切な施設とは，ICU管理，IVR（interventional radiology），CHDF，胆石性膵炎に対する内視鏡的治療，外科的治療などの対応が可能な高次施設である．重要なことは入院日に重症度スコアが軽症であっても翌日には重症化することもあるため，重症度判定基準による経時的な判定が求められることである．また，重症化する場合には膵が虚血・壊死に移行している可能性もあり，造影CTでの確認も必要である．十分な輸液を行っても尿量がほとんどみられない乏尿（1日量で400 ml以下）の場合や，輸液後急激に呼吸状態が悪化する場合は重症化している可能性が高いため，集中治療や高次施設への搬送を考慮する．

● 造影CT

造影CTは膵の虚血や壊死を診断する有用な画像診断であるが，わが国では急性膵炎に対して造影剤は原則禁忌とされていた．2012年4月から急性膵炎は原則禁忌から除外されている．

造影CTでは単純CTでは描出できない膵虚血や壊死を造影不良域として識別することができるが，発症から1〜2日では「造影不良域＝壊死」とは限らない．膵虚血は可逆性であるこ

とも多い.一方,発症から1週間以上経過した後の造影不良域は膵壊死と診断される.重症例では経時的な造影CT検査による評価が必要である.また,膵外への炎症の進展が高度なほど臓器障害や感染の合併が多いため集中治療を必要とすることが多い.重症膵炎ではnon-occlusive mesenteric ischemia (NOMI) の合併も報告されており[7],造影CT所見により腸管虚血や壊死が診断されることもある.

Atlanta 国際臨床分類の問題点と改訂の経緯

Atlanta 分類では,急性膵炎を形態学的に浮腫性膵炎(interstitial edematous pancreatitis),壊死性膵炎(necrotizing pancreatitis)に分け,さらに感染の有無で無菌性壊死(sterile necrosis)と感染壊死(infected necrosis)に分類した.また,急性膵炎に伴う局所の合併症として ① acute fluid collection, ② acute pseudocyst, ③ pancreatic abscess, ④ pancreatic necrosis を定義した.とくに pancreatic abscess は膵に近接する膿の貯留であり,基本的に壊死を含まないものとされたが,実際には膵膿瘍の中に感染壊死組織が混在することが多く,分類が困難なことが多い.また,pseudocyst は周囲を壁構造で囲まれた膵液の貯留とされたが,膵壊死が時間経過とともに融解し,液状化した際にも同様の変化がみられるが,これも Atlanta 分類では定義されていない.

これらの診断は主として造影CT所見に基づくことが多いが,放射線専門医のなかでも同一画像を診断する際に不一致があるとする報告もみられる.とくに欧米では,CT所見の診断は放射線科が行っており,治療方針の前提となるCT所見の読影結果に差があることは重大な問題となる.Besselink ら[8] は手術で所見が確認されている 70 例の急性膵炎症例の造影CT画像について,5 名の放射線専門医に Atlanta 分類(1992 年)[9] に基づいた分類を行ってもらい,一致率を検討した(interobserver agreement study).その結果,70 症例中 13 例(19%)のみが 4 名の放射線専門医の間で分類が一致した.42 例においては 3 名の放射線専門医の一致を見たのみであった.分類不能の場合の救済策として mixture を選択可能としたが,放射線専門医は 70 例のうち 3/4 の症例の造影CT所見を mixture と回答している.その理由として,Atalanta 分類では「fluid collection と壊死物質が混在している」場合の画像所見を分類できないことがあげられる.また,gas-bubble がみられた場合 pancreatic abscess と診断されるが,Atlanta 分類では壊死物質はほとんどないものを abscess として定義されているが実際には感染膵壊死が混在していることが多いなどの矛盾点があることを指摘している.

Bollen ら[10]は,1993～2006 年までの 447 編の急性膵炎論文を対象としてそのなかで用いられている急性膵炎の臨床分類と Atlanta 分類(1992 年)との齟齬を解析している.そのなかで,とくに注目されるのは terminology の問題であり,pseudocyst の感染と abscess との分類,pancreatic abscess と感染性膵壊死の分類が曖昧なことであるとしている.また,Atlanta 分類では 30%以上または 3 cm^2 以上の膵実質の造影不良域を認めるものを膵壊死としているが,急性膵炎早期においては造影CTにおける膵の造影不良域を「壊死」とすることには問題がある.造影CTで膵が造影不良であっても同時に行った血管造影では膵の血管に途絶がみられないことから膵は hypoperfusion ではあっても gangrene ではないとする報告がある[11],[12].Bollen ら[10]は急性膵炎の発症早期において造影CTでは膵壊死の診断が確定しないことや CTでは Atlanta 分類で示されている膵局所合併症の診断が困難なことから,重症度は臓器障害スコアを重視すべきと提言している.また,CTによる膵局所の合併症を表現する terminology の整理,とくに液性成分と壊死組織を含む被包化された領域の命名が重要であるとした.

Atlanta 臨床分類（2008年）

Atlanta 分類改訂版（2008年）[参考URL1]は，terminology の改訂のほかに臨床経過と病態について新しい概念を提起している．①急性膵炎は2相性の臨床経過を示し，発症から1週間の早期の病態とそれ以降の後期の病態を分ける，②早期においては臨床的な重症度と形態的所見に直接的な関連性がないので，発症から1週間以内では臓器不全が持続する場合を重症と定義する，③後期においては壊死組織の細菌感染が予後を規定する，などである．早期では，臓器不全を示す重症度判定が用いられるが，改訂版では Marshall Scoring System[13]を推奨している．後期では，CT などの画像診断での膵および膵周囲の形態的変化と感染の有無が治療方針決定に重要であるが，早期相の臨床分類と後期相の形態分類の間には関連はなく，整合性も必要としない．

Atlanta 分類改訂版における急性膵炎の診断

急性膵炎は以下の3項目中2項目を満たすことで診断される．①急性膵炎を強く示唆する腹痛がある，②血清アミラーゼ，リパーゼ値が正常上限の3倍以上，③造影 CT で急性膵炎に特徴的な所見がみられる．

急性膵炎発症の定義

急性膵炎の発症時間は腹痛が起こった日時とする．Atlanta 改訂版では重症度評価において発症からの時間が重要であるため正確な記録が求められる．

重症急性膵炎の定義と判定基準

急性膵炎の経過は2相性であり，死亡率は発症早期と2～6週の後期の二つのピークがある．早期（発症から1週間前後）の重症度は膵壊死や膵周囲の炎症と関連せず臓器不全と関連する．早期の発症から1週間においては膵および膵周囲の病変は回復に向かうか非可逆性の壊死や壊死の液状化による膵内や膵周囲の浸出液貯留形成へとダイナミックな変化がみられる．1週間後には全身性炎症反応に関連した臓器不全は回復するか増悪するかに分かれる．後期における膵および膵周囲の形態的変化は緩徐であり，死亡率は膵壊死の感染と関連している．

1）発症初期の暫定的重症急性膵炎

初診時および発症後48時間までは，systemic inflammatory response syndrome（SIRS）が認められる場合または臓器不全が認められる場合，暫定的に「重症急性膵炎」と診断し初期治療を開始する．SIRS（表3）は4項目中2項目で陽性と判定する．

2）早期における重症度判定

早期においては，48時間以上持続する臓器不全を有するものを重症急性膵炎と定義する．臓器不全がないか，臓器不全があっても48時間以上持続しないものは重症膵炎と診断しない．

入院初日を0病日とし，第1病日を翌日の朝8時から始まる24時間と定義する．したがって48時間以上持続する臓器不全とは入院後最低限3日間の臓器不全の持続をもって判定する．

3）臓器不全の定義

Marshall Scoring System（表4）を用いて，3臓器（呼吸：pO_2/FIO_2，腎：血清クレアチニン値，循環：収縮期血圧）のうち，少なくとも1

表3 systemic inflammatory response syndrome（SIRS）診断基準

---
(1) 体温＞38℃または＜36℃
(2) 脈拍＞90回/min
(3) 呼吸数＞20回/min または $PaCO_2$＜32 torr
(4) 白血球数＞12,000 mm³か＜4,000 mm³
　　または10%幼若球出現

4項目中2項目以上陽性の場合，SIRS と診断する．

（米国胸部疾患学会，Critical Care Medicine 学会，1992年）

表 4　Marshall Scoring System

Organ system	Score				
	0	1	2	3	4
Respiratory (PO_2/FIO_2)	>400	301〜400	201〜300	101〜200	<101
Renal s-Cr (mg/dL)	<1.4	1.4〜1.8	1.9〜3.6	3.6〜4.9	4.9<
Cardiovascular (s-pressure)	>90	<90 Fluid-responsive	<90 Not fluid responsive	<90, pH<7.3	<90, pH<7.2

Organ failure＝3臓器のうち1つ以上が socre≧2で，48時間以上続く状態

〔Crit Care Med 1995；23：1638-1652[14]より引用〕

表 5　Atlanta 改訂版で用いられる形態的分類

・間質性浮腫性膵炎 interstitial edematous pancreatitis
・壊死性膵炎 necrotizing pancreatitis
・膵周囲壊死 peripancreatic necrosis
・急性膵周囲浸出液貯留 acute peripancreatic fluid collections
・膵仮性囊胞 pancreatic pseudocyst
・膵壊死後膵/膵周囲浸出液貯留 postnecrotic pancreatic/peripancreatic fluid collections
・隔壁壊死（被包化壊死）walled-off pancreatic necrosis

〔参考 URL[1]より〕

臓器に2点以上の異常所見がみられるものとする．多臓器不全は1日に2臓器以上の不全がみられるものとする．

形態的分類（表 5, 6）

Atlanta 分類（1992 年）の検証で問題となった画像診断による形態学的分類が改訂されている．形態的な鑑別・分類には造影 CT を用いる．前述したように，発症から1週間以内は形態がダイナミックに変化する時期でもあり，形態分類はそれ以降の後期相において適用されることが多い．

1）interstitial edematous pancreatitis；IEP（間質性浮腫性膵炎）

造影 CT でびまん性または限局性の膵腫大と膵実質の均一な正常に近い造影効果がみられる．膵周囲に浸出液の貯留がみられるが，液体成

表 6　浸出液貯留の経時的変化

膵の形態	<4 week	4 week<
浮腫性膵炎	急性膵周囲浸出液貯留	膵仮性囊胞
壊死性膵炎	膵壊死後膵/膵周囲浸出液貯留（壊死を含む）	隔壁壊死

〔参考 URL[1]より〕

分に固形成分はみられない．もし，膵周囲の液体成分の中に固形成分がみられる場合は膵周囲壊死を示す所見であり，壊死性膵炎と診断される．

2）necrotizing pancreatitis（壊死性膵炎）

膵壊死は時間経過とともに変化する．Atlanta 改訂版では発症早期に膵壊死を造影 CT にて確定診断することは不可能であるとしている．造影 CT による膵壊死の診断は発症から5日以降に確定される．後期になると膵壊死は半固形

成分となり液化する．液化した成分は時間経過とともに吸収されることが多いが，吸収されずに残ることがある．

壊死性膵炎の形態としては，① 膵壊死と膵周囲壊死の両者がみられる場合，② 膵壊死はみられるが，膵周囲壊死はみられない場合，③ 膵壊死はみられないが，膵周囲壊死がみられる場合，の三つに分類される．

造影 CT での膵実質の造影不良は浮腫性膵炎との鑑別所見である．しかし，発症早期には膵壊死を確定診断することができないため，浮腫性膵炎との鑑別には，最初の CT から 5 日ないし 1 週間後あるいは状況に応じて 3～4 週間後の再 CT 検査が必要である．壊死範囲は＜30％，30～50％，50％＜の 3 段階に分けられる．

感染の合併は CT ガイド下の fine needle aspiration による細菌培養で診断される．また，造影 CT で非造影域に腸管外ガス像がみられた場合にはガス産生菌を示す所見である．

3）peripancreatic necrosis（膵周囲壊死）

発症早期に造影 CT で膵周囲組織の壊死を診断するのは困難であるが，結腸傍溝や腸間膜根部の肥厚や固形成分を含んだ不均一な浸出液貯留は膵周囲壊死を示唆する所見であるとされた．固形成分の診断には MRI が有用である．

膵実質壊死を伴わない「孤立性膵周囲壊死」は壊死性膵炎のなかでも特異なものであり，膵実質壊死を伴った場合に比較して予後が良好なため，臨床的に重要であるとされている．

4）膵および膵周囲浸出液貯留

① acute peripancreatic fluid collections；APFCs（急性膵周囲浸出液貯留）

多くは間質性浮腫性膵炎（IEP）に随伴してみられるものであり，固形成分を伴わない液状成分のみである．ほとんどは感染を伴わず数週間で自然に吸収されるため，膵仮性嚢胞や壊死後膵/膵周囲浸出液貯留（postnecrotic pancreatic/peripancreatic fluid collections）とは別の区分である．

② pancreatic pseudocyst（膵仮性嚢胞）

膵仮性嚢胞は浮腫性膵炎発症後 4 週以降にみられる膵周囲の液体貯留であり，壊死組織を伴わず，周囲臓器により隔絶される．APFCs が 4 週間以降にも吸収されなかった場合にみられる．4 週以前は APFCs に分類される．

③ postnecrotic pancreatic/peripancreatic fluid collections；PNPFCs（壊死後膵/膵周囲浸出液貯留），walled-off pancreatic necrosis；WOPN〔隔壁壊死（被包化壊死）〕

壊死性膵炎に合併する浸出液貯留は APFCs や仮性嚢胞と区別して PNPFCs と称される．

PNPFCs は液性成分と壊死組織が混在している状態で，時間経過によって発症早期の固い壊死から液状化した壊死まで連続した状態がみられる．

しかし，発症早期とくに 1 週間以内では APFCs と PNPFCs の区別は容易ではない．1～2 週間経過後には PNPFCs は造影 CT や MRI または EUS により明らかとなる．

膵実質または膵周囲壊死は発症から 2～6 週で壊死組織が崩壊し，液状化が起こる．造影 CT などの画像検査では PNPFCs は隔離された領域に壊死と浸出液の両者が混在した状態として表現される．PNPFCs は壊死性膵炎の膵または膵周囲壊死組織由来であり，内容として壊死成分を含むことが浮腫性膵炎の浸出液（APFCs）との違いである．PNPFCs はしばしば膵実質内の主膵管の破綻を伴い，膵管と交通を認める．

PNPFCs は時間経過とともに壊死部分と健常

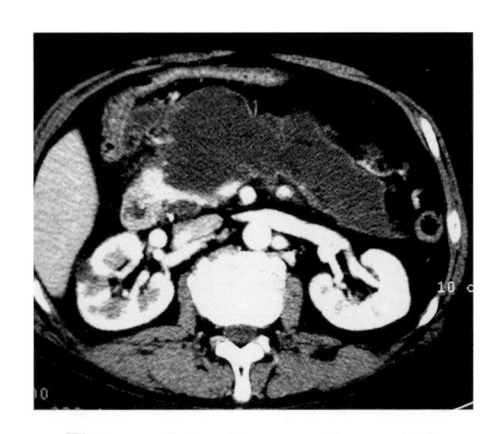

図 4　walled-off pancreatic necrosis

部の境界が明瞭となり厚い壁を形成し，また壊死部分は一部液化する（図 4）．この状態を walled-off pancreatic necrosis（WOPN）[14] と称するが，これは以前に organized pancreatic necrosis（器質化した壊死）[15]，と呼ばれていたものであり，PNPFCs の後期の病態（4 週間以降）である．WOPN は Atlanta 分類（1992 年）では認識されていなかった分類である．

WOPN は造影 CT（図 4）ではまれに仮性囊胞と誤認されることがあるが，MRI や EUS は浸出液の中に壊死組織が混在することを確認する補助的診断として有用である．WOPN と仮性囊胞の鑑別は重要であり，とくに低侵襲手術や内視鏡治療を行う場合には WOPN，仮性囊胞，APFCs の鑑別が治療方針と直結するために重要である．

WOPN にも感染性，非感染性があり，感染は腸管外ガスの存在によって疑われ，画像ガイド下の FNA により確定診断される．非感染性の WOPN でも疼痛や消化管への影響など状態不良が続くことがある．

Atlanta 分類改訂以後の急性膵炎をめぐる動向

感染性膵壊死に対する早期の手術治療成績は不良であり，necrosectomy は可及的に発症早期での施行を回避すべきとするエビデンスが報告されている[16),17)]．一方で，後期手術の成績は良好である．その要因として，膵壊死の形態的変化（発症早期は固い壊死組織で切除に際して出血が多いが後期になると融解・液状化し周囲と境界明瞭となる）が関係している．この境界明瞭となった液状化壊死は Atlanta 分類（1992 年）の terminology にはない概念で WOPN などの新たな概念を生み出した．さらには，こうした後期の感染壊死に対して開腹手術によらず，鏡視補助下の後腹膜アプローチや内視鏡的経胃アプローチが試みられるようになってきた．

Atlanta 分類改訂版は重症急性膵炎の病態の推移を時間軸にそって評価し，治療に結びつけるものである．すなわち，発症早期は膵壊死の診断は難しく，また，すぐには死亡に直結せず，逆に早期から臓器不全が持続する場合には早期の死亡率が高いとして早期には臓器不全が，後期には感染が主たる予後規定因子であるとした．しかし，Atlanta 分類改訂版では膵局所に対する治療の意義が曖昧となったことも否めない．早期では重症度は Marshall Scoring System で評価されるため，膵病変評価の意義は少ない．膵病変，膵周囲病変の分類は発症から 5 日～1 週間後の造影 CT で決定され，膵壊死や膵壊死後浸出液貯留などと診断される．これまでは膵局所の変化（膵壊死の有無）を捉えて予防的抗菌薬投与の適否を判断してきたが，急性膵炎発症早期の膵病変が診断できないとなると抗菌薬予防投与の対象をどう設定するか，膵局所に対する治療を行わないでもよいのかなど新たな問題が生じてくる．Atlanta 分類改訂版では発症早期の膵局所・膵周囲病変を曖昧なままに残してある．今後，Atlanta 分類改訂版の有用性について各国で検証が行われると思われるが，膵局所病変の評価については造影 CT の限界が示されており，MRI[18),19)] や perfusion CT[20),21)] などの新たな診断法の検証が求められるものと思われる．

わが国の重症度判定基準（2008 年）では予後因子と造影 CT Grade が併記され，いずれによっても重症膵炎を診断できるとしている．Atlanta 分類改訂版との整合性がみられるとすれば予後因子による重症度判定であるが，発症早期の造影 CT Grade（膵所見と膵外への炎症波及の両者による進展度診断）は予後や重症度との相関がみられ簡便な画像診断であるため救急現場ではきわめて使いやすい指標である．今後，Atlanta 分類改訂版の検証を通じて両者の比較がなされるものと思われる．

文 献

1) 下瀬川徹, 佐藤賢一, 木原康之, 他：急性膵炎, 重症急性膵炎の全国調査. 厚生労働科学研究費補助金難治性疾患克服研究事業難治性疾患に関する調査研究班 平成22年度総括・分担研究報告書. 2011, 37-43
2) Fogel EL, Sherman S：Acute biliary pancreatitis：when should the endoscopic intervene? Gastroenterology 2003；125：229-235
3) Wand SS, Lin XZ, Tsai YT, et al：Clinical significance of ultrasonography, computed tomography, and biochemical tests in the rapid diagnosis of gallstone-related pancreatitis：a prospective study. Pancreas 1988；3：153-158
4) 武田和憲, 大槻 眞, 須賀俊博, 他：急性膵炎重症度判定基準最終改訂案の検証. 厚生労働科学研究補助金難治性疾患克服研究事業分担研究報告書. 2007, 29-33
5) 厚生労働省難治性疾患克服研究事業難治性膵疾患に関する調査研究班 編：急性膵炎における初期診療のコンセンサス（改訂第2版）. 2008, アークメディア, 東京
6) 急性膵炎診療ガイドライン2010改訂出版委員会 編：急性膵炎診療ガイドライン 2010. 2009, 金原出版, 東京
7) Hirota M, Inoue K, Kimura Y, et al：Non-occlusive mesenteric ischemia and its associated intestinal gangrene in acute pancreatitis. Pancreatology 2003；3：316-322
8) Besselink MGH, van Santvoort HC, Bollen TL, et al：Describing computed tomography findings in acute necrotizing pancreatitis with the Atlanta Classification. An interobserver agreement study. Pancreas 2006；33：331-335
9) Bradley EL Ⅲ：A clinically based classification system for acute pancreatitis. Summary of the international symposium on acute pancreatitis, Atalanta, Ga, September 11 through 13, 1992. Arch Surg 1993；128：586-590
10) Bollen TL, van Santvoort HC, Besselink MG, et al：The Atlanta Classification of acute pancreatitis revisited. Br J Surg 2008；95：6-21
11) Takeda K, Matsuno S, Sunamura M, et al：Continuous regional arterial infusion of protease inhibitors and antibiotics in acute necrotizing pancreatitis. Am J Surg 1996；171：394-398
12) Howard JM：Acute necrotizing pancreatitis. Hypoperfusion may not be synonymous with gangrene. Int J Pancreatol 1997；22：233-234
13) Marshall JC, Cook DJ, Christou NV, et al：Multiple organ dysfunction score：a reliable descriptor of a complex clinical outcome. Crit Care Med 1995；23：1638-1652
14) Stamatakos M, Stefanaki C, Kontzoglou K, et al：Walled-off pancreatic necrosis. World J Gastroenterol 2010；16：1707-1712
15) Barron TH, Thaggard WG, Morgan DE, et al：Endoscopic therapy for organized pancreatic necrosis. Gastroenterology 1996；111：755-764
16) Hartwig W, Maksan SM, Foitzik T, et al：Reduction in mortality with delayed surgical therapy of severe pancreatitis. J Gastrointest Surg 2002；6：481-487
17) Besselink MGH, Verwer TJ, Schoenmaeckers EJP, et al：Timing of surgical intervention in necrotizing pancreatitis. Arch Surg 2007；142：1944-1201
18) Hirota M, Kimura Y, Ishiko T, et al：Visualization of the heterogenous internal stururcture of so-called pancreatic necrosis by magnetic resonance imaging in acute necrotizing pancreatitis. Pancreas 2002；25：63-67
19) Xiao B, Zhang XM：Magnetic resonance imaging for acute pancreatitis. World J Radiol 2010；28：298-308
20) Tsuji Y, Yamamoto H, Yazumi S, et al：Perfusion computed tomography can predict pancreatic necrosis in early stage of acute pancreatitis. Clin Gastroenterol Hepatol 2007；5：1484-1492
21) 武田和憲, 木村憲治, 佐藤明弘：Perfusion CTによる急性壊死性膵炎の診断. 膵臓 2007；22：547-555

参考URL（2012年7月現在）

1) Acute pancreatitis classification working group. Revision of the Atlanta classification of acute pancreatitis.
http://pancreasclub.com/atlanta-classification/

（武田和憲）

慢性膵炎の診断基準

胆・膵

　慢性膵炎は「膵臓の内部に不規則な線維化，細胞浸潤，実質の脱落，肉芽組織などの慢性変化が生じ，進行すると膵外分泌・内分泌機能の低下を伴う病態である．膵内部の病理組織学的変化は，基本的には膵臓全体に存在するが，病変の程度は不均一で，分布や進行性もさまざまである．これらの変化は，持続的な炎症やその遺残により生じ，多くは非可逆性である」と定義されている．日本膵臓学会「慢性膵炎臨床診断基準2009」新基準[1)]では，分類は成因によりアルコール性と非アルコール性（特発性，遺伝性，家族性など）に改訂された．自己免疫性膵炎と閉塞性膵炎は，治療により病態や病理所見が改善することがあり，可逆性であるという点より，現時点では膵の慢性炎症として別個に扱うことになった．とくに，今回世界に先駆けて早期慢性膵炎の診断基準を明記したことは特質すべきことである．

　疫学的には2007年の慢性膵炎受療者患者数は50,009人/年と推定され1974年の調査以降，増加している疾患である．

　日本膵臓学会「慢性膵炎臨床診断基準2009」[1)]の最終目的は，① 確実な慢性膵炎診断，② 慢性膵炎の早期診断であり，早期診断により典型的な慢性膵炎への進展をいち早く防止することである．また，日本消化器病学会「慢性膵炎診療ガイドライン」[2)]が出版された．

　本稿では，日本膵臓学会「慢性膵炎臨床診断基準2009」について，改訂のポイントを中心に解説する．

表　慢性膵炎臨床診断基準（日本膵臓学会，2009）
——慢性膵炎の定義と分類——

定義：
　膵臓の内部に不規則な線維化，細胞浸潤，実質の脱落，肉芽組織などの慢性変化が生じ，進行すると膵外分泌・内分泌機能の低下を伴う病態である．膵内部の病理組織学的変化は，基本的には膵臓全体に存在するが，病変の程度は不均一で，分布や進行性も様々である．これらの変化は，持続的な炎症やその遺残により生じ，多くは非可逆性である．

　慢性膵炎では，腹痛や腹部圧痛などの臨床症状，膵内・外分泌機能不全による臨床症候を伴うものが典型的である．臨床観察期間内では，無痛性あるいは無症候性の症例も存在し，このような例では，臨床診断基準をより厳密に適用すべきである．慢性膵炎を，成因によってアルコール性と非アルコール性に分類する．自己免疫性膵炎と閉塞性膵炎は，治療により病態や病理所見が改善する事があり，可逆性である点より，現時点では膵の慢性炎症として別個に扱う．

分類：
・アルコール性慢性膵炎
・非アルコール性慢性膵炎（特発性，遺伝性，家族性など）

注1．自己免疫性膵炎および閉塞性膵炎は，現時点では膵の慢性炎症として別個に扱う．

表　慢性膵炎臨床診断基準（日本膵臓学会，2009）（つづき）
——慢性膵炎臨床診断基準——

<u>慢性膵炎の診断項目</u>
① 特徴的な画像所見
② 特徴的な組織所見
③ 反復する上腹部痛発作
④ 血中または尿中膵酵素値の異常
⑤ 膵外分泌障害
⑥ 1日80g以上（純エタノール換算）の持続する飲酒歴

慢性膵炎確診：a，bのいずれかが認められる．
　a．① または ② の確診所見．
　b．① または ② の準確診所見と，③④⑤のうち2項目以上．

慢性膵炎準確診：
　① または ② の準確診所見が認められる．

早期慢性膵炎：
　③〜⑥のいずれか2項目以上と早期慢性膵炎の画像所見が認められる．

注2．①，② のいずれも認めず，③〜⑥のいずれかのみ2項目以上有する症例のうち，他の疾患が否定されるものを慢性膵炎疑診例とする．疑診例には3か月以内にEUSを含む画像診断を行うことが望ましい．
注3．③ または ④ の1項目のみ有し早期慢性膵炎の画像所見を示す症例のうち，他の疾患が否定されるものは早期慢性膵炎の疑いがあり，注意深い経過観察が必要である．
付記．早期慢性膵炎の実態については，長期予後を追跡する必要がある．

<u>慢性膵炎の診断項目</u>
① 特徴的な画像所見
　確診所見：以下のいずれかが認められる．
　a．膵管内の結石．
　b．膵全体に分布する複数ないしび慢性の石灰化．
　c．ERCP像で，膵全体に見られる主膵管の不整な拡張と不均等に分布する不均一[*1]かつ不規則[*2]な分枝膵管の拡張．
　d．ERCP像で，主膵管が膵石，蛋白栓などで閉塞または狭窄している時は，乳頭側の主膵管と分枝膵管の不規則な拡張．
　準確診所見：以下のいずれかが認められる．
　a．MRCPにおいて，主膵管の不整な拡張と共に膵全体に不均一に分布する分枝膵管の不規則な拡張．
　b．ERCP像において，膵全体に分布するび慢性の分枝膵管の不規則な拡張，主膵管のみの不整な拡張，蛋白栓のいずれか．
　c．CTにおいて，主膵管の不規則なび慢性の拡張と共に膵辺縁が不規則な凹凸を示す膵の明らかな変形．
　d．US（EUS）において，膵内の結石または蛋白栓と思われる高エコーまたは膵管の不整な拡張を伴う辺縁が不規則な凹凸を示す膵の明らかな変形．

② 特徴的な組織所見
　確診所見：膵実質の脱落と線維化が観察される．膵線維化は主に小葉間に観察され，小葉が結節状，いわゆる硬変様をなす．
　準確診所見：膵実質が脱落し，線維化が小葉間または小葉間・小葉内に観察される．
④ 血中または尿中膵酵素値の異常
　以下のいずれかが認められる．
　a．血中膵酵素[*3]が連続して複数回にわたり正常範囲を超えて上昇あるいは正常下限未満に低下．
　b．尿中膵酵素が連続して複数回にわたり正常範囲を超えて上昇．
⑤ 膵外分泌障害
　BT-PABA試験で明らかな低下[*4]を複数回認める．

<u>早期慢性膵炎の画像所見</u>
a．bのいずれかが認められる．
a．以下に示すEUS所見7項目のうち，(1)〜(4)のいずれかを含む2項目以上が認められる．
　(1) 蜂巣状分葉エコー（Lobularity, honeycombing type）
　(2) 不連続な分葉エコー（Nonhoneycombing lobularity）
　(3) 点状高エコー（Hyperechoic foci ; non-shadowing）
　(4) 索状高エコー（Stranding）
　(5) 囊胞（Cysts）
　(6) 分枝膵管拡張（Dilated side branches）
　(7) 膵管辺縁高エコー（Hyperechoic MPD margin）
b．ERCP像で，3本以上の分枝膵管に不規則な拡張が認められる．

解説1．USまたはCTによって描出される①膵囊胞，②膵腫瘤ないし腫大，および，③膵拡張（内腔が2mmを超え，不整拡張以外）は膵病変の検出指標として重要である．しかし，慢性膵炎の診断指標としては特異性が劣る．従って，①②③の所見を認めた場合には画像検査を中心とした各種検査により確定診断に努める．
解説2．[*1]"不均一"とは，部位により所見の程度に差があることをいう．
[*2]"不規則"とは，膵管径や膵管壁の平滑な連続性が失われていることをいう．
[*3]"血中膵酵素"の測定には，膵アミラーゼ，リパーゼ，エラスターゼ1など膵特異性の高いものを用いる．
[*4]"BT-PABA試験（PFD試験）における尿中PABA排泄率の低下"とは，6時間排泄率70%以下をいう．
解説3．MRCPについては，
　1）磁場強度1.0テスラ（T）以上，傾斜磁場強度15mT/m以上，シングルショット高速SE法で撮像する．
　2）上記条件を満足できないときは，背景信号を経口陰性造影剤の服用で抑制し，膵管の描出のため呼吸同期撮像を行う．

〔日本膵臓学会：膵臓　2009；24：645-646[1)]より引用〕

■ 診断の概要

本邦では 1971 年に慢性膵炎の診断基準が提唱され，1983 年に改訂され，1995 年に病型分類が加わり，画像検査の進歩に伴い 2001 年に診断基準に磁気共鳴胆管膵管撮影（magnetic resonance cholangio-pancreatograpy；MRCP）が取り入れられた．しかしながら，膵外分泌機能検査のゴールデンスタンダードとして位置づけられていたセクレチン試験がセクレチンの製造中止のため実施できず，膵外分泌機能検査からの診断が十分にできないのが現状である．

近年，超音波内視鏡（EUS）の進歩が組織学的変化も反映した詳細な画像診断を可能とするようになってきていることより，今回，「慢性膵炎臨床診断基準 2009」（日本膵臓学会）が改訂された（**表**）．新基準では，慢性膵炎の定義は変わらないが，アルコール性がその他の成因と臨床経過に相違があるため，成因によりアルコール性と非アルコール性（特発性，遺伝性，家族性など）に分類が改訂された．新基準の診断項目は，特徴的な ① 画像所見や ② 組織所見，③ 反復する上腹部痛発作，④ 血中または尿中膵酵素値の異常，⑤ 膵外分泌障害，⑥ 1 日 80 g 以上（純エタノール換算）の持続する飲酒歴，の 6 項目より構成され，これらの組み合わせにより慢性膵炎確診，準確診および早期慢性膵炎と診断するものである（**図1**）．新基準の診断項目は表記が簡潔であり，診断しやすくなっている．

もう一つの特色は，早期慢性膵炎診断の画像所見として EUS 所見の 7 項目が取り入れられたことである．また，2009 年 10 月に慢性膵炎

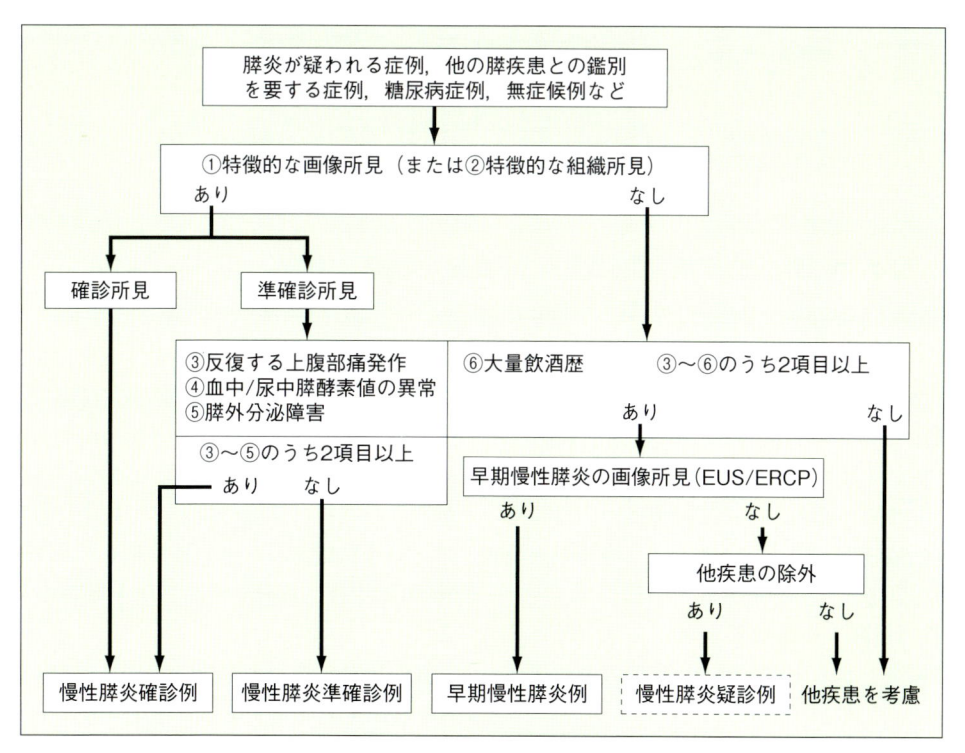

図 1 慢性膵炎診断手順

〔下瀬川徹：慢性膵炎臨床診断基準 2009―診断基準の概要と経緯．膵臓 2009；24：647-651 より引用〕

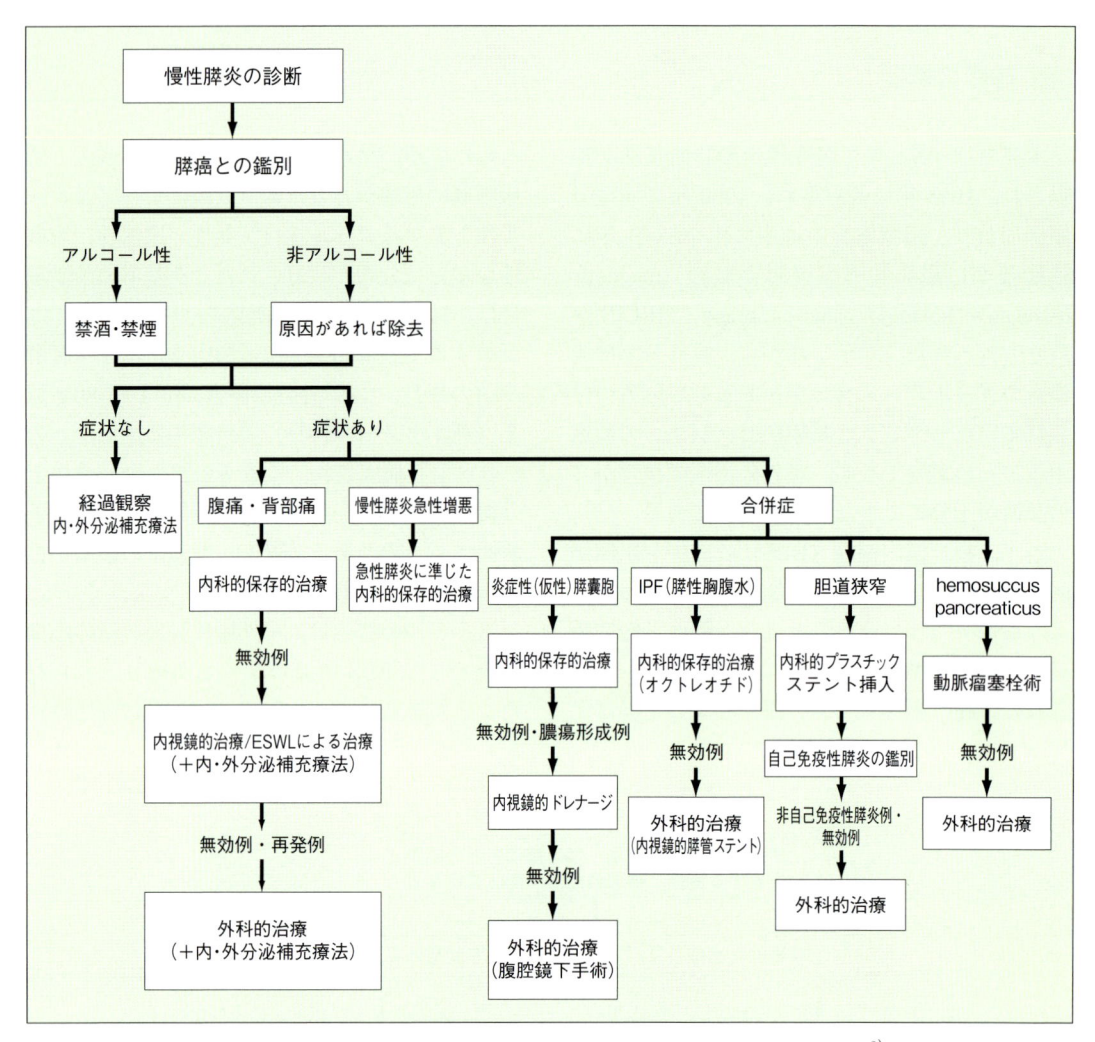

図 2 慢性膵炎治療手順〔日本消化器病学会 編：慢性膵炎診療ガイドライン[2]より引用〕

診療ガイドライン（日本消化器病学会）が出版された．日常診療において，慢性膵炎の臨床症状・徴候が疑われたときには，積極的に腹部US，CTでスクリーニングし，フローチャートに準じて診断を進め，とくに治療については慢性膵炎治療手順（図2）に従って，最善の治療を選択できるように作成されている．

「慢性膵炎臨床診断基準2009」には，膵外分泌機能検査として，BT-PABA試験のみが採用された．

BT-PABA 試験

N-benzoyl-L-tyrosyl-paraamonobenzoic acid (BT-PABA) は水に溶解せず，消化管から吸収されず，膵臓から分泌される消化酵素であるキモトリプシンによりペプチド結合が切られ，パラアミノ安息香酸（PABA）になり，小腸から吸収された後に肝臓で抱合され尿中に排泄されるという特徴を有している．キモトリプシンは特異的にBT-PABAのペプチド結合を切断する．

BT-PABAを経口摂取し尿中に排泄されたBT-PABAを測定することによりキモトリプシン分泌を算出することで非侵襲的に膵外分泌機能を測定するものである．非侵襲的な膵外分泌機能検査として広く施行されているが，ICG

R15値が20％以上の肝機能低下症例では肝でのPABAの抱合が低下し，血清クレアチニン2 mg/d*l* 以上の腎機能障害症例ではPABAの排泄が低下するため尿中BT-PABA排泄値は低値を示す．また，下痢症例でも低値を示すため，これらの病態を有するときは膵外分泌機能を正確に反映しない．

BT-PABA試験で膵外分泌機能低下を呈する慢性膵炎症例では，セクレチン試験で2因子障害以上を呈する慢性膵炎症例と相関することが報告されているが，軽症の膵外分泌機能障害を診断することには限界がある．しかし，簡便に外来でも実施できる長所をもつため頻回の測定を試みることが推奨され，明らかな低下を複数回認めることとされている．尿中PABA排泄率は70％以下が膵外分泌機能低下である．

早期慢性膵炎診断の画像検査

EUS

臨床上重要なのは慢性膵炎を早期に診断することである．この診断基準は無症候性の症例の拾い上げも考慮されている．膵外分泌機能検査としてBT-PABA試験しか施行できず，慢性膵炎の早期診断が困難であるため，今回新たにEUSが診断基準に盛り込まれ，その重要性が提唱された．

早期慢性膵炎の画像所見としては，EUSとERP所見がある．EUS診断はERP診断との一致率も高率であり，低侵襲性であることより広く用いられている．EUSは従来の画像診断機器では困難であった微細な膵実質組織や膵管系の変化を詳細に観察可能なことより早期の慢性膵炎診断に有用であることが指摘されていた．今回の臨床診断基準[1]における早期慢性膵炎のEUS画像所見には，2009年のRosemont分類が参考にされた[3]．Rosemont分類では，従来の慢性膵炎のEUS所見を見直し，膵実質所見として，①蜂巣状分葉エコー（Lobularity, honey-combing type），②不連続な分葉エコー（Non-honeycombing lobularity），③点状高エコー（Hyperechoic foci; non-shadowing），④索状高エコー（Stranding），⑤嚢胞（Cysts），膵管所見として⑥分枝膵管拡張（Dilated side branches），⑦膵管辺縁高エコー（Hyperechoic MPD margin），の7項目が採用されている．これらの①〜④のいずれかを含む2項目以上が認められれば早期慢性膵炎と診断する．

ERCP

ERCP像で，「3本以上の分枝膵管に不規則な拡張[4]」が認められれば早期慢性膵炎と診断する．この所見はケンブリッジ分類の mild chronic pancreatitis に相当するが，従来の準確診所見が今回早期慢性膵炎所見として変更されたことに注意が必要である．しかし，侵襲性が高いため容易に施行し難い．

したがって，慢性膵炎の診断項目③〜⑥を認めた場合，腹部USなどの画像診断で異常を認めないときでも患者に説明し，同意のもとにEUSを施行することが早期慢性膵炎の発見に結びつく可能性が高いといえるであろう．

病型分類に準じた治療

代償期の治療

慢性膵炎の急性増悪時は急性膵炎の治療に準じる．したがって，ここでは間欠期の治療を述べる．

1）食事療法

食事療法の基本は，脂肪制限である．代償期には1日脂肪摂取量は30g程度に制限する．総カロリーは標準体重×30 kcal/day 程度を目標とする．もちろん，食生活を規則正しくし，過

食をしないように指導する．胃酸分泌を刺激するタバコ，香辛料，カフェインを含有する嗜好品も制限する．

2）禁酒あるいは節酒

慢性膵炎の成因はアルコール性が約70％を占めている．アルコール性は他の成因の慢性膵炎と比較し予後がもっとも悪い．このため禁酒が基本となる．また，その他の成因であってもアルコールは増悪因子であるため，節酒を指導する．

3）疼　痛

間欠期でもっとも重要な治療の一つが疼痛対策である．一般に，慢性膵炎の初発症状として腹痛がもっとも多いが，臨床経過中にみられる症状としては，上腹部痛，次いで背部痛である．その疼痛は必ずしも持続痛とは限らず，間欠痛のこともあるので注意する必要がある[5]．

a．鎮痙薬，鎮痛薬：COMT（カテコール-O-メチル基転移酵素）阻害薬（コスパノン®）やトレピブトン（スパカール®）はOddi括約筋を弛緩させ膵液の流出を円滑にさせ，膵管内圧の上昇を改善させる．また，抗コリン作動薬（ブスコパン®，コリオパン®）を使用するが，Oddi括約筋を収縮させる作用を有する．これらにより改善が認められないときは非ステロイド系鎮痛薬（インダシン®，インテバン®，ボルタレン坐剤®）を使用する．以上が無効の場合，塩酸ペンタゾシン（ソセゴン®）や塩酸モルヒネなどの麻薬性鎮痛薬を使用するが，Oddi括約筋の攣縮作用が強いため，使用時には硫酸アトロピンを必ず併用する．麻薬，ソセゴンなどは依存性があるため最小限の使用とする．

b．消化酵素薬：代償期においても膵庇護目的に常用量の2倍量を使用する．

c．蛋白分解酵素阻害薬：経口蛋白分解酵素阻害薬であるメシル酸カモスタット（フオイパン®）は慢性膵炎患者の疼痛に対する改善効果が報告されている．しかし，明らかな有効性を示す治験報告はない．

d．酸分泌抑制薬：ヒスタミン受容体拮抗薬（H₂RA）やプロトンポンプ阻害薬（PPI）は胃酸分泌を抑制させ，十二指腸粘膜内S細胞からのセクレチン分泌を刺激しないため膵臓を庇護する．

e．精神安定薬：慢性膵炎患者は長期間にわたる疼痛に対する不安感をもっていることがしばしばあるためジアゼパム系の薬剤（セルシン®，ホリゾン®，エリスパン®）を使用する．

非代償期の治療

非代償期は，膵外分泌障害に基づく消化吸収障害と膵内分泌障害に基づく膵性糖尿病が治療の主体である．

1）食事療法

非代償期では，1日の脂肪摂取量40g以下を目標とする．しかし，消化吸収障害が高度の場合はカロリーの損失が大きいため，脂肪摂取量を40〜60gとする場合もある．合併する糖尿病の状態を考慮しながら総カロリーを決定する．

2）禁酒あるいは節酒

代償期と同様に指導している．

3）疼　痛

病期の進行とともに疼痛は消失していくため疼痛対策は軽減する．

4）消化吸収障害

慢性膵炎非代償期の膵機能荒廃による膵外分泌機能障害として消化吸収障害が出現する．症状としては下痢が出現するが，さらに進行しその機能が10％以下になると脂肪便が出現する．しかし，本邦においては脂肪便の出現は少ない．治療はリパーゼ含量の多い高力価の消化酵素薬による補充療法が主体となる．実際には，消化酵素薬（ベリチーム顆粒®，コンビチーム®，パンクレアチン）の大量療法（3〜12倍）が必要であったが，2011年8月末より高力価パンクレアチン製剤（リパクレオン®）が使用可能となり，脂肪吸収率の改善が認められその有効性が指摘されている[6]．

5）糖尿病

慢性膵炎非代償期の膵機能荒廃による膵内分泌障害として糖尿病が出現する．この糖尿病（膵性糖尿病）ではB細胞障害によるインスリン分

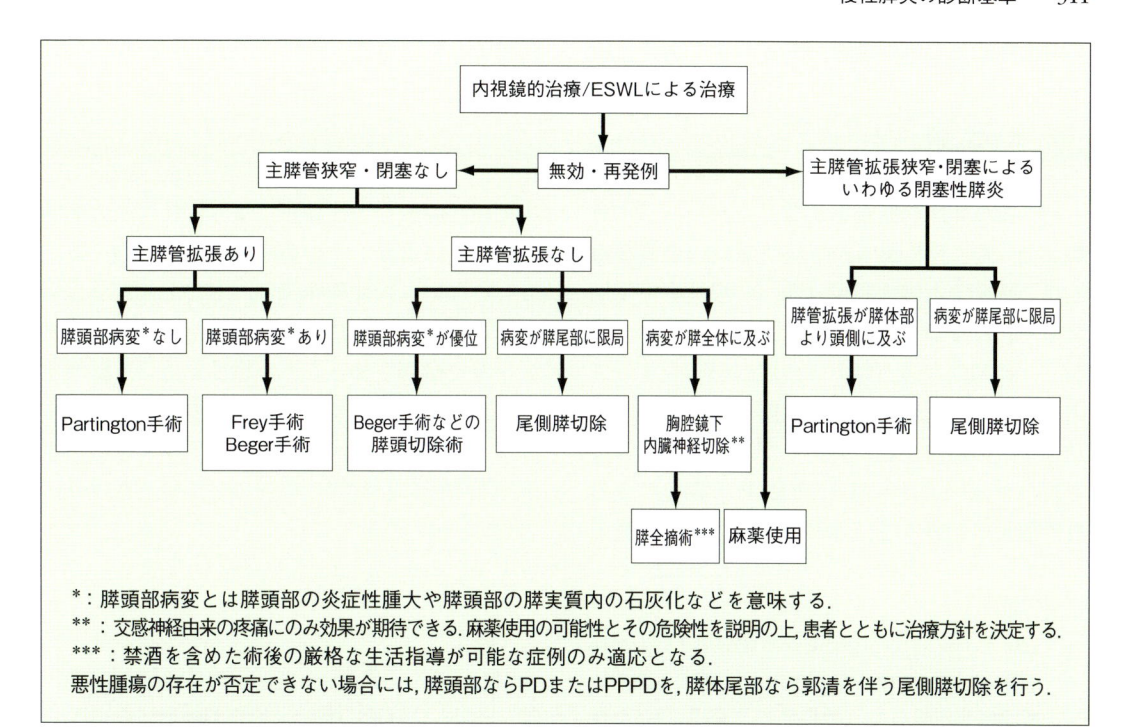

図3 慢性膵炎外科的治療手順〔日本消化器病学会 編：慢性膵炎診療ガイドライン[2]より引用〕

泌低下のみならず，A細胞障害も呈するためグルカゴン分泌障害も併存するため，厳格な血糖コントロールを目標にすると容易に低血糖を生ずる．食事療法は，摂取カロリー（標準体重×25〜30 kcal）を指導する．耐糖能障害が軽度の場合は，経口血糖降下薬を使用し，空腹時血糖が 200 mg/dl 以上や尿中 CPR の低下を認める場合はインスリン治療を開始する．血糖はやや高めのコントロールとし，HbA1c は 7％前後を目標とする．最近，新しいインスリン製剤である超速効型インスリン製剤（ヒューマログ®，ノボラピッド 300®）の出現により食後高血糖のコントロールが可能となり，超持続型インスリン製剤（ランテス®）の併用により良好な血糖管理が可能である．

6）膵石症

アルコール性慢性膵炎では約 75％に膵石を認める．トリメタジオン内服による経口溶解療法，体外式衝撃波破砕療法（ESWL）および内視鏡的治療を選択する．

移行期の治療

代償期の治療方針に加えて膵外内分泌機能障害に対する治療を行う．

慢性膵炎の合併症に対する治療

1）仮性囊胞：持続する腹痛や背部痛を認め，血中膵酵素が持続高値を呈し囊胞が急激に増大する場合は，内視鏡的囊胞ドレナージ術を施行する．

2）胆管狭窄・閉塞：慢性膵炎患者で膵頭部に病変の主座がある場合，時に胆管の閉塞による胆汁流出障害を呈する．このときには内視鏡的胆管ステント留置術を施行する．

以上，内科的治療を中心に述べた．なお，外科的治療に関しては，日本消化器病学会「慢性膵炎診療ガイドライン」[2]より図3に示す．

予後

慢性膵炎患者の死因では，消化器や呼吸器系の悪性腫瘍の合併が多く，糖尿病腎症による慢

■ まとめ

　慢性膵炎臨床診断基準が改訂された．日本膵臓学会「慢性膵炎臨床診断基準2009」の最終目的は，① 確実な慢性膵炎診断，② 慢性膵炎早期診断，にほかならない．できるかぎり早期に診断し，典型的な慢性膵炎への進展を防止することである．早期慢性膵炎の実態は不明であり，長期予後の追跡が必要であるが，早期慢性膵炎を疑った症例では，EUS，ERCPを施行できる専門施設へ紹介することが重要である．今後の早期慢性膵炎の予後調査により慢性膵炎の病態が明らかになり，その概念が新展開を迎えるかもしれない．大変興味深い．しかしながら，第一に適切な食事療法および禁酒，節酒などの生活指導を徹底させることが慢性膵炎の進展増悪を阻止するための基本である．最後に，治療に関しては「慢性膵炎診療ガイドライン」の治療手順を参考に日常臨床に従事していただければと思う．

文献

1) 厚生労働省難治性膵疾患調査研究班，日本膵臓学会，日本消化器病学会による慢性膵炎臨床診断基準改定委員会（委員長：下瀬川　徹）：慢性膵炎臨床診断基準2009. 膵臓　2009；24：645-646
2) 日本消化器病学会 編：慢性膵炎診療ガイドライン．2009，南江堂，東京
3) Catalano MF, Sahai A, Levy M, et al：EUS-based criteria for the diagnosis of chronic pancreatitis：the Rosemont classification. Gastrointest Endosc　2009；69：1251-1261
4) Wallace MB, Hawes RH：Endoscopic ultrasound in the evaluation and treatment of chronic pancreatitis. Pancreas　2001；23：26-35
5) Ammann RW, Muellhaupt B, Zurich Pancreatitis Study Group：The natural history of pain in alchoholic chronic pancreatitis. Gastroenterology 1999；116：1132-1140
6) Safdi M, Bekal PK, Martin S, et al：The effects of oral pancreatic enzymes（Creon 10 capsule） on steatorrhea. A multicenter, placebo-controlled, parallel group trial in subjects with chronic pancreatitis. Pancreas　2006；33：156-162

（西野博一）

自己免疫性膵炎の診断基準

胆・膵

　自己免疫性膵炎（autoimmune pancreatitis；AIP）は，1995年にYoshidaら[1]により提唱された後，IgG4関連病変としての位置づけ，さらには疾患亜分類など疾患概念の変遷を経て，現在国際的にも確立されつつある新しい疾患である[2),3)]．臨床的にはステロイドに反応する膵の腫大・腫瘤あるいは合併する胆管病変により，しばしば閉塞性黄疸を認めることより，膵癌や胆管癌などとの鑑別がもっとも重要である．わが国におけるAIPの診断には，日本膵臓学会より提唱された「自己免疫性膵炎診断基準2002」[4)]の改定版である厚生労働省難治性膵疾患調査研究班・日本膵臓学会による「自己免疫性膵炎臨床診断基準2006」[5)]やアジア基準[6)]がおもに使用されてきた[7)]．

　わが国のAIPのほとんどは，病理組織でリンパ球やIgG4陽性形質細胞浸潤，閉塞性静脈炎，線維化を特徴とするlymphoplasmacytic sclerosing pancreatitis（LPSP）であり，近年IgG4関連疾患の膵病変として注目されている[2),3),7)]．一方，欧米でしばしばAIPとして報告されている好中球上皮病変（granulocytic epithelial lesion；GEL）を特徴とするidiopathic ductcentric chronic pancreatitis（IDCP）はわが国ではきわめてまれであり[7)]，その実態や病態像は不明である．2010年，LPSPを1型（type 1 AIP），IDCPを2型（type 2 AIP）とした亜分類を包括した新しい概念と国際コンセンサス診断基準（International Consensus Diagnostic Criteria；ICDC）が提唱された[2),3)]．ICDCにより1型と2型AIPがそれぞれ臨床的に診断可能になるとともに，初めて国際的な比較検討ができるようになった．しかしながら，ICDCは専門家が使用するにはきわめて有用と思われるものの，専門家だけでなく一般医も使用することを前提とするわが国の診断基準にはやや煩雑であること，またわが国ではきわめてまれな2型AIPの実態が不明であることより，ICDCの精神を尊重しつつ，わが国の実状に即して1型AIPを対象とする改定診断基準（自己免疫性膵炎臨床診断基準2011）が日本膵臓学会と厚生労働省難治性膵疾患調査研究班により作成された．

　以上を背景に本稿では，AIPの国際診断基準と改定されたAIP臨床診断基準について述べる．

■ 自己免疫性膵炎の亜型[2),3)]

● 1型自己免疫性膵炎（type 1 AIP）

　1型では高IgG血症，高IgG4血症，あるいは自己抗体陽性を認め，しばしば硬化性胆管炎，硬化性唾液腺炎，後腹膜線維症などの膵外病変を合併する．病理組織学的には，著明なリンパ球・IgG4陽性形質細胞浸潤，花筵様/渦巻き様線維化（storiform/swirling fibrosis），閉塞性静脈炎などのLPSPを特徴とする．中高年の男性に多く，長期予後は不明であるが，再燃しやすく膵石合併の報告もある．わが国のAIPは，この型のものがほとんどを占める[5)]．臨床的特徴として，上腹部不快感，胆管狭窄による閉塞性黄疸，糖尿病を認めることが多いが，急性膵炎にみられるような腹痛や背部痛はほとんど認めず，あっても軽度である[5)]．しばしば硬化性胆管炎，硬化性唾液腺炎，後腹膜線維症などの膵外病変を合併する．合併する硬化性唾液腺炎のほとんどでシェーグレン症候群に特徴的な抗

SS-A 抗体，抗 SS-B 抗体は陰性であり[5]，病理組織像でも IgG4 陽性形質細胞の著しい浸潤など，通常のシェーグレン症候群とは異なる病態と考えられている．同様に，合併する硬化性胆管炎ではステロイドが奏効し，原発性硬化性胆管炎（primary sclerosing cholangitis；PSC）とは反応・予後が異なり，別の病態と考えられている[5]．

2 型自己免疫性膵炎（type 2 AIP）

2 型では血液免疫学的異常所見を欠き，病理組織学的に好中球病変による膵管上皮破壊像（GEL）を特徴とする IDCP が報告されている．男女差はなく，比較的若年者にもみられ，時に炎症性腸疾患を伴い，再燃はまれとされる[2,3]．わが国では病理組織学的に確認されたのは数例にとどまり，その実態も不明であるが，ヨーロッパを中心に欧米では，2 型病変も AIP として報告され，20〜60％程度を占めている[2,3]．1 型，2 型ともに画像所見は類似しているものの，2 型ではより腫瘤形成型が多い傾向がある．自己抗体や高 IgG，IgG4 血症などの血液所見に乏しいため，現状では病理組織所見でのみ確定診断可能と考えられている[2,3]．2 型でも膵管上皮の基底膜に IgG や補体の沈着することが報告されているものの[6]，1 型とは別の病態である可能性が高く，AIP として同じ疾患範疇に分類することには異論もあり[8]，概念の妥当性については今後のさらなる検討が必要である．

国際診断基準（ICDC）による診断[2,3]

従来 AIP は 1 型，2 型が混在されて報告されており，病因病態解明には，共通の認識の必要があるため，2010 年に 1 型，2 型 AIP の亜分類とそれぞれの診断基準が国際的に合意された[2]．

1 型では画像検査による典型的なびまん性膵腫大と非典型的な限局性膵大/膵腫瘤の分類を中心に，レベル 1，2 の重みづけによる膵管像，血清（IgG4 値），病理組織所見，膵外病変にステロイド反応を組み合わせた診断基準である（表 1，2）．2 型では国際診断基準に基づいて診断できるが，確定診断には病理診断が必須である（表 3〜5）．

臨床的には病理組織による検討は多くの場合困難であり，潰瘍性大腸炎の有無を検索することが重要である．画像検査では 1 型に類似しているとされるが，膵管像については症例の多

表 1 自己免疫性膵炎 1 型の診断基準

診断	診断の主要項目	画像所見 (P)	附随所見
自己免疫性膵炎 1 型確診	組織像	典型/不確定	組織学的に確認された LPSP（レベル 1 の膵組織所見）
	画像所見	典型	膵管所見以外のレベル 1 およびレベル 2 の所見のどれか 1 つ
		不確定	レベル 1 の所見およびレベル 2 の膵管所見のうち 2 つ以上
	ステロイド反応性	不確定	レベル 1 の血清学的所見または膵外病変＋ステロイド反応性 または レベル 1 の膵管所見＋レベル 2 の血清学的所見または膵外病変または膵組織所見＋ステロイド反応性
自己免疫性膵炎 1 型準確診		不確定	レベル 2 の血清学的所見または膵外病変または膵組織所見＋ステロイド反応性

〔下瀬川徹，岡崎和一，他：自己免疫性膵炎の国際コンセンサス診断基準．膵臓 2011；26：684-698[3] より引用〕

表 2　自己免疫性膵炎 1 型の診断基準におけるレベル 1 とレベル 2 所見

主要項目	レベル 1	レベル 2
P　膵実質画像	典型所見：後期相で造影効果を認めるびまん性膵腫大（膜様構造 capsule-like rim を伴うことがある）	不確定所見（非典型所見[*]も含む）：後期相で造影効果を認める限局性膵腫大（膵癌を強く疑う非典型的所見を示すこともある）
D　膵管像（ERP）	上流膵管の著明な拡張を伴わない（＜5 mm）長い主膵管狭細像（主膵管全長の 1/3 以上）または多発膵管狭細像	上流膵管の著明な拡張を伴わない限局性膵管狭細像
S　血清所見	血中 IgG4 高値：正常上限の 2 倍を超える	血中 IgG4 高値：正常上限〜2 倍
OOI　膵外病変	a か b のどちらか a．膵外病変の組織像：以下の 3 つ以上 　(1) 著明なリンパ球と形質細胞の浸潤と線維化；好中球浸潤は認めない 　(2) 花筵様線維化（storiform fibrosis） 　(3) 閉塞性静脈炎 　(4) 多数（＞10 個/強拡大）の IgG4 陽性細胞の浸潤 b．典型的画像所見：少なくとも 1 つ 　(1) 限局性/多発性の上部（肝門部/肝内）または上下部胆管狭窄 　(2) 後腹膜線維症	a か b のどちらか a．膵外病変の組織像（内視鏡的胆管生検を含む[§]）：以下の両者 　(1) 著明なリンパ球と形質細胞の浸潤；好中球浸潤は認めない 　(2) 多数（＞10 個/強拡大）の IgG4 陽性細胞の浸潤 b．臨床的ないし画像所見：少なくとも 1 つ 　(1) 両側唾液腺/涙腺の対称性腫大 　(2) 自己免疫性膵炎にしばしば認められる腎の画像所見
H　膵の組織像	LPSP（コア生検/切除）：以下の 3 つ以上 (1) 膵管周囲の著明なリンパ球と形質細胞の浸潤；好中球浸潤は認めない (2) 閉塞性静脈炎 (3) 花筵様線維化（storiform fibrosis） (4) 多数（＞10 個/強拡大）の IgG4 陽性細胞の浸潤	LPSP（コア生検）：以下のいずれか 2 つ (1) 膵管周囲の著明なリンパ球と形質細胞の浸潤；好中球浸潤は認めない (2) 閉塞性静脈炎 (3) 花筵様線維化（storiform fibrosis） (4) 多数（＞10 個/強拡大）の IgG4 陽性細胞の浸潤
Rt　ステロイドの反応性[¶]	診断的ステロイド trial　膵および膵外病変の急速な（2 週間以内）画像上の改善	

[*]：非典型所見：自己免疫性膵炎患者は時に低吸収性腫瘤，膵管拡張や尾側の膵萎縮を示すことがある．そのような非典型所見を示す患者で閉塞性黄疸や膵腫瘤を有するものは膵癌を強く疑わせる．そのような患者は，自己免疫性膵炎の診断を支持する強い所見が他になければ膵癌として扱い，癌でないことを精査するべきである．

[§]：十二指腸主乳頭は膵臓と一連の組織学的変化を呈することが多いので，十二指腸主乳頭生検は自己免疫性膵炎 1 型の補助診断に有用である．

[¶]：診断的ステロイド trial は，EUS-FNA などにより十分に膵臓癌を否定した後に，膵臓専門医によって慎重に行わなければいけない．

〔下瀬川徹，岡崎和一，他：自己免疫性膵炎の国際コンセンサス診断基準．膵臓　2011；26：684-698[3)]より引用〕

欧米で十分に検討されていないので，今後の検討が必要である．病理組織学的には膵管上皮の GEL が特徴的であるが，膵管周辺には IgG1 陽性形質細胞浸潤を認めるし，小葉間や小葉内には IgG4 陽性細胞も認められる．

表 3 自己免疫性膵炎 2 型の診断基準

診断	画像所見（P）	附随所見
自己免疫性膵炎 2 型確診	典型/不確定	組織学的に確認された IDCP（レベル 1 の膵組織所見） または 臨床的炎症性腸疾患＋レベル 2 の膵組織所見＋ステロイド反応性
自己免疫性膵炎 2 型準確診	典型/不確定	レベル 2 の膵組織所見または臨床的炎症性腸疾患＋ステロイド反応性

〔下瀬川徹, 岡崎和一, 他：自己免疫性膵炎の国際コンセンサス診断基準. 膵臓 2011；26：684-698[3]） より引用〕

表 4 自己免疫性膵炎疑診の診断基準

診断	画像所見（P）	附随所見
自己免疫性膵炎疑診	典型/不確定	レベル 1 または 2 の膵管所見＋ステロイド反応性

〔下瀬川徹, 岡崎和一, 他：自己免疫性膵炎の国際コンセンサス診断基準. 膵臓 2011；26：684-698[3]） より引用〕

表 5 自己免疫性膵炎 2 型の診断基準におけるレベル 1 とレベル 2 所見

主要項目	レベル 1	レベル 2
P 膵実質画像	典型所見：後期相で造影効果を認めるび漫性膵腫大（膜様構造 capsule-like rim を伴うことがある）	不確定所見（非典型所見*を含む）：後期相で造影効果を認める限局性膵腫大（膵癌を強く疑う非典型的所見を示すこともある）
D 膵管像（ERP）	上流膵管の著明な拡張を伴わない（<5 mm）長い主膵管狭細像（主膵管全長の 1/3 以上）または多発膵管狭細像	上流膵管の著明な拡張を伴わない限局性膵管狭細像
OOI 膵外病変		臨床的に診断された炎症性腸疾患
H 膵の組織像（コア生検/切除）	IDCP：以下の両者 (1) 膵管壁への好中球浸潤；膵腺房への浸潤の有無は問わない (2) IgG4 陽性細胞の浸潤はないか少数のみ（0-10/強拡大）	IDCP：以下の両者 (1) 好中球, リンパ球と形質細胞の膵腺房への浸潤 (2) IgG4 陽性細胞の浸潤はないか少数のみ（0-10/強拡大）
Rt ステロイドの反応性¶	診断的ステロイド trial 膵および膵外病変の急速な（2 週間以内）画像上の改善	

＊：非典型所見：自己免疫性膵炎患者は時に低吸収性腫瘤, 膵管拡張や尾側の膵萎縮を示すことがある. そのような非典型所見を示す患者で閉塞性黄疸や膵腫瘤を有するものは膵癌を強く疑わせる. そのような患者は, 自己免疫性膵炎の診断を支持する強い所見が他になければ膵癌として扱い, 癌でないことを精査するべきである.

¶：診断的ステロイド trial は, EUS-FNA などにより十分に膵臓癌を否定した後に, 膵臓専門医によって慎重に行わなければいけない.

〔下瀬川徹, 岡崎和一, 他：自己免疫性膵炎の国際コンセンサス診断基準. 膵臓 2011；26：684-698[3]） より引用〕

わが国における改定診断基準（自己免疫性膵炎臨床診断基準 2011）[8]

表 6　自己免疫性膵炎臨床診断基準 2011
（日本膵臓学会・厚生労働省難治性膵疾患調査研究班）

【疾患概念】

　わが国で多く報告されている自己免疫性膵炎は，その発症に自己免疫機序の関与が疑われる膵炎であるが，IgG4 関連疾患の膵病変である可能性が高い．中高年の男性に多く，膵の腫大や腫瘤とともに，しばしば閉塞性黄疸を認めるため，膵癌や胆管癌などとの鑑別が必要である．高γグロブリン血症，高 IgG 血症，高 IgG4 血症，あるいは自己抗体陽性を高頻度に認め，しばしば硬化性胆管炎，硬化性唾液腺炎，後腹膜線維症などの膵外病変を合併する．病理組織学的には，著明なリンパ球や IgG4 陽性形質細胞の浸潤，花筵状線維化（storiform fibrosis），閉塞性静脈炎を特徴とする lymphoplasmacytic sclerosing pancreatitis（LPSP）を呈する．ステロイドが奏功するが，長期予後は不明であり，再燃しやすく膵石合併の報告もある．

　一方，欧米では IgG4 関連の膵炎以外にも，臨床症状や膵画像所見は類似するものの，血液免疫学的異常所見に乏しく，病理組織学的に好中球上皮病変（granulocytic epithelial lesion；GEL）を特徴とする idiopathic duct-centric chronic pancreatitis（IDCP）が自己免疫性膵炎として報告されている．男女差はなく，比較的若年者にもみられ，時に炎症性腸疾患を伴う．ステロイドが奏功し，再燃はまれである．国際的には IgG4 関連の膵炎（LPSP）を 1 型，GEL を特徴とする膵炎（IDCP）を 2 型自己免疫性膵炎として分類し，国際コンセンサス基準（International Consensus of Diagnostic Criteria（ICDC）for autoimmune pancreatitis）が提唱されている．しかしながら，わが国では 2 型は極めてまれであるため，本診断基準ではわが国に多い 1 型を対象とし，2 型は参照として記載するに留めた．

【診断基準】

A．診断項目

I．膵腫大：
　a．びまん性腫大（diffuse）
　b．限局性腫大（segmental/focal）
II．主膵管の不整狭細像：ERP
III．血清学的所見
　高 IgG4 血症（≧135 mg/dl）

IV．病理所見：以下の①〜④の所見のうち，
　a．3 つ以上を認める．
　b．2 つを認める．
① 高度のリンパ球，形質細胞の浸潤と，線維化
② 強拡 1 視野当たり 10 個を超える IgG4 陽性形質細胞浸潤
③ 花筵状線維化（storiform fibrosis）
④ 閉塞性静脈炎（obliterative phlebitis）

V．膵外病変：硬化性胆管炎，硬化性涙腺炎・唾液腺炎，後腹膜線維症
　a．臨床的病変
　　臨床所見および画像所見において，膵外胆管の硬化性胆管炎，硬化性涙腺炎・唾液腺炎（Mikulicz 病）あるいは後腹膜線維症と診断できる．
　b．病理学的病変
　　硬化性胆管炎，硬化性涙腺炎・唾液腺炎，後腹膜線維症の特徴的な病理所見を認める．

＜オプション＞　ステロイド治療の効果
　専門施設においては，膵癌や胆管癌を除外後に，ステロイドによる治療効果を診断項目に含むこともできる．悪性疾患の鑑別が難しい場合は超音波内視鏡下穿刺吸引（EUS-FNA）細胞診まで行っておくことが望ましいが，病理学的な悪性腫瘍の除外診断なく，ステロイド投与による安易な治療的診断は避けるべきである．

I．確診
　① びまん型
　　I a＋＜III/IVb/V（a/b）＞
　② 限局型
　　I b＋II＋＜III/IVb/V（a/b）＞の 2 つ以上
　　または
　　I b＋II＋＜III/IVb/V（a/b）＞＋オプション
　③ 病理組織学的確診
　　IVa
II．準確診
　限局型：I b＋II＋＜III/IVb/V（a/b）＞
III．疑診*
　びまん型：I a＋II＋オプション
　限局型：　I b＋II＋オプション

　自己免疫性膵炎を示唆する限局性膵腫大を呈する例で ERP 像が得られなかった場合，EUS-FNA で膵癌が除外され，＜III/IVb/V（a/b）＞の 1 つ以上を満たせば，疑診とする．さらに，オプション所見が追加されれば準確診とする．

　疑診*：わが国では極めてまれな 2 型の可能性もある．
　＋：かつ，／：または

〔膵臓　2012；27：17-25[8]〕

わが国の改定診断基準の診断項目は，ICDCとの整合性をなるべく保つように，①膵画像所見は膵実質画像（びまん性，限局性）と膵管像を別項目とする，②血液所見はIgG4のみとする，③病理所見は1型の特徴である高度のリンパ球，形質細胞の浸潤，花筵状線維化（storiform fibrosis）と表現される特徴的な錯綜配列を示す線維化，閉塞性静脈炎（obliterative phlebitis）を認めるLPSPとする，④膵外病変（OOI）は硬化性胆管炎，硬化性涙腺炎・唾液腺炎（Mikulicz病），後腹膜線維症のみとする，⑤ステロイド治療効果は専門施設でのみ可能なオプション項目とされている．これら診断項目の組み合わせにより確診，準確診，疑診と診断される．

典型的な膵画像とステロイド治療効果を認めるも，血中IgG4値正常で病理組織の得られない例は活動性の低い1型，あるいはわが国ではきわめてまれな2型の可能性があることより，1型としては疑診となる．また，従来の診断基準で必須であった内視鏡的逆行性胆管膵管造影法（ERCP）による膵管像は，びまん性腫大の典型例では不要となった．

一方，AIPが示唆される限局性膵腫大で膵管像が得られない場合でも超音波内視鏡下穿刺吸引（EUS-FNA）などで膵癌が除外されていれば，高IgG4血症，病理所見，膵外臓器病変，の一つ以上を満たせば疑診，さらにステロイド治療効果が確認されれば準確診の診断が可能となっている（表6）．

■ 診断項目

膵実質画像検査（US/CT/MRI）

"ソーセージ様"を呈する膵のびまん性腫大は本症に特異性の高い所見である（図1）．びまん性，限局性の定義は，慢性膵炎におけるERP像のCambridge分類（びまん：2/3＜，分節：1/3〜2/3，限局：＜1/3）に準ずる．腹部超音波検査では腫大部の低エコー像に高エコースポットの散在することが多い．ダイナミックCTでは遅延性増強パターンと被膜様構造（capsule-like rim）が特徴的である．腹部MRIではT1強調像での低信号，ダイナミックMRIでの遅延性増強パターンと被膜様構造が特徴的である．FDG-PETでは活動性病変にしばしば異常集積を認めるが，ステロイド治療により集積像の陰性化を認める．

膵管像

膵管像は基本的にERPなど直接膵管造影（図2）が必要である．MRCPは現段階では主膵管の狭細像の正確な評価はできないが，主膵管が非連続に描出される場合には，診断の参考になる．典型例では狭細像が全膵管長の1/3以上（5 cm）を占めるが，限局性の病変でも，狭細部より上流側の主膵管には著しい拡張を認めないことが多い．短い膵管狭細像（およそ3 cm未満）の場合には膵癌との鑑別が困難であるが，主膵管の狭細部からの分枝の派生や非連続性の複数の主膵管狭細像は，膵癌との鑑別に有用である．

血液検査

血清γグロブリン，IgGまたはIgG4の上昇，自己抗体を認めることが多い．高IgG血症（1,800 mg/dl以上），高IgG4血症（135 mg/dl以上）が一つの基準である．IgG4高値は他臓器のIgG4関連疾患を含む他疾患（アトピー性皮膚炎，天疱瘡，喘息など）にも認められるため，本疾患に必ずしも特異的ではない．IgG4は膵癌との鑑別において，感度，特異度ともにもっとも優れた血清マーカーであるが，膵癌や胆管癌の一部でも高値を示す例や，AIPに合併する膵癌例もあり，注意が必要である．

膵の病理検査

LPSPを呈する著しいIgG4陽性形質細胞浸潤が特徴的であるが，サンプルの小さい膵針生

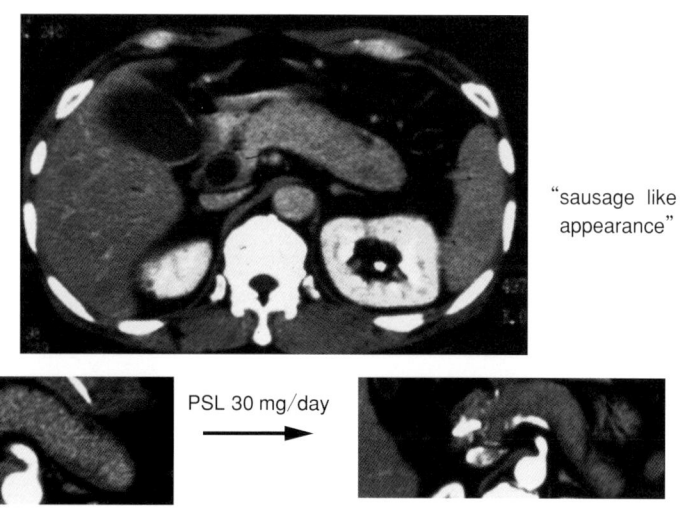

"sausage like appearance"

PSL 30 mg/day

図 1 自己免疫関連性膵炎の CT
ソーセージ様に腫大した膵（左）はステロイド投与により正常化した（右）.

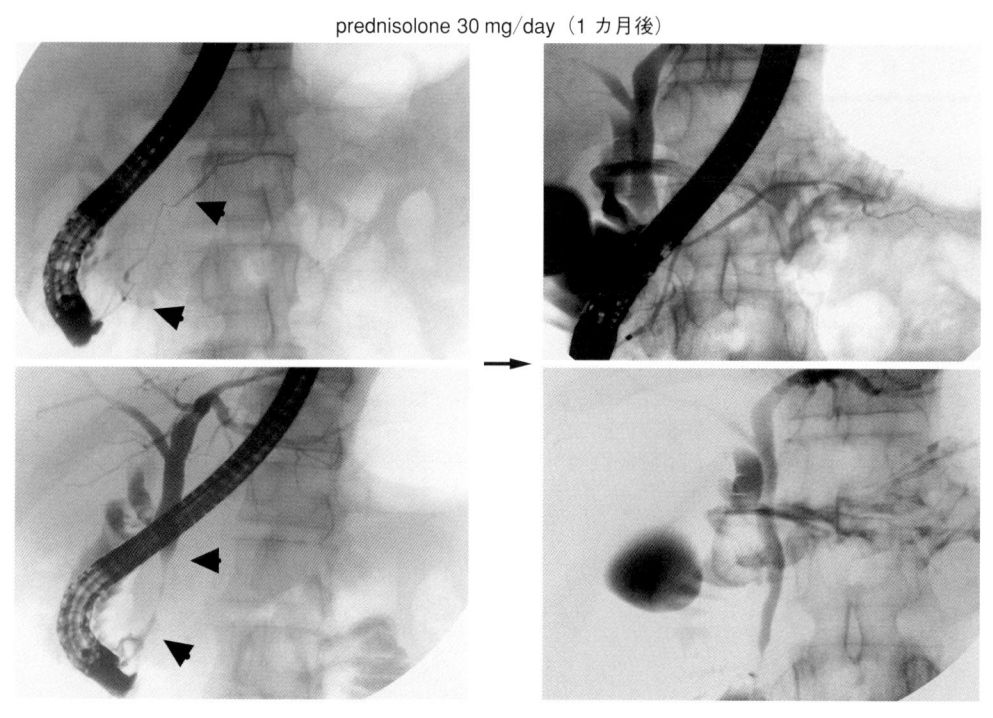

prednisolone 30 mg/day（1 カ月後）

図 2 自己免疫関連性膵炎の ERCP 像
狭細像を示す膵頭部の主膵管と総胆管（左）はステロイド投与により正常化した（右）.

検組織では強拡 1 視野当り 10 個以上の基準が用いられている．

■ 診　断

　診断については ICDC との齟齬がないように，現行診断基準と異なり，上記診断項目の組み合わせによる確診，準確診，疑診が採用された．血中 IgG4 値正常例で，典型的な膵画像とステロイド治療効果を認めるも，病理組織の得られない場合は疑診と診断されるが，わが国ではきわめてまれとされる 2 型の可能性のあることに留意する必要がある．また，AIP を示唆する限局性膵腫大を呈する例で ERP 像が得られない場合には，EUS-FNA で膵癌が除外され，＜Ⅲ/Ⅳb/Ⅴ (a/b)＞の一つ以上を満たせば疑診とし，さらにステロイド治療効果がみられれば準確診として，ICDC との整合性をできるだけ保った．

■ 鑑別診断

　膵癌，胆管癌を鑑別することがもっとも重要である．EUS-FNA は，悪性腫瘍との鑑別にきわめて有用な検査であるが，AIP の診断にはサンプルが小さいため有用でないとされるので，EUS-FNB や Trucut 生検などで，十分なサンプルが採取されると AIP 診断可能である．また膵癌内部や周辺部に多数の IgG4 陽性形質細胞を認めたり，まれには LPSP 類似の組織所見を認めることがあるため，小生検材料で AIP を診断する際には注意を要する．ステロイド投与による安易な治療的鑑別診断は避けるべきであり，EUS-FNA で癌細胞陰性でステロイド治療を開始しても，治療効果がみられないときは早期に減量・中止し，再度鑑別診断を行う必要がある．

文　献

1) Yoshida K, Toki F, Takeuchi T, et al：Chronic pancreatitis caused by autoimmune abnormality. Proposal of concept of autoimmune pancreatitis. Dig Dis Sci　1995；40：1561-1568
2) Shimosegawa T, Chari ST, Frulloni L, et al：International Consensus Diagnostic Criteria for Autoimmune Pancreatitis：Guidelines of the International Association of Pancreatology. Pancreas　2011；40：352-358
3) 下瀬川徹，岡崎和一，神澤輝実，他：自己免疫性膵炎の国際コンセンサス診断基準．膵臓　2011；26：684-698
4) 日本膵臓学会 自己免疫性膵炎診断基準検討委員会：自己免疫性膵炎診断基準 2002．膵臓　2002；17(6)：会告
5) 厚生労働省難治性膵疾患調査研究班・日本膵臓学会：自己免疫性膵炎臨床診断基準 2006．膵臓　2006；21：395-397
6) Otsuki M, Chung JB, Okazaki K, et al：Asian Diagnostic Criteria for Autoimmune Pancreatitis. J Gastroenterol　2008；43：403-408
7) 厚生労働省難治性膵疾患調査研究班・日本膵臓学会：自己免疫性膵炎診療ガイドライン 2009．膵臓　2009；24（Suppl）：1-5
8) 日本膵臓学会・厚生労働省難治性膵疾患に関する調査研究班：自己免疫性膵炎臨床診断基準 2011．膵臓　2012；27：17-25

（岡崎和一，内田一茂）

胆・膵

膵嚢胞性腫瘍の病型分類

　膵嚢胞性腫瘍の病型分類として最新のものは，本邦では「膵癌取扱い規約（第6版）」[1]の「膵腫瘍の組織型分類」が，一方，諸外国では2010年発刊のWHO[2]の「Histological Classification of Tumours of the Pancreas」が用いられることが多い．これらの分類のなかで囊胞性腫瘍としてとくに臨床上重要で，注目を集めているのが粘液性囊胞腫瘍（mucinous cystic neoplasm；MCN），膵管内乳頭粘液性腫瘍（intraductal papillary-mucinous neoplasm；IPMN），漿液性囊胞腫瘍（serous cystic neoplasm；SCN）である．本稿では，これらの腫瘍の定義や臨床病理学的特徴に言及しながら，診断・治療指針について概説する．

■ 定　義

■ 粘液性囊胞腫瘍（MCN）

　MCNは「膵癌取扱い規約（第6版）」[1]のなかから抜粋すると，「中年女性の膵尾部に好発する，通常厚い線維性被膜をもつ巨大球形の多房性腫瘍で，中心部に大きな，辺縁に小さな腔を有する傾向がある．被覆上皮は粘液性あるいは非粘液性高円柱上皮であり，種々の程度の乳頭状増殖を示す．また多くの例では間質が卵巣様（ovarian-type stroma；OTS）である」と定義されている．一方のWHO分類[2]では，MCNを「膵管との交通のない粘液を産生する上皮よりなり，卵巣型間質を有する囊胞性腫瘍である．ほぼ例外なく女性に発生する」と定義している．もっとも大きな差異は，病理学的診断に後者でOTSが必須なのに対し，前者では必ずしも必須とはしていないことであるが，膵管との交通の有無，悪性度の表現等についても異なるなど留意が必要である．

■ 膵管内乳頭粘液性腫瘍（IPMN）

　IPMNは，「膵癌取扱い規約（第6版）」[1]から抜粋すると，「粘液貯留による膵管拡張を特徴とする膵管上皮系腫瘍で，従来，膵管内乳頭腫瘍とよんでいたものと同一のもの．疾患名として「乳頭」という名前が付いているが，組織学的には非乳頭増殖を示すものも含まれ得る．構成細胞は，粘液性あるいは非粘液性高円柱上皮である」と定義している．一方，WHO[2]ではIPMNは「主膵管あるいは分枝に発生する膵管内の肉眼的に観察できる（典型は1cm以上）粘液産生細胞からなる上皮性腫瘍である．胃や腸への分化傾向を示す粘液産生性上皮の乳頭状増殖を示す膵管内腫瘍」と定義している．本腫瘍についても両者で悪性度の表現が異なることは留意すべき点である．

　最近の重要な変更点として注目されている事項として，今回WHOは突然IPMNをIntraductal neoplasmsと大括りにし，さらにそれらを二つに分類して，前述のIPMNとは別に新たにIntraductal tubulopapillary neoplasm（ITPN）な

る疾患を追加したことである．ITPNは，「膵管内の肉眼的に観察できる管状構造を有する上皮性腫瘍で異型が強く，かつ明らかな粘液産生のない膵管に分化する腫瘍」と定義された．一方，「膵癌取扱い規約（第5版）」[3]にも記載があったが，第6版[1]ではIPMNの項目のなかの"その他の腫瘍"に膵管内管状腫瘍（intraductal tubular neoplasms；ITNs）の記載がある．ITNsは，「大きさの揃った管状異型腺管が密に増殖している，稀な膵管内腫瘍．構成細胞は非粘液性であることが多く，腺管は腫瘍自身によって拡張するが，全体的には拡張の程度は軽い」と定義されており，その病理像や記載を見ると両者は似て非なる疾患と思われる．しかし，いずれも非常にまれな疾患であり，今後症例を蓄積し十分な病態解明をすべきである．

■ 漿液性嚢胞腫瘍（SCN）

SCNは「膵癌取扱い規約（第6版）」[1]では，「中年女性の膵体尾部に好発する，被膜の薄い凹凸した類球形腫瘍で，基本的には壁の薄い径数mmまでの小嚢胞からなる多房性腫瘍であるが，しばしばその一部により大きな嚢胞腔を含む．内容は水様透明な液体である．小嚢胞内面を被う上皮は一層性で，細胞は立方状あるいは扁平で，細胞質は明るく核は丸く小さい．細胞質にはグリコーゲンが豊富である．分裂像はほとんどみられない」と記載されている．一方，WHO[2]では，「漿液を内容物とする嚢胞で，単一のグリコーゲンに富む立方上皮からなる良性の腫瘍」と記載されている．

■ 臨床病理学的特徴

MCN，IPMN，SCNは表に示すような臨床病理学的特徴を有している．

病理学的に卵巣型間質が明らかなMCNはきわめて特徴的な臨床像を呈する．その特徴は，ほぼ全例で若年〜中年の女性，単発で膵体尾部に好発する腫瘍である．男性や膵頭部の発生はきわめて例外的であり，そのような症例ではIPMNや嚢胞を合併した通常型膵癌をMCNと誤診した可能性を常に考慮すべきである．一方，IPMNは高齢の男性，膵頭部に好発する腫瘍ではあるが，膵体尾部や女性にも発生し，多発することも多い．SCNは中年の女性に多いとされる．膵体尾部に好発し単発であることが多いが，Von Hippel Landau病を合併する場合には多発することもあるなどの特徴を有する．

肉眼的特徴にも三者には差異がある（図1）．すなわち，MCNは大きさが5cm以上のものが多く，外観は球形から楕円形，共通の被膜を有する腫瘍である．割面の性状では，MCNはcyst in cyst（共通の被膜を有する大きな嚢胞の中に小さな嚢胞を包含），independent cyst（嚢胞は互いに交通がない），mural cyst（壁在結節様の小嚢胞）と形容される特徴的な嚢胞を有する．IPMNでは大きさは5cm以下のものが多く，外観はブドウの房状で，共通の被膜は認めない特徴を有する．IPMNでは嚢胞は拡張した分枝の集合であることからcyst by cyst（嚢胞が隣り合わせ）の形態を示し，嚢胞相互は交通があり，壁在結節はみられることはあっても壁在嚢胞はみられないなどの特徴がある．SCNでは嚢胞の大きさは診断時には大小さまざまであり，外観は外方に凸，共通の被膜はないことが多く，割面は蜂巣状を呈することが多いが，大きな嚢胞の集合したもの（macrocystic variant）ではIPMNに類似する．

嚢胞と膵管との関係では，IPMNでは主膵管との交通，主膵管の拡張，特徴的な乳頭像が多くの症例でみられるのに対して，MCNではWHOの記載ではみられないとされるが，本邦からの報告では時に主膵管との交通が観察され

表 MCN，IPMN，SCN の臨床病理学的特徴

	MCN	IPMN	SCN
性差	ほぼ女性	男性に多い	女性に多い
年齢（decade）	若年〜中年	高齢	中年
好発部位	ほぼ膵体尾部	膵頭部	膵体尾部
嚢胞の大きさ	5 cm 以上が多い	5 cm 以下が多い	大小さまざま
悪性度	低悪性度が多い	非腫瘍性〜高度進行癌	ほとんど良性
単発・多発	ほぼ単発	多発も多い	単発，VHL*で多発
外観	球形〜楕円形	ブドウの房状	外方に凸
共通の被膜	あり	なし	なし
内部の性状	Cyst in cyst	Cyst by cyst	Honey comb
内容液	粘液〜粘血性	粘液	漿液〜血性
膵管との交通	まれにあり	ほとんどあり	なし
主膵管の拡張	圧排	拡張	圧排
特徴的乳頭像	なし	ほとんどあり	なし

＊：Von Hippel Landau 病

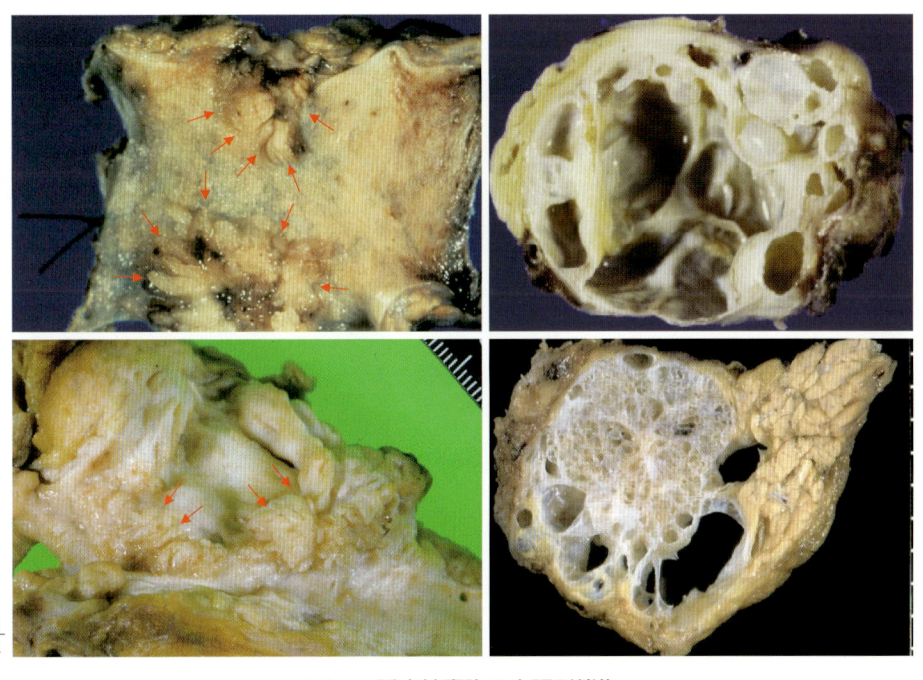

図 1 腫瘍性嚢胞の肉眼形態像
a：IPMN 主膵管型．拡張した主膵管内に腫瘍（矢印）がみられる．
b：IPMN 分枝型．拡張した分枝膵管内に腫瘍（矢印）がみられる．
c：MCN．共通の被膜内に小嚢胞が包含されている．
d：SCN．特徴的な蜂巣状構造がみられる．

る．SCN では主膵管との交通は通常みられない．MCN と SCN では主膵管の拡張や特徴的な乳頭像はみられない．

嚢胞内容物の性状は MCN と IPMN はともに粘液性であるが，SCN は漿液性である．MCN や SCN では血液を含むこともある．

そのほかにIPMNでは，病変の膵管内進展，膵癌や他臓器癌が高頻度に合併するなどの特徴があるが，MCNやSCNでは腫瘍は単発で膵管内進展は認めず，また膵癌や他臓器癌の合併がとくに高率であるとの報告はない．

悪性度に関しては，IPMNは浸潤癌では予後不良であるが，腺腫や非浸潤癌では良好である．一方，MCNでは悪性例において予後良好とする報告から不良とする報告まで種々のものがあるが，最近の報告では多くの例で予後は良好である．SCNでは悪性例はほとんどなく，したがって予後は良好である．

■ MCN，IPMN，SCNの典型例

図2にMCNの典型例を，図3にMCNとの画像診断上鑑別を要することのある分枝型のIPMNの典型例を，図4にSCNの典型像を示す．

■ MCNの典型像

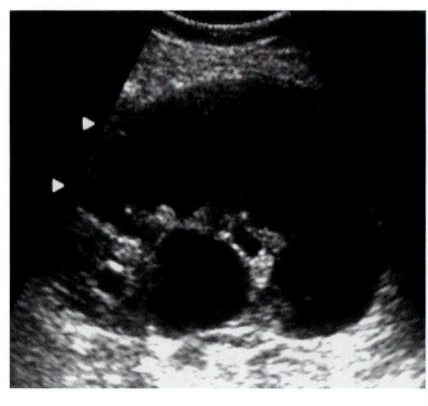

図2
a：MCNの典型的な超音波像．類円形，多房性嚢胞が膵尾部に観察される．共通の被膜を有する大きな嚢胞の内部に小さな嚢胞（cyst in cyst）がみられる．
b：MCNの典型的なCT像．類円形，多房性嚢胞が膵尾部に描出されている．
c：MCNの典型的なMRCP像．共通の被膜を有する類円形の嚢胞が膵尾部に観察される．房の一つ一つはintensityが異なり，房がそれぞれ独立（independent cyst）していることがわかる．壁にへばりついたような小さな嚢胞（mural cyst）は時に壁在結節（mural nodule）に見えるので注意する．

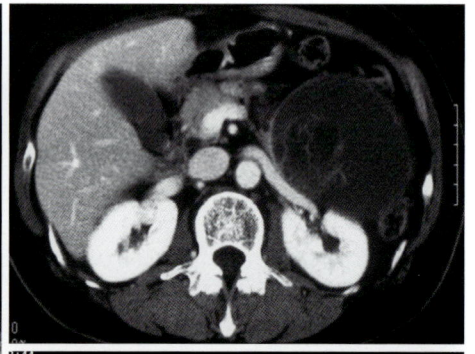

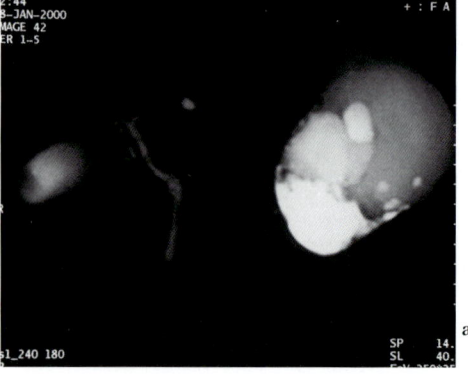

分枝型 IPMN の典型像

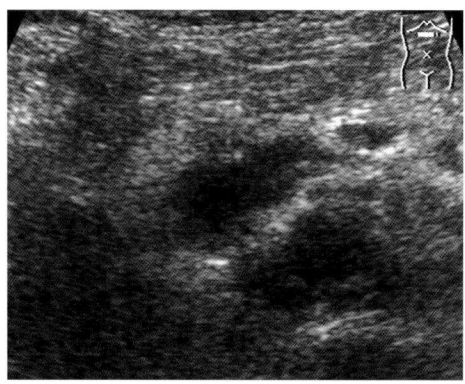

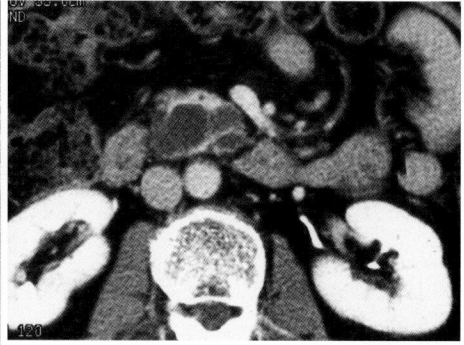

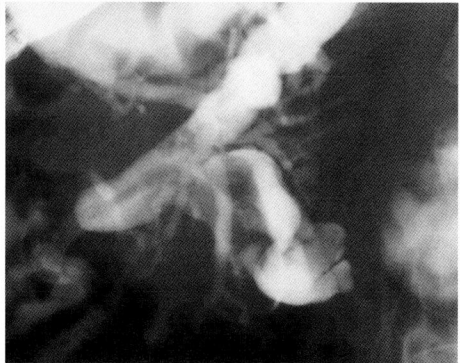

図 3
a：分枝型 IPMN の典型的な US 像．膵頭部に八頭状の囊胞性病変がみられる．
b：分枝型 IPMN の典型的な造影 CT 像．膵頭部に多房性の囊胞性病変がみられる．
c：分枝型 IPMN の典型的な ERCP 像．膵頭部に内部に透亮像を有する分枝の拡張像を認める．主膵管も軽度拡張している．

SCN の典型像

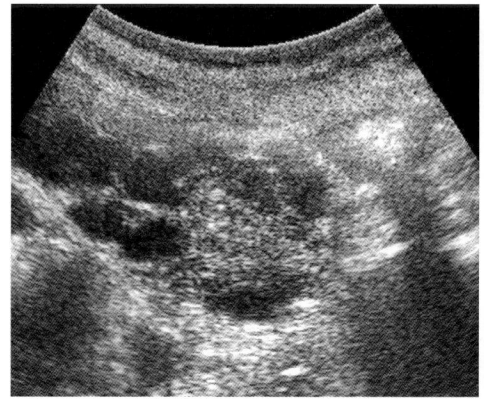

図 4
a：SCN の US 像．囊胞の中心は一見，充実性に見える．周辺を比較的大きな囊胞（macrocyst）が取り囲んでいる．
b：SCN の CT 像．US で充実性に見えた部分は造影され，詳細に見ると小囊胞の集合（microcyst）であることがわかる．周辺には比較的大きな囊胞（macrocyst）がある．
c：SCN の MRI（T2 強調）像．中心に microcyst の集合，周辺に macrocyst の像がみられる．

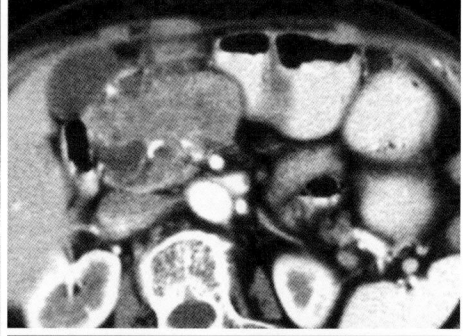

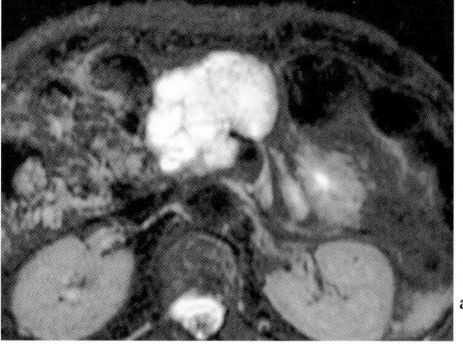

■ MCN，IPMN，SCN に対する治療方針

　International Consensus Guidelines[4]では，MCN と IPMN に対する診断・治療のガイドラインを提唱している．それによると，主膵管型 IPMN では悪性の頻度が高く，悪性例の約 2/3 は浸潤癌であることなどから，すべての主膵管型 IPMN は手術適応とされている．一方，分枝型 IPMN では悪性の頻度や浸潤癌の頻度が低いことから，個々の症例で症状，壁在結節，主膵管拡張，囊胞径，細胞診などを考慮に入れ手術適応を考えるべきとしている．

　MCN では，すべての症例で原則的には切除適応とされている．MCN はいずれ悪性化すること，囊胞が破裂すると腹膜偽粘液腫となり，その予後はきわめて不良であること，手術が安全に実施でき，かつ完全治癒が期待できることが，その理由である．

　SCN は現在までにほとんど悪性例は報告されておらず，圧排症状などがなければ経過観察でよいとされている．

　最近の知見としては，IPMN は多発しやすいこと，通常型膵癌や他臓器癌を高率に合併することから厳重な経過観察が必要とされているが，MCN では切除後には経過観察が必要でないこと，SCN では悪性化や通常型膵癌の合併はほとんど報告がないが，経過観察は必要と思われる．

■ まとめ

　IPMN，MCN，SCN の定義や臨床病理学的特徴，典型的な検査所見，さらに治療方針を解説した．International Consensus Guidelines も 2012 年度に改訂の予定であり，その内容に注目されたい．

文献

1) 日本膵臓学会 編：膵癌取扱い規約（第 6 版）．2009，金原出版，東京
2) Bosman FT, Carneiro F, Hruban RH (eds)：WHO Classification of Tumors of the Digestive System (4th ed). 2010, WHO, Springer, Lyon
3) 日本膵臓学会 編：膵癌取扱い規約（第 5 版）．2002，金原出版，東京
4) Tanaka M, Chari S, Adsay V, et al：International consensus guidelines for management of intraductal papillary mucinous neoplasms and mucinous cystic neoplasms of the pancreas. Pancreatology 2006；6：17-32

（山雄健次，水野伸匡，清水泰博）

膵癌の分類

胆・膵

本稿では実践的に臨床的に使用しやすくするために予後予測や治療成績に関しては日本膵臓学会の膵癌取扱い規約（第6版）[1]を用い，治療方針に関しては膵癌診療ガイドライン（2009年版）[2]を紹介してその臨床的意義について解説するとともに，国際的に使用されている UICC（第7版）の TNM 分類や米国 NCCN 膵癌ガイドライン（2012, ver.2）についても触れて述べていく．

膵癌取扱い規約と UICC の TNM 分類における各因子別についての治療成績

病期分類

膵癌の病期分類は T（主腫瘍局所進展度），N（リンパ節転移），M（遠隔転移）によって規定される．

T 因子

本邦の「膵癌取扱い規約」における T 因子は，局所進展度を表す CH, DU, S, RP, PV, A, PL, OO によって詳細に規定されている．UICC-T 分類においては，T1, 2 は同様であるが，T3, 4 は腹腔動脈幹および上腸間膜動脈への浸潤の有無にて簡便に分類されている（**表1**）．

T 因子別の成績を，日本膵臓学会（JPS）による全国膵癌登録の組織型が明らかな 12,612 例の通常型膵癌全症例（切除，非切除を含む）を対象に検討した成績に基づいて述べる（**図1**）[3]．JPS-T1 では MST が 33.1 カ月，3 年生存率が 43.4％ともっとも予後良好であり，次いで JPS-T2, T3 症例の順となる．一方，JPS-T4 症例の予後はもっとも不良であり，MST は 10.8 カ月，3 年生存率は 8.8％にすぎない．UICC においても，ステージ毎に予後が層別化されており，とくに UICC-T4 は一般的には切除不能局所進行癌であるとされており，その予後は MST が 9.0 カ月，3 年生存率 4.4％ときわめて不良であり，臨床的に予後予測を行うには一つの目安となる．T3 もしくは T4 症例を決定するうえで

表1　日本膵臓学会膵癌取扱い規約と TNM 分類（UICC, AJCC）との比較（T 因子）

膵癌取扱い規約，第6版，2009	UICC 7th edition, 2009/AJCC 7th ed. 2010
Tis：非浸潤癌 T1：腫瘍径が 2 cm 以下で膵内に限局したもの T2：腫瘍径が 2 cm を越え膵内に限局したもの T3：癌の浸潤が膵内胆管（CH），十二指腸（DU）膵周囲組織（S, RP）のいずれかに及ぶもの T4：癌の浸潤が隣接する大血管（PV, A），膵外神経叢（PL），他臓器（OO）のいずれかに及ぶもの	Tis：上皮内癌 T1：膵臓内に限局する，最大径が 2 cm 以下 T2：膵臓内に限局する，最大径が 2 cm を超える腫瘍 T3：膵臓外に進展するが，腹腔動脈幹または上腸間膜動脈に浸潤を伴わない腫瘍 T4：腹腔動脈幹または上腸間膜動脈に浸潤する腫瘍

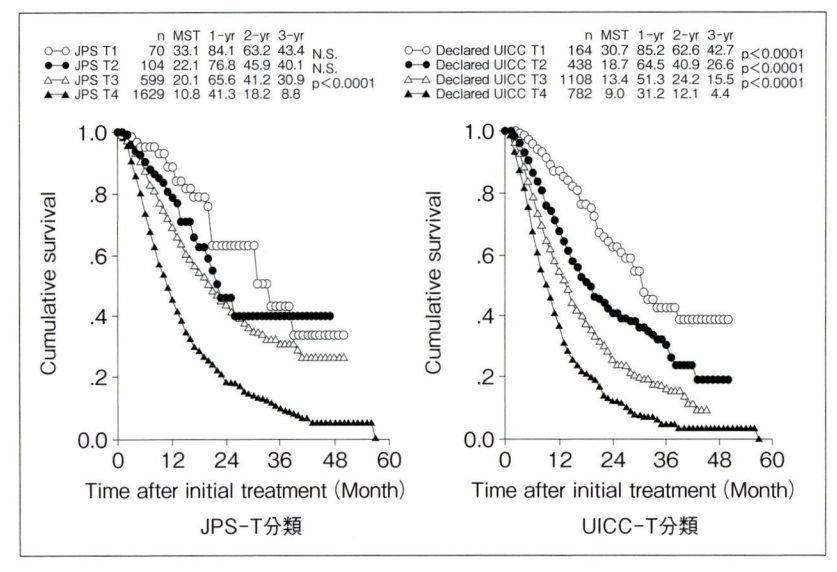

図1 通常型膵癌全症例（2001〜2004）のT因子別累積生存率
——本邦規約（JPS）とUICC規約の比較
〔田中雅夫，他：膵臓 2007；22：e1[3)]より引用〕

は，JPS-T分類は詳細に規定している点から多面的に評価ができる利点があるが，もっとも症例が多いJPS-T4では切除可能と切除可能境界と切除不能症例が混在しており，手術適応における決定因子とはなり難いといった点がある．一方UICC-T分類は上腸間膜動脈（SMA）や腹腔動脈幹（CA）への浸潤の有無のみで簡便であるといった利点があるが，隣接臓器への詳細な規定がなく治療方針を決めるのにはおおざっぱな印象もある．さらに一般的には非切除とされるUICC-T4症例のなかにも浸潤の程度（180度未満，以上）により切除可能境界，切除不能が含まれている．また，本邦では膵体部癌でCA浸潤が180度以上あってもDP-CAR（腹腔動脈合併膵体尾部切除）により切除可能としている施設も少なくない．JPSおよびUICC-T分類のそれぞれの利点をいかすことで予後予測および治療方針に活用すべきと思われる．なお，JPS-T1やUICC-T1の症例はもっとも予後良好であるが，切除例全体に占める割合はそれぞれ2.9，6.6％とごく少数であり，膵癌の早期発見の困難さを再確認し，早期発見の確立が重要であることを銘記すべきである．

N因子

1）治療成績

「膵癌取扱い規約」におけるN因子は，通常の膵頭切除あるいは膵体尾部切除に含まれるリンパ節を1群とし，さらにリンパ流，リンパ流転移率および予後成績に基づいて2群，3群と区分され，3群以遠は遠隔転移（M1）とされている．一方UICC-N分類では，N0とN1（所属リンパ節転移陽性）に分けている．

通常型膵癌全症例（切除，非切除を含む）におけるリンパ節転移別の予後[3)]をみると，JPS-N0でのMSTは18.3カ月，3年生存率は29.0％であるが，リンパ節転移陽性例のJPS-N1，N2，N3症例ではそれぞれMSTが16.7，12.2，8.5カ月で，3年生存率も17.4，6.3，5.1％と，N2，3症例の予後はきわめて不良である．UICC-N分類では，UICC-N0のMSTは18.5カ月，3年生存率は29.1％であるのに対して，UICC-N1症例ではそれぞれ11.7カ月，9.9％と明確な差を認めており，リンパ節転移症例は予後が不良である．

2）リンパ節郭清（拡大手術か標準手術か）

切除可能膵癌では，標準手術に対して拡大手

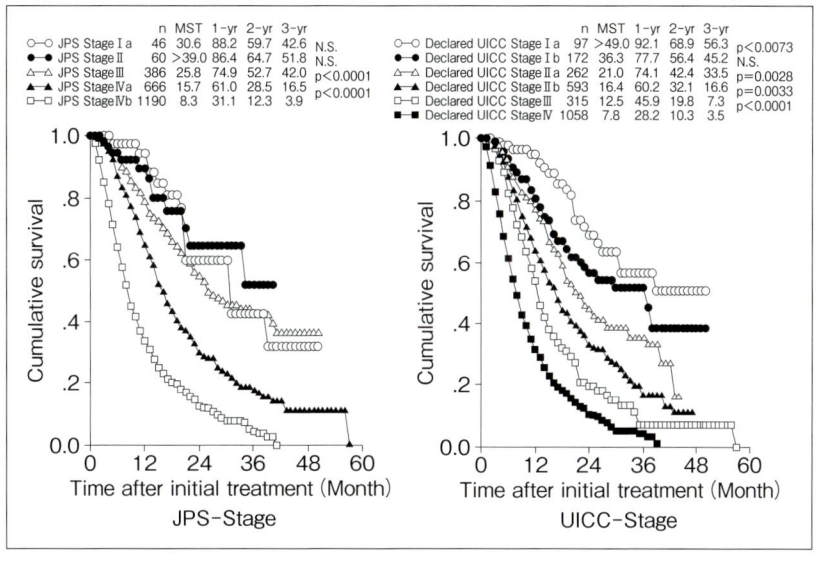

図2 通常型膵癌全症例（2001〜2004）のStage別累積生存率
──本邦規約（JPS）とUICC規約の比較
〔田中雅夫, 他：膵臓 2007；22：e1[3)]より引用〕

術が予後改善に寄与するかについて長らく議論がなされてきた．拡大手術とは大動脈周囲リンパ節郭清に加えて，神経叢切除（SMAおよびCA周囲の神経叢）や門脈合併切除を積極的に行う術式であり，標準手術とは通常の膵切除により摘出されてくるリンパ節郭清に加えて，必要に応じて門脈合併切除を行う術式と定義される．拡大手術と標準手術に関するRCTは1998年のイタリアからの最初の研究報告から4報あるが，本邦では2000〜2003年に多施設共同研究にて拡大手術と標準手術に関するRCT（二村班：膵頭部癌に対する膵頭十二指腸切除術，N＝101）が行われ，長期成績が2012年に報告された[4)]．

本臨床研究では標準手術であっても門脈浸潤が疑われる場合は門脈合併切除が施行されており，標準手術と拡大手術で門脈合併切除の割合に差がなかった．全生存率を比較すると，1，3，5年生存率が標準手術で78.4，27.5，15.7％，拡大手術で54.0，10.0，6.0％と両群に有意差を認めなく，無病生存期間においても同様に有意差を認めなかった．さらに術後3カ月のQOLは，拡大手術では体重減少，経口摂取，下痢症状，満足度のすべての項目にて有意に不良であった．膵頭部癌の手術に際しては，予防的に徹底的な拡大リンパ節郭清を行っても予後の改善は得られなく，さらにQOLを悪化させるという結果であった．この成績は，外科的に切離・剥離断端の癌遺残を陰性にする（R0手術）ことが重要であり，そのためには必要ならば積極的に門脈合併切除を行い，より確実な局所制御を行うことが重要であって，予防的な広範囲リンパ節郭清をする必要はないと考えられる．

● Stage別成績

Stage別の切除率[3)]であるが，JPS-Stageでは，Ⅲ期までは98％，Ⅳaで78.2％，Ⅳbでは37.4％とStageが進行するにつれて切除率も低下している．切除例における予後[3)]はⅢ，Ⅳa，ⅣbにおいてStageごとにMSTで7〜10カ月と明らかな有意差を認めており，生存率も明確な有意差をもっている（図2左）．一方UICC-StageにおいてもⅡa，Ⅱb，Ⅲ，ⅣはMSTも生存率も予後に有意な差を認めているが，MSTは4〜5カ月程の差であり（図2右），予後予測力ではJPS-StageのほうがUICC-Stageに比べて

膵癌診療ガイドラインおよび米国 NCCN 膵ガイドラインの臨床的意義

本邦の膵癌診療ガイドライン[2]は5つの分野（診断法，化学療法，放射線療法，外科的治療法，補助療法）に分けられ，CQ を設定し系統的エビデンス検索，明確な推奨文と推奨度などを取り入れて記載されている．膵癌診断（**図3左**）および膵癌治療（**図3右**）に関してはアルゴリズムを用いて実践的に臨床的に用いられるように工夫されている．

膵癌診断

膵癌診断において治療方針を決定するのに重要な正確な病期診断（TNM 因子）は CQ1-6 に示されており，評価における modality は MDCT や EUS が勧められている（グレードB）．最近では，MDCT を用いた膵癌進展度診断における多相造影法（3相，4相）の普及により，膵癌の進展度診断はかなり正確に行えるようになってきており，実際では MDCT を中心に US，EUS にて判断が行われることが多い．今後の課題としては，大血管浸潤など正確な局所浸潤を術前に評価し切除予測・適応を決定するうえでさらに MDCT の占める重要性が大きくなることが推測され，統一した客観的評価を行えるように撮像条件および読影基準を作成することが急務である．

膵癌治療

膵癌治療のアルゴリズム（**図3右**）では，JPS 膵癌取扱い規約（第6版）に基づいて治療方針が記載されており，cStage Ⅰ，Ⅱ，Ⅲでは外科

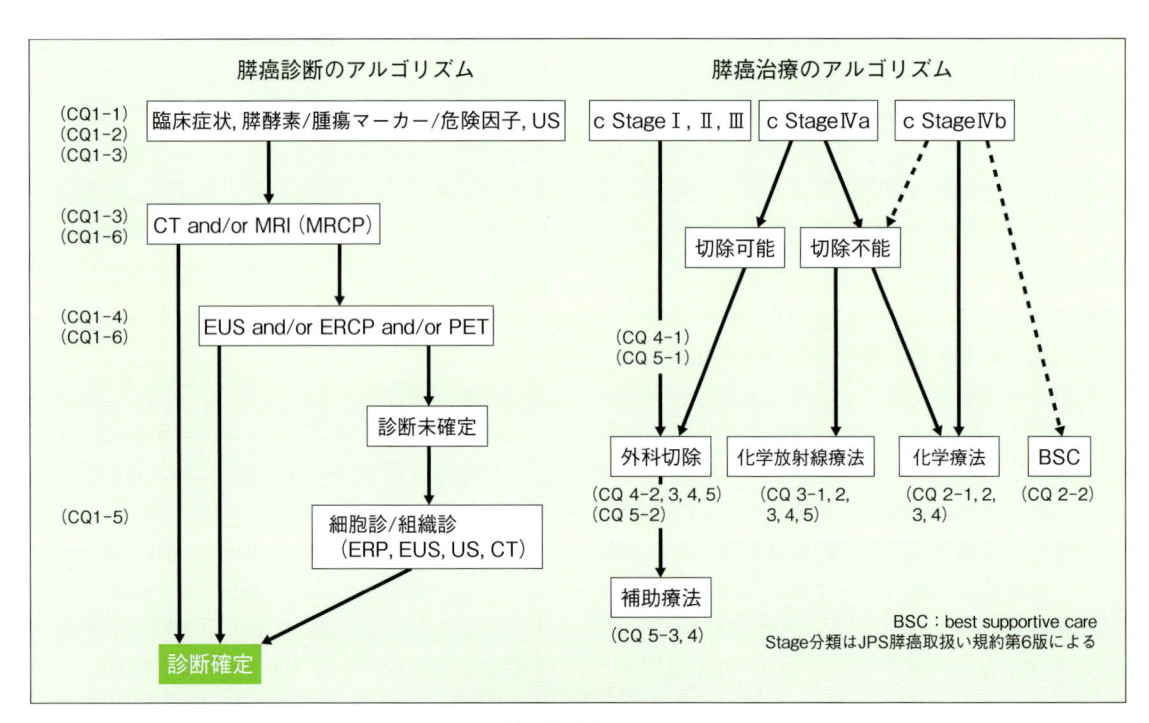

図3 膵癌診療ガイドライン
左：膵癌診断のアルゴリズム
右：膵癌治療のアルゴリズム
〔膵癌診療ガイドライン（2009年版）[2]より引用，p44-45〕

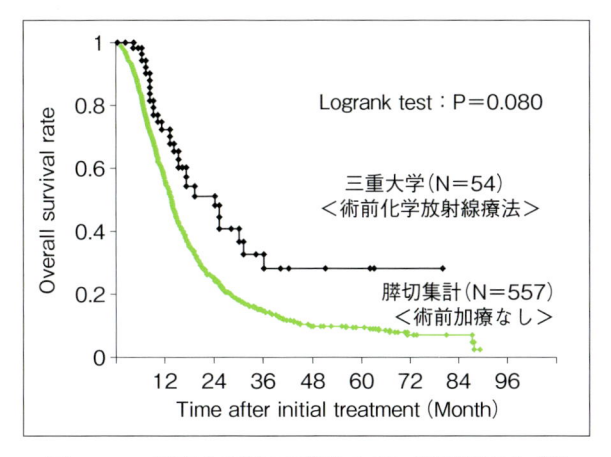

図4 BR膵癌全症例の累積生存率：膵切研究会（術前加療なし）と三重大（術前放射線療法）の比較

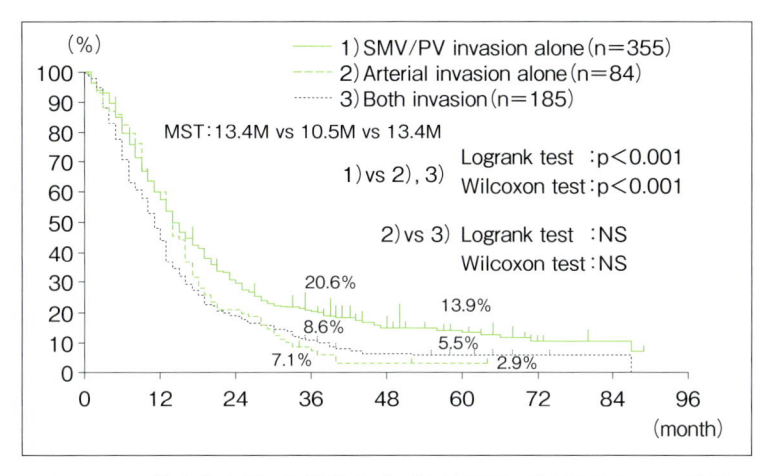

図5 BR膵癌全症例の累積生存率（血管因子：門脈因子のみ，動脈因子のみ，両因子）の比較

切除が，cStage IVbでは全身化学療法が推奨されている．一方，cStage IVaでは切除可能か切除不能により，外科切除（CQ4-2,3,4,5, CQ5-2）もしくは化学放射線療法（CQ3-1,2,3,4,5），化学療法（CQ2-1,2,3,4）が推奨され，それぞれの治療法についてはCQに応じて述べられている．したがって膵癌の大多数を占めるStage IVaにおいては，状況により手術療法か非手術療法が選択されることになるが，cStage IVaについて切除可能か切除不能かの判断基準は設けられておらず，各施設に委ねられている．さらに，切除可能，切除不能の定義の記載がないうえに，SMV/PVやSMAに限局的に浸潤している膵癌は技術的には切除可能であるが，R0手術が困難で長期成績においては議論の余地がある切除可能境界膵癌についてはまったく触れられていなく，治療方針を決定するうえで今後もっとも重要な点が欠落しており，今後のガイドラインの改訂時に考慮されることが望まれる．

一方，米国NCCNガイドライン[参考URL1)]では，切除可能かは解剖学的に resectable, borderline resectable（BR）, unresectable と定義が記載されており，年々更新されている．BRの定義としては，遠隔転移がないことを条件として，門脈

系因子は，①SMV/PVへは腫瘍が血管腔へ浸潤（impingement）や狭窄（narrowing）が存在する程度に隣接（abutment）しているもの（ただし近傍の動脈に浸潤を伴わない），閉塞や巻き込まれている（encasement）ものは安全な切除再建が可能な短い距離のものとしている．動脈系因子としては，②胃十二指腸動脈が総肝動脈合流部までの浸潤であり，肝動脈浸潤が腹腔動脈幹まで達しない短い距離のもの，③SMAへの浸潤が180°を超えないものと定義している．

なお，日本ではこの切除可能境界の概念に対して，多くのhigh volume centerで門脈に一部接し門脈合併切除再建が必要な症例は「切除可能」としており，反対に動脈への180度以下で接している症例は「非切除」としている施設も多く，本邦のBR膵癌の定義を外科治療のhigh volume centerに限定してデータ集積を行い，決定していく必要があると思われる．

補助療法

膵癌診療ガイドラインにて，補助療法（CQ5）はCQ5-1：術前治療（化学放射線および化学療法），CQ5-2：術中放射線療法，CQ5-3：術後化学放射線療法，CQ5-4：術後補助化学療法と分けて述べられているが，最近の膵癌治療の大きな潮流となりつつある術前化学（放射線）療法について述べる．

術前治療は近年の局所進行膵癌の標準治療，①StageIVa（膵癌取扱い規約第4版のS2, RP2またはPV2，かつN0またはN1のStageIVa）までの膵癌は手術切除療法，②拡大リンパ節・神経郭清の有効性の否定，③術後補助化学療法のgemcitabin（GEM）の有用性（治癒切除後の3ないし6カ月）が定着し，新たな治療戦略として注目されている．米国NCCNガイドラインでは，BR膵癌に関しては治療成績向上を目的にneoadjuvant therapyとしての化学（放射線）療法を行うことを勧めている．

当科においても2005年2月〜2011年11月までGEMを基本として，UICC-T3, T4の局所進行膵癌（N＝124：R17, BR54, UR53）に対しては術前化学放射線療法を施行した[5),6)]．BR膵癌に対しては術前放射線として1.8 Gyを5週間，計45 Gyを3次元原体照射法にて行い，同時期に術前化学療法として1, 8, 22, 29日目に，GEMを800 mg/m²にて投与する．再評価にて切除可能症例は前方到達法による根治術[7)]を施行し，術後補助療法はGEMを1,000 mg/m²にて2週毎に半年以上投与した．

BR症例に限定すると完遂率は100%（54/54）であり，切除率は78%（42/54），R0達成率は78.5%（33/42）であった．治療成績はMSTは22.3カ月で，1・3年生存率は72.3, 28.0%の成績を示し，さらに切除症例ではMST 25.0カ月，3年生存率33.5%とさらなる延長を認めた．

そこで，時期は異なり単純比較はできないが，臨床的での治療成績の目安としてBR膵癌（NCCN2009の定義）の治療成績を膵切研究会アンケート集計[参考URL2)]（術前加療なし群：N＝557）と三重大（術前化学放射線療法群：N＝54）を比較して紹介する．R0達成率は術前化学放射線療法群では78.5%と術前加療なし群の64.8%と比較すると高値であった．全症例の累積生存率では1, 3年生存率は術前加療なし群は55.5, 14.2%であるのに対し術前化学放射線療法群は72.3, 28.0%と予後の改善の傾向を認めた（p＝0.080）（図4）．なお，血管因子別の累積生存成績では膵切研究会集計では，PV, A, PV＋Aの3群でみるとPV群の3年生存率が20.6%と比較して動脈因子を有するA群の8.6%, PV＋A群7.1%は予後不良であり，多変量解析でも動脈浸潤の有無が有意な予後因子となった（図5）．

術前化学放射線療法は生存率の延長に貢献している可能性があると考えられるが，術前化学放射線療法の効果については，多施設共同研究をRCTにて行うことがもっとも望ましいが，まずはデータの信頼性，客観性を担保するために，本邦の膵癌外科治療のhigh volume centerに限定して過去のデータ集積を行い，長期経過観察の結果を検証する必要がある．

おわりに

　膵癌の治療成績を膵癌取扱い規約およびUICC分類にて，膵癌の診断・治療の進め方について膵癌診療ガイドラインおよびNCCNガイドラインの観点から検討した．手術による成績は安定してきたものとなり，術前後の補助療法を含めた集学的治療が，予後を延長させる重要な鍵となると考えられる．今後，わが国でもEBMを確立するため，質の高いRCTを多施設共同で推進する必要があると思われる．

文献

1) 日本膵臓学会 編：膵癌取扱い規約〔2009年7月（第6版）〕．2009，金原出版，東京
2) 日本膵臓学会膵癌診療ガイドライン改訂委員会 編：膵癌診療ガイドライン（2009年版）．2009，金原出版，東京
3) 田中雅夫，他：膵癌登録報告 2007．膵臓 2007；22：e1
4) Nimura Y, et al：Standard versus extended lymphadenectomy in radical pancreatoduodenectomy for ductal adenocarcinoma of the head of the pancreas. J Hepatobiliary Pancreat Sci 2012；19：230
5) 岸和田昌之，他：膵癌の治療法・Stage別の予後と最近の進歩．内科 2008；102：648-653
6) Murata Y, Mizuno S, Kishiwada M, et al：Impact of histological response after neoadjuvant chemoradiotherapy on recurrence-free survival in UICC-T3 pancreatic adenocarcinoma but not in UICC-T4. Pancreas 2012；41（1）：130-136
7) 伊佐地秀司，他：下部胆管癌・乳頭部癌に対する幽門輪温存膵頭十二指腸切除－前方到達法による膵頭側切除術．手術 2007；61：821

参考URL（2012年7月現在）

1) National Comprehensive Cancer Network（NCCN）clinical practice guidelines in oncology. Pancreatic adenocarcinoma.
http://www.nccn.org/professionals/physician_gls/default.asp.（Accessed July, 2012.）
2) 伊佐地秀司，他：第37回日本膵切研究会．第22回膵切研究会アンケート調査報告書，2010年
http://web.me.com/shujiisaji1/PanSurg/よりダウンロード可能

　　　　　　　　　　（岸和田昌之，伊佐地秀司）

索　引

(太字は主要掲載頁を示す)

和　文

あ

アザチオプリン　182, 184
アダリムマブ　83
アトルバスタチン　181
5-アミノサリチル酸（5-ASA）　82
アミノ酸インバランス　210
アルコール性慢性膵炎　305
アレルギー　138, 167
アンモニア　210, 211, 212, 213, 214
亜急性肝炎　196
悪性サイクル　47
悪性リンパ腫　138

い

イマチニブ　134
イレウス　**152**
　S状結腸癌による——　154
　機械的——　153
　機能的——　156
　絞扼性——　155, 156
　術後癒着性——　154
　単純性——　153
　複雑性——　155
　閉塞性——　153
　麻痺性——　156
インスリン抵抗性　200, 201
インターフェロン　162, 181
インフリキシマブ　82
胃 MALT リンパ腫　**56**
胃潰瘍　**44**
　——の時相分類　48
胃癌　**60**
　——の進行度分類（Stage）　62
　——の深達度　62
　——の組織型分類　61
　——の日常診療で推奨される進行度別治療法の適応　63
　進行型——　60
　表在型——　60
胃癌治療ガイドライン　62
胃癌取扱い規約　60, 102
胃十二指腸潰瘍　**44**
胃上皮性腫瘍の組織分類　**102**
胃生検組織診断分類　60
一時蠕動波　18
一過性型虚血性大腸炎　91
遺伝性出血性毛細血管拡張症　117
遺伝素因　200
犬山シンポジウム　210
疣状癌　100

う

ウィーン分類　109
ウイルス血症　161
ウルソデオキシコール酸(UDCA)　184, 190

え

エラストグラフィ（FibroScan）　205
栄養療法　144
壊死後膵　302
壊死性膵炎　301
壊疽型虚血性大腸炎　91

お

オーバーラップ　150
黄疸　187

か

カルチノイド　105
回腸囊炎　70
開腹ドレナージ　261
潰瘍　44
潰瘍性大腸炎　**68**
　——に関連して発生した腫瘍　108
核酸アナログ　164
　——製剤　162
隔壁壊死（被包化壊死）　302
過誤腫性ポリポーシス　116
仮性囊胞　311
家族性大腸腺腫症　**110**
過敏性腸症候群　**146**
肝移植　184, 191
　——の適応　206
肝炎ウイルスの潜伏期　161
肝炎の重症度　184
肝癌取扱い規約　215
管腔内超音波検査　289
肝硬変　183, **204**
　——の画像検査　205
　——の成因　204
　——の病型分類　205
　——の予後　207
　代償性——　205
　非代償性——　205
肝細胞癌　183, 190, 192, **215**
　——の肉眼分類　215
　——の病期分類　215
肝細胞障害型薬物性肝障害　167
間質性浮腫性膵炎　301
肝障害度分類　217
肝生検　170, 172
肝性脳症　**209**, 210, 211, 212
間接カロリーメータ　205
完全静脈栄養法　140

索引

肝臓専門医　169
貫通静脈　25
癌肉腫　101
肝発癌発生率　172
肝不全　191, 193
　　──用経腸栄養剤　211
　　遅発性──　196
肝門部胆管相対的狭窄　251

き

機械的イレウス　153
機能性腸障害　146
機能的イレウス　156
偽ポリポーシス　75
偽ポリポーシス型(潰瘍性大腸炎)　70
木村・竹本分類　40, 41
逆流性食道炎　13
吸収不良症候群　136, **141**
急性胃粘膜病変　47
急性ウイルス肝炎　**161**
急性肝炎　183
　　──重症型　196
　　B型──　**164**
　　C型──　**164**
　　D型──　**165**
急性肝不全　193
急性劇症型　70, 75
急性膵炎　**294**
　　──の画像診断　295
　　──の診断基準・重症度判定基準　294
　　──の予後因子　295
急性膵周囲浸出液貯留　302
急性胆管炎　**254**, 256
　　──の重症度判定　254
　　──の診断基準　255
　　──の治療　258
急性胆道炎の診断　254
急性胆嚢炎　**258**
　　──の重症度判定基準　260
　　──の診断基準　258
　　──の治療　261
急性閉塞性化膿性胆管炎　256
球部瘤　46
虚血性大腸炎　**88**
　　──の生検組織所見　89

　　──の注腸X線所見　90
　　──の内視鏡所見　89
　　一過性型──　91
　　壊疽型──　91
　　狭窄型──　91
緊急ドレナージ　258
筋性防御　45

く

クローン病　**77**
　　──の栄養療法　81

け

形質細胞　179, 184
経皮経肝的塞栓術（PTO）　214
劇症化（肝炎の）　162, 167
劇症肝炎　183, 193, 195
　　──の予後予測アルゴリズム　197
血液透析　184
血管側因子（虚血性腸炎の）　88
血管透見像消失　70, 73
血球成分除去療法　83
原発性硬化性胆管炎　182, **227**, 314
　　──と炎症性腸疾患の合併　227
　　──の予後予測式　232
原発性胆汁性肝硬変　179, 183, **187**

こ

コレステロールポリープ　236
高アンモニア血症　210
抗核抗体（ANA）　179
硬化療法　27
抗菌薬　258, 262
膠原病　181
好酸球増多　168
甲状腺炎　181
構造蛋白　164
抗体製剤　82
好中球上皮病変　313
抗平滑筋抗体　179
抗ミトコンドリア抗体　187

絞扼性イレウス　155, 156
昏睡度分類　210

さ

サイクロスポリン　184
臍状陥凹　241
細顆粒状粘膜　73
細菌学的検査　262
再燃寛解型（潰瘍性大腸炎）　70, 75
細胞外液類似液　298

し

シカゴ分類　19
シグモイド型食道アカラシア　18
磁気共鳴胆管膵管撮影（MRCP）　307
色素拡大内視鏡診断　95
色調変化型（minimal change）　15
自己抗体　179
自己免疫性肝炎　169, 170, **179**
　　──簡易型診断基準　179
　　──国際診断基準　180
　　──治療指針　179
　　──の急性発症　183
　　小児──　182
自己免疫性膵炎　184, 227, **313**
　　──国際コンセンサス診断基準　313
自然流産　183
時相分類　48
若年性ポリポーシス　110, **116**
十二指腸潰瘍　**44**
十二指腸固有筋層　289
術後癒着性イレウス　154
腫瘤潰瘍型（乳頭部癌）　287
漿液性嚢胞腫瘍（SCN）　322
消化吸収試験　141
消化吸収障害　310
消化酵素薬　310
消化性潰瘍　44
除菌治療　49
食後困窮症候群　54
食後に発生する症状　53
食道・胃静脈瘤　**23**, 190, 192

——の内視鏡所見記載基準　23
食道アカラシア　**17**
　　シグモイド型——　18
　　クラスコ型——　18
　　直線型——　18
　　紡錘型——　18
食道癌　**29**
　　——，0-Ⅰp（有茎性）　29
　　——，0-Ⅰs（無茎性）　30
　　——，0-Ⅱa（表面隆起型）　31
　　——，0-Ⅱb（表面平坦型）　31
　　——，0-Ⅱc（表面陥凹型）　33
　　——，0-Ⅲ型（表在陥凹型）　33
　　——，1型（隆起型）　34
　　——，2型（潰瘍限局型）　35
　　——，3型（潰瘍浸潤型）　36
　　——，4型（びまん浸潤型）　38
　　進行型——　34
食道癌取扱い規約　100
食道上皮性腫瘍の組織分類　**100**
食道静脈瘤結紮術　27
食道裂孔ヘルニア　13
新犬山分類　**172**
心窩部痛　45
　　——症候群　54
心窩部不快感　45
"新"肝障害度分類　218
心血管イベント　203
新古味分類　246
腎静脈系短絡路　26
　　——閉塞下組織接着剤注入法　28

す

ステロイド　82，184
スニチニブ　134
スプルー　138
膵・胆管合流異常　**243**
膵液の胆管内逆流　243
膵および膵周囲浸出液貯留　302
膵癌　**327**
　　——の診断　330
　　——の治療　330
　　——の補助療法　332
膵癌診療ガイドライン　330
膵癌取扱い規約　321，327
膵管内乳頭粘液性腫瘍（IPMN）

321
膵周囲壊死　302
膵周囲浸出液貯留　302
膵性糖尿病　310
膵石症　311
膵頭十二指腸切除術　329
膵嚢胞性腫瘍　321

せ

セリアック病　138
生活習慣病　200
成分栄養剤　81，140
接吻潰瘍　46
全結腸切除・回腸直腸吻合術（IRA）　116
全結腸切除・直腸粘膜切除・回腸肛門吻合術（IAA）　116
潜在性脳症　210
先天性胆道拡張症　**247**
　　——小児型　249
　　——成人型　249
　　——の分類　248
先天性網膜色素上皮肥大　113
腺扁平上皮癌・粘表皮癌　101
腺様嚢胞癌　100

そ

造影CT　298
　　——Grade　295

た

タクロリムス　184
タッシェ　46
代償性肝硬変　205
大腸癌　**93**
　　——，平坦陥凹型病変　94
　　——，隆起型病変　94
大腸癌取扱い規約　107
大腸上皮性腫瘍の組織分類　**106**
大腸ポリープ　**93**
胆管癌　**269**
　　——術後の化学療法　276
　　——の肉眼形態　274
胆管径　243
胆管消失　189

胆管内乳頭状腫瘍　263
胆管病変　182
胆汁うっ滞　187，189，251
単純性イレウス　153
胆道癌　251，278
胆道癌取扱い規約　269，278，287
胆道ドレナージ　254，258
胆嚢炎症性ポリープ　239
胆嚢過形成性ポリープ　237
胆嚢癌　240，**278**
　　早期——　238，278
胆嚢広基性ポリープ　238
胆嚢腺筋腫症　239
胆嚢腺腫　237
胆嚢摘出術　242
胆嚢ドレナージ（PTGBD）　261
胆嚢ポリープ　**235**
胆嚢有茎性ポリープ　238
胆嚢良性腫瘍　235
蛋白・エネルギー栄養障害　138，204
蛋白分解酵素阻害薬　310
蛋白漏出性胃腸症　**136**
短半減期蛋白　141

ち

遅発性肝不全　196
腸炎後IBS　148
超音波内視鏡（EUS）　130，289，307
　　——記載基準　25
超音波内視鏡ガイド下穿刺生検（EUS-FNA）　131，320
腸管MALTリンパ腫　59
腸管側因子（虚血性腸炎の）　88
腸閉塞　**152**
直線型食道アカラシア　18

つ

追加外科手術（大腸癌）　97

て

デスミン　131
デスモイド腫瘍　113
デブリエコー　259

索引

低蛋白血症　136
低蛋白食　211

と

同期性収縮波　18
戸谷の分類　248

な

内視鏡治療（胃癌）
　——，絶対適応病変　63
　——，適応拡大病変　63
内視鏡的萎縮境界　41
内視鏡的摘除の適応条件　97
内視鏡的乳頭切除術　292
内臓脂肪　201
内分泌細胞癌　101, 106

に

ニッシェ　45
　正面——　47
　側面——　47
乳頭部癌　**287**
　——，潰瘍腫瘤型　287
　——，腫瘤潰瘍型　287
　——，非露出腫瘤型　287
　——，露出腫瘤型　287
　早期——　292
妊娠　182
　——合併症　183

ね

粘液産生胆道腫瘍　**263**
粘液性囊胞腫瘍（MCN）　263, 321
粘膜下腫瘍様　30
粘膜傷害　14

の

脳症惹起因子　209, 210

は

バイタルサイン　298
バルーン下逆行性経静脈的塞栓術

（B-RTO）　28, 209, 214
白色混濁　15
白血球除去　184
汎胃炎　40

ひ

非アルコール性脂肪肝炎　**199**
非アルコール性慢性膵炎　305
皮下脂肪　201
非構造蛋白　164
非代償性肝硬変　205
非特異性多発性小腸潰瘍症　138
皮膚瘙痒感　187, 188, 190
被包化壊死　302
びまん性大細胞型 B 細胞性リンパ腫　120, **122**
非密生型　113
びらん　44
広島分類　96

ふ

フラスコ型食道アカラシア　18
ブリストル便形状スケール　147
プレドニゾロン　179
プロトロンビン時間（PT）　204
風船様肝細胞　199
腹腔鏡下胆囊摘出術　262
複雑性イレウス　155
浮腫　136
分岐鎖アミノ酸　210
分流手術　253

へ

ベザフィブラート　191
ペプシノゲン　42
閉鎖孔ヘルニア　156
並走傍食道静脈　25
閉塞性イレウス　153
壁在傍食道静脈　25

ほ

芳香族アミノ酸　210
紡錘型食道アカラシア　18
発赤所見　23

ま

マントル細胞リンパ腫　120, **126**
麻痺性イレウス　156
慢性胃炎　**40**
慢性持続型（潰瘍性大腸炎）　70, 75
慢性膵炎　**305**
　アルコール性——　305
　早期——　305
　非アルコール性——　305
慢性非化膿性破壊性胆管炎（CNSDC）　183, 187

み

ミノサイクリン　181
密生型　113

め

メタボリックシンドローム　200
免疫学的便潜血検査　93
免疫調節剤　82
免疫抑制薬　184

も

門脈圧亢進　191

や

薬物性肝障害　**167**, 181
　——の危険因子　168
　——のスコアリング　170
　肝細胞障害型——　167
薬物リンパ球刺激試験（DLST）　169

ゆ

幽門輪温存膵頭十二指腸切除術　292
輸液　298
輸血後肝炎　161

り

リスク徴候（red flag） 148
リンパ管拡張 137

る

類基底細胞癌 100

ろ

ロサンゼルス（LA）分類 13
　改訂—— 15
濾胞性リンパ腫 120, **127**

欧　文

3D-CT 26

A

α1 アンチトリプシン 137
α メチルドーパ 181
A 型肝炎 **163**
Acoustic Radiation Force Impulse Imaging (ARFI) 205
acute gastric mucosal lesion (AGML) 47
acute liver failure **193**
acute obstructive supprative cholangitis 256
acute-on-chronic 196
adenocarcinoma of fundic gland type 106
AFP 産生癌 106
Alonso-Lej 247
anti-mitochondrian antibody (AMA) 187, 190
APC 遺伝子 110
aromatic amino acids (AAA) 210, 212
Atlanta 分類 299
　——改訂版 300
autoimmune hepatitis (AIH) **179**
autoimmune pancreatitis (AIP) 227, **313**

B

β3-adrenergic receptor 200
B 型胃炎 40
B 型急性肝炎 **164**
B 型慢性肝炎 **176**

bird beak sign 17
BMPR1 A 116
Borrmann 分類 61
branched chain amino acids (BCAA) 210, 211, 212
BT-PABA 試験 308
BTR（BCAA/Tyr モル比） 204

C

C 型肝炎ウイルス 179
C 型急性肝炎 **164**
C 型慢性肝炎 **173**
carcinoma with lymphoid stroma 106
CD34 131
CDAI 78
centrilobular necrosis 182, 183
Charcot's triad 254
Child-Pugh 分類 206, 217
Christensen らの分類 235
chronic active hepatitis (CAH) 179
chronic non-suppurative destructive cholangitis (CNSDC) 187, 188
c-kit 129
classic achalasia 18
CLIP score 219
collapse 182
comet-like echo 240
Cowden 病 110, 117
cyanoacrylate 系薬剤（CA） 28
cytomegalovirus (CMV) 72

D

D 型急性肝炎 **165**
diffuse large B cell lymphoma (DLBCL) 120, **122**
DLST 168
DSM-IV-TR 150
Dysmotility-like Dyspepsia（運動不全型） 52

E

E 型肝炎 **165**
en-face niche 47
Epigastric pain syndrome 54
ERCP 309

F

Fischer 比 204
Flask type（食道アカラシア） 18
Fletcher 分類 133
Flexible spectral Imaging Color Enhancement (FICE) 95
follicular lymphoma (FL) 120, **127**
Forrest 50
　——分類 49
fulminant hepatitis 193
functional dyspepsia (FD) 40, **51**
　運動不全型—— 52
　——の診断基準 51
　——の病型分類 51

G

Gardner 症候群　110, 113
gastro-esophageal reflux disease（GERD）　13
gastrointestinal stromal tumors（GIST）　**129**
gemcitabin　332
genotype　162, 164
granulocytic epithelial lesion（GEL）　313

H

Hassab 手術　28
HBs 抗原　164, 165
HDV 抗体　165
Helicobacter pylori　47, 56
　――感染　40, 48, 49, 106
Heller-Dor 手術　22
Hepacivirus　164
Hepatovirus　163
Hepevirus　165
HEV-RNA　165
High Resolution Manometry　19
HLA DR3　180
HLA DR4　180

I

idiopathic ductcentric chronic pancreatitis（IDCP）　313
IgA　163
IgA-HEV 抗体　165
IgG　179
IgG4　184
IgG4 関連硬化性胆管炎（IgG4-SC）　227, 229
IgM　163
IgM-HA 抗体　163
IgM-HBc 抗体　164
interface hepatitis　182
International Consensus Diagnostic Criteria（ICDC）　313
interstitial edematous pancreatitis（IEP）　301
intraductal papillary-mucinous neoplasm（IPMN）　321
intraductal papillary neoplasm of bile duct（IPNB）　263, 264
IOIBD　78

J

JIS（Japan Integrated Staging）スコア　206, 220

K

kissing ulcer　46
KIT　131

L

late-onset hepatic failure（LOHF）　183
LST（laterally spreading tumor）　94
lymphoplasmacytic sclerosing pancreatitis（LPSP）　313

M

Mallory 小体　199
mantle cell lymphoma（MCL）　120, **126**
marginal zone B cell lymphoma of MALT type（MALT）　120
MALT リンパ腫　120, **124**
　――の除菌治療　58
　胃――　**56**
　腸管――　59
Marshall Scoring System　300, 303
MDCT　26
medullary carcinoma　108
MELD（the Model for End-Stage Liver Disease）　206
Miettinen 分類　133
Modified Ann-Arbor 分類　57
mucinous cystic neoplasm（MCN）　263, 266, 321
mucosal-break　14
Murphy sign　258
MUTYH　110
MUTYH-associated polyposis（MAP）　110, 115

N

Narrow Band Imaging（NBI）診断　95
NBI 国際分類（NICE 分類）　96
necleic acid amplification（NAT）　161
necrotizing pancreatitis　301
niche　45
nonalcoholic fatty liver disease（NAFLD）　181, 201
nonalcoholic steatohepatitis（NASH）　**199**

O

Oddi 筋　290
overlap 症候群　183

P

para-esophageal vein（Para-v）　25
perforating vein（Pv）　25
peri-esophageal vein（Peri-v）　25
per-oral endoscopic myotomy（POEM）　20
Peutz-Jeghers 症候群　110, **116**
phthisis bulbi　46
piecemeal necrosis　179
pit pattern 診断　95
point tenderness　45
postprandial distress syndrome　54
postprandial symptoms　53
primary biliary cirrhosis（PBC）　179, 183, **187**
primary sclerosing cholangitis（PSC）　182, **227**, 314
prodromal phase　161, 162, 164
profile niche　47
protein-energy malnutrition（PEM）　138, 204
PTGBD　261

R

rebound tenderness　45
red color sign（RC）　23
Reynolds 5徴　256
Rokitansky-Aschoff sinus（RAS）　239
Rome II　51
Rome III　51, 146
　──の functional dyspepsia 診断基準　53
　──の functional dyspepsia の病型分類　54
　──の過敏性腸症候群の診断基準　146

S

S字型食道アカラシア　18
S状結腸癌によるイレウス　154
S状結腸軸捻転　155
S-100　131
Savary-Miller　13
Scheuer 分類　188
Schindler 分類　40
scoring system　180
serous cystic neoplasm（SCN）　321
Sigmoid type（食道アカラシア）　18
SLE　181
SMA　180
SMAD4　116
small cystic area　240
sonographic Murphy　259
sonolucent layer　259
Spindle type（食道アカラシア）　18
storiform/swirling fibrosis　313
Strickland の分類　40
subclinical hepatic encephalopathy（SHE）　210
Sydney system　40, 41
systemic inflammatory response syndrome（SIRS）　300

T

Tasche　46
Tokyo Guidelines for the management of acute cholangitis and cholecystitis　254
Turcot 症候群　110

U

UICC 分類　288
Ulcer-like Dyspepsia（潰瘍型）　52
Unspecified（Nonspecific）Dyspepsia（不特定型）　52

V

vigorous achalasia　18

W

WHO 分類　100, 102, 107
Window Period　165
WOPN　302, 303

臨床に役立つ
消化器疾患の診断基準・病型分類・重症度 の用い方
［改訂第2版］

2006年10月15日　第1版1刷発行
2007年 7 月20日　第1版2刷発行
2012年10月10日　第2版1刷発行

編　集　田尻　久雄，五十嵐正広，小池　和彦，杉山　政則
発行者　増永　和也
発行所　株式会社 日本メディカルセンター
　　　　東京都千代田区神田神保町1-64（神保町協和ビル）
　　　　〒101-0051　TEL 03（3291）3901㈹
印刷所　三報社印刷株式会社

ISBN978-4-88875-250-3
ⓒ2012　乱丁・落丁は，お取り替えいたします．

本書に掲載された著作物の複写・転載およびデータベースへの取り込みに関する許諾権は日本メディカルセンターが保有しています．

[JCOPY] <㈳出版者著作権管理機構 委託出版物>
本書の無断複写は著作権法上での例外を除き禁じられています．複写される場合は，そのつど事前に，㈳出版者著作権管理機構（電話03-3513-6969，FAX 03-3513-6979，e-mail：info@jcopy.or.jp）の許諾を得てください．